早産児，低出生体重児の

成長と発達のみかた

―出生から AYA 世代まで―

監修　板橋 家頭夫
編集　河野 由美，水野 克己

東京医学社

　わが国の低出生体重児（出生体重 2,500 g 未満）の出生率は約 10%，早産児（在胎 37 週未満）の出生率は約 6% である。特に低出生体重児の出生率は経済協力開発機構（OECD）加盟国のなかではつねに上位を占めている。一般に低出生体重児の出生率が高い国々では乳児死亡率が高いが，わが国は例外である。わが国では，周産期医療の進歩によって生存限界に近い未熟で小さな児の死亡率が世界的にみてもきわめて低く，その結果，多数の早産児や低出生体重児が NICU を退院し，家庭や社会で生活を営んでいる。

　最近，いくつかの自治体や NPO によって NICU 退院後の早産児や低出生体重児用の母子健康手帳やアプリケーションがリリースされている。このように退院後の成長や発達についての関心が高まってきていることは，周産期医療の進歩にとって重要なことである。だが，これらの多くが乳幼児期に関する情報に限定されており，思春期〜青年期，いわゆる Adolescent and Young Adult（AYA）世代を含めた長期予後の視点が乏しい。内外の報告では，早産児や低出生体重児は正期産正常出生体重の児に比べ，乳幼児期の成長や発達，さらには AYA 世代の体格，精神衛生や生活習慣病，次世代への影響など，多くの問題が指摘されており，早産児や低出生体重児の診療は NICU だけで完結するわけではなく，退院後も継続させる必要があることは明らかである。

　現在，早産児や低出生体重児をいつまでどのようにフォローアップしていけばよいのか明確な指針が確立されておらず，将来どのようなリスクがあるのかについても，国内のリサーチ・フォローアップが十分に行われておらず，データに乏しい。それだけに母親や家族の不安は大きい。また，NICU 退院後に診療する機会が多いフォローアップ担当医や，かかりつけ医，看護師，保健指導担当者も同様である。

　これまで，出生から AYA 世代にまでを通して早産児や低出生体重児の成長・発達をまとめた書籍はなかった。そこで，国内の研究者および新生児医療やフォローアップに関与する医療関係者，保健指導に関わる第一線の方々に依頼し，「早産児，低出生体重児の成長と発達のみかた―出生から AYA 世代まで―」と題し，各ライフステージにおける成長や発達のアウトカム，およびそれらに影響する要因も含めて現時点の知見を交え，わかりやすく解説した本書が企画され，こうして東京医学社から刊行となった。本書が少しでも，早産児や低出生体重児の幸福や彼らの診療に寄与することを祈念するとともに，欧米諸国に比べて大きく立ち遅れている AYA 世代やそれ以後の長期予後についてのリサーチ・フォローアップの原動力になれば幸いである。

令和元年 10 月
昭和大学病院長・特任教授
板橋 家頭夫

監 修

板橋 家頭夫　ITABASHI Kazuo　　昭和大学病院 病院長

編 集

河野 由美　KONO Yumi　　自治医科大学小児科学講座／
　　　　　　　　　　　　　総合周産期母子医療センター新生児発達部 教授

水野 克己　MIZUNO Katsumi　　昭和大学医学部小児科学講座 主任教授

著者一覧

阿部 祥英　ABE Yoshifusa　　昭和大学江東豊洲病院こどもセンター長／
　　　　　　　　　　　　　小児内科診療科長

石井 のぞみ　ISHII Nozomi　　愛育病院新生児科フォローアップ担当部長／小児科

板橋 家頭夫　ITABASHI Kazuo　　昭和大学病院 病院長

井上 真理　INOUE Makoto　　昭和大学横浜市北部病院こどもセンター 助教

江畑 晶夫　EBATA Akio　　昭和大学医学部小児科学講座

金原 洋治　KANEHARA Yoji　　かねはら小児科 院長

小出 馨子　KOIDE Keiko　　昭和大学医学部産婦人科学講座 講師

河野 由美　KONO Yumi　　自治医科大学小児科学講座
　　　　　　　　　　　　　総合周産期母子医療センター新生児発達部 教授

櫻井 基一郎　SAKURAI Motoichiro　　昭和大学江東豊洲病院新生児内科 講師

佐藤 和夫　SATO Kazuo　　国立病院機構九州医療センター小児科 医長

東海林 宏道　SHOJI Hiromichi　　順天堂大学医学部小児科 准教授

杉浦 時雄　SUGIURA Tokio　　杉浦こどもクリニック 院長

髙田 栄子　TAKADA Eiko　　埼玉医科大学総合医療センター小児科 講師

竹内 章人　TAKEUCHI Akihito　　国立病院機構岡山医療センター新生児科・神経小児科

太刀川 貴子　TACHIKAWA Takako　　東京都立大塚病院眼科 部長

土屋 賢治　TSUCHIYA Kenji　　浜松医科大学子どものこころの発達研究センター 特任教授

堤 ちはる　TSUTSUMI Chiharu　　相模女子大学栄養科学部健康栄養学科 教授

中尾 光善　NAKAO Mitsuyoshi　　熊本大学発生医学研究所細胞医学分野 教授

中野 有也	NAKANO Yuya	昭和大学医学部小児科学講座 講師
長谷川 久弥	HASEGAWA Hisaya	東京女子医科大学東医療センター新生児科 教授
久田 研	HISATA Ken	順天堂大学医学部小児科 准教授
平澤 恭子	HIRASAWA Kyoko	東京女子医科大学小児科学講座 臨床教授
平田 克弥	HIRATA Katsuya	大阪母子医療センター新生児科 医長
松岡 隆	MATSUOKA Ryu	昭和大学医学部産婦人科学講座 准教授
水野 克己	MIZUNO Katsumi	昭和大学医学部小児科学講座 主任教授
宮沢 篤生	MIYAZAWA Tokuo	昭和大学医学部小児科学講座 講師
村瀬 正彦	MURASE Masahiko	昭和大学横浜市北部病院こどもセンター 講師
守本 倫子	MORIMOTO Noriko	国立成育医療研究センター耳鼻咽喉科 診療部長
渡井 有	WATARAI Yu	昭和大学外科学講座小児外科部門 主任教授

(50 音順)

Contents

主要略語一覧

略語	英文	日本語
AC	abdominal circumference	体幹周囲長
ACTH	adrenocorticotropic hormone	副腎皮質刺激ホルモン
AAP	American Academy of Pediatrics	アメリカ小児科学会
ACEI	angiotensin converting enzyme inhibitor	アンジオテンシン変換酵素阻害薬
ARB	angiotensin II receptor blocker	アンジオテンシンII受容体拮抗薬
AN	anorexia nervosa	神経性無食欲症／神経性食欲不振症
AMH	anti-Müllerian hormone	抗ミュラー管ホルモン
APS	antiphospholipid syndrome	高リン脂質抗体症候群
ART	assisted reproductive technology	生殖補助医療
ADHD	attention-deficit/hyperactivity disorder	注意欠如・多動症／注意欠如・多動性障害
ABR	auditory brainstem response	聴性脳幹反応
APD	auditory processing disorder	聴覚情報処理障害
ASSR	auditory steady state response	聴性定常反応
ASD	autism spectrum disorder	自閉スペクトラム症
bFGF	basic fibroblast growth factor	塩基性線維芽細胞増殖因子
BOA	behavioral observation audiometory	聴性行動反応聴力検査
BPD	biparietal diameter	児頭大横径
BBB	blood-brain barrier	血液脳関門
BCSFB	blood-cerebrospinal fluid barrier	血液脳脊髄液関門
BPD	bronchopulmonary dysplasia	気管支肺異形成（症）
BN	bulimia nervosa	神経性大食症
CKD	chronic kidney disease	慢性腎臓病
CLD	chronic lung disease	慢性肺疾患
COR	conditioned orientation response audiometry	条件詮索反応聴力検査
CI	confidence interval	信頼区間
CPM	confined placental mosaicism	胎盤限局性モザイク
CRS	congenital rubella syndrome	先天性風疹症候群
CRF	corticotropin-releasing factor	コルチコトロピン放出因子
c-PVL	cystic periventricular leukomalacia	囊胞性脳室周囲白質軟化症
DC	dendritic cell	樹状細胞
DCD	developmental coordnation disorder	発達性協調運動障害
DHA	docosahexaenoic acid	ドコサヘキサエン酸
EC	enterochromaffin cells	腸クロム親和性細胞
EGF	epidermal growth factor	上皮細胞成長因子
EFW	estimated fetal weight	推定胎児体重
eGFR	estimated glomerular filtration rate	推定糸球体濾過量
EUGR	extrauterine growth restriction	子宮外発育不全
EVT	extravillous trophoblast	絨毛外栄養膜細胞
ELBW	extremely low birth weight	超低出生体重
FTT	failure to thrive	体重増加不良
FM	fat mass	脂肪量
FFM	fat-free mass	除脂肪体重
FL	femur length	大腿骨長
FGR	fetal growth restriction	胎児発育不全
FSH	follicle stimulating hormone	卵胞刺激ホルモン
FVC	forced vital capacity	努力肺活量
GI peptide	gastrointestinal peptide	胃腸ペプチド
GFR	glomerular filtration rate	糸球体濾過量
GLP-2	glucagon-like peptide-2	グルカゴン様ペプチド-2
GMFCS	gross motor function classification system	粗大運動能力分類システム
GH	growth hormone	成長ホルモン
GBA	gut-brain axis	腸脳相関
HB	hepatitis B	B型肝炎
HBIG	hepatitis B immunoglobulin	抗HBsヒト免疫グロブリン
HOT	home oxygen therapy	在宅酸素療法
hCG	human chorionic gonadotropin	ヒト絨毛性ゴナドトロピン
HIV	human immunodeficiency virus	ヒト免疫不全ウイルス

略語	英文	日本語
HMO	human milk oligosaccharides	ヒトミルクオリゴ糖
HDP	hypertensive disorders of pregnancy	妊娠高血圧症候群
IND	indomethacin	インドメタシン
IGF	insulin-like growth factor	インスリン様成長因子
IAP	intrapartum antimicrobial prophylaxis	分娩時抗菌薬予防投与
IVH	intraventricular hemorrhage	脳室内出血
IPAN	intrinsic primary afferent neuron	内在性求心性神経
LPEC	laparoscopic percutaneous extraperitoneal closure	腹腔鏡下経皮的腹膜外ヘルニア閉鎖術
LPS	lipopolysaccharide	リポ多糖
LIP	local intestinal perforation	限局性腸管穿孔
LCPUFA	long-chain polyunsaturated fatty acids	長鎖多価不飽和脂肪酸
LBW	low birth weight	低出生体重
LH	luteinizing hormone	黄体形成ホルモン
MMF	maximal midexpiratory flow	最大中間呼気流量
MCT	medium chain triglyceride	中鎖脂肪酸トリグリセリド
MR	mental retardation	知的障害
MSC	mesenchymal stem cell	間葉系幹細胞
MBD	metabolic bone disease in premature infant	未熟児代謝性骨疾患
MGWAS	metagenome-wide association study	メタゲノムワイド相関解析
NEC	necrotizing enterocolitis	壊死性腸炎
NAC	neonatal anthropometric charts	在胎期間別出生時体格曲線
NHS	neonatal hearing screening	新生児聴覚スクリーニング
NRNJ	Neonatal Research Network Japan	日本新生児臨床研究ネットワーク
NCD	non-communicable disease	非感染性疾患
NSAIDs	nonsteroidal anti-inflammatory drugs	非ステロイド性抗炎症薬
NBW	normal birth weight	正常出生体重
OAE	otoacoustic emission	耳音響放射検査
PDA	patent ductus arteriosus	動脈管開存（症）
PAMP	pathogen-associated molecular pattern	病原関連分子パターン
PEF	peak expiratory flow	ピークフロー，最大呼気流量
PVE	periventricular echodensities	脳室周囲高エコー域
PVL	periventricular leukomalacia	脳室周囲白質軟化症
PIGF	placental growth factor	胎盤増殖因子
PAF	platelet-activating factor	血小板活性化因子
PP	precocious puberty	思春期早発
RCT	randomized controlled trial	ランダム化比較試験
Treg	regulatory T cell	制御性 T 細胞
RAS	renin-angiotensin system	レニン・アンジオテンシン系
RDS	respiratory distress syndrome	呼吸窮迫症候群
ROP	retinopathy of prematurity	未熟児網膜症
SHBG	sex hormone-binding globulin	性ホルモン結合グロブリン
SCFAs	short-chain fatty acids	短鎖脂肪酸
SLD	specific learning disorder	限局性学習症
SEH-IVH	subependymal-intraventricular hemorrhage	上衣下－脳室内出血
SLE	systemic lupus erythematosus	全身性エリテマトーデス
TPN	total parenteral nutrition	完全静脈栄養
TGF	transforming growth factor	トランスフォーミング増殖因子
UC-BSC	umbilical cord blood stem cell	臍帯血幹細胞
UPD	uniparental disomy	片親性ダイソミー
UPEC	uropathogenic *Escherichia coli*	尿路病原性大腸菌
VEGF	vascular endothelial growth factor	血管内皮増殖因子
VP シャント	ventriculo-peritoneal shunt	脳室－腹腔シャント
VLBW	very low birth weight	極低出生体重
WISC-4	Wechsler Intelligence Scale for Children Fourth Edition	Wechsler 児童用知能検査第 4 版
WMS	Wilson-Mikity syndrome	Wilson-Mikity 症候群
β_2MG	β_2-microglobulin	β_2-ミクログロブリン
5-HT	5-hydroxytryptamine	セロトニン，5-ヒドロキシトリプタミン

Chapter 1.
成長の評価と成長に影響を及ぼす要因

胎児発育と影響因子，胎児発育の評価方法

松岡　隆

Point　胎児発育の評価は超音波検査で計測し算出された推定体重を，在胎期間別出生体重曲線ではなく胎児発育曲線に照らし合わせ，成長トレンドを観察して評価を行う。週数平均値− 1.5 SD 以下の胎児発育不全と診断した場合，① 発症時期（妊娠第 1 三半期，第 2 三半期，第 3 三半期）と，②プロポーション（symmetrical type, assymetrical type），をもとに分類する。胎児発育に影響する因子はさまざまであり，胎児因子と環境因子に分けられ，環境因子はさらに，母体因子と胎児付属物（臍帯，胎盤）因子に分けることができる。胎児因子は妊娠第 1 三半期から発症し symmetrical type を，環境因子は第 3 三半期に発症し assymetrical type を呈する。しかし，胎児発育不全の原因は多種多様であり，時に疾患が続発したり併発することも多く，一元的には判断できず総合的判断に基づく管理が必要となる。

胎児発育不全の定義

2018 年 5 月に改訂された日本産科婦人科学会編集の「産科婦人科用語集・用語解説集改訂第 4 版」によると，胎児発育不全（fetal growth restriction：FGR）の説明は以下のようになっている。

「日本人胎児体重の妊娠週数ごとの基準値（日本超音波医学会の公示・日本産科婦人科学会周産期委員会報告）」を用いて判定する。これは，新生児領域で用いられている light for date（LFD），small for date（SFD）ならびに海外で使用される small for gestational age（SGA）が出生した正常児だけでなく，病児・異常児を含めた基準（「在胎期間別出生時体格値」の 10 パーセンタイル未満）から判断されることとは異なり，胎内発育曲線は正期産・正常で出生した健常児のみを対象に作成され，この− 1.5 SD 未満を胎内発育不全と判定するためである。（後略）」[1]。以上より，わが国における胎児発育評価は超音波検査による胎児推定体重曲線を用い，その− 1.5 SD 未満を FGR と診断する。

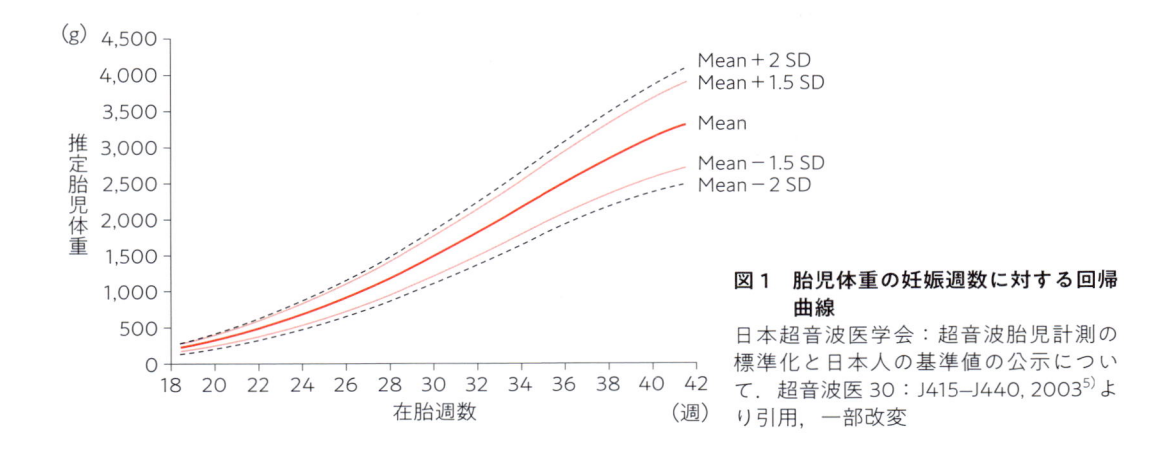

図1　胎児体重の妊娠週数に対する回帰曲線
日本超音波医学会：超音波胎児計測の標準化と日本人の基準値の公示について．超音波医 30：J415–J440, 2003[5]より引用，一部改変

　なお，アメリカ産婦人科学会[2]，カナダ産婦人科学会[3]およびイギリス王立産婦人科学会[4]ではFGRを推定胎児体重10パーセンタイル未満と定義し，3パーセンタイル未満を重症FGRとしている。

胎児の成長

　胎児の成長は受精から分娩に至るまで直線的に成長するのではなく，妊娠の時期によってその成長スピードは変化する。日本超音波医学会より2003年に公示された「超音波胎児計測の標準化と日本人の基準値」の胎児発育曲線（**図1**）[5]や，日本小児科学会新生児委員会より2010年に報告された出生体重曲線（**図2**，**図3**）[6]を見ても，緩やかなS字を描いて成長しているのがわかる。胎児の成長は，妊娠第1三半期の体重が急速に増加する時期に細胞数が増加し，妊娠第2三半期には細胞数の増加および細胞そのものが肥大し，成長曲線はほぼ直線的に右肩上がりとなる。妊娠第3三半期には成長が緩やかになるが，これは細胞数は変化せず，細胞肥大が進んでいる[7]ためとされている。

胎児発育の評価方法

　胎児発育の評価方法は超音波検査で行われる。胎児の3か所の部位〔児頭大横径（biparietal diameter：BPD），体幹周囲長（abdominal circumference：AC），大腿骨長（femur length：FL）〕を超音波検査で計測し（**図4**），推定胎児体重（estimated fetal weight：EFW）を以下の計算式により算出する。

$$\text{EFW (g)} = 1.07 \times \text{BPD (cm)}^3 + 0.30 \times \text{AC (cm)}^2 \times \text{FL (cm)} \quad (\text{JSUM 2003})$$

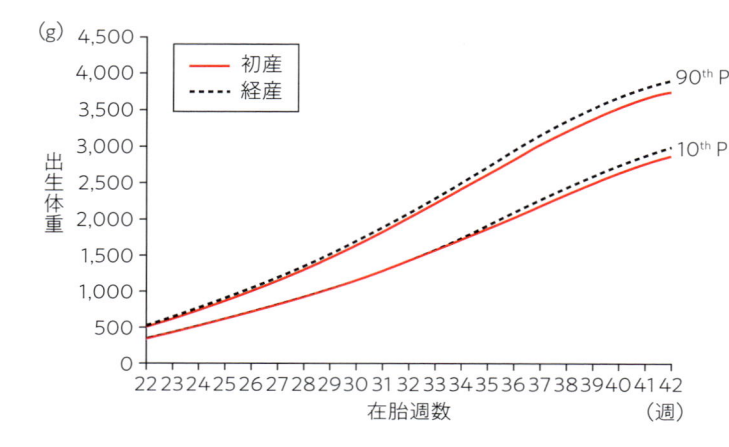

図2 在胎期間別出生体重曲線（男児） 初産28,980名，経産24,999名

板橋家頭夫，他：日本小児科学会新生児委員会報告 新しい在胎期間別出生時体格標準値の導入について．日小児会誌 114：1271–1293, 2010[6]より引用，一部改変

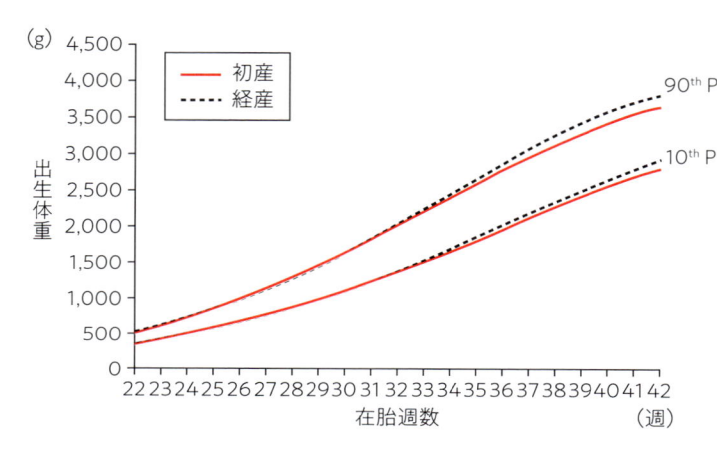

図3 在胎期間別出生体重曲線（女児） 初産27,024名，経産23,745名

板橋家頭夫，他：日本小児科学会新生児委員会報告 新しい在胎期間別出生時体格標準値の導入について．日小児会誌 114：1271–1293, 2010[6]より引用，一部改変

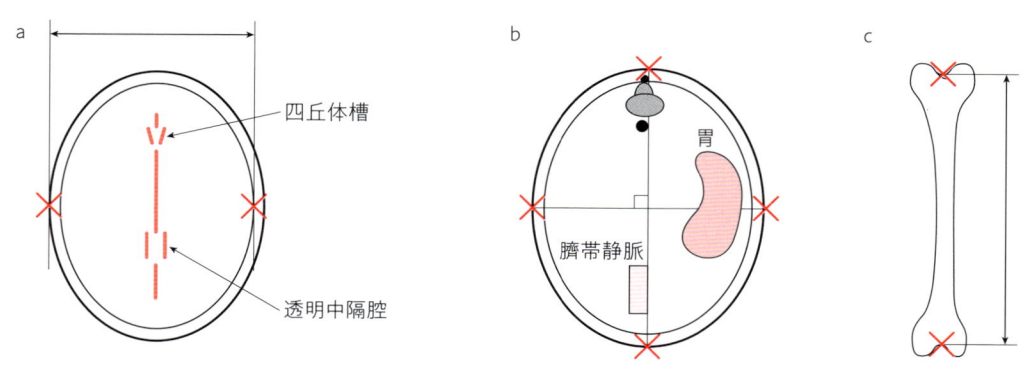

図4 胎児の児頭大横径（BPD；a），体幹周囲長（AC；b），大腿骨長（FL；c）の計測方法

　この式は，篠塚らにより実測の超音波計測値を集めて作成された[8]ものである．胎児の頭部が大きく，手足や首が短いプロポーションから，胎児身体モデルとして頭部と体幹の体積に比重を乗じたそれぞれの重さを足し合わせて胎児体重を推定した理論式で，妊娠の全期間での使用を考え誤差範囲±10％程度になるように設計されている．出生時

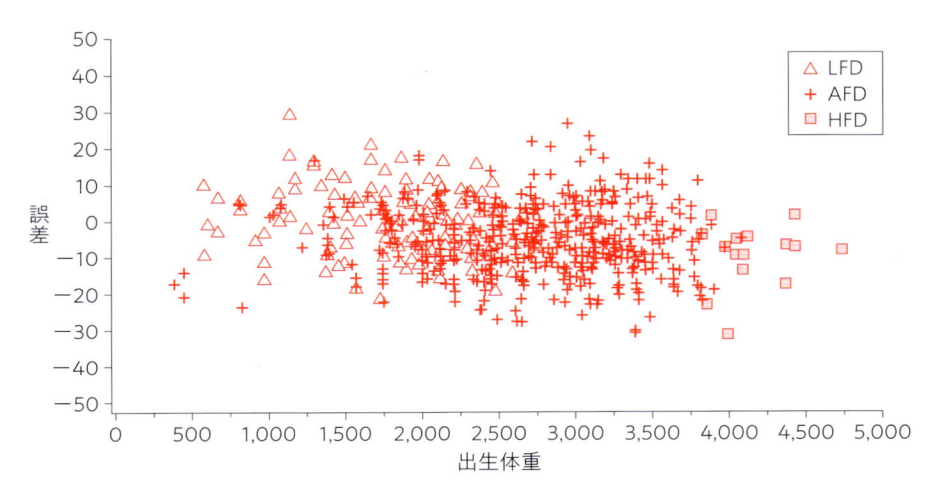

図5　出生体重別(LFD，AFD，HFD)の推定体重との誤差

出生時の体重を LFD(light for date)，AFD(appropriate for date)，HFD(heavy for date)に分け，推定体重との誤差を検討した。出生体重や発育のバランスに関わらず，誤差は一定の範囲となっている。
Shinozuka N, et al：Formulas for fetal weight estimation by ultrasound measurements based on neonatal specific gravities and volumes. Am J Obstet Gynecol 157：1140–1145, 1987[9]より引用，一部改変

　の体重を LFD，AFD，HFD に分け推定体重との誤差を調べた検討[9]でも，出生体重や発育のバランスに関わらず誤差は一定の範囲となっている(**図5**)[9]。このように，発育の評価は超音波計測によって行われるが，推定であるため誤差を含むので，ワンポイントでの判断ではなく胎児発育曲線上にプロットすることでその傾向を判断する。

胎児発育と影響因子

　妊娠の各時期でなんらかの障害を受けると成長が制限され，FGR となる。**図6**[10]に示すように，その要因は大きく分けて胎児因子と環境因子に分けられ，環境因子はさらに母体因子と胎児付属物(臍帯，胎盤)に分けることができる。胎児因子による FGR は妊娠の初期から障害を受けると，頭部，体幹が均整のとれたプロポーションとなる〔symmetrical type(type 1)〕。一方，環境因子によるものは頭部に比べ体幹の発育が悪いため asymmetrical type(type 2)となる。実際には要因が混合することが多く，type 1 と type 2 にはっきり分けることができないことが多い。

　以下に，FGR の原因について述べる。

1. 胎児・胎児付属器異常

　FGR の約 10% に形態異常，5 ～ 20% に遺伝的要因(染色体異数性，染色体の微小欠失・重複，ゲノムプリンティング異常，単一遺伝子疾患など)を伴うとされている。染色体異数性で発生頻度のもっとも高い 21 トリソミーでは FGR は特徴的所見ではないが，発育の計測部位である FL 短縮所見(－2 SD 程度)は 21 トリソミーのソフトマーカーであ

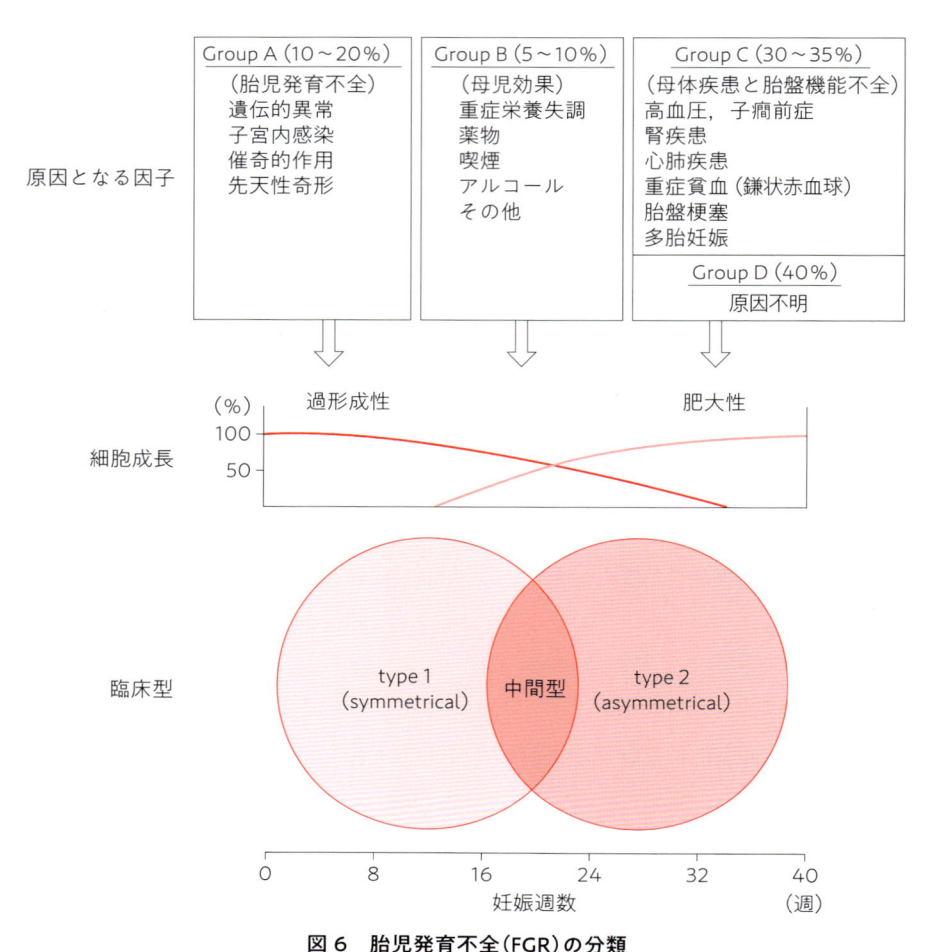

図 6　胎児発育不全(FGR)の分類

Lin CC, et al：Intrauterine Growth Retardation：Pathophysiology and Clinical Management, McGraw-Hill, 1984[10]より引用，一部改変

る。18 トリソミーの約 80%，13 トリソミーの約 50% が FGR となる。18 トリソミーおよび 13 トリソミーでは，FGR 以外に先天性心疾患をはじめとする複数の形態異常を伴うことが多く，重症 FGR に複数の形態異常を伴う場合は 18 あるいは 13 トリソミーが鑑別としてあがる。

　また胎盤限局性モザイク(confined placental mosaicism：CPM)[用語1]とは，胎児は正常核型であるが，胎盤に限局性の染色体異数性が発生している疾患であり，原因不明のFGR の約 10% が CPM によるものとされる。CPM による FGR の場合，胎児染色体はtrisomy zygote rescue による片親性ダイソミー(uniparental disomy：UPD)[用語2]であることがあり，CPM の約 2% に UPD を認めたという報告がある[11]。染色体検査では検出できない微小欠失・重複を検出できる遺伝学的検査として，マイクロアレイ解析がある。形態異常のない FGR の 2～17% に，マイクロアレイによる異常所見を認めるとされ

る[12]。妊娠第1三半期からFGRと形態異常を認める場合は18トリソミーなどの染色体異数性が鑑別にあがるが，形態異常を伴わなくとも環境因子に特に異常所見がない場合は胎児要因を否定できず，原因検索には胎児，胎盤の遺伝学的検査が必要となる。また，胎児発育に関与する胎児付属物（臍帯・胎盤）の形態異常（臍帯卵膜付着，単一臍帯動脈，周郭胎盤，胎盤梗塞）も血流障害の原因となるため，胎児発育に影響を与える。

2. 多胎

単胎妊娠に比べ，多胎妊娠ではFGRの発生が多いことが知られており，双胎の15～25%に発生するといわれている[13, 14]。発育の評価は単胎と同じ発育曲線を用いて行われる。

膜性により経過が異なり，二絨毛膜二羊膜双胎では腹囲発育が27週から有意に緩慢になり，妊娠中期以降でasymmetrical typeのFGRを呈する。一方，一絨毛膜二羊膜双胎では二絨毛膜二羊膜双胎に比べ，やや早い時期（26週）から腹囲の成長が緩慢になる[15]。二卵性の二絨毛膜二羊膜双胎では遺伝学的相違やそれぞれが別々の胎盤を有していることから，それぞれの胎児の専有面積の差が胎児発育に影響するが，胎盤を共有する一絨毛膜二羊膜双胎では胎盤における血管吻合による双胎間血流不均衡と，それぞれの胎盤専有面積の差の2つの因子の影響を受ける。

2008年に日本産科婦人科学会から移植胚数に関する見解が示され，高度生殖医療による多胎は減少傾向にあるが，総出生の約5%が高度生殖医療によるものであるため，低出生体重児出生に少なからず影響を与えているといえる。

用語解説 1

胎盤限局性モザイク 【たいばんげんきょくせいもざいく】

胎児には認められない胎盤に限局したモザイクをCPM(confined placental mosaicism)という。胎児の染色体に異常が認められなくても，表現型に異常がみられることがある。この場合，胎児のもつ染色体が，片親からのみに由来している可能性がある(uniparental disomy：UPD)。Ⅰ～Ⅲにタイプ分けされる。TypeⅠ：絨毛細胞由来，TypeⅡ：間葉組織由来，TypeⅢ：typeⅠ，typeⅡの両系統。TypeⅠ，Ⅱは体細胞モザイクだが，TypeⅢは減数分裂時の発生，trisomy zygote rescue によると考えられ，胎児UPDの可能性もあり得る。

用語解説 2

片親性ダイソミー 【かたおやせいだいそみー】

減数分裂時に生じたトリソミーの受精卵から，胎盤はトリソミーのまま，胎児では余分な染色体1本が失われ(trisomy zygote rescue)胎児の染色体は正常となる現象。片親からの1本しかない染色体が失われた場合に，残りの2本は片親由来の2本となるため，片親性ダイソミーとなる。

3. 感染症

　妊娠中に病原体に感染したとしても，胎盤があるため母体で感染が終息することが多い。しかし，時に胎盤を越えて胎児感染が成立すると FGR を引きおこす。感染による FGR は TORCH(toxoplasma，others，rubella，cytomegalovirus，herpes simplex) 症候群として知られている。Others には梅毒トレポネーマ(*Treponema pallidum*)，水痘帯状疱疹ウイルス，B 型肝炎ウイルス，パルボウイルス，コクサッキーウイルス，EB(Epstein-Barr) ウイルス，ジカウイルス，ヒト免疫不全ウイルス(human immunodeficiency virus：HIV)などが含まれる。

　以下に，代表的な感染症の症状を述べる。

1)サイトメガロウイルス感染症

　初感染だけでなく免疫力低下により再活性化することがある。サイトメガロウイルスによる発育不全では，発育不全以外に脳室拡大，小頭症，脳室周囲の高輝度エコー，腹水，肝脾腫などの所見を示し，出生後に難聴を引きおこす。妊娠初期の胎児感染率は低いが，感染が成立すると症状は重篤化しやすい。羊水検査もしくは新生児尿で確定診断となる。

2)トキソプラズマ症

　サイトメガロウイルスと同様，妊娠後期につれて感染率が上昇する。妊娠初期に感染が成立すると重症化するが，再活性化は非常にまれである。発育不全以外に，水頭症，頭蓋内石灰化，小頭症，腹水，肝脾腫などの所見を示す。

3)風疹

　FGR 以外に，心疾患，感音性難聴，眼病変を発症する先天性風疹症候群(congenital rubella syndrome：CRS)を引きおこす。20 週未満の胎児感染で発症するといわれている[16]。

4)ジカウイルス感染症

　2015 年にブラジルでアウトブレイクしたウイルスで，2016 年に四類感染症に指定されている。FGR 以外の胎児所見は小頭症，特に前頭葉の萎縮が著しい。20 週未満，特に妊娠初期の感染は，胎児感染が成立すると FGR のみならず形態・機能異常を引きおこす。FGR に小頭症，頭蓋内石灰化所見を認めた場合は感染症を鑑別する必要がある。

4. 嗜好品，栄養

　これまでに喫煙と FGR の関連性が報告されており[17]，喫煙の有無だけでなく喫煙本数が多い場合はより影響が強くなる[18]といわれている。喫煙により発生した一酸化炭素は母体血中でヘモグロビンに結合している酸素を奪い，胎児への酸素供給を阻害する。これにより胎児は慢性的な低酸素状態に陥る。また，喫煙は胎盤の細胞障害を引きおこし，FGR の原因と考えられている[19]。

　アルコールによる胎児への影響は，胎児性アルコール症候群(fetal alcohol syndrome：

FAS)といわれる。特徴的顔貌(小頭症，小さい眼球，内眼角贅皮，低い鼻梁，平らな顔，浅い人中，薄い上唇，小さい顎)，FGR，脳障害を併せて胎児性アルコール・スペクトラム障害(fetal alcohol spectrum disorders：FASD)と総称する[20]。アルコール摂取量が増加するほどFASD発症の確率は上昇するが，摂取量が少量であってもFASD発症リスクはあるといわれている。アルコール摂取によるFGRの発生機序は胎盤形成障害による小さな胎盤といわれており，FASDの胎盤病理で羊膜上皮細胞の空胞化や異常増殖などが観察される[21]。

　また，母体栄養状態は胎児発育に影響する。経済協力開発機構(OECD)加盟国のなかで，わが国の低出生体重児の割合は高く，その増加率も大きい(**図7**)[22]。日本産科婦人科学会の周産期登録データベースを用いた解析で，母体 body mass index(BMI)の低さと妊娠中の体重増加不良がその要因と報告されている[23]。妊娠中の適切な体重増加は胎児発育に重要であり，過度な体重管理は慎むべきである。

5. 妊娠高血圧症候群

　妊娠高血圧症候群(hypertensive disorders of pregnancy：HDP)は周産期合併症のひとつで，母体の血圧上昇のみならず多臓器に影響を及ぼす妊婦に特有の疾患である。発生原因は，胎盤形成時におこる絨毛外栄養膜細胞(extravillous trophoblast：EVT)の子宮脱落膜内への浸潤不全による，らせん動脈内皮細胞のリモデリング障害といわれ，"Two-stage disorder theory"が提唱されている[24]。受精卵着床時になんらかの原因でEVT浸潤が不十分となり，らせん動脈内皮細胞のリモデリング障害が発生すると，胎盤絨毛管腔内の酸素化不十分や絨毛そのものの障害により，絨毛細胞からの可溶性fms様チロキシナーゼ(soluble fms-like tyrosine kinase 1：sFlt-1)と可溶性エンドグリン(soluble endoglin：sEng)産生が増加する。sFlt-1産生増加は胎盤増殖因子(placental growth factor：PlGF)[用語3]低下を介して血管新生を抑制し，sEng産生増加はトランスフォーミング増殖因子(transforming growth factor：TGF)-β1を介して血管弛緩作用を抑制する。この2つの作用は，胎盤における低酸素や虚血状態をさらに悪化させる悪循環を生む。産生過剰となったsFlt-1とsEngは母体へ移行し，高血圧や腎血管障害による蛋白尿の症状を惹起する。この悪循環が胎児胎盤循環を悪化させ，FGRを引きお

用語解説 3

胎盤増殖因子　【たいばんぞうしょくいんし】

血管増殖因子(vascular endothelial growth factor：VEGF)ファミリーに分類されるサイトカインで，既存の血管からの新しい血管分枝の誘導(angiogenesis)と骨盤由来の血管前駆細胞誘導(vasculogenesis)作用をもつ。成人正常組織において，胎盤，一部の血管内皮細胞に限局し発現する。VEGF受容体 -1(sFlt-1)に特異的に結合し，妊娠高血圧腎症においてsFlt-1の過剰生産とPlGFの低値は free VEGF を減少させ，胎盤での血管新生を抑制し，胎盤の低酸素状態における悪循環の原因となる。

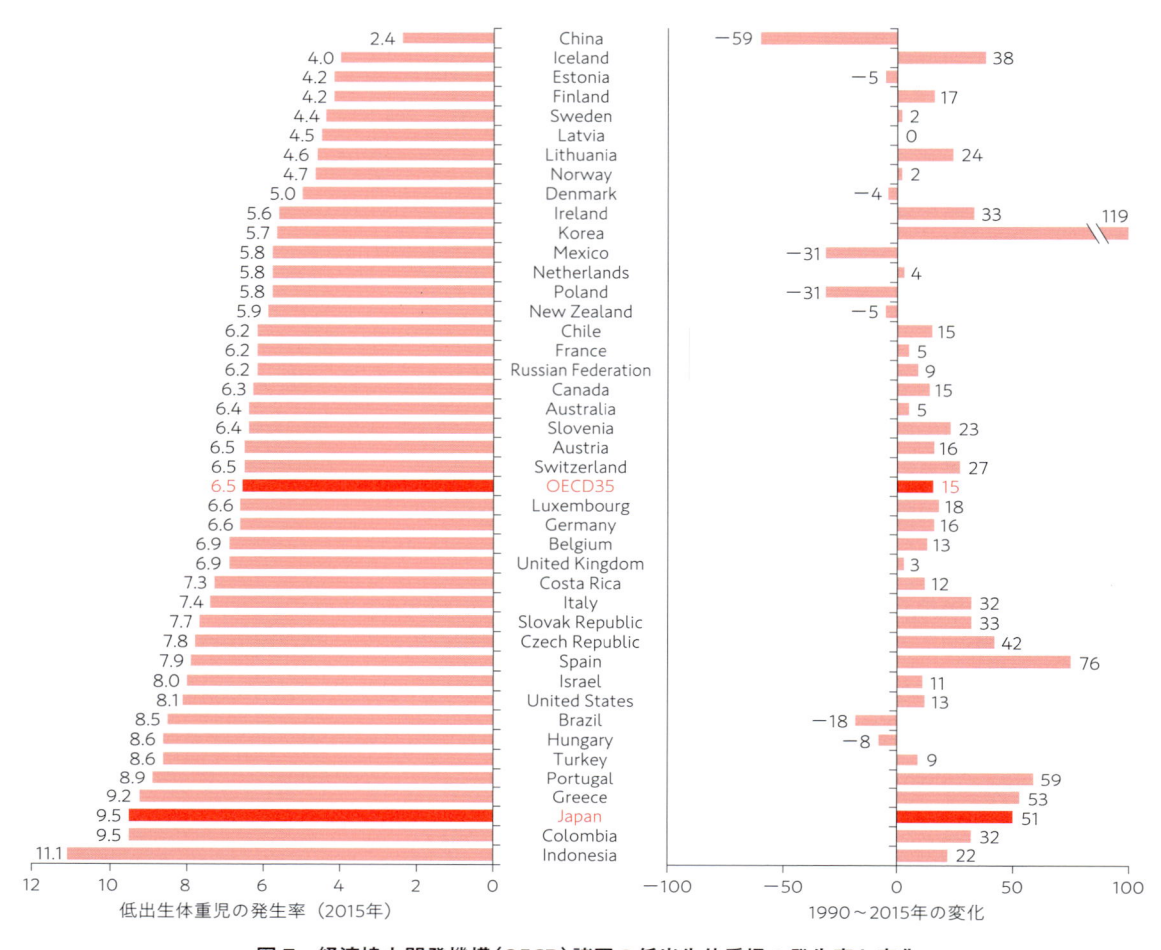

図7　経済協力開発機構（OECD）諸国の低出生体重児の発生率と変化

OECD：Health at a Glance. 2017　https://www.oecd-ilibrary.org/social-issues-migration-health/health-at-a-glance-2017_health_glance-2017-en　2019.3.8 アクセス [22] より引用，一部改変

こすと考えられている（**図8**）[24]。この胎盤形成時期の悪循環と，その後の母体，胎児への影響が"Two-stage disorder theory"である。HDP の多くは，母体が症状（高血圧，蛋白尿）を呈したのち FGR が顕著になるが，FGR が先行する HDP も存在し，FGR のフォローにおいては母体血圧の変化に注意する必要がある。

6.　合併症妊娠

　　HDP のような周産期合併症のみならず，母体既往症により FGR を引きおこすものがある。自己免疫疾患〔全身性エリテマトーデス（systemic lupus erythematosus：SLE），抗リン脂質抗体症候群（antiphospholipid syndrome：APS）〕，甲状腺疾患，糖尿病合併妊娠，先天性心疾患，気管支喘息，重症貧血などがあげられる。

1)全身性エリテマトーデス（SLE）

　　SLE 合併妊娠のシステマティックレビューでは，12.7%（CI 95%；8.8-16.7%）に FGR

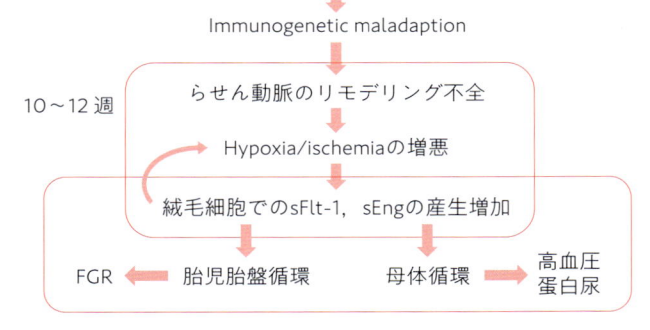

着床時　　胎児絨毛細胞　　→←→　母体脱落膜細胞，免疫細胞

Immunogenetic maladaption

10〜12週　　らせん動脈のリモデリング不全

Hypoxia/ischemiaの増悪

絨毛細胞でのsFlt-1，sEngの産生増加

FGR　←　胎児胎盤循環　　　母体循環　→　高血圧　蛋白尿

図8　Two-stage disorder theory
FGR：胎児発育不全
Seki H：Balance of antiangiogenic and angiogenic factors in the context of the etiology of preeclampsia. Acta Obstet Gynecol Scand 93：959–964, 2014[24] より引用，改変

を発症すると報告されている[25]。その原因は胎盤循環障害であり，FGR だけではなく，妊娠高血圧腎症発症のリスク因子でもある。

2）抗リン脂質抗体症候群（APS）

　動静脈血栓症を引きおこす自己免疫疾患であり，APS 合併妊娠では FGR のみならず，反復流産，子宮内胎児死亡の原因となり得る。重症妊娠高血圧腎症の病態と同様，微小血栓による胎盤循環不全を呈しておこると考えられており，早発型発症が多く重症化しやすい。

3）甲状腺疾患

　甲状腺機能亢進症，甲状腺機能低下症いずれも，妊娠中のコントロールが不良の場合，FGR を合併する。また，胎児の二次性の甲状腺機能異常を引きおこすため，妊娠中のみならず妊娠前後の甲状腺機能管理が必要となる。

4）糖尿病合併妊娠

　妊娠中の耐糖能異常による母体血中高血糖は胎児過剰発育となることが多いが，胎児高血糖により惹起される胎児高インスリン血症により胎児・新生児異常を合併し，FGRとなる。

文献

1）　日本産科婦人科学会（編）：産科婦人科用語集・用語解説集　改訂第4版，日本産科婦人科学会，225–226, 2018
2）　American College of Obstetricians and Gynecologists：ACOG Practice bulletin No. 134：fetal growth restriction. Obstet Gynecol 121：1122–1133, 2013
3）　Lausman A, et al；Maternal Fetal Medicine Committee：Intrauterine growth restriction：screening, diagnosis, and management. J Obstet Gynaecol Can 35：741–748, 2013
4）　Royal College of Obstetricians and Gynaecologists：Green- top Guideline No. 31. The Investigation and Management of the Small-for-Gestational-Age Fetus. 2014　https://www.rcog.org.uk/globalassets/documents/guidelines/gtg_31.pdf　2019.3.8 アクセス
5）　日本超音波医学会：超音波胎児計測の標準化と日本人の基準値の公示について．超音波医 30：J415–J440, 2003

6) 板橋家頭夫，他：日本小児科学会新生児委員会報告　新しい在胎期間別出生時体格標準値の導入について．日小児会誌 114：1271–1293, 2010

7) Williams RL, et al：Fetal growth and perinatal viability in California. Obstet Gynecol 59：624–632, 1982

8) Shinozuka N, et al：Ellipse Tracing Fetal Growth Assessment Using Abdominal Circumference：JSUM Standardization Committee for Fetal Measurements. J Med Ultrasound 8：87–94, 2000

9) Shinozuka N, et al：Formulas for fetal weight estimation by ultrasound measurements based on neonatal specific gravities and volumes. Am J Obstet Gynecol 157：1140–1145, 1987

10) Lin CC, et al：Intrauterine Growth Retardation：Pathophysiology and Clinical Management, McGraw-Hill, 1984

11) Grati FR, et al：Confirmation of mosaicism and uniparental disomy in amniocytes, after detection of mosaic chromosome abnormalities in chorionic villi. Eur J Hum Genet 14：282–288, 2006

12) Zhu H, et al：Application of chromosomal microarray analysis in prenatal diagnosis of fetal growth restriction. Prenat Diagn 36：686–692, 2016

13) González-Quintero VH, et al：Antenatal factors associated with significant birth weight discordancy in twin gestations. Am J Obstet Gynecol 189：813–817, 2003

14) Inde Y, et al：Maternal risk factors for small-for-gestational age newborns in Japanese dichorionic twins. J Obstet Gynaecol Res 37：24–31, 2011

15) Ghi T, et al；Società Italiana di Ecografia Ostetrica e Ginecologica Working Group on Fetal Biometric Charts：Development of customized fetal growth charts in twins. Am J Obstet Gynecol 216：514.e1–514. e17, 2017

16) Ghidini A, et al：Prenatal diagnosis and significance of fetal infections. West J Med 159：366–373, 1993

17) Ko TJ, et al：Parental smoking during pregnancy and its association with low birth weight, small for gestational age, and preterm birth offspring：a birth cohort study. Pediatr Neonatol 55：20–27, 2014

18) Blatt K, et al：Association of reported trimester-specific smoking cessation with fetal growth restriction. Obstet Gynecol 125：1452–1459, 2015

19) Slatter TL, et al：Smoking during pregnancy causes double-strand DNA break damage to the placenta. Hum Pathol 45：17–26, 2014

20) Williams JF, et al：Fetal Alcohol Spectrum Disorders. Pediatrics 136：e1395–e1406, 2015

21) Carter RC, et al：Alcohol, Methamphetamine, and Marijuana Exposure Have Distinct Effects on the Human Placenta. Alcohol Clin Exp Res 40：753–764, 2016

22) OECD：Health at a Glance. 2017　https://www.oecd-ilibrary.org/social-issues-migration-health/health-at-a-glance-2017_health_glance-2017-en　2019.3.8 アクセス

23) Takimoto H, et al：Maternal weight gain ranges for optimal fetal growth in Japanese women. Int J Gynaecol Obstet 92：272–278, 2006

24) Seki H：Balance of antiangiogenic and angiogenic factors in the context of the etiology of preeclampsia. Acta Obstet Gynecol Scand 93：959–964, 2014

25) Smyth A, et al：A systematic review and meta-analysis of pregnancy outcomes in patients with systemic lupus erythematosus and lupus nephritis. Clin J Am Soc Nephrol 5：2060–2068, 2010

出生時の発育評価
—Neonatal anthropometric charts—

板橋 家頭夫

Point　在胎期間別出生時体格曲線(NAC)は，新生児のリスク予知や早産児の NICU 入院中の成長評価に有用である。わが国で作成された NAC は LMS 法で作成されており，SD スコアを計算することが可能となっている。早産児の成長評価は体重ばかりに関心が向きがちであるが，除脂肪体重の間接的指標である身長の変化にも留意する必要がある。

はじめに

　在胎期間別出生時体格曲線(neonatal anthropometric charts：NAC)は，子宮内発育の評価や新生児のリスクの予知，NICU 入院中の早産児の成長の指標として繁用されている重要な指標である。現在わが国では，2011 年より厚生労働科学研究班によって作成された NAC [1, 2]が使用されている。

　本稿では，わが国で使用されている NAC 作成の背景や臨床応用について概説する。

基準値と標準値

　在胎期間別"基準値(reference)"とは，ある特定の population において子宮内発育に影響を与えるような要因(母体疾患や母体年齢，先天異常など)を除外せずに，在胎期間別に横断的に集積された出生時の体格(体重や身長，頭囲など)のデータをもとに統計学的処理を経て作成された NAC である [3]。これまで作成されたもののほとんどが在胎期間別出生時体格基準値で，わが国では 2011 年以前に使用されていた小川による NAC[4]が該当する。

　胎児の成長は母体の体格や栄養状態の影響を受け，NAC に反映される。また，早産児の生命予後が向上するにつれて，在胎 28 週未満であっても重篤な妊娠高血圧症候

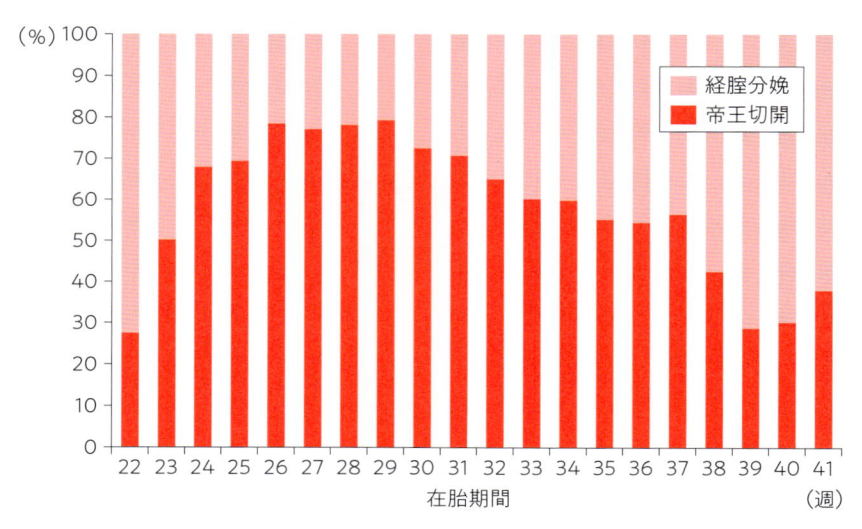

図1　在胎期間別分娩方法
2003 ～ 2005 年 日本産科婦人科学会周産期登録データベースより作成

群をはじめとする母体合併症がある場合や胎児機能不全(non-reassuring fetal status：NRFS)[用語1] などが存在する場合に，帝王切開により積極的に娩出されることが多くなっている。**図1** に示すように，わが国の NAC 作成のもととなったデータベースでは，特に早産児の帝王切開率がきわめて高率である。当然ながら，このような状況も基準値に反映される。

　一方，胎児発育に影響を与えると考えられる諸因子をできるだけ除外した対象の横断的なデータによって作成されたのが，在胎期間別出生時体格"標準値(standard)"である[3]。理論上，胎児発育不全の有無が評価できるとともに，早産児の NICU 入院中の成長評価に理想的な指標であるといえる。しかし，対象の除外基準の項目を増やせば増やすほど標準値の作成対象数が減少する。

　現在，国内で利用されている NAC は当初，標準値と呼称されていた。それは，経腟分娩および帝王切開分娩によるすべての新生児を対象として作成した場合に，小川らによって作成された基準値[4]に比べて 10 パーセンタイル値が約 400 g 低下してしまったことから，帝王切開分娩例を除外し経腟分娩例だけを作成対象としたことによる[1,5]。実際，経腟分娩例と帝王切開例とでは**図2**[1]に示すように早産児で出生体重の分布が大きく異

用語解説 1

胎児機能不全　【たいじきのうふぜん】

胎児にストレスが加わったときに生理的変化を逸脱する心拍数の異常が出現するが，それが必ずしも新生児仮死につながるわけではない。胎児が健全な状態であると確定できない状態を包含する用語である。

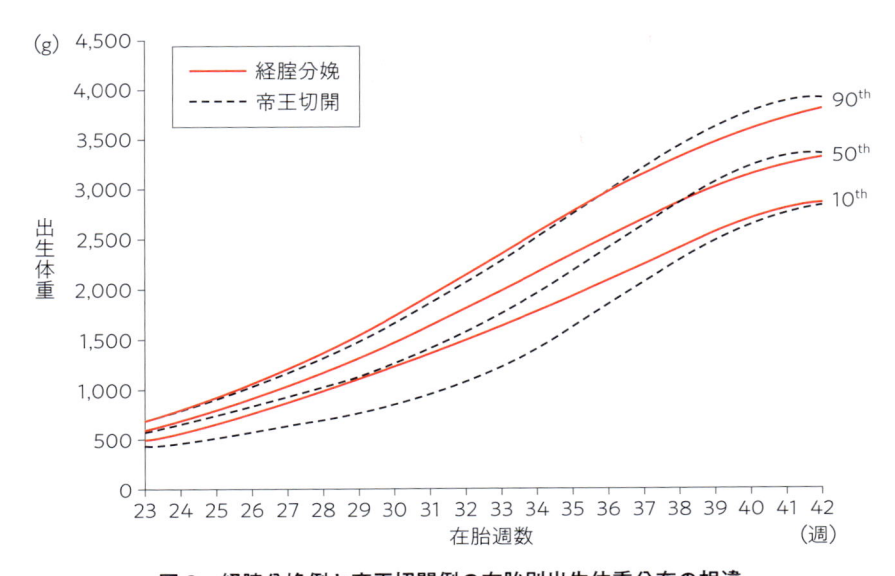

図2　経腟分娩例と帝王切開例の在胎別出生体重分布の相違
板橋家頭夫，他；日本小児科学会新生児委員会：新しい在胎期間別出生時体格標準値の
導入について．日小児会誌 114：1271–1293, 2010[1] より引用，一部改変

なっており，後者には胎児発育不全が多く含まれていると推測される。さらに，帝王切開分娩例を除外した NAC が在胎期間別胎児発育曲線とおおむね合致していたことも理由である。

　最近，オーストラリアとニュージーランドからもわれわれと同様の結果が報告され，医原性早産（医学的適応による帝王切開によって妊娠が中断された早産児）には胎児発育不全例が多く含まれており，臨床に使用する NAC を作成するうえでは対象から除外すべきであるとされている[6]。しかし，早産そのものが異常分娩であるともいえることから，たとえ医原性早産児を除いたとしても在胎期間別にみた望ましい（あるいは理想的な）出生時の体格であるのかどうかの確証がなく，果たして"標準値（standard）"という呼称が適切かは疑問である。

わが国の NAC の特徴

　前述したように，現在使用されているわが国の NAC は経腟分娩例 104,748 名のデータをもとに作成されている。また統計的手法には，NAC 作成の主流となっている LMS 法が国内ではじめて用いられた。LMS 法[7]は Box-Cox 変換を用いて現量値曲線のセンタイル値を求める方法で，スプライン関数により平滑化した（使用ソフト LMS Chart-Maker）。L は λ（Box-Cox 変換係数あるいは歪度）を，M は μ（中央値）を，S は σ（変動係数）を意味し，これらのパラメータを用いることにより，ある在胎週数の児の SD ス

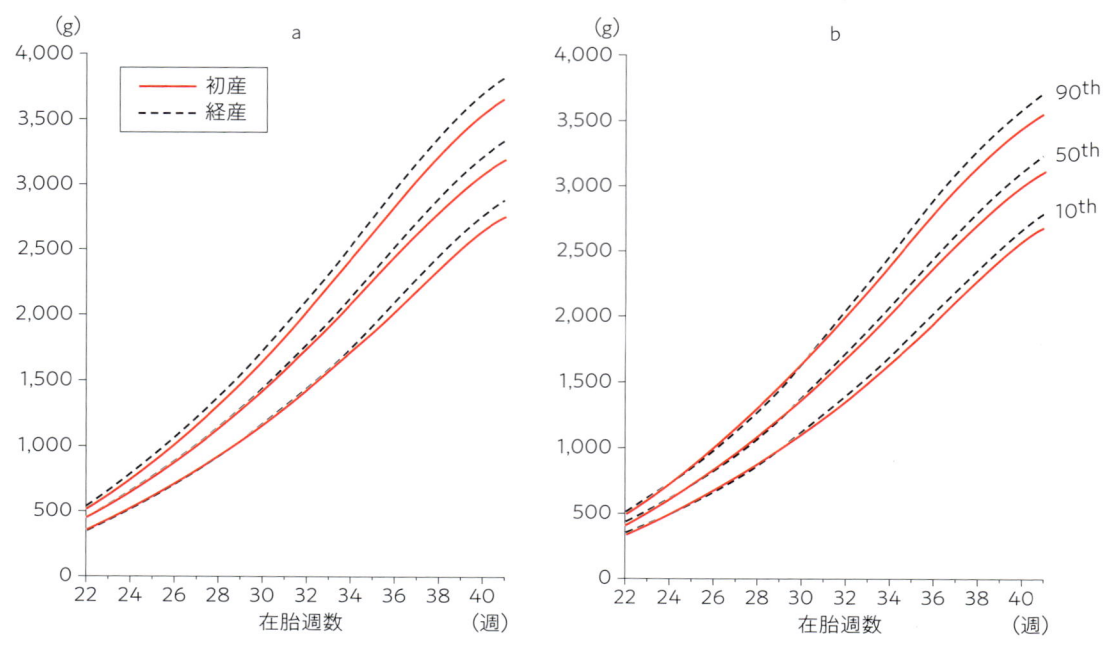

図3　在胎期間別出生体重曲線(a：男児，b：女児)
板橋家頭夫，他：日本小児科学会新生児委員会報告　新しい在胎期間別出生時体格標準値の導入について．
日小児会誌 114：1271–1293, 2010[1] より作成

コアの計算も可能である(SD スコア $= [(計測値 / M)^L - 1] / [L \times S]$)。

NAC の出生体重については男女別で，かつ初産・経産別となっている(**図3**)[1]。一方，身長と頭囲については男女および初産・経産で差を認めなかったため一括して作成した。なお，NAC については日本小児科学会ホームページを参照されたい[2]。

NAC の臨床応用

1. 出生時の評価に基づくリスク予知

　妊娠中の胎児発育の評価は胎児発育標準値を利用して行われるが，出生時の評価はNAC が利用され，リスク予知に応用される。ある在胎で出生した新生児を small for gestational age(SGA)児あるいは light for gestational age 児，heavy for gestational age 児などに区分し，appropriate for gestational age(AGA)児を対照としてその群のリスクを評価できる。特に SGA 児ではさまざまなリスクを有するため，在胎に見合った体格で出生しているのか，発育不全がある場合にはどの程度なのかを評価することが重要となってくる。

1)NICU 入院中のリスク

　日本新生児臨床研究ネットワーク(Neonatal Research Network Japan)のデータベース

表　出生体重 SD スコアによる短期合併症・死亡のリスク

			n	n/N(%)	調整オッズ比(95%CI) [*1]
呼吸窮迫症候群(RDS)	< − 2.0	(N=1,050)	804	76.6 [§2]	0.75(0.62 ～ 0.89)
	− 2.0 ～ < − 1.5	(N=443)	351	79.6 [§2]	1.04(0.81 ～ 1.33)
	− 1.5 ～ < − 1.0	(N=733)	536	73.1	0.82(0.68 ～ 0.98)
	− 1.0 ～ < − 0.5	(N=1,429)	1,025	71.7	0.68(0.95 ～ 0.99)
	≧ − 0.5	(N=5,494)	3,986	72.6	1
	合計		6,702	73.3	
				P=0.011	P=0.003
脳室内出血(Ⅲ ～ Ⅳ)	< − 2.0	(N=1,050)	85	8.1 [§2]	1.02(0.77 ～ 1.35)
	− 2.0 ～ < − 1.5	(N=443)	37	8.4	0.90(0.63 ～ 1.29)
	− 1.5 ～ < − 1.0	(N=733)	59	8.0 [§3]	0.81(0.61 ～ 1.03)
	− 1.0 ～ < − 0.5	(N=1,429)	134	9.4	0.94(0.77 ～ 1.15)
	≧ − 0.5	(N=5,494)	593	10.8	1
	合計		908	9.9	
				P=0.058	P=0.613
脳室周囲白質軟化症	< − 2.0	(N=1,050)	47	4.5	0.93(0.65 ～ 1.34)
	− 2.0 ～ < − 1.5	(N=443)	20	4.5	0.93(0.58 ～ 1.50)
	− 1.5 ～ < − 1.0	(N=733)	29	4.0	0.80(0.54 ～ 1.19)
	− 1.0 ～ < − 0.5	(N=1,429)	61	4.3	0.87(0.65 ～ 1.15)
	≧ − 0.5	(N=5,494)	261	4.8	1
	合計		418	4.6	
				P=0.609	P=0.753
敗血症	< − 2.0	(N=1,050)	214	20.4 [§1]	2.20(1.80 ～ 2.70)
	− 2.0 ～ < − 1.5	(N=443)	83	18.7 [§3]	1.72(1.32 ～ 2.24)
	− 1.5 ～ < − 1.0	(N=733)	111	15.1	1.23(0.98 ～ 1.54)
	− 1.0 ～ < − 0.5	(N=1,429)	203	14.2	1.09(0.92 ～ 1.26)
	≧ − 0.5	(N=5,494)	796	14.5	1
	合計		1407	15.4	
				P < 0.001	P < 0.001
壊死性腸炎	< − 2.0	(N=1,050)	48	4.6 [§3]	2.41(1.64 ～ 3.55)
	− 2.0 ～ < − 1.5	(N=443)	17	3.8	1.58(0.94 ～ 2.67)
	− 1.5 ～ < − 1.0	(N=733)	22	3.0	1.11(0.70 ～ 1.76)
	− 1.0 ～ < − 0.5	(N=1,429)	46	3.2	1.15(0.82 ～ 1.61)
	≧ − 0.5	(N=5,494)	166	3.0	1
	合計		299	3.3	
				P=0.289	P < 0.001
未熟児網膜症(国際分類 stages Ⅲ~Ⅳ) [*2]	< − 2.0	(N=839)	373	44.5	1.36(1.15 ～ 1.62)
	− 2.0 ～ < − 1.5	(N=362)	172	47.5	1.36(1.09 ～ 1.71)
	− 1.5 ～ < − 1.0	(N=626)	267	42.7	1.04(0.87 ～ 1.24)
	− 1.0 ～ < − 0.5	(N=1,247)	522	41.9	0.96(0.84 ～ 1.09)
	≧ − 0.5	(N=4,743)	2,079	43.8	1
	合計		3,413	43.7	
				P=0.491	P=0.001

次ページへつづく

			n	n/N(%)	調整オッズ比(95%CI)[*1]
慢性肺疾患[*2]	< − 2.0	(N=839)	384	45.8[§1]	2.21(1.85 〜 2.65)
	− 2.0 〜 < − 1.5	(N=362)	155	42.8[§1]	1.77(1.40 〜 2.23)
	− 1.5 〜 < − 1.0	(N=626)	231	36.9	1.28(1.07 〜 1.54)
	− 1.0 〜 < − 0.5	(N=1,247)	418	33.5	1.05(0.91 〜 1.21)
	≧ − 0.5	(N=4,743)	1,596	33.6	1
	合計		2,784	35.6	
				P < 0.001	P < 0.001
死亡	< − 2.0	(N=1,050)	262	25.0[§1]	4.63(3.75 〜 5.72)
	− 2.0 〜 < − 1.5	(N=443)	87	19.6[§2]	2.32(1.76 〜 3.06)
	− 1.5 〜 < − 1.0	(N=733)	127	17.3	1.69(1.35 〜 2.12)
	− 1.0 〜 < − 0.5	(N=1,429)	197	13.8	1.14(0.95 〜 1.37)
	≧ − 0.5	(N=5,494)	812	14.8	1
	合計		1,485	16.2	
				P < 0.001	P < 0.001

[*1] 在胎，初産・経産，多胎，分娩方法，母体高血圧，臨床的絨毛膜羊膜炎，出生前ステロイドの有無で調整
[*2] 修正 36 週時点の判定
[§1]：p < 0.001，[§2]：p < 0.01，[§3]：p < 0.05 vs. SD スコア ≧ − 0.5
Yamakawa T, et al；Neonatal Research Network of Japan：Mortality and morbidity risks vary with birth weight standard deviation score in growth restricted extremely preterm infants. Early Hum Dev 92：7–11, 2016[8]より引用，一部改変

を利用した超早産児の検討において，対照(− 0.5 SD 以上の児)との群間比較では，在胎や性，および母体要因を調整すると，呼吸窮迫症候群(respiratory distress syndrome：RDS)は− 1 SD 未満で発生率が低い傾向にあり，壊死性腸炎は− 2 SD 未満，敗血症と未熟児網膜症(stage Ⅲ以上)は− 1.5 SD 未満，慢性肺疾患および死亡は− 1 SD 未満でリスクが高かった。一方，重症脳室内出血や脳室周囲白質軟化症のリスクは SD スコアと有意な関連性はなかった(**表**)[8]。なお，各国で作成されている NAC では，在胎24 〜 28 週の出生体重の 10 パーセンタイル値は多少異なっているものの，SGA 児の複合アウトカムのリスクに大きな差はない[9]。

2)SGA 性低身長症

SGA 児では約 10% が低身長症(< − 2 SD)となる。また 32 週未満の早産児では，より低身長症のリスクが高くなる[10]。3 歳以降で身長が− 2.5 SD 未満である場合には，成長ホルモン補充療法の適応となる。その適応は，出生時の体重および身長が，ともに NAC 上で 10 パーセンタイル未満で，かつ出生時の体重または身長のどちらかが− 2 SD 未満である場合となる(出生時に身長が測定されていない場合は出生体重が− 2 SD 未満)[11]。

3)神経学的予後

SGA 児においては出生時の頭囲が神経学的予後の予知に必ずしも有用とはいえない。小児期の神経行動学的予後の検討から，出生時の体重や身長に比べて brain-sparing

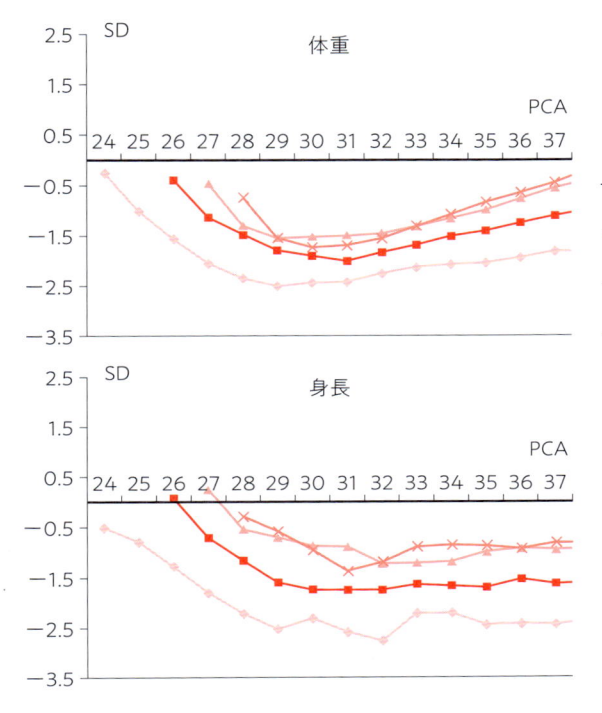

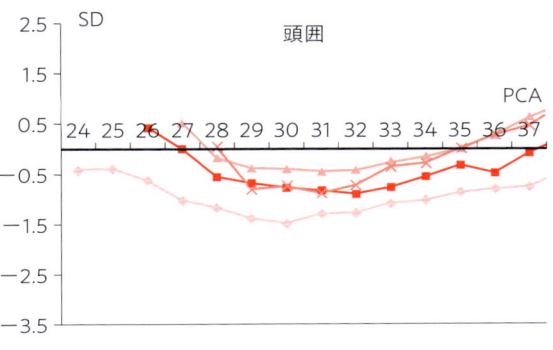

	体重	身長	頭囲
EUGR	20.3%	41.4%	5.0%

図4　在胎28週以下の早産児のNICU入院中のSD
スコアの推移
小林 梢，他：早産低出生体重児におけるNICU入院
中の身体測定値SDスコアの推移に関する検討．日
未熟児新生児会誌 27：77–83, 2015[13]

effectによって頭囲が維持されていても，子宮内での中枢神経系の成熟がカバーされていないことが推測されるからである[12]。

2. NICU入院中の成長評価

NAC上で，該当する修正週数に対応する身体測定値を直接プロットし評価する方法もあるが，出生時の在胎に関わらず中央値からの偏位を評価するにはSDスコアのほうがわかりやすい。以下，具体例を示す。

われわれの施設では，極低出生体重児の栄養管理法として2006年より強化母乳栄養に加えてearly aggressive nutritionを導入している。その効果を評価することを目的に，在胎28週以下のAGA児の入院中の体重，頭囲，身長の推移についてSDスコアを用いて検討した。その結果，体重や頭囲はどの在胎群でも修正30〜32週あたりで最低値となり，その後，予定日に向けて増加する傾向があった。一方，身長は修正30〜32週あたりで最低値となるが，体重や頭囲とは異なり，その後，横ばいで推移した。修正40週の成長が基準値の10パーセンタイルを下回る子宮外発育不全（extrauterine growth restriction：EUGR）の発生率は全体で，体重では20.3%，頭囲では5.0%であったのに対して，身長では41.4%であり，体重に比べ発生率が約2倍となっていた（**図4**）[13]。

成長のパラメータのうち，体重は脂肪と除脂肪（筋肉や脳やその他の臓器・器官，骨など）の重量を合計したものである。身長は主に除脂肪体重を反映しており，中枢神経系や筋肉を含む臓器・器官の蛋白質の蓄積や骨量の間接的な目安となる。頭囲は中枢神

経系の成長・発達を反映しているが，水頭症や頭蓋の変形，子宮内や生後早期の低栄養・低酸素状態に伴う brain-sparing effect がある場合にはその限りでないことはすでに述べたとおりである [12]。NICU 入院中の体重増加や体重における EUGR の有無より，身長や頭囲のほうが神経学的予後を反映しているとする報告 [14, 15] が散見される。これは蛋白摂取量が中枢神経系の発育に関与していることから，その代替指標である身長や頭囲の成長に反映されたものと考えられる。

おわりに

NAC は，新生児のリスク予知や早産児の NICU 入院中の成長評価に有用である。早産児の成長評価は体重ばかりに関心が向きがちであるが，除脂肪体重の間接的指標である身長の変化も注視すべきであろう。

文献

1) 板橋家頭夫，他：日本小児科学会新生児委員会報告　新しい在胎期間別出生時体格標準値の導入について．日小児会誌 114：1271–1293, 2010
2) 日本小児科学会新生児委員会：「新しい在胎期間別出生時体格標準値」の修正について．日小児会誌 114：1771–1806, 2010
3) Bertino E, et al：Neonatal anthropometric charts：what they are, what they are not. Arch Dis Child Fetal Neonatal Ed 92：F7–F10, 2007
4) 小川雄之亮，他：日本人の在胎別出生時体格基準値．日新生児学会誌 34：624–632, 1998
5) Itabashi K, et al：New Japanese neonatal anthropometric charts for gestational age at birth. Pediatr Int 56：702–708, 2014
6) Joseph FA, et al：A New Approach to Developing Birth Weight Reference Charts：A Retrospective Observational Study. Fetal Diagn Ther 43：148–155, 2018
7) Cole TJ：Fitting smoothed centile curves to reference data. J R Stat Soc Series A 151：385–418, 1988
8) Yamakawa T, et al；Neonatal Research Network of Japan：Mortality and morbidity risks vary with birth weight standard deviation score in growth restricted extremely preterm infants. Early Hum Dev 92：7–11, 2016
9) Martin LJ, et al：Country-Specific vs. Common Birthweight-for-Gestational Age References to Identify Small for Gestational Age Infants Born at 24-28 weeks：An International Study. Paediatr Perinat Epidemiol 30：450–461, 2016
10) Itabashi K, et al：Longitudinal follow-up of height up to five years of age in infants born preterm small for gestational age：comparison to full-term small for gestational age infants. Early Hum Dev 83：327–333, 2007
11) 田中敏章，他：SGA 性低身長症における GH 治療のガイドライン．日小児会誌 111：641–646, 2007
12) Roza SJ, et al：What is spared by fetal brain-sparing? Fetal circulatory redistribution and behavioral problems in the general population. Am J Epidemiol 168：1145–1152, 2008
13) 小林 梢，他：早産低出生体重児における NICU 入院中の身体測定値 SD スコアの推移に関する検討．日未熟児新生児会誌 27：77–83, 2015
14) Watanabe Y, et al：Body length and occipitofrontal circumference may be good indicators of neurodevelopment in very low birthweight infants-secondary publication. Acta Paediatr 107：975–980, 2018
15) Pfister KM, et al：Linear growth and neurodevelopmental outcomes. Clin Perinatol 41：309–321, 2014

NICU 入院中の
早産児の成長と評価方法

板橋 家頭夫

Point　早産児の NICU 入院中の成長評価の指標には，出生後の体格の推移を統計学的に処理した成長曲線と在胎期間別出生時体格曲線がある。後者が一般的に用いられているが，胎児期にはみられない出生後の細胞外液量の縮小をどのように反映させれば適切に生後の成長を評価できるのかが明らかにされていない。早産児の予定日周辺の体構成は正期産児に比べて除脂肪体重が少なく，脂肪量が多いことから，適切な介入がないと神経学的予後や生活習慣病のリスクが高くなることが推測される。体構成を評価することが長期予後の向上に重要であるが，現時点では一般臨床に用いることが困難である。

はじめに

　早産児の NICU 入院中の成長評価の指標には，出生後の体格の推移を統計学的に処理した成長曲線(postnatal growth charts)と，在胎期間別出生時体格曲線(neonatal anthropometric charts：NAC)がある。1977 年にアメリカ小児科学会は，早産児の成長の目標は胎児と同等の成長速度で，かつ同等の体構成であると提唱した[1]。諸外国では長らく，この提唱を根拠に栄養管理が行われてきたが，超早産児の生存率が向上するにつれて，予定日周辺になっても目指す体格の 10 パーセンタイルを超えることが困難であることも報告されている。さらに，胎児発育に準拠することで適切な長期予後が得られるのかは判明していない。

　本稿では，早産児の NICU 入院中の成長についての評価方法を中心に概説する。

早産児の生後の成長曲線

　生後の成長曲線は，①合併症の有無に関わらず早産低出生体重児の生後の成長の推移

表　極低出生体重児の NICU 入院中の成長比較

		最大体重減少率（%）	出生体重復帰（DoL）	体重増加率（g/day）	頭囲増加率（cm/week）	身長増加率（cm/week）
500 ～ 749 g	Wright [3]	7.3	13	17.8	0.72	0.98
	Cooke [4]	—	—	—	—	—
	板橋 [2]	18.3	36	12.6	0.68	0.75
750 ～ 999 g	Wright [3]	10.2	15	19.9	0.74	0.84
	Cooke [4]	12.0	12	21.0	0.91	1.12
	板橋 [2]	20.4	32	14.0	0.63	0.74
1,000 ～ 1,249 g	Wright [3]	9.5	16	20.0	0.71	0.85
	Cooke [4]	8.0	13	25.0	1.12	1.12
	板橋 [2]	18.6	26	14.5	0.65	0.75
1,250 ～ 1,449 g	Wright [3]	8.2	12	19.7	0.71	0.94
	Cooke [4]	8.0	12	25.0	0.91	1.12
	板橋 [2]	16.1	20	15.9	0.66	0.74

を表したもの（一般的な早産児の成長曲線）と，②母体合併症や出生後の呼吸障害，その他の合併症を極力排除した，いわば healthy preterm 児の推移を表したもの，に大別される。

1. 一般的な早産児の成長曲線

　この成長曲線は早産児の平均的な成長を示しており，これと比較することにより入院中の早産児の成長がどのような位置づけにあるかを評価できる。しかし，この曲線に近似した成長が望ましいものかどうかの保証はない。

　わが国では 1986 ～ 1987 年に出生した極低出生体重児の全国調査をもとに，重篤な先天異常や多胎，外科疾患，small for gestational age（SGA）児，修正 18 か月時点の明らかな神経学的異常の合併例，死亡例を除いて作成された「極小未熟児（極低出生体重児）の発育曲線」[2] が作成されている。この当時報告された海外のデータ [3, 4] と比較すると，最大体重減少率が大きく，出生体重復帰日齢が遅く，体重，頭囲，身長の増加率が少ない（表）。この大きな差は，主に栄養管理法に由来している。当時，わが国では極低出生体重児に対して生後早期から静脈栄養を実施している施設はなく，また強化母乳栄養も導入されていなかった。そのため，少なくとも生後 1 か月程度はタンパクカロリー栄養失調症（protein-calorie malnutrition：PCM）の状態におかれていたといっても過言ではない。

　このタイプの成長曲線の限界は，①栄養管理や児の合併症によって成長パターンが変化すること，②平均的な成長パターンを表しているだけであること，③重症の児や healthy preterm 児が混在していること，などである。極低出生体重児の生存率が向上するにつれて，出生後の成長や栄養摂取が神経学的予後と密接に関連することが示されると，前述のような成長曲線は目指すべき指標とはなり得ないことが明らかとなった。

2. healthy preterm 児による成長曲線

　母体の体重増加不良や胎児異常といった胎児発育不全のリスクがなく，かつ超音波検査でも胎児発育不全が認められず，先天異常や出生後の重篤な合併症もない母乳を中心とした栄養が与えられた早産児の縦断的な出生後の成長データをもとに，早産児の標準成長曲線が作成され注目されている[5]。2009〜2014年に世界8か国（ブラジル，イタリア，中国，オマーン，インド，ケニア，アメリカ，イギリス）において前方視的にデータ収集が行われ，在胎26週以上37週未満224名の単胎早産児における生後の成長データが集積された。出生後の計測は，出生後12時間以内，その後，生後2か月までは2週間ごと，生後2〜8か月までは4週間ごとに行われた。作成された早産児の標準成長曲線を**図1**[5]に示す。対象となった在胎33週以下の早産児はわずか28名であり，極早産児の標準的な成長パターンを明らかにできていないが，在胎34週以後の late preterm については標準的成長を反映しているものと推測されている。この成長パターンは，後述する NAC[6]と比較すると明らかに異なっている（**図2**）[5]。NAC は出生時の横断的データに基づいて作成されており，一方，早産児の生後の標準成長曲線は，子宮外環境で育った児の縦断的データに基づいている。したがって Villar ら[5]は，環境も生理的な反応も異なる対象で作成された NAC によって早産児の成長をモニタリングすることはやめたほうがよいと述べているが，この早産児の標準成長曲線に沿った児の長期予後は判明しておらず，今後の課題である。

在胎期間別出生時体格曲線

　前述したように，アメリカ小児科学会の指針[1]により，国内外の NICU では早産児の成長評価にしばしば NAC が用いられている。しかしながら，胎児期と異なり，出生後は生理的適応のために細胞外液量が縮小する。さらに未熟な児ほど一時的な栄養不足も加わり，（細胞外液量の縮小ほどではないが）体重減少に関与する。その後，栄養摂取が十分量に達し同化が進んで成長が上向きになったとしても，いったん縮小した細胞外液量の縮小を補う必要もない。このような理由から，該当する在胎期間のパーセンタイル曲線上を推移することが望ましいのかについて疑問が生じている。

　Rochow ら[7]は，明らかな母体合併症がなく在胎25〜34週で出生し，人工換気を必要とせず重篤な合併症のない早産児981名を対象に，生後21日までの体重の推移について，Fenton ら[8]が作成した NAC に基づく SD スコアにより検討したところ，いずれの在胎期間の児も体重が出生時より7日までに約−0.8 SD 下方にシフトし，その後，安定して推移したという（**図3**）[7]。つまり，生後21日目には出生後の適応が終了していることが示された。なお，これらの対象では，最低体重となるのは平均生後4〜6日，最大体重減少率は7〜12%，出生体重復帰は生後12〜18日，授乳開始は生後1〜3日，

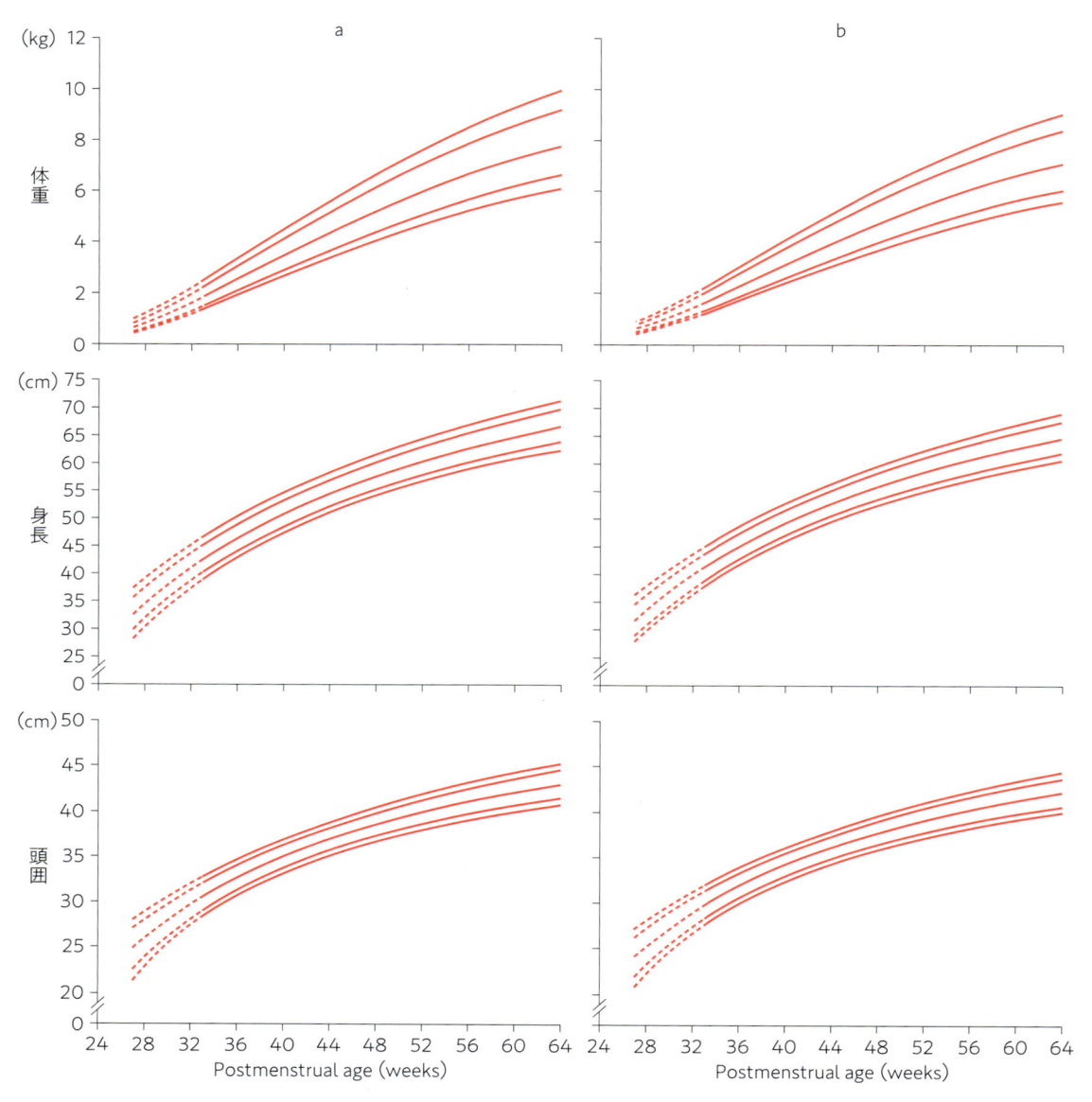

図1　早産児の標準成長曲線(a：男児，b：女児，97，90，50，10，3パーセンタイル)
破線部分は対象が 28 名であった在胎 33 週以下の早産児の成長を示す。
Villar J, et al：Postnatal growth standards for preterm infants：the Preterm Postnatal Follow-up Study of the INTERGROWTH-21(st) Project. Lancet Glob Health 3：e681−e691, 2015[5] より引用，一部改変

　授乳量が 120 mL/kg/day となったのは生後 5 〜 13 日であった。
　早産児の細胞外液量は出生後に約 1/3 縮小するといわれている。細胞外液量が 30 〜 35% で，その縮小率が 30 〜 35% とすると，細胞外液量の減少は総細胞外液量の 10 〜 14% となる。極早産児(在胎 28 〜 32 週未満)の体脂肪量は 5 〜 8% であることから，細胞外液量の縮小によって 6 〜 13% の体重減少がおこる(より未熟な児ほど，この程度が

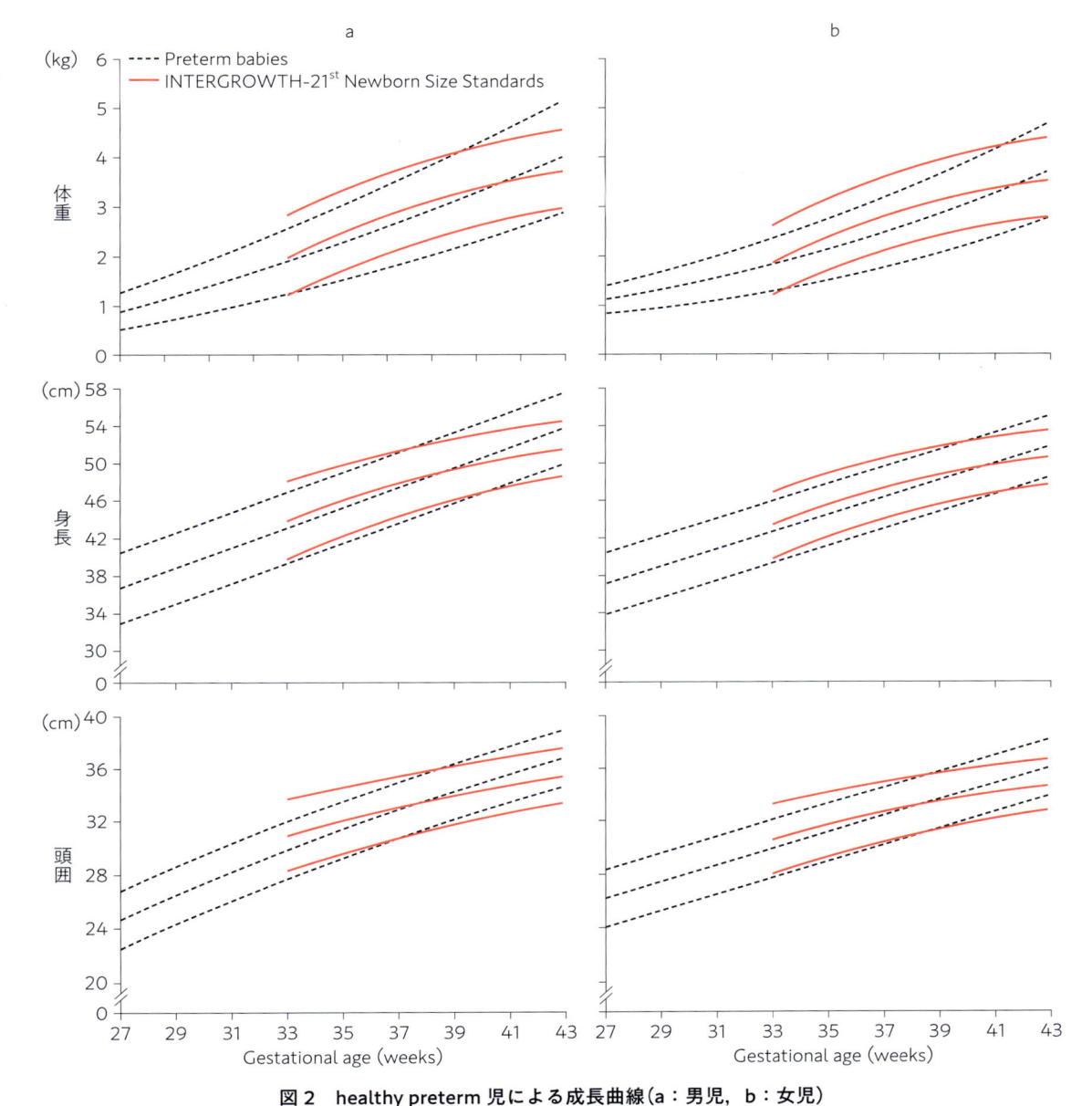

図2　healthy preterm 児による成長曲線（a：男児，b：女児）

破線は早産児，赤の実線は the INTERGROWTH-21（st）Project による在胎期間別出生時体格標準値を示す。
Villar J, et al：Postnatal growth standards for preterm infants：the Preterm Postnatal Follow-up Study of the INTERGROWTH-21（st）Project. Lancet Glob Health 3：e681–e691, 2015[5]より引用，一部改変

　　大きい）ことになり，前述の最大体重減少率とほぼ一致する。このことから，彼らは出生後の生理的な適応により，早産児では約− 0.8 SD 下方にシフトさせた Fenton ら[8]の NAC が目標とする早産児の体重の推移であろうとしている。また，この検討をもとに Rochow らは早産児の目標とする個別化体重成長曲線を開発した（**図 4**）[9]。わが国でもこの曲線が利用可能かどうかは今後の検討が必要である。

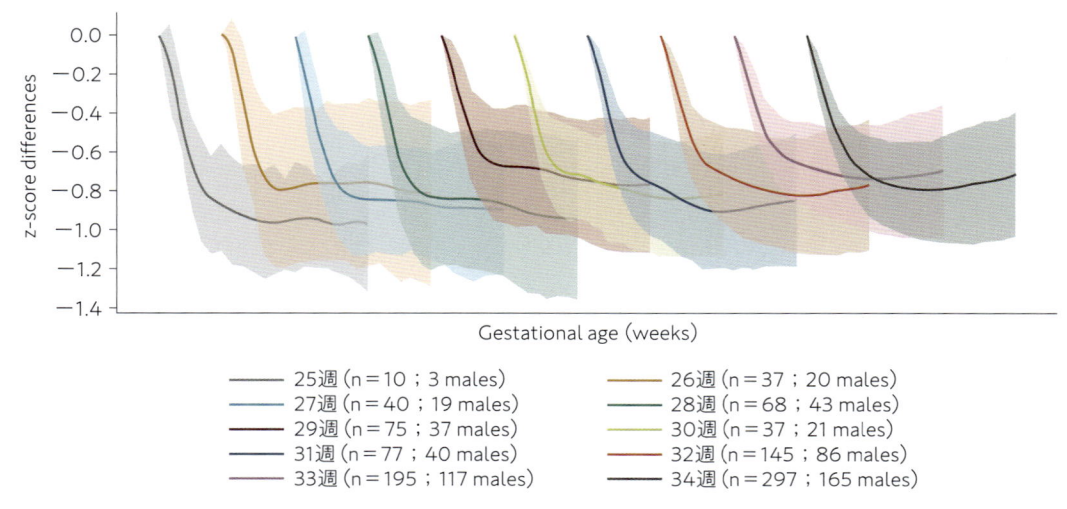

図3　在胎25～34週の早産児の生後21日までのSDスコアの推移
Rochow N, et al：Physiological adjustment to postnatal growth trajectories in healthy preterm infants. Pediatr Res 79：870–879, 2016[7]より引用，一部改変

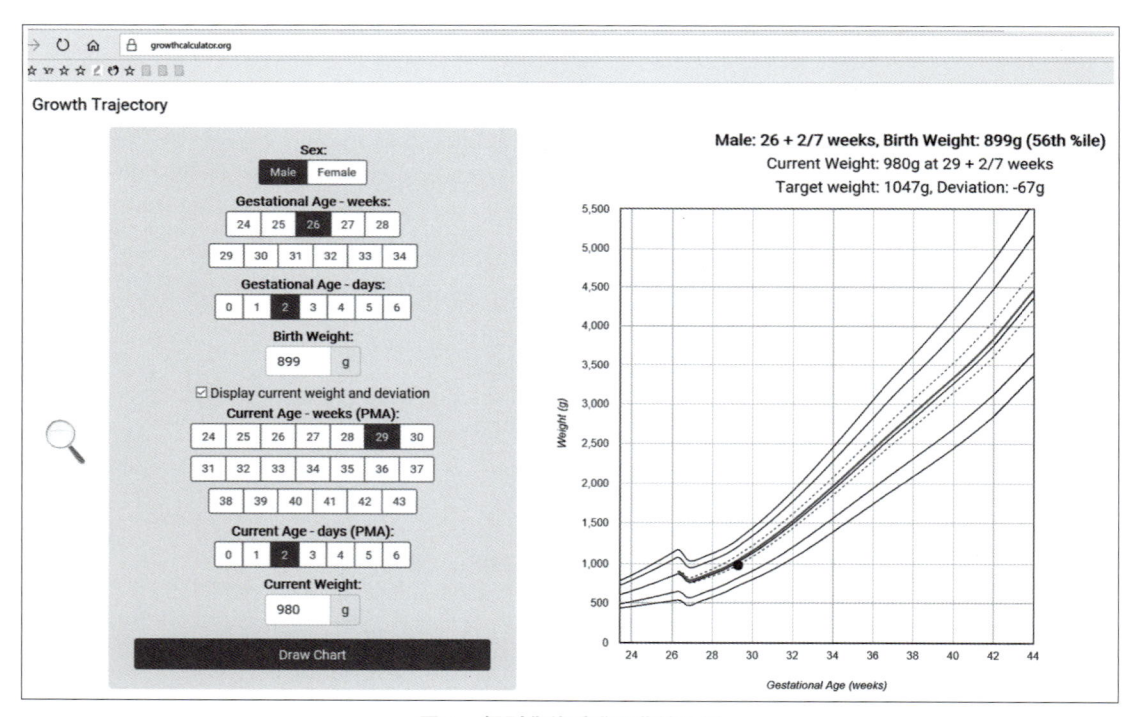

図4　個別化体重成長曲線の例
在胎26週2日，出生体重899g男児の修正44週までの望ましい成長曲線[平均±1SD]。点は修正29週2日時点の体重を示す。この時点の目標体重は1,047±67g。
Growth Trajectory Research 2018 Version 1.1　https://www.growthcalculator.org/　2019.3.6アクセス[9]

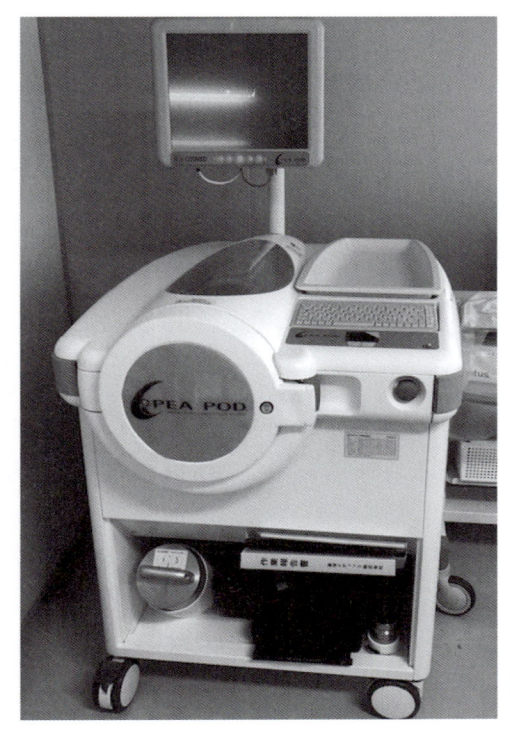

図5　PEA POD® infant body composition system（COSMED 社）

　明確な結論は得られていないが，少なくとも，早産児の子宮外生活の適応が終了するまでは NAC を用いて成長をモニタリングすることは適切ではないと思われる。しかし，その後の成長のあるべき姿，具体的にはいったん下方にシフトした体重の推移がもとのパーセンタイル曲線に復帰する（キャッチアップ）ことがよいのか，あるいは下方にシフトした位置で胎児と同等の成長率を維持するほうがよいのかは明らかでない[10]。

　成長のモニタリングを行ううえで，細胞外液量の縮小に伴う体重減少が課題となるが，神経学的予後との関連については，体重よりも NICU 入院中やフォローアップ中の身長や頭囲の成長のほうが関連性が強いという報告も増えつつある[11~13]。そのため，在胎期間別出生体重曲線だけでなく，在胎期間別出生時身長・頭囲曲線も有用な成長の指標になると考えられることから，今後はこれらのモニタリングも併せて行うべきである。

体構成による評価

1. 測定方法

　現段階では，体構成の測定は研究レベルである。測定には，MRI や DXA（dual-energy X-ray absorptiometry），体プレチスモグラフィーが用いられる。しかしながら，NICU 入院中に反復して MRI や DXA を実施することは困難である。一方，体プレチスモグ

ラフィー（**図 5**）は反復して検査することは可能であるが，測定装置が普及しているわけではないため，現状では利用できる施設が限定されている。

2. 体構成の変化，予後との関係

早産児を対象に体プレチスモグラフィーを用いた検討では，在胎週数の増加に伴い出生時の除脂肪体重（fat-free mass：FFM）や脂肪量（fat mass：FM）が増加すること，またFFM，FM はともに在胎や性を調整しても体重 / 身長比と密接な相関があることが示されている（FFM：R^2=0.92，FM：R^2=0.71）[14]。

早産児における予定日周辺の体構成を正期産児と比較すると，前者は FFM が少なくFM が多い。さらに予定日周辺の FFM は，生後 10 〜 21 日の蛋白質 / エネルギー比が大きいほど正期産児に近くなる。一方，男児や母体ステロイド投与は FFM の低下と関連する[15]。また，在胎 32 週未満の極早産児を対象とした入院中から修正 4 か月までの検討では，NICU 入院中の体重や身長，FFM 増加率と 4 歳時点の神経学的発達は有意な相関があり，NICU 退院後から修正 4 か月の FM 増加率は 4 歳時点の血圧と相関があることが報告されている[16]。

おわりに

早産児の NICU 入院中の成長評価の指標には，出生後の体格の推移を統計学的に処理した成長曲線と NAC がある。それぞれの限界を知って利用することが重要である。早産児では，予定日周辺の体構成は正期産児に比べて FFM が少なく，FM が多いことから，神経学的予後や生活習慣病のリスクが高くなることが推測される。体構成を評価することが長期予後の向上に必要であると思われ，今後の研究が期待される。

文献

1) American Academy of Pediatrics, Committee on Nutrition：Nutritional needs of low-birth-weight infants. Pediatrics 60：519–530, 1977
2) 板橋家頭夫, 他：日本人極小未熟児の発育曲線 第 1 報：NICU 入院中の発育．日新生児会誌 30：166–174, 1994
3) Wright K, et al：New postnatal growth grids for very low birth weight infants. Pediatrics 91：922–926, 1993
4) Cooke RJ, et al：Postnatal growth in infants born between 700 and 1,500 g. J Pediatr Gastroenterol Nutr 16：130–135, 1993
5) Villar J, et al：Postnatal growth standards for preterm infants：the Preterm Postnatal Follow-up Study of the INTERGROWTH-21(st) Project. Lancet Glob Health 3：e681–e691, 2015
6) Villar J, et al：International standards for newborn weight, length, and head circumference by gestational age and sex：the Newborn Cross-Sectional Study of the INTERGROWTH-21st Project. Lancet 384：857–868, 2014
7) Rochow N, et al：Physiological adjustment to postnatal growth trajectories in healthy preterm infants. Pediatr Res 79：870–879, 2016
8) Fenton TR, et al：Validating the weight gain of preterm infants between the reference growth curve of the

fetus and the term infant. BMC Pediatr 13 ： 92, 2013

9) Growth Trajectory Research 2018 Version 1.1　https://www.growthcalculator.org/　2019.3.6 アクセス

10) Fenton TR, et al ： Response. Intrauterine growth references are appropriate to monitor postnatal growth of preterm neonates. BMC Pediatr 14 ： 14, 2014

11) Raghuram K, et al ： Head Growth Trajectory and Neurodevelopmental Outcomes in Preterm Neonates. Pediatrics 140. pii ： e20170216, 2017

12) Watanabe Y, et al ： Body length and occipitofrontal circumference may be good indicators of neurodevelopment in very low birthweight infants - secondary publication. Acta Paediatr 107 ： 975—980, 2018

13) Meyers JM, et al ： Neurodevelopmental outcomes among extremely premature infants with linear growth restriction. J Perinatol 39 ： 193—202, 2019

14) Villar J, et al ： Body composition at birth and its relationship with neonatal anthropometric ratios ： the newborn body composition study of the INTERGROWTH-21st project. Pediatr Res 82 ： 305—316, 2017

15) Simon L, et al ： Determinants of body composition in preterm infants at the time of hospital discharge. Am J Clin Nutr 100 ： 98—104, 2014

16) Pfister KM, et al ： Early body composition changes are associated with neurodevelopmental and metabolic outcomes at 4 years of age in very preterm infants. Pediatr Res 84 ： 713—718, 2018

NICU 退院後の小児期の成長と
その評価方法

宮沢 篤生

Point　　早産児，低出生体重児のフォローアップにおいて，身体発育は欠かすことのできない評価項目のひとつである。一般的に，身体発育には遺伝，栄養摂取量，環境などが関与するが，早産児，低出生体重児ではこれらの要因に加えて在胎期間，出生体重，胎児期の発育，母体の合併症，早産児，低出生体重児特有の合併症（慢性肺疾患や壊死性腸炎など）とその重症度など多様な因子が，出生後およびNICU 退院後の発育に影響を及ぼす。

　身体発育は数値化することが可能な指標であり，同世代の児との比較も容易であることから，保護者の関心が高く，わが子の将来的な身体発育に漠然とした不安を抱えていることも多い。また近年では，早産児，低出生体重児は将来，肥満になりやすいことが多くの疫学的研究から明らかになっており，将来のメタボリック症候群への進展を防ぐための早期介入の必要性が注目されつつある。フォローアップにおいては，早産児，低出生体重児特有の発育様式を理解したうえで，必要に応じて栄養指導などの介入を行うとともに，将来的な身体発育の見通しについて適切な情報を提供することが求められる。

NICU/GCU からフォローアップ外来への移行

　早産児，極低出生体重児の生存率は向上しているが，NICU 退院時もしくは予定日付近での身体計測値が 10 パーセンタイル未満の子宮外発育不全（extrauterine growth restriction：EUGR）の頻度は依然として高い[1]。フォローアップ担当者は，EUGR 児はNICU 退院時点でも極度の発育不全の状態であることを認識し，成長のモニタリングとそれに基づく栄養管理を行う必要がある。

　NICU 退院前後から初回のフォローアップ外来までは，母乳強化剤の中止や低出生体重児用ミルクから一般的な育児用ミルクへの変更に伴う栄養摂取量の不足，2 〜 3 時間ごとの計画授乳から児のペースに合わせた自律哺乳への移行，育児環境の変化，家族の

疲労などさまざまな要因の結果，体重増加速度が停滞してしまうことが多い時期である。NICU からの退院準備の際には，退院後の具体的な栄養方法(直接授乳のみでよいのか，人工乳を併用するのか，授乳回数や授乳間隔，経管栄養の必要性など)について家族と十分に話し合うとともに，退院後の養育環境(住居環境，サポートを得られる夫や祖父母などの有無，同胞の有無など)についても確認し，母親をはじめ家族が安全かつ現実的に自宅で実行可能な栄養計画に基づいた指導・支援を行う必要がある。

　これらの状況を踏まえたうえで，NICU から退院後は退院から1〜2週間以内に初回のフォローアップ外来を計画し，体重増加の評価や授乳状況の確認を行うことが望ましい。退院後，体重が順調に増加傾向にあり，自宅での授乳が問題なく行えていることが確認できれば，受診間隔を1〜2か月ごとへと徐々に延長できることが多い。

■ 発育曲線による身体発育の評価

　身体発育の評価は身長，体重，頭囲を標準発育曲線にプロットし，体格標準値との乖離を確認するとともに，個々の発育の特徴を理解することが重要である。また身長，体重，頭囲を個別に評価するだけではなく，これらを組み合わせた各種指標を用いて身体プロポーション(やせ，肥満など)を評価することも重要である。

　現在，わが国で使用されている乳幼児身体発育曲線[用語1](0〜6歳)は，厚生労働省が10年ごとに実施している「乳幼児身体発育調査」に基づいて作成されており，現時点では2010(平成22)年がもっとも新しい調査であるが，集団の長期的評価や医学的な判定(治療介入を要する低身長など)に用いる乳幼児および就学期以降の体格標準値は2000(平成12)年の乳幼児身体発育調査(0〜6歳)と，同年の文部科学省による学校保健統計報告書(6〜17歳)に基づく値が用いられている。これは，「小児の体格基準値は日本人の体格の変化(secular trend)が終了した2000年の値に固定することが望ましい」とする関係学会の見解に基づくものである[2)]。なお，2000年調査のデータに基づく身長・体重の標準偏差(SD)[用語2]曲線は，従来，身長や体重が正規分布していると仮定して平均値とSD

用語解説 1

乳幼児身体発育曲線　【にゅうようじしんたいはついくきょくせん】

厚生労働省が10年ごとに実施している「乳幼児身体発育調査」の調査結果をもとに作成されたものであり，乳幼児の身体発育や栄養状態の評価，医学的診断に活用されている。
現行の母子健康手帳にはもっとも新しい2010年調査値に基づく曲線が掲載されており，3パーセンタイルから97パーセンタイルを帯状のグラフとすることで保護者が記載しやすく安心感を持てるように作られている。乳幼児に関しては2000年調査値と2010年調査値ではほとんど差がないが，低身長などの身体発育の医学的評価を行う場合には2000年調査値を用いることが推奨されている。

値を算出し作成したもの（旧 SD 曲線）が使用されてきたが，実際の体重のデータは正規分布していないという問題があった。そのため，旧 SD 曲線の問題点を踏まえ，2000 年データを LMS 法で正規分布に近い形に変換したのちに平均値と SD 値を算出し作成した新 SD 曲線が作成された[3]。2016（平成 28）年 10 月以降は新 SD 曲線の使用が推奨されているが，身長については新旧 SD 曲線で大きな差はないため，当面は旧 SD 曲線を用いても構わないとされている[4]。

　一方で，2012（平成 24）年度からの母子健康手帳には，2010 年調査に基づく現況値から作成された乳幼児発育曲線が掲載されており，母子健康手帳を利用した保健・栄養指導の際に活用されている。3 パーセンタイル曲線を下限，97 パーセンタイル曲線を上限とした帯状のグラフとなっており，全体の 94% が帯のなかに含まれることになる。なお，母子健康手帳の発育曲線を用いて乳幼児の成長・発育を評価する際には，単純に各計測値が帯のなかに含まれているかを評価するだけでなく，推移も評価するべきである。

　また乳幼児期の身体発育には栄養方法が大きく影響する可能性があるが，2010 年調査では生後 4 ～ 5 か月の母乳栄養率は約 56% であり[5]，作成の対象となった児の乳汁栄養法は一定ではないことに留意する必要がある。一般的に，完全母乳栄養児の発育は人工栄養児に比べて緩やかであることが多い。国際的に使用されている世界保健機関（World Health Organization：WHO）の発育曲線は完全母乳栄養児のみを作成対象としている[6]。わが国でも対象数は少ないものの，国内の Baby-Friendly Hospital で出生した完全母乳栄養児を対象とした「母乳栄養児発育曲線」が公表されており，日本母乳哺育学会のホームページからダウンロードすることができる[7, 8]。

NICU 退院から 3 歳までの成長の評価

　　早産児，低出生体重児の NICU 退院後の成長評価では，年齢が低い時期は実際の出生日と分娩予定日の差を差し引いて修正した修正月齢（出産予定日を修正 0 か月 0 日と考えればよい）に相当する発育基準値を用いて評価する。運動機能の発達についても修正

用語解説 2

標準偏差 【ひょうじゅんへんさ】

身体発育の評価においてはパーセンタイルを用いる方法と標準偏差（SD）スコアを用いる方法がある。身長パーセンタイルは同性同年齢の児 100 名を身長順に並べたとき，自分よりも下に何人いるかを示す数値である。身長のように正規分布するパラメータでは，母集団の平均値と標準偏差（SD）を求めることで，平均値からの隔たりを SD スコアとして算出することができる。一方で体重のような正規分布しないパラメータでは本来 SD スコアを用いて評価することはできないため，LMS 法により各年齢の分布を正規分布に変換して作成された新 SD 曲線の使用が推奨されている。

月齢を用いて評価する。成長や発達の評価に修正月齢をいつまで用いるべきかという明確な基準は定まっていないが，わが国では通常3歳頃まで修正月齢が用いられることが多い。

　身体計測値を修正月齢で発育曲線上にプロットし，各計測値が一般児の標準範囲内に追いつきつつあるかを縦断的に評価していく。「一過性に発育の停滞があったのち，ある年齢あるいは，ある成熟の時期にみられる標準的な身長（および体重，頭囲）の増加速度の限界以上に成長すること」を「キャッチアップ」といい，一般的には身長，体重，頭囲が修正月齢相当の発育値の−2SD未満であったものが，−2SDを超えた場合を指すことが多い[9, 10]。母子健康手帳の発育曲線を使用する場合には3パーセンタイル曲線（すなわち"帯状のグラフ"の下限）をキャッチアップの基準とすることもある。

　NICU退院後から乳幼児期の成長は在胎期間や出生体重が大きく影響するが，子宮内発育〔すなわちsmall for gestational age infant（SGA児）かappropriate for gestational age infant（AGA児）か〕によっても大きく異なる。一般的なAGA児では，大半が2歳頃までにSDスコアが上昇しキャッチアップすることが多く，3歳以降にキャッチアップすることは少ない。通常，キャッチアップは頭囲，体重，身長の順に認められることが多く，頭囲のSDスコアは＋1SD以上を推移することも珍しくない。頭囲は児の神経学的予後の予測因子となり得るが，急激な頭囲の拡大を認める場合には水頭症の鑑別が必要となる。一方，SGA児の成長についての詳細は他稿に譲るが，Itabashiらによるわが国のSGA児を対象とした報告では，在胎32週未満で出生したSGA児の身長キャッチアップ率は1歳で21%，3歳で74%であった。在胎32週以上37週未満で出生した児のキャッチアップ率は1歳で69%，3歳で91%であり，SGA児の成長には在胎期間が強く影響している可能性が示唆されている[11]。

　乳幼児期の「やせ」や「肥満」の評価には，body mass index（BMI）（またはKaup指数）：$\{$体重$[g]/($身長$[cm])^2\}×10$が広く用いられている。なお，BMIを用いる際には月齢・年齢によって変動が大きいため，必ずBMIパーセンタイル曲線を参照したうえで評価を行う。一般的に，BMIは出生後から乳児期後半まで上昇し，いったん低下して6歳前後で最低値となり，その後，成長が終了するまで上昇する。このようなBMIの推移は，乳児期に増加した体脂肪が幼児期に一時減少し，その後，成人期に向けて再び体脂肪が蓄積していく体組成の変化を反映していると考えられており，adiposity rebound（AR）とよばれている。3〜4歳より前にBMIが上昇に転じる早期のARは，学童期〜思春期の肥満，高血圧，動脈硬化などの心血管代謝リスクが高くなることが明らかにされている[12, 13]。

NICU退院後の栄養と発育の関係，体重増加不良が認められる児への対応

　前述のとおり，完全母乳栄養児は人工栄養児に比べて身体発育が緩やかであるが，

表1　ゆっくり体重が増える児と体重増加不良（FTT）の違い

ゆっくり体重が増える児	体重増加不良（FTT）
覚醒して活気がある	反応が乏しい，啼泣
筋緊張良好	筋緊張不良
ツルゴール低下なし	ツルゴール低下
少なくとも1日に6回の排尿	おむつはあまり濡れない
薄くさらさらした尿	"濃い"尿
便は頻回で細かい粒がある	便の回数・量が少ない
1日に8回以上の授乳回数	1日に8回未満の授乳回数
授乳時間は15〜20分	授乳時間は短い
射乳反射が良好に出現	射乳反射がうまく出現しない
体重増加はゆっくりだが着実	体重は安定して増加せず減ることもある

出典：Lawrence RA, et al：Breastfeeding, a guide for medical profession, Elsevier, 2005/ Mohrbacher N, et al：The Breastfeeding Answer Book, LLLI, 2003
水野克己：栄養委員会・新生児委員会による母乳推進プロジェクト報告　小児科医と母乳育児推進—健診における栄養評価・母乳育児支援．日小児会誌 115：1375–1382, 2011[14] より引用，一部改変

NICU 退院時に母乳栄養が確立している場合は離乳完了期まで母乳で育てるのが原則である。直接授乳が可能であれば児のペースに合わせた自律哺乳を行うが，十分な体重増加が得られない場合やそれまで増加傾向であった体重が短期間でパーセンタイル曲線を下向きに2つ以上横切る場合には，栄養摂取不良による体重増加不良（failure to thrive：FTT）を疑い，母親の母乳分泌が十分であるか，また授乳手技に問題はないか，児は十分に飲みとれているかを評価する。直接授乳が困難な場合には，搾乳した母乳をカップや哺乳瓶で与えることも考慮する。また，奇形症候群をはじめとする基礎疾患，慢性疾患，ネグレクトや家族の社会的問題が FTT の背景にあることもあるため，原因検索が必要である。

　一方，FTT ではなく，明らかな異常がないにも関わらずゆっくり体重が増える児も存在する。このような児では通常，発育曲線に沿った発育が認められることが多いため，複数回の体重測定を行い，発育を縦断的に評価するとともに，児の活気や筋緊張，排尿・排便状況，授乳状況などを評価し，FTT との見極めを行う必要がある（表1）[14]。また乳児期の体重増加には家族性・遺伝性の因子が関わることから，両親や同胞の乳児期にはどのような体重の増え方をしていたかを確認することも重要である。

3歳以降の小児期における成長の評価

　3歳以降のフォローアップ外来は暦年齢に合わせて実施されることが多い。早産児，低出生体重児に限らず，一般的に3歳から思春期開始までに身長の SD スコアが大きく変化することは少ない。前述の Itabashi らによる SGA 児を対象とした報告では，在胎32週未満で出生した群（3歳74%，5歳74%），在胎32週以上37週未満で出生した群（3

表 2　小児肥満症診療ガイドライン 2017

肥満の定義	肥満度が +20% 以上，かつ体脂肪率が有意に増加した状態（有意な体脂肪の増加とは，男児：年齢を問わず 25% 以上，女児：11 歳未満は 30% 以上，11 歳以上は 35% 以上）
肥満症の定義	肥満に起因ないし関連する健康障害（医学的異常）を合併するか，その合併が予測される場合で，医学的に肥満を軽減する必要がある状態をいい，疾患単位として取り扱う
適用年齢	6 歳から 18 歳未満
肥満症診断	A 項目：肥満治療を必要とする医学的異常 　1）高血圧 　2）睡眠時無呼吸症候群などの換気障害 　3）2 型糖尿病・耐糖能異常 　4）内臓脂肪型肥満 　5）早期動脈硬化症 B 項目：肥満と関連が深い代謝異常 　1）非アルコール性脂肪性肝疾患（NAFLD） 　2）高インスリン血症かつ／または黒色表皮症 　3）高 TC 血症かつ／または高 non HDL-C 血症 　4）高 TG 血症かつ／または低 HDL-C 血症 　5）高尿酸血症 参考項目：身体的因子や生活面の問題 　1）皮膚線条などの皮膚所見 　2）肥満に起因する運動機能障害 　3）月経異常 　4）肥満に起因する不登校・いじめなど 　5）低出生体重児または高出生体重児 小児肥満症の診断基準：(1) ～ (3) のいずれか 　(1) A 項目を 1 つ有するもの 　(2) 肥満度が +50% 以上で B 項目の 1 つ以上を満たすもの 　(3) 肥満度が 50% 未満で B 項目の 2 つ以上を満たすもの 　　　（参考項目は 2 つ以上あれば，B 項目 1 つと同等とする）

TC：総コレステロール，HDL-C：high density lipoprotein コレステロール，TG：トリグリセリド
日本肥満学会（編）：小児肥満症診療ガイドライン 2017，ライフサイエンス出版，2017[15]より引用，改変

歳 91%，5 歳 89%）ともに 3 歳および 5 歳でのキャッチアップ率に差はなく，3 歳以降のキャッチアップが少ないことが示されている[11]。AGA 児においても 3 歳以降の SD スコアの増加は少ないと考えられている。したがって，3 歳時点で低身長（－2 SD）が認められる場合には成長ホルモン分泌不全症などを念頭においた精査が必要である。

　また前述のとおり，3 歳以前で BMI 上昇を認める早期の AR は学童期以降の肥満や心血管代謝疾患のリスクが高くなることが知られている。肥満の評価には標準体重に対する過剰の割合をパーセントで示した肥満度が用いられ，幼児では肥満度 15% 以上は太り気味，20% 以上はやや太りすぎ，30% 以上は太りすぎとされ，学童では 20% 以上は軽度肥満，30% 以上は中等度肥満，50% 以上は高度肥満と定義されている[15]。肥満のほとんどは摂取エネルギーが消費エネルギーを上回ることによる単純性肥満であり，栄養指導や運動などの介入が必要である。一方で，遺伝性疾患（Prader-Willi 症候群など）や内分泌代謝異常，視床下部の障害（腫瘍，外傷，脳炎・髄膜炎など）といった疾患に伴う肥満

は症候性（二次性）肥満とよばれる。小児の単純性肥満は年長児ほど成人期の肥満に移行しやすく，将来のメタボリック症候群発症へと進展する可能性がある。

「小児肥満症診療ガイドライン 2017」では，「小児肥満症」診断基準の参考項目として「低出生体重児または高出生体重児」があげられている（**表 2**）[15]。特に極低出生体重児の出生後の急激な体重増加は，将来のメタボリック症候群発症へと進展する可能性が示唆されている[16, 17]。極低出生体重児に対する生後早期の積極的な栄養管理が神経学的アウトカムを向上させることは明らかであり，その重要性は論じるまでもないが，長期的な身体発育に対する効果のエビデンスは十分ではないこと，年齢とともに肥満やメタボリック症候群のリスクが高くなることを念頭におきながら，経時的なフォローアップを行っていく必要がある。

文献

1) 小林 梢，他：早産低出生体重児における NICU 入院中の身体計測値 SD スコアの推移に関する検討. 日未熟児新生児会誌 27：77–83, 2015
2) 横山徹爾，他：乳幼児身体発育評価マニュアル. 平成 23 年度厚生労働科学研究費補助金（成育疾患克服等次世代育成基盤研究事業）「乳幼児身体発育調査の統計学的解析とその手法及び利活用に関する研究」, 2012
3) Isojima T, et al：Grwoth standard charts for Japanese children with mean and standard deviation (SD) values based on the year 2000 national survey. Clin Pediatr Endocrinol 25：71–76, 2016
4) 日本小児内分泌学会下垂体・成長障害委員会，成長曲線管理委員会：新しい成長曲線について. 2016 http://jspe.umin.jp/medical/growth.html 2019.2.20 アクセス
5) 厚生労働省：乳幼児身体発育調査：調査の結果 http://www.mhlw.go.jp/toukei/list/73-22b.html#gaiyou 2019.2.20 アクセス
6) de Onis M, et al：Anthropometric reference data for international use：recommendation from a World Health Organization Expert Committee. Am J Clin Nutr 64：650–658, 1996
7) Tanaka H, et al：Growth of Japanese breastfed infants compared to national references and World Organization growth standards. Acta Paediatr 102：739–743, 2013
8) 山城雄一郎，他：母乳育児の子には母乳育児専用の発育曲線を. 日本母乳哺育学会ホームページ http://square.umin.ac.jp/bonyuu/info/hatuikukyokusenkaitei2016_20170329.pdf 2019.2.20 アクセス
9) 相澤まどか：身体発育の評価. ハイリスク児フォローアップ研究会（編）：ハイリスク児のフォローアップマニュアル，改訂第 2 版，メジカルビュー社，11–18, 2018
10) Claas MJ, et al：Postnatal growth of preterm born children ≦ 750 g at birth. Early Hum Dev 87：495–507, 2011
11) Itabashi K, et al：Longitudinal follow-up of height up to five years of age in infants born preterm small for gestational age：comparison to full-term small for gestational age infants. Early Hum Dev 83：327–333, 2007
12) Koyama S, et al：Adiposity rebound and the development of metabolic syndrome. Pediatrics 133：e114–119, 2014
13) 有坂 治：乳幼児肥満の問題点と対応について. 日小児会誌 120：547–559, 2016
14) 水野克己：栄養委員会・新生児委員会による母乳推進プロジェクト報告 小児科医と母乳育児推進―健診における栄養評価・母乳育児支援. 日小児会誌 115：1375–1382, 2011
15) 日本肥満学会（編）：小児肥満症診療ガイドライン 2017，ライフサイエンス出版, 2017
16) Barker DJ, et al：The obstetric origins of health for a lifetime. Clin Obstet Gynecol 56：511–519, 2013
17) Stutte S, et al：Impact of early nutrition on body composition in children aged 9.5 years born with extremely low birth weight. Nutrients 9：E124, 2017

早産児，低出生体重児の
成長障害の原因

井上 真理

Point　早産児，低出生体重児のフォローアップ中，成長障害を合併する児にしばしば遭遇する。その内訳として，胎児期からの発育不全，出生後からNICUを退院するまでの発育不全，退院後の発育不全などがあげられる。small for gestational age（SGA）で出生した児は，在胎週数や出生体重が少ないほど身長のキャッチアップが遅く，3歳までにキャッチアップしていない場合，以後にキャッチアップする可能性は低下すると考えられる。また，子宮外発育不全（EUGR）の児も同様に成長障害をきたす可能性がある。NICU退院後は，栄養不足や呼吸障害，心疾患，腎疾患，内分泌疾患，新生児‐乳児消化管アレルギー，愛情遮断などにより成長障害をきたす。これらの疾患を念頭において鑑別し，早期介入することにより，成人低身長などの成長障害を減らすことができる可能性がある。

はじめに

　成長障害とは，小児の身長や体重などの成長が，同性同年齢の正常小児と比較して大きく片寄っている場合と考えられる。

　成長障害はさまざまな疾患がベースに存在しており，また治療介入により速やかに改善させることができる場合もあるため，早い時期での発見が重要になってくる。

　本稿では，NICU退院後の早産児，低出生体重児の成長障害の原因について解説する。

成長障害の原因

　成長障害の原因としては，内分泌疾患，症候群，骨系統疾患，small for gestational age（SGA）性低身長症[用語1]，体質性低身長，慢性疾患に伴う低身長，栄養障害，愛情遮断，新生児‐乳児消化管アレルギー[用語2]などが考えられる（**表**）。

表　成長障害の原因分類

1	内分泌疾患（甲状腺機能低下症，下垂体機能低下症，思春期早発症，副腎機能低下症，副甲状腺機能異常，糖尿病など）
2	症候群（Turner 症候群，Down 症候群，Prader-Willi 症候群など）
3	骨系統疾患（軟骨形成不全など）
4	SGA 性低身長症，子宮外発育不全（EUGR）
5	体質性低身長
6	慢性疾患に伴う成長障害（先天性心疾患，慢性肺疾患，消化管疾患，慢性腎不全など）
7	その他の低身長（栄養障害，愛情遮断，新生児 - 乳児消化管アレルギー，ステロイド長期投与など）

　そのなかで，早産児，低出生体重児に多い原因として考えられるものは，SGA 性低身長症や甲状腺機能低下症などの内分泌疾患，慢性疾患に伴う低身長，栄養障害などである。

1. small for gestational age（SGA）

　SGA 児は，appropriate for gestational age（AGA）児に比べて低身長（<-2 SD）のリスクが高くなると報告されている。スウェーデンで行われた population-based study によれば，18 歳時点で，正期産 SGA 児は約 8% が低身長（成人の低身長の原因の約 20%）になると報告されている[1]。

　SGA で出生した児の多くは出生後，急速に成長し，その約 90% は生後 2 ～ 3 歳頃までに身長が -2 SD を超えキャッチアップするが，一部にキャッチアップ不良の児が存在し，そのほとんどは低身長が持続したまま成人期に至る[2~4]。

用語解説 1

small for gestational age 性低身長症　【えすじーえーせいていしんちょうしょう】

出生時の体重および身長がともに在胎週数相当の 10 パーセンタイル未満で，かつ出生の体重または身長のどちらかが，在胎週数相当の -2 SD 未満であるもののうち，暦年齢 2 歳までに -2 SD 以上にキャッチアップしなかった場合，SGA 性低身長症とよぶ。原因については，母体や胎盤，胎児の問題ということもあり，さまざまな要因が重なり合っていると考えられる。暦年齢が 3 歳以上，成長率が 3 歳以上，成長率 SD スコアが 0 SD 未満，身長 SD スコアが -2.5 SD の場合，成長ホルモン治療を開始できる。

用語解説 2

新生児 - 乳児消化管アレルギー　【しんせいじ - にゅうじしょうかかんあれるぎー】

新生児期もしくは乳児期にミルクまたは母乳を開始したのち発症する。嘔吐，下血などの消化器症状を呈することが多いが，腹部膨満，哺乳力減少，不活発，体重増加不良などの非特異的症状のみの場合もある。発症に必ずしも IgE を必要としないため診断は容易ではない。症状により絶食，母乳のみや，加水分解乳，アミノ酸乳などの治療乳に変更する。症状寛解後に診断確定のための負荷試験を行うこともある。

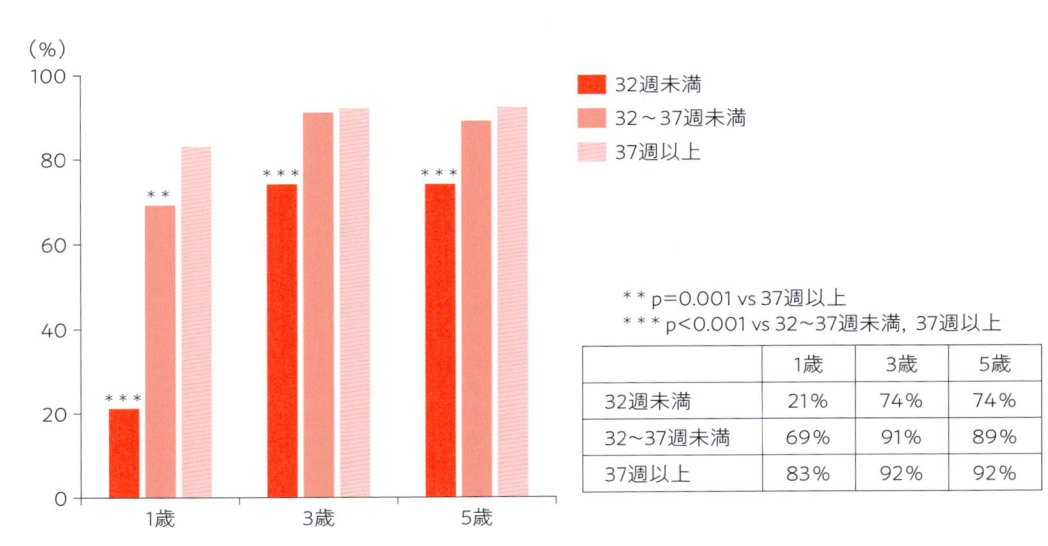

図1 在胎週数別 SGA 児身長キャッチアップ率

Itabashi K, et al：Longitudinal follow-up of height up to five years of age in infants born preterm small for gestational age；comparison to full-term small for gestational age infants. Early Hum Dev 83：327–333, 2007[5] より引用，一部改変

　わが国の多施設共同研究で，SGA で出生した児の成長の自然歴を検討した結果，在胎 37 週以上で出生した児のキャッチアップ率は 3 歳で 92% であり，5 歳でも変化を認めなかった。一方，在胎 32 週以上 37 週未満で出生した児の 3 歳時点でのキャッチアップ率は 91%，32 週未満で出生した児は 74% で，5 歳でもほとんど変わりはなかった。在胎週数が少ない SGA 児ほどキャッチアップ率が低い結果であり，特に 32 週未満の児は低身長になるリスクが高いと考えられる（**図 1**）[5]。

　また出生体重別の検討でも，出生体重 1,000 g 以上の SGA 児のキャッチアップ率は 3 歳で 90% 以上であるが，1,000 g 未満の群は 3 歳で 71% と低値であり（**図 2**）[5]，5 歳になってもキャッチアップ率は横ばいであった[5]。

2. 子宮外発育不全（EUGR）

　子宮外発育不全（extrauterine growth restriction：EUGR）とは，NICU 退院時の成長が修正週数の基準値の 10 パーセンタイルを下回った状態と定義されている[6]。

　SGA と同様，EUGR も成長障害をきたす原因となる。極低出生体重の AGA 児の NICU 退院後の平均的な成長は，NICU 退院後，2 〜 3 歳で急速に SD スコアが増加するものの，3 歳以後の増加はあまりみられない[7]。このような成長パターンは SGA 児と酷似している。このことは，AGA 児でも出生後の不十分な栄養摂取によって EUGR になれば，SGA 児と類似した成長パターンとなり，成長障害の原因となる可能性を示唆しており，出生後の栄養管理は適切に行う必要がある。

　Saigal ら[8] の検討によれば，超低出生体重児の体重，身長，body mass index（BMI）の

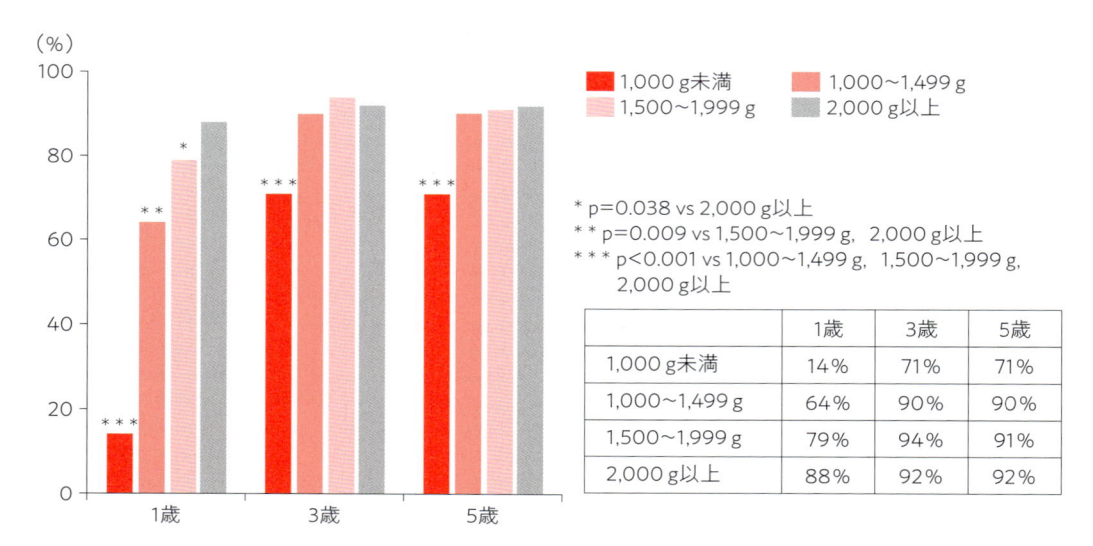

図2　出生体重別 SGA 児身長キャッチアップ率

Itabashi K, et al：Longitudinal follow-up of height up to five years of age in infants born preterm small for gestational age；comparison to full-term small for gestational age infants. Early Hum Dev 83：327–333, 2007[5]より引用，一部改変

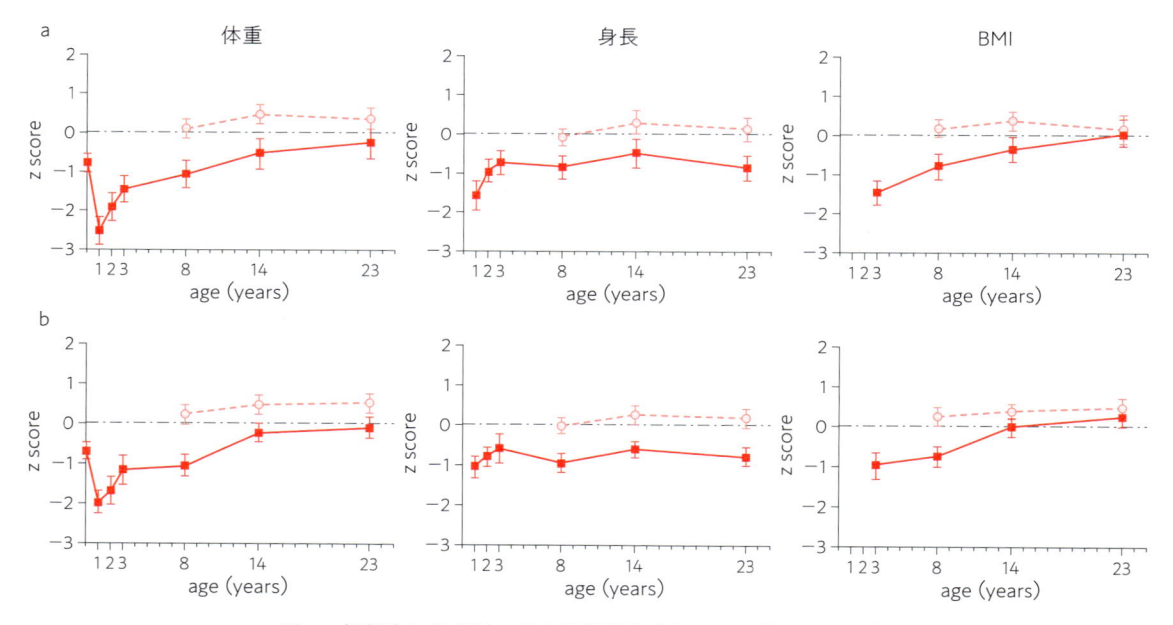

図3　超低出生体重児の男女別横断的成長（a：男性，b：女性）
実線：超低出生体重児，点線：正常出生体重児

Saigal S, et al：Growth trajectories of extremely low birth weight infants from birth to young adulthood：a longitudinal, population-based study. Pediatr Res 60：751–758, 2006[8]より引用，一部改変

推移は，**図 3**[8]のようであった。身長は 3 歳までは Z スコアが増加傾向であるが，3 歳以後，有意な変化は認めず，成人期で－1 SD 程度となっていた。

わが国では成人期までの縦断的なデータは乏しく，同様の成長パターンをきたすのか，検討が必要である。

3. 慢性疾患

慢性肺疾患や先天性心疾患，消化管疾患，腎疾患などでも成長障害をきたす。

慢性肺疾患は超低出生体重児に合併する代表的な疾患であり，呼吸障害に伴い十分に栄養が摂取できない場合や，消費カロリーの増加により成長障害をきたす。隅らによれば，慢性肺疾患を呈した超早産児の学齢期の発育は，体重，身長ともに有意に低い結果であった[9]。

また Kramer らは，先天性心疾患のある児は，同じ在胎週数の正常児に比べ出生体重が小さい傾向であったと述べている[10]。心疾患のある児は，出生後も食欲不振，経口摂取不良，消化管の吸収不全，1 回摂取量低下をおこし，摂取カロリーの低下や消費カロリーの増大などにより成長障害をきたす[11]。

慢性腎不全の児も成長障害の原因疾患として重要である。腎不全では，塩分喪失，食欲の低下，代謝性アシドーシスによる成長ホルモン（growth hormone：GH）分泌の抑制，二次性の副甲状腺機能亢進症，性ホルモンの低下などにより成長障害をきたし，乳児期や思春期の成長障害の原因となる[12]。

4. その他の原因

1）栄養障害

NICU 退院後の栄養不足で，成長障害をきたすことがある。身長増加には，エネルギー摂取量だけでなく栄養の質も重要である。西本らは，基礎疾患のない低身長児では同年齢児に比べ，エネルギー，たんぱく質，炭水化物，カルシウム，リン，鉄，亜鉛，レチノール当量，ビタミン B_1，ビタミン B_2 摂取量が有意に少なかったと報告している[13]。また児玉は，エネルギー，たんぱく質，鉄，亜鉛，ヨード，ビタミン A，ビタミン D，カルシウムなどの欠乏が成長障害をきたすとしている[14]。成長障害を呈する児に対しては栄養摂取の偏りや不足がないかを確認し，栄養指導を行うことも重要である。

NICU 退院後のフォローアップで見つかることが多いのが，鉄欠乏，亜鉛欠乏，ビタミン D 欠乏などである。早産児では早期出生により体内への鉄の蓄えが少ないため，急激な発育に伴い鉄欠乏をきたすことが多く，退院後 1 年間は鉄欠乏のスクリーニングが必要である。亜鉛欠乏による低身長も見受けられる。内分泌疾患などのない低身長児の 60％ は潜在性亜鉛欠乏状態であり，亜鉛製剤の投与により身長の伸びの改善がみられたと報告されている[15]。また Nakamura ら[16]も，6 か月間の亜鉛製剤の投与により身長の伸びが改善したと報告している。そのほか，母体のビタミン D 摂取不足や日光浴不足などにより，母乳中のビタミン D の含量が低下しビタミン D 欠乏をきたすこともあるため，

25- 水酸化ビタミン D（25OHD）などのスクリーニングが必要である。

2）愛情遮断症候群

　　また，低出生体重児は虐待のハイリスク群と考えられている。その理由として，低出生体重児を出生するに至った社会的背景や早産による心的外傷，母子分離による愛着形成障害，哺乳困難などの育児負担などがあげられる。その結果，愛情遮断症候群による成長障害が引きおこされる可能性がある。診察で患児の硬い表情，無表情，外傷の跡，眼底出血などがみられた場合は，まず両親から隔離することがもっとも重要である。

3）アレルギー

　　新生児 - 乳児消化管アレルギーが原因で体重増加不良をきたすことがあり，原因不明の体重増加不良を認めた場合，消化器症状を認めない場合でも考慮する必要がある。検査として，非特異的 IgE，リンパ球刺激試験，好酸球数などが手がかりになるため，これらのスクリーニングを行うとともに，乳製品除去試験なども同時に進めていく必要がある。

おわりに

　　早産児，低出生体重児が低身長あるいは成長障害で受診した場合，さまざまな疾患を念頭において，出生歴，成長歴，既往歴，家族歴などの患者背景を確認するとともに，身体計測，血液検査，X 線撮影，尿検査，心臓超音波検査などスクリーニングを行う必要がある。

文献

1)　Karlberg J, et al：Growth in full-term small-for-gestational-age infants：from birth to final height. Pediatr Res 38：733–739, 1995
2)　Albertsson-Wikland K, et al：Natural growth in children born small for gestational age with and without catch-up growth. Acta Paediatr 399（Suppl）：64–70：discussion 71, 1994
3)　Chaussain JL, et al：Adult height in children with prepubertal short stature secondary to intrauterine growth retardation. Acta Paediatr 399（Suppl）：72–73, 1994
4)　Clayton PE, et al：Management of the child born small for gestational age through to adultfood：a consensus statement of the International Societies of Pediatric Endocrinology and the Growth Hormone Research Society. J Clin Endocrinol Metab 92：804–810, 2007
5)　Itabashi K, et al：Longitudinal follow-up of height up to five years of age in infants born preterm small for gestational age；comparison to full-term small for gestational age infants. Early Hum Dev 83：327–333, 2007
6)　Sakurai M, et al：Incidence and contributing factors of extrauterine growth restriction in preterm infants of gestational age 32 weaks or less. Pediatr International, 2008（in press）
7)　板橋家頭夫, 他：日本人極低出生体重児の発育曲線（第 2 報）：NICU 退院後より 5 歳までの発育. 日新生児誌 30：175–185, 1994
8)　Saigal S, et al：Growth trajectories of extremely low birth weight infants from birth to young adulthood：a longitudinal, population-based study. Pediatr Res 60：751–758, 2006
9)　隅 清彰, 他：慢性肺疾患を呈した超早産児の学齢期における呼吸機能と発育. 日未熟児新生児会誌

（抄録）：354, 2003

10） Kramer HH, et al：Birth weight of children with congenital heart disase. Eur J Pediatr 149：752–757, 1990

11） Puyau FA：Evaporative heart losses of infants with congenital heart disease. Arch Dis Child 50：539, 1975

12） 幡谷浩史，他：慢性腎不全と成長障害．小児内科 35：462–464, 2003

13） 西本裕紀子，他：低身長児の栄養素等摂取量についての検討─食事摂取基準および国民健康・栄養調査結果との比較─．日小児栄消肝会誌 26：28–36, 2012

14） 児玉浩子：栄養と成長．小児内科 35：386–389, 2003

15） Kaji M, et al：Studies to determine the useflulness of the zinc clearance test to diagnose marginal zinc deficiency and the effects of oral zinc supplementation for short children. J Am Coll Nutr 17：388–391, 1998

16） Nakamura T, et al：Mild to moderate zinc deficiency in short children：effect of zinc supplementation on linear growth velocity. J Pediatr 123：65–69, 1993

早産児，低出生体重児の AYA 世代の成長

板橋 家頭夫

Point 　早産児や低出生体重児は出生後，成長遅滞を経てキャッチアップに向けて成長が促進していくが，2〜3歳頃には横ばいとなることがしばしばである。思春期発来の時期は正期産出身の小児より早い傾向にあるという報告もあるが，一定の結論は得られていない。通常，極低出生体重児や超早産児の AYA 世代の体格は，健常な正期産児の場合と比べて小柄で，体重よりは身長のほうがより小柄な disproportional な体型を示す。この点が将来の生活習慣病のリスクと関連する可能性が指摘されている。

はじめに

　人工肺サーファクタント補充療法や新しい人工換気法などが導入され，極低出生体重児や超早産児が安定して生存できるようになり 30 年以上が経過した。これに伴い，これらの児の長期予後が注目され，神経行動面の問題や非感染性疾患(non-communicable diseases：NCDs)など多くの課題が指摘されるようになった[1, 2]。これらの問題は別稿で解説されているので，本稿では，特に NCDs のリスクと関連する AYA(思春期と青年期：adolescent and young adult)世代の成長を中心に概説する。

　早産児，低出生体重児は出生後に，成長遅滞を経てキャッチアップに向けて成長が促進していくが，2〜3歳頃にいったん横ばいとなることがしばしばである。その後は，思春期発来の時期やその際の成長のスパートの程度が最終身長を決定する。

思春期発来の時期

1. 思春期発来

　早産児や低出生体重児の NCDs のリスクは，乳児期あるいは，その後の急速な体重増

加が関連するといわれている[3～5]。乳児期以後に成長が促進されるのが思春期発来の時期である。思春期の発来は，男児においては精巣容量の増大からはじまり，陰茎増大，陰毛発生と進んでいく。女児では乳房の発達からはじまり，陰毛発生，初経と進んでいく。

2. 思春期早発の徴候とその影響

　思春期早発があると，女児では7歳6か月より前に乳房が発育してくる，8歳より前に陰毛が生えてくる，10歳6か月より前に初経が出現するなどの症状を認める。男児の場合には，精巣の大きさが3～4 mL以上になった時点が思春期の開始と判断されるが，これが9歳より早く認められたり，10歳より前に陰毛が，また11歳より前にひげや声変わりがみられる[6]。二次性徴の出現・成熟とともに身長のスパートがみられるが，思春期発来が早いと，思春期の終了に伴い骨端線が閉鎖するため最終身長が低くなることが懸念される。また，思春期早発は心血管系疾患，2型糖尿病，がんなどのNCDs[7]やうつ病[8]のリスクとの関連も指摘されている。

3. 早産児，低出生体重児の思春期発来

　Helsinki study における Wehkalampi ら[9]の検討では，思春期発来時期が極低出生体重児出身の小児では正期産出身の small for gestational age（SGA）児ではない対照に比べて，appropriate for gestational age（AGA）児で0.8歳〔95%信頼区間（confidence interval：CI）0.4 − 1.3歳〕早く，SGA児では0.9歳（95%CI 0.4 − 1.5歳）早かったと報告されている。さらに成長のスパートは，少なくとも2歳以上早く認められたという。Wehkalampi らは，極低出生体重児出身の青年にみられた耐糖能異常や高血圧[10]の原因のひとつに，このより早期の思春期発来が関連しているのではないかと推測している。

　しかしながら，早産児や低出生体重児の思春期発来時期が，正期産出身のSGAではない児に比べて差があるかどうかは議論のあるところである。最近報告されたシステマティックレビュー[11]では，**表1**[11]に示すように各報告の結論は一定していないが，遅くなるという報告はほとんどない。一方，Deng らによるシステマティックレビューとメタ解析では思春期の発来が男女ともに対照より早い傾向にあり（**図1**）[12]，特に女児では初経年齢が早いことが示唆されている[12]。これまでの報告においては，対象の在胎期間や胎児発育不全の有無，出生後の栄養，合併症の有無などの背景が異なっており，さらに多くの報告で対象の例数が少ない，正期産出身の対照がないなどの要因があり，一定の結論を得るにはさらに今後の検討が必要である。

■ 成長

1. 青年期の成長の特徴と関連要因

　表2に，これまで報告された代表的な極低出生体重児や極早産児（在胎32週未満）のAYA世代の体重および身長のSDスコアを示す[13～19]。いずれの報告も体重に比べて身

表1　思春期発来に関する検討

Authors	Country	Sex of participants	Timing of menarche in females (years)	Onset of puberty in males (years)
Atay et al	Turkey	Females only	No difference	
Bhargava et al	India	Females and males	Earlier in preterm (0.5)	Later in preterm (0.18)
Chaudari et al	India	Females and males	Earlier in preterm (0.3)	Earlier in preterm (9.7% more attained)
D'Aloisio et al	US	Females only	No difference	
Dossus et al	France	Females only	Earlier in preterm (0.07)	
Epplein et al	US	Females only	No difference	
Ford et al	Australia	Females and males	No difference	No difference
Hack et al	US	Females only	No difference	
Hui et al	Hong Kong	Females and males	Onset of puberty later in preterm (0.2)	No difference
Kitchen et al	Australia	Females only	Earlier in preterm (0.94)	
Moisan et al	Canada	Females only	No difference	
Peralta-Carcelen	US	Females and males	Earlier in preterm (0.3)	No difference
Persson et al	Sweden	Females and males	No difference	No difference
Saigal et al	Canada	Females only	No difference	
Sipola-Lapponen et al	Finland	Females and males	"Girls born preterm were at an earlier pubertal stage than controls"	No difference
Wehkalampi et al	Finland	Females and males	Earlier in AGA preterm (0.3) Later in SGA preterm (0.1)	Voice break earlier in AGA (0.5) and in SGA (0.3) preterm

James E, et al：Preterm birth and the timing of puberty：a systematic review. BMC Pediatr 18：3, 2018[11]

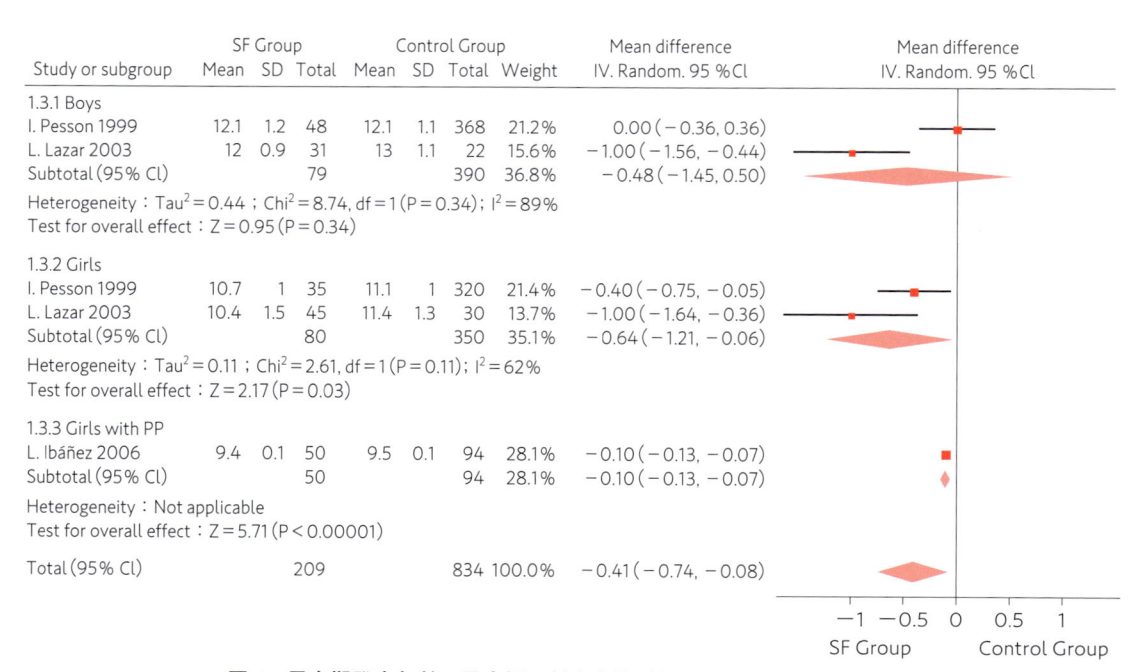

図1　思春期発来年齢の早産児，低出生体重児と正期産出身小児の差異

Heterogeneity：Tau^2=0.10；Chi^2=20.54， df=4（P ＝ 0.0004）；I^2=81%， Test for overall effect：Z=2.41（P=0.02），
Test for subgroup differences：Chi^2=3.91, df=2（P=0.14）；I^2=48.8%， PP：思春期早発
Deng X, et al：Association between Small Fetuses and Puberty Timing：A Systematic Review and Meta-Analysis. Int J Environ Res Public Health 14. pii：E1377, 2017[12]

表 2 極低出生体重児，極早産児の AYA 世代の成長

報告者（報告年）	例数	対象	年齢	身長 SD スコア	体重 SD スコア
Hack 2003[13]		< 1,500 g	20		
男性	103			− 0.44	− 0.35
女性	92			− 0.26	0.26
Doyle 2004[14]	42	50 ～ 999 g	20	− 0.52	0.14
Euser 2005[15]	216	< 32 週	19	− 0.60	− 0.48
男性	187			− 0.55	− 0.41
女性	216			− 0.60	− 0.48
Farooqi 2006[16]	83	< 26 週	11	− 0.53	− 0.15
Saigal 2006[17]		< 1,000 g	11 ～ 16		
男性	65			− 0.46	− 0.53
女性	82			− 0.59	− 0.24
板橋 2013[18]	66	< 1,500 g	20	− 1.00	− 0.60
Roberts 2013[19]	166	< 28 週	18	− 0.47	− 0.07

長の SD スコアは低値で，disproportional な体型である。

　Euser ら[15] の検討では，在胎期間および出生～修正 3 か月と修正 3 か月～ 1 歳の体重増加と 19 歳時点の体重や身長 SD スコア，body mass index（BMI），除脂肪体重とが相関しており，さらに出生～修正 3 か月の体重増加は，その後 1 歳までの体重増加に比べて，出生体重や 19 歳時点の身長に関わらず，より強く体脂肪率や腹部脂肪蓄積に影響していた。

　生後早期の体重増加には栄養が重要な役割を担うが，単にエネルギー摂取量だけを増やしても適切な体構成が得られない。Matinolli ら[20] は，極低出生体重児出身の青年（平均 22.5 歳）を対象に検討を行い，生後 3 週間までのたんぱく質摂取量が 1 g/kg/day 増えるごとに青年期の除脂肪体重が 11.1%，安静時のエネルギー消費量が 8.5% 増加すると推測している。一方，脂肪摂取量の増加の影響は少なかったと報告している。対象の生後早期の栄養摂取量は現在に比べて低値で成長との関連性は明らかでなかったものの，生後早期のたんぱく質摂取量は青年期の体構成への影響が大きく，出生後早期の適切なたんぱく質摂取が NCDs のリスクを軽減できる可能性を示唆している。

　Roberts ら[19] の検討によれば，青年期の身長 SD スコアの予測因子は，両親の身長（mid-parental height：MPH）よりは 2 歳時点での身長のほうがより密接であるという。この結果は，これらの児の最終身長は遺伝的な要因の影響が少ないことに加えて，2 歳以前により身長の伸びを促進することが重要であることを示している[21]。また彼らの検討では，正期産出身の対照の最終身長が MPH を上回っているのに対し，超早産児出身の青年では MPH を下回っていることも興味深い点である。極低出生体重児出身の青年 66 名を対象にした板橋らの検討でも，最終身長は MPH より − 0.7 SD 小柄であった。

表3　国内における極低出生体重児出身の青年期の予後の検討

	例数	平均	標準偏差	最小値	最大値
在胎（週）	66	29.1	3.4	23.3	37.1
出生体重（g）	66	1,034	279	582	1,496
出生体重 SDS	66	− 1.1	1.5	− 4.3	1.9
SGA（N, %）	13（20%）				
男児（N, %）	37（56%）				
脳性麻痺（N, %）	3（5%）				
発達遅滞（N, %）	8（12%）				
視力障害（N, %）	3（5%）				
難聴（N, %）	1（1.5%）				
調査時年齢	66	20.3	1.1	18.0	22.0
体重 SDS	66	− 0.6	1.4	− 2.5	4.1
身長 SDS	66	− 1.0	1.0	− 3.8	2.0
低身長（< − 2SD）（N, %）	7（11%）				
目標身長 SDS	63	− 0.3	0.9	− 2.5	1.8
BMI	66	21.0	3.9	15.7	36.7
やせ（BMI ≦ 18.5）（N, %）	17（26%）				
肥満（BMI ≧ 25）（N, %）	6（9%）				

SDS：SD スコア
板橋家頭夫，他：極低出生体重児の思春期以後の予後に関する検討．厚生労働科学研究補助金（成育疾患克服等次世代育成基盤研究事業）「重症新生児のアウトカム改善に関する多施設共同研究（研究代表：藤村正哲）」，総合研究報告書, 2013[18]

　この検討では，低身長（− 2 SD 未満）は 7 名（11%）に認められ，うち SGA 児出身は 3 名（対象 66 名中 SGA 児出身は 11 名）であった（**表 3**）[18]。

2. 縦断的な成長

　対照の正期産出身の児の縦断的な成長パターンと，超早産児や極低出生体重児の縦断的な成長パターンを比較検討した研究は少ない。Roberts ら [19] は，在胎 28 週未満の超早産児では体重が急速に増加し，青年期では有意に低値ではあるものの NICU 退院時に比べて正期産出身の青年との較差は低減すると報告している（**図 2**）[21]。一方，身長は小柄なままで，正期産出身の小児との較差は縮小しないまま青年期へと推移していく（**図 3**）[21]。その結果，18 歳時点の BMI は対照と有意な差はなかった。体重や身長が小柄であった児が小児期のうちに急速に成長しキャッチアップする場合に，心血管系による死亡のリスクが高いことが知られている[22]。したがって，このような成長パターンをたどるとするならば，さらに長期的な予後を知る必要がある。

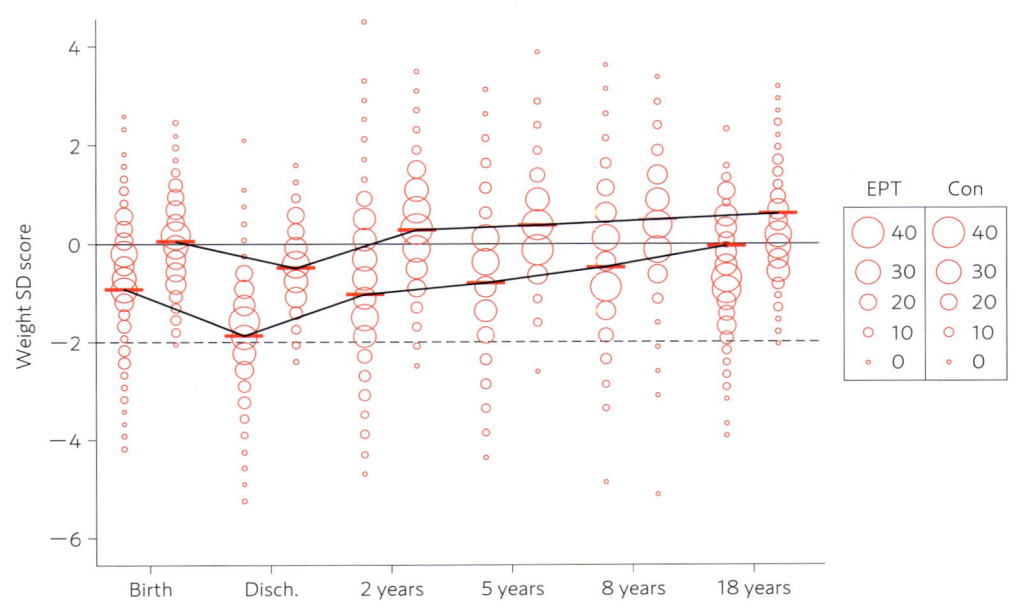

図 2　超早産児と正期産児（対照）の青年期までの体重の縦断的変化

◯のサイズは各時期に占める割合を示す

Roberts G, et al：Long-term growth and general health for the tiniest or most immature infants. Semin Fetal Neonatal Med 19：118–124, 2014[21]

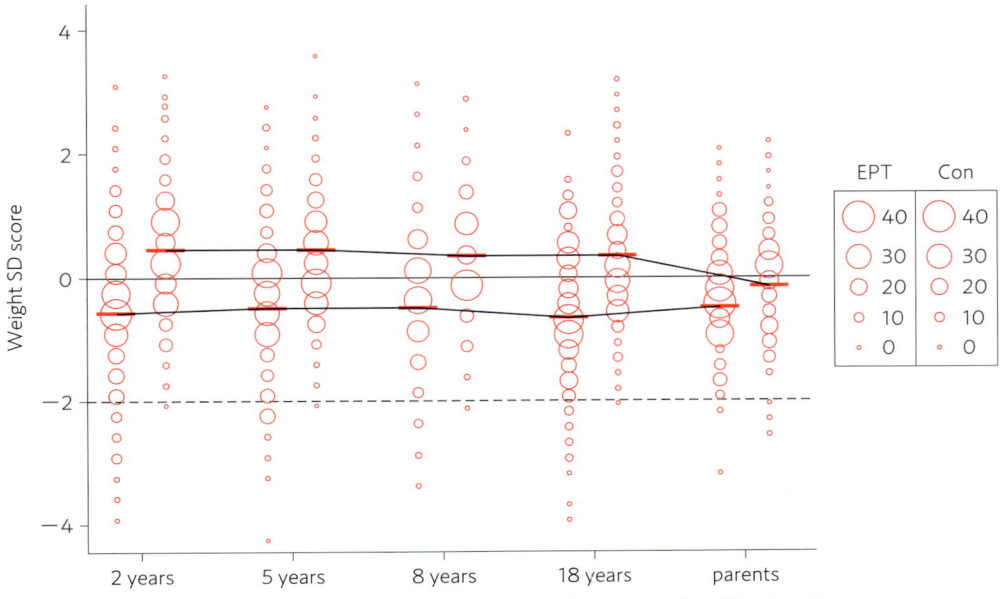

図 3　超早産児と正期産児（対照）の青年期までの身長の縦断的変化

◯のサイズは各時期に占める割合を示す

Roberts G, et al：Long-term growth and general health for the tiniest or most immature infants. Semin Fetal Neonatal Med 19：118–124, 2014[21]

■ おわりに

　これまで報告された超早産児や極低出生体重児の AYA 世代の体型は体重に比べて身長が低い disproportional な体型で，NCDs のリスクも高いことがうかがえる。しかし，これらの児が出生したのは 20 〜 30 年以上も前であり，NICU における管理の多くが現在とは異なっていることに留意する必要がある。現在の NICU 管理の 1 例をあげれば，栄養管理においては early aggressive nutrition が導入されて出生直後から積極的にアミノ酸が投与され，生後早期から授乳が開始されている。NICU の管理法の変化が AYA 世代の成長や NCDs のリスクにどのような影響を及ぼすのかは現時点では明らかでない。成人期の予後を知るためには 20 年以上を要するため，前述した知見をただちに現在の新生児管理に反映することはできない。当面は 2 歳までの身長をキャッチアップさせる手段や NCDs へと進展するリスク要因をできるだけ低年齢で明らかにすることを模索することが重要である。

文献

1) Luu TM, et al：Long-term impact of preterm birth：Neurodevelopmental and physical health outcomes. Clin Perinatol 44：305—314, 2017
2) Chehade H, et al：Preterm birth：Long term cardiovascular and renal consequences. Curr Pediatr Rev 14：219—226, 2018
3) Singhal A, et al：Early origins of cardiovascular disease：is there a unifying hypothesis? Lancet 363：1642—1645, 2004
4) Ekelund U, et al：Association of weight gain in infancy and early childhood with metabolic risk in young adults. J Clin Endocrinol Metab 92：98—103, 2007
5) Eriksson JG, et al：Patterns of growth among children who later develop type 2 diabetes or its risk factors. Diabetologia 49：2853—2858, 2006
6) 日本小児内分泌学会：思春期早発症　http://jspe.umin.jp/public/sishunnki.html　2019.3.22 アクセス
7) Soriano-Guillén L, et al：Central precocious puberty, functional and tumor-related. Best Pract Res Clin Endocrinol Metab pii：S1521-690X（19）30005-3, 2019
8) Galvao TF, et al：Pubertal timing in girls and depression：a systematic review. J Affect Disord 155：13—19, 2014
9) Wehkalampi K, et al：Advanced pubertal growth spurt in subjects born preterm：the Helsinki study of very low birth weight adults. J Clin Endocrinol Metab 96：525—533, 2011
10) Hovi P, et al：Glucose regulation in young adults with very low birth weight. N Engl J Med 356：2053—2063, 2007
11) James E, et al：Preterm birth and the timing of puberty：a systematic review. BMC Pediatr 18：3, 2018
12) Deng X, et al：Association between Small Fetuses and Puberty Timing：A Systematic Review and Meta-Analysis. Int J Environ Res Public Health 14. pii：E1377, 2017
13) Hack M, et al：Growth of very low birth weight infants to age 20 years. Pediatrics 112：e30—e38, 2003
14) Doyle LW, et al：Extremely low birth weight and body size in early adulthood. Arch Dis Child 89：347—350, 2004
15) Euser AM, et al：Associations between prenatal and infancy weight gain and BMI, fat mass, and fat distribution in young adulthood：a prospective cohort study in males and females born very preterm. Am J Clin Nutr 81：480—487, 2005
16) Farooqi A, et al：Growth in 10- to 12-year-old children born at 23 to 25 weeks' gestation in the 1990s：a

Swedish national prospective follow-up study. Pediatr cs 118：e1452—e1465, 2006

17）Saigal S, et al：Growth trajectories of extremely low birth weight infants from birth to young adulthood：a longitudinal, population-based study. Pediatr Res 60：751—758, 2006

18）板橋家頭夫，他：極低出生体重児の思春期以後の予後に関する検討．厚生労働科学研究補助金（成育疾患克服等次世代育成基盤研究事業）「重症新生児のアウトカム改善に関する多施設共同研究（研究代表：藤村正哲）」，総合研究報告書, 2013

19）Roberts G, et al：Growth of extremely preterm survivors from birth to 18 years of age compared with term controls. Pediatrics 131：e439—e445, 2013

20）Matinolli HM, et al：Early Protein Intake Is Associated with Body Composition and Resting Energy Expenditure in Young Adults Born with Very Low Birth Weight. J Nutr 145：2084—2091, 2015

21）Roberts G, et al：Long-term growth and general health for the tiniest or most immature infants. Semin Fetal Neonatal Med 19：118—124, 2014

22）Eriksson JG, et al：Catch-up growth in childhood and death from coronary heart disease：longitudinal study. BMJ 318：427—431, 1999

Chapter 2.

予後向上を目的とする
早産児，低出生体重児の栄養法

NICU 入院中の栄養必要量

東海林 宏道

Point　近年，早産児，特に在胎 28 週未満で出生した超早産児の短期・長期予後は著しく改善しており，栄養管理の進歩が大きく貢献している。胎児は分娩直前まで胎盤〜臍帯静脈を介して母体から一定の "静脈栄養" を受けているが，早産児では栄養の蓄積が十分でない時期に供給が遮断されてしまうため，出生直後は nutritional emergency といえる。さらに早産児は，代謝活性の高い臓器 (脳，心臓，肝臓，腎臓) の体組成に占める割合が高く，便へのエネルギー喪失も大きいため必要エネルギー量が高く，出生後に置かれた医学的環境，循環不全，低酸素，感染，ストレスや使用薬剤などによってもエネルギー必要量が増加する。早産児に対する栄養管理の目的は，胎児期と同等の適切な成長と発達を得ることであるが，出生後に十分なたんぱく質もしくはエネルギー供給を継続することは難しく，子宮外発育不全 (extrauterine growth restriction：EUGR)[用語 1] となるリスクが高い。臓器発達にとって重要なこの時期にたんぱく質やエネルギー供給不足があると，構造および機能に不可逆的な影響を残す可能性がある。

エネルギー

　子宮内外ではエネルギー消費量，代謝要求量，栄養供給経路が大きく異なる。妊娠第三期全体における胎児の平均体重増加量は約 15 g/kg/day であるが，妊娠 24 〜 28 週は 20 g/kg/day であるのに対し，妊娠 39 〜 40 週では 10 g/kg/day へと減少するため，胎児のエネルギー必要量は在胎週数や体重により異なる[1]。たんぱく質を含む代謝可能な総エネルギー摂取量は 95 〜 115 kcal/kg/day と推定され，エネルギー消費量 (45 〜 50 kcal/kg/day)，身体活動や熱産生に伴うエネルギー消費量 (10 〜 20 kcal/kg/day)，組織合成に伴う損失 (〜 15 kcal/kg/day) や成長のためのエネルギー蓄積 (20 〜 30 kcal/kg/day) がこれに含まれる (**表 1**)[1]。母乳のエネルギー吸収率は 85% 程度なので，早産児における経腸的なエネルギー必要量は 105 〜 130 kcal/kg/day 程度となる (**表 1**)[1]。なお，慢性肺疾

表1 胎児発育獲得のためのたんぱく質, エネルギー必要量

体重(g)		500 ~ 700	700 ~ 900	900 ~ 1,200	1,200 ~ 1,500	1,500 ~ 1,800	1,800 ~ 2,000
胎児体重増加(g/day)		13.0	16.0	20.0	24.0	26.0	29.0
胎児体重増加(g/kg/day)		21.0	20.0	19.0	18.0	16.0	14.0
たんぱく質 (g/kg/day)	喪失量	1.0	1.0	1.0	1.0	1.0	1.0
	成長(蓄積量)	2.5	2.5	2.5	2.5	2.2	2.0
	必要量　経静脈栄養	3.5	3.5	3.5	3.4	3.2	3.0
	経腸栄養	4.0	4.0	4.0	3.9	3.6	3.4
エネルギー (kcal/kg/day)	喪失量	60	60	65	70	70	70
	安静時消費量	45	45	50	50	50	50
	その他の消費量	15	15	15	20	20	20
	成長(蓄積量)	29	32	36	38	39	41
	必要量　経静脈投与	89	92	101	108	109	111
	経腸投与	105	105	119	127	128	131
たんぱく質/エネルギー (g/100 kcal)	経静脈栄養	3.9	3.8	3.5	3.1	2.9	2.7
	経腸栄養	3.8	3.7	3.4	3.1	2.8	2.6

Ziegler EE：Meeting the nutritional needs of the low-birth-weight infant. Ann Nutr Metab 58(Suppl 1)：8–18, 2011[1] をもとに著者作成

患など慢性的にエネルギー消費が増加する合併症を有する場合，さらなるエネルギー補充を必要とする。

■ たんぱく質

　早産児では高い代謝回転により 1.0 ～ 1.5 g/kg/day のたんぱく質に相当する窒素喪失が避けられないため，胎児期と同等のたんぱく質蓄積(24 ～ 25 週 4.0 g/kg/day，30 ～ 32 週 3.3 g/kg/day)に加え，蛋白同化のために高用量のたんぱく質供給を必要とする。たんぱく質/エネルギー比は成長の質を高めるのに重要な役割を担い，高エネルギーでたんぱく質/エネルギー比が低いと典型的には脂肪蓄積過多となる。一方，たんぱく質/エネルギー比が高いと除脂肪組織の増大を促す。最近，早産児における生後早期の累積的なたんぱく質欠乏を考慮して，高たんぱく質(出生体重＜ 1,000 g で 4 ～ 4.5 g/kg/day，出生体重＜ 1,800 g で 3.5 ～ 4 g/kg/day)かつ高たんぱく質/エネルギー比(それぞれ 3.6 ～ 4.1 g/100 kcal，3.2 ～ 3.6 g/100 kcal)が推奨されている[2,3]。しかしながら，たんぱく質/エ

用語解説 1

子宮外発育不全 【しきゅうがいはついくふぜん】

NICU で管理した早産児において，退院時もしくは分娩予定日の身体計測値が相当する修正在胎週数体格値の 10 パーセンタイルに到達していない状態のことを指す。在胎 28 週未満の超早産児における入院中の栄養管理のひとつの指標として，EUGR の防止は重要である。

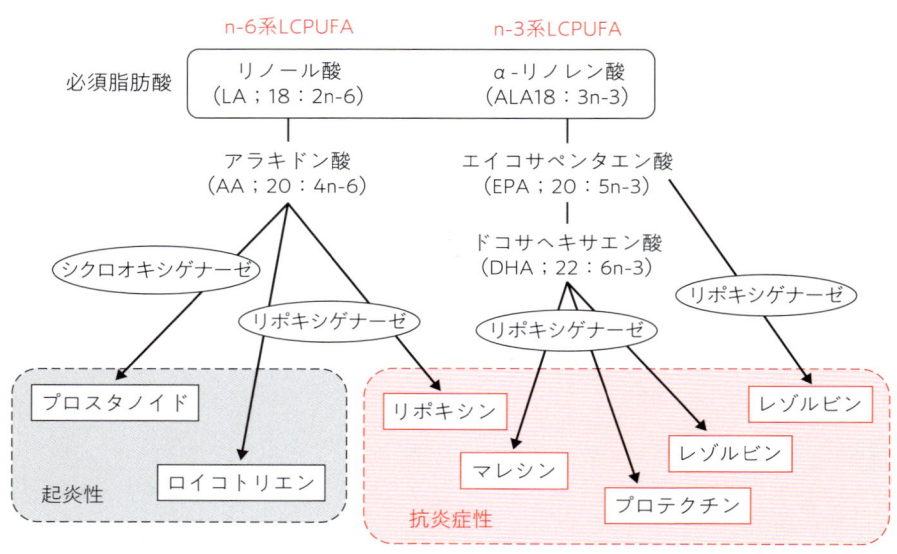

図　長鎖多価不飽和脂肪酸（LCPUFA）と産生される脂質メディエータ

ネルギー比 3.6 g/100 kcal 以上で検討した臨床研究はない。いずれにしても，生後早期の蛋白異化を抑えて EUGR を防止するために，出生直後よりアミノ酸を含んだ経静脈栄養を行う必要性がある。

脂質

　妊娠中期までは胎盤を介した脂質の移行は少量であり，妊娠第三期はじめまでの胎児におけるエネルギー代謝は脂質に依存していないと考えられている。しかし，その後，満期に向かい胎児の脂質蓄積が急増し，最終的に体重の 12 〜 18% を占める[4]。胎内では生体の脂肪酸は容易に酸化されないが，早産児も含め出生後は非たんぱく栄養が適切に供給されないと体脂肪分解率が上昇し，内因性に放出された脂肪酸の酸化が生じる。このことは，発達過程である中枢神経細胞膜の構造に有害な変化をもたらし，神経発達予後に悪影響を及ぼす。脂肪組織の少ない早産児にとっては，特に必須脂肪酸（リノール酸や α‐リノレン酸，**図**）の過酸化が問題となるため，適切な補充が必要である。長鎖多価不飽和脂肪酸（long-chain polyunsaturated fatty acids：LCPUFA）の供給は中枢神経系の発達にきわめて重要であり，経腸栄養管理がうまくいかない時期では経静脈的に補充すべきである。LCPUFA の蓄積は中枢神経系の成長や分化が急速な生後 2 年間持続する。なかでもドコサヘキサエン酸（docosahexaenoic acid：DHA）は中枢神経，特に網膜に豊富に存在している。早産児が脂質の供給を受けなかった場合，生後 4 〜 5 日で必須脂肪酸欠乏となるため，生後の脳発達に重要なこの時期から欠乏予防のために脂肪

乳剤の経静脈投与を行うことが推奨されている[5]。しかし，わが国で唯一認可されている大豆油由来の脂肪乳剤は n-6 系 LCPUFA であるリノール酸の含有が 53% と多く，n-3 系 LCPUFA である α - リノレン酸の含有は 7% であり，DHA は含まれていない。過剰な n-6 系 LCPUFA から産生されるエイコサノイドが起炎性を示すリスクがある（図）。早産児における経腸的な脂質吸収の特徴として，酵素分泌（胃，膵液コリパーゼ依存リパーゼ，胆汁酸刺激性リパーゼ，膵ホスホリパーゼ A2）が少ない，消化管腔の胆汁酸塩濃度が低い，といったいくつかの因子が影響する。LCPUFA の経腸的推奨投与量を**表 2**[2]に示す。中鎖脂肪酸トリグリセリド（medium chain triglyceride：MCT）は水溶性が強く，リパーゼにより速やかに分解され，低膵リパーゼ，低管腔内胆汁酸塩の環境下でも速やかに吸収されるため，多くの早産児用調製粉乳に使用されている。さらに LCPUFA に比してミトコンドリア内への輸送とその後の酸化にカルニチンが不要という特徴を有する。

炭水化物

　炭水化物（主としてグルコース）は脳や心臓にとって基本的かつ重要なエネルギー源である。早産児では炭水化物がエネルギー基質として重要となる脳の占める割合が大きく，さらに糖新生に必要な脂肪の蓄積も少ないことからグルコースの必要量が高いにも関わらず体内に蓄積されるグリコーゲンは限られているため，高用量のグルコースが持続的に投与されないと容易に低血糖に陥る。さらに，組織でのインスリン利用効率が悪いため，低血糖にも高血糖にも陥りやすいという特徴がある。特に超早産児では生後数日間，カテコラミンなどのストレス反応性ホルモンの影響で内因性グルコース産生が増加し，高血糖に陥ることもある。妊娠中期〜第三期はじめまでの胎児は通常 9 〜 10 mg/kg/min のグルコースを必要とするとされ，内因産生分を差し引いた 5 〜 7 mg/kg/min を経静脈的に投与する必要がある。一方，成熟児ではグルコースの総必要量は半分程度の 5 〜 6 mg/kg/min となり，経静脈投与の開始量は 3 〜 4 mg/kg/min 程度に減少する[6]。生体の代謝能力を超えた過剰なグルコースが投与されると，細胞にとり込まれたグルコースは脂肪に変換される。グルコースから脂肪への変換はエネルギー非効率な過程で，エネルギー消費や酸素消費の増加，二酸化炭素産生の増加を伴う。特に慢性肺疾患などを合併した早産児の場合は，この二酸化炭素産生増加が症状の悪化を招く場合がある。

　ラクトースは母乳の糖質の 95% を占め，また調製粉乳中にも母乳に近い量のラクトースが含まれている。ラクターゼ活性は週数が進むにつれ上昇するが，36 週までは低値であるため，摂取したラクトースの 50 〜 70% は吸収されずに大腸に到達するとされている。グルコースポリマーは新生児でも急速に加水分解されて吸収されるため，早産児に適した炭水化物として，調製粉乳に使用されている。

表2　早産児における各栄養成分の経腸的推奨供給量

最小〜最大		kg/ 日	/100 kcal
水分量	mL	135 〜 200	
エネルギー	kcal	110 〜 135	
たんぱく質	g，体重 1 kg 未満	4.0 〜 4.5	3.6 〜 4.1
たんぱく質	g，体重 1 〜 1.8 kg	3.5 〜 4.0	3.2 〜 3.6
脂肪	g，MCT < 40%	4.8 〜 6.6	4.4 〜 6.0
リノール酸	mg	358 〜 1,540	350 〜 1,400
α-リノレン酸	mg	> 55	> 50
DHA	mg	12.0 〜 30	11.0 〜 27
AA	mg	18 〜 42	16 〜 39
炭水化物	g	11.6 〜 13.2	10.5 〜 12
ビタミン A	μgRE（1 μg=3.33 IU）	400 〜 1,000	360 〜 740
ビタミン D	IU/day	800 〜 1,000	
ビタミン E（αトコフェロール等量）	mg	2.2 〜 11	2.0 〜 10
ビタミン K	mcg	4.4 〜 28	4.0 〜 25
L-アスコルビン酸	mg	11 〜 46	10 〜 42
ナイアシン	μg	380 〜 5,500	345 〜 5,000
葉酸	μg	35 〜 100	32 〜 90
パントテン酸	mg	0.33 〜 2.1	0.3 〜 1.9
コバラミン	μg	0.1 〜 0.77	0.08 〜 0.7
コリン	mg	8 〜 55	7 〜 55
ナトリウム	mg	69 〜 115	63 〜 105
カリウム	mg	66 〜 132	60 〜 120
クロール	mg	105 〜 177	95 〜 161
カルシウム	mg	120 〜 140	110 〜 130
リン	mg	60 〜 90	55 〜 80
マグネシウム	mg	8.0 〜 15	7.5 〜 13.6
鉄	mg	2.0 〜 3.0	1.8 〜 2.7
亜鉛	mg	1.1 〜 2.0	1.0 〜 1.8
銅	μg	100 〜 132	90 〜 120
セレン	μg	5.0 〜 10	4.5 〜 9.0
マンガン	μg	< 27.5	6.3 〜 25
フッ素	μg	1.5 〜 60	1.4 〜 59
ヨード	μg	11 〜 55	10 〜 50
クロミウム	ng	30 〜 1,230	27 〜 1,120
モリブデン	μg	0.3 〜 5	0.27 〜 1,120
サイアミン	μg	140 〜 300	125 〜 275
リボフラミン	μg	200 〜 400	180 〜 365
ピリドキシン	μg	45 〜 300	41 〜 273
ヌクレオチド	mg		≤5
イノシトール	mg	4.4 〜 53	4 〜 48

Agostoni C, et al：Enteral nutrient supply for preterm infants: commentary from the European Society of Paediatric Gastroenterology, Hepatology and Nutrition Committee on Nutrition. J Pediatr Gastroenterol Nutr 50：85–91, 2010[2) をもとに著者作成

水分，電解質

出生後の早産児は比較的乏尿になるため，出生当日の水分必要量は生理的変動が大きい。一般的に正期産児で 40 〜 60 mL/kg/day，早産児では 60 〜 80 mL/kg/day とされ，通常，ナトリウムやカリウム，クロールの補充は必要ない（＜ 1 mEq/kg/day）。日齢 1 から日齢 7 〜 10 あたりの移行期には水分量や電解質補充量が継時的に増加し，水分量は 120 〜 180 mL/kg/day，ナトリウム（1 mEq=23 mg）は 3 〜 7 mEq/kg/day，カリウム（1 mEq=39.1 mg）は 2 〜 5 mEq/kg/day，クロール（1 mEq=35.5 mg）は 3 〜 7 mEq/kg/day となる[5]。

水ミネラル

非強化母乳は約 6.4 mmol/L のカルシウム（1 mmol= 約 40 mg）と 4.5 mmol/L（1 mmol= 約 31 mg）のリンを供給する。160 mL/kg/day の哺乳で，1 mmol/kg/day のカルシウムと 0.72 mmol/kg/day のリンが供給されるが，胎児蓄積量（2.3 〜 3.2 mmol/kg/day，1.9 〜 2.5 mmol/kg/day）を大きく下回っている。このことから，非強化母乳を摂取している早産児では未熟児代謝性骨疾患[用語2]の発症リスクが高い。カルシウムの吸収はビタミン D により増進され，摂取したカルシウムの 50 〜 60% が吸収されている。リンは吸収効率がよいことが知られているが（〜 90%），尿中リン低下や尿中カルシウム高値を伴う低リン血症（＜ 1.6 mmol/L，5 mg/dL）は不適切なミネラル摂取を示唆する徴候であり，避けなくてはならない。摂取するカルシウム / リン比は 1.7 を目安とし，適切な骨石灰化には 1.5 〜 2.2 mmol/kg/day のカルシウムの維持が必要とされていることから，経腸摂取の推奨量はカルシウムが 3.0 〜 3.5 mmol/kg/day（120 〜 140 mg/kg/day），リンが 2 〜 3 mmol/kg/day（60 〜 90 mg/kg/day）とされる（**表 2**）[2]。さらに，血中 25- ヒドロキシビタミン D を 80 nmol/L（30 µg/L）以上，理想的には 180 nmol/L（70 µg/L）に維持するためには 800 〜 1,000 IU/day のビタミン D 摂取が必要である（**表 2**）[2]。

文献

1)　Ziegler EE：Meeting the nutritional needs of the low-birth-weight infant. Ann Nutr Metab 58（Suppl 1）：

用語解説 2

未熟児代謝性骨疾患　【みじゅくじたいしゃせいこつしっかん】

早産児では，胎内でのカルシウム，リン蓄積が不足しているだけでなく，出生後に需要が増加することにより，骨塩量の減少や骨端部のくる病変化あるいは骨折を呈することがある。胎児発育不全，長期経静脈栄養，利尿薬やステロイドの使用などがリスクとなる。

8–18, 2011
2) Agostoni C, et al：Enteral nutrient supply for preterm infants：commentary from the European Society of Paediatric Gastroenterology, Hepatology and Nutrition Committee on Nutrition. J Pediatr Gastroenterol Nutr 50：85–91, 2010
3) Senterre T：Practice of enteral nutrition in very low birth weight and extremely low birth weight infants. World Rev Nutr Diet 110：201–214, 2014
4) Sparks JW, et al：An estimate of the caloric requirements of the human fetus. Biol Neonate 38：113–119, 1980
5) Koletzko B, et al：1. Guidelines on Paediatric Parenteral Nutrition of the European Society of Paediatric Gastroenterology, Hepatology and Nutrition（ESPGHAN）and the European Society for Clinical Nutrition and Metabolism（ESPEN）, Supported by the European Society of Paediatric Research（ESPR）. J Pediatr Gastroenterol Nutr 41（Suppl 2）：S1–S87, 2005
6) Schanler RJ, et al：The Low Birth-Weight Infant：Inpatient Care. Duggan C, et al（eds）：Nutrition in Pediatrics, 4th ed, BC Decker Inc, 377–394, 2008

母乳の意義

水野 克己

Point 　早産児の成長と発達において，栄養管理は出生後も途切れることなく子宮内と同様の栄養を与えるための大切な要素である。そのためには，静脈栄養とともに生後早期から経腸栄養を開始することが必要となる。超早産児に対しては，ほとんどの NICU 施設が母親の母乳で開始しているが，状況によっては母親以外の女性の母乳を用いてでも，飢餓期間を可能な限り短縮させることを考慮する。

　母乳には消化管上皮の成長因子，抗炎症作用をもつ物質，好ましい常在細菌叢の確立につながる成分が含まれている。臨床的には，母乳は feeding tolerance がよく，経腸栄養の確立が早まるため，静脈栄養期間の短縮につながる。また母乳には，超早産児で問題となる壊死性腸炎，敗血症，慢性肺疾患，未熟児網膜症といった疾患の予防効果もあり，児の予後を改善させるだけでなく，医療費削減にもつながる。

　生後 24 時間以内に母乳を用いた経腸栄養を開始することは児の成長発達の改善につながることが期待されており，母親の母乳が得られるまで経腸栄養の開始をいたずらに遅らせないようにしたい。

消化管の機能・発達からみた母乳の意義

　妊娠後期の胎児は 150 mL/kg/day の羊水を嚥下している。出生後も途切れることなく子宮内と同様の栄養を継続して与えられるよう，静脈栄養と経腸栄養を開始することが望ましい。出生後，経消化管的な栄養供給が長時間途絶えると，腸管上皮の萎縮が進行してしまう。経腸栄養を生後早期にはじめることは，腸管上皮の萎縮を抑えるだけでなく，消化管ホルモンの分泌を促し，腸管運動や消化酵素の成熟を刺激するとともに，腸管発育をも促進するため trophic feeding ともよばれる[1]。母乳栄養は混合栄養，人工栄養と比べて経腸栄養を早く確立させるため（**図 1**）[2]，静脈栄養期間を短縮できる利点もある。

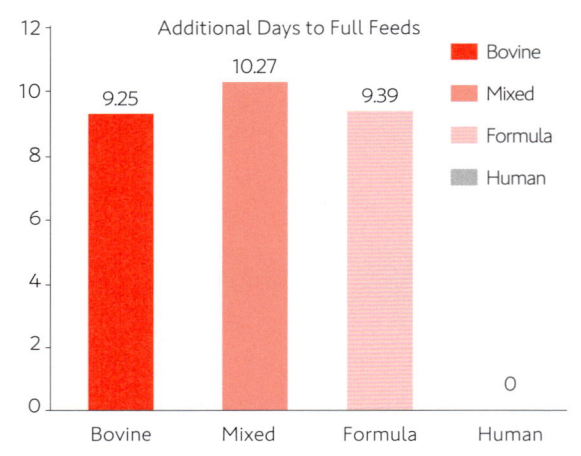

図1 MOM・DHM と FM による feeding intolerance の違い
母乳で栄養する群(Human)に比べてフルの経腸栄養(150 mL/kg/day)に到達するまでにどのくらいの日数が過剰に必要であったかを示したグラフ。
Bovine：母乳に牛乳由来の母乳強化物質を用いた群，Mixed：混合栄養群，Formula：人工栄養群，Human：母乳と人乳由来の母乳強化物質を用いた群
Assad M, et al：Decreased cost and improved feeding tolerance in VLBW infants fed an exclusive human milk diet. J Perinatol 36：216−220, 2016[2]

表1 未熟な先天性免疫を補う母乳中の免疫学的因子

早産児の先天性免疫の特徴	母乳中の防御因子
妊娠後期に経胎盤的に移行する母親の抗体がない	免疫グロブリン分泌型 IgA 抗体・IgG 抗体
細菌感染の不適切な細胞外排除	サイトカイン IL-6，IL-8，TNF-α，TGF-β1，TGF-β2
パターン認識受容体(PRR)が少なく密着結合機能が弱いため不適切な炎症反応がおこりやすい	成長因子 EGF，TGF-α，TGF-β
異常な腸内細菌叢	微生物因子 ラクトフェリン，ヒトミルクオリゴ糖，プロバイオティクス

IL：interleukin，TNF：tumor necrosis factor，TGF：トランスフォーミング増殖因子，EGF：上皮細胞成長因子
Gregory KE, et al：Immunologic Factors in Human Milk and Disease Prevention in the Preterm Infant. Curr Pediatr Rep 1：222−228, 2013[3] より引用，一部改変

　超早産児では母親の母乳(mother's own milk：MOM)を用いて経腸栄養を開始することが一般的である。これは，母乳中には分泌型 IgA 抗体やラクトフェリンなど抗感染因子ならびに腸管粘膜を保護するムチン，消化管上皮の成長因子や消化管運動調節因子が存在するためである。また，児の未熟な免疫能を補足する成分も母乳中には含まれており(**表1**)[3]，母親の初乳がベストであることはいうまでもない。近年，早期に(生後24時間以内に)母乳を与える超早期授乳に伴う利点があらためて注目されるようになり，MOM が得られるまでの間に母乳バンク[用語1]から提供されるドナーミルク(donor milk：DM)を与える施設も散見される。なかでもスウェーデンでは超低出生体重児に対しても生後3時間から経腸栄養を開始しているが，これは母乳バンクにアクセスしやすい環境にあるからできることであろう[4]。

　上皮細胞成長因子(epidermal growth factor：EGF)は，上皮細胞の増殖促進，創傷治

用語解説 1

母乳バンク 【ぼにゅうばんく】

ドナーの選定を行い，ドナーから提供された母乳の細菌検査・低温殺菌，母乳の保管，そしてドナーとレシピエントの情報管理を行う機関。日本では2017年に一般社団法人として設立された(一般社団法人日本母乳バンク協会　https://jhmba.or.jp/)。

癒などに働くことが知られている。EGF は母乳中に含まれており，低温殺菌処理による影響を受けないため DM であっても EGF の効果が期待できる。EGF は，経口で摂取しても腸管内で活性を保つことから細胞増殖作用が期待される。動物実験では，腸管粘膜の増殖を促し，腸管の重量や DNA・RNA 含量が大きくなると報告されている[5]。早産児の母親では生後数週間にわたって，正期産児の母親よりも母乳中 EGF 含量が多い[6]。母乳には神経成長因子やインスリン様成長因子(insulin-like growth factor：IGF)，そしてプロスタグランジン(prostaglandin：PG)E と F も高濃度に存在しており[7]，消化管上皮の保護や運動に関わっていると考えられる。母乳を用いた早期授乳は，壊死性腸炎(necrotizing enterocolitis：NEC)のリスクを高めることなく，消化酵素活性の上昇ならびに粘膜の透過性を低下させるといった利点も報告されている[8, 9]。

早産母乳と正期産母乳における成分の違い

早産児を分娩した母親の母乳は，正期産児の母親の母乳に比べたんぱく質，長鎖脂肪酸，中鎖脂肪酸，短鎖脂肪酸，ナトリウム，クロール，マグネシウム，鉄が多く含まれている。また，母乳中の活性消化酵素や成長因子が未熟な消化管の成熟を助け，消化酵素活性を補うことができる。

母乳中のホエイたんぱくはすべての乳児にとって必要であるが，早産児ではより一層重要である。ホエイには，成長因子やホルモンなどの機能たんぱく，ヒトの 9 種類の必須アミノ酸とともに，早産児においては必須となるタウリン，グリシン，ロイシン，システインが含まれている。このように母乳のたんぱく質は超早産児に対しても理想的なものであるが，母乳だけでは超早産児の好ましい成長に必要なたんぱく質量と熱量を満たすことが難しいため，母乳強化が必要となる(「強化母乳栄養」p.78 参照)。

母乳中の総脂肪量は 30 ～ 50 g/L で，母乳の総熱量の約半分を占める。母乳には胆汁酸刺激リパーゼが含まれるため，超早産児においては脂肪の消化吸収に有利である。中鎖脂肪酸は容易に消化吸収されるため，熱量の源として貴重である。DHA やアラキドン酸は妊娠後期に胎児に移行する量が多いため，早産児では蓄積がきわめて少ない。早産女性の母乳では正期産女性の母乳よりもこれらの多価不飽和脂肪酸が多く，MOM が重要な根拠のひとつでもある。ただし，冷凍解凍した母乳は脂肪球膜が壊れ，栄養チューブに吸着することも知っておく必要がある[10]。

早産児の疾病予防からみた母乳の意義

1. 壊死性腸炎

早産児の消化管の未熟性に血流障害，粘膜バリアの破綻による細菌感染などが加わ

表2 未熟な先天性免疫を補う母乳中の免疫学的因子

	早産母乳（平均33週）	正期産母乳（平均39.1週）
IgA（mg/g protein）	310.5 ± 70	168.2 ± 21
IgG（mg/g protein）	7.6 ± 3.9	8.4 ± 1
IgM（mg/g protein）	39.6 ± 2.3	36.1 ± 16
リゾチーム（mg/g protein）	1.5 ± 0.5	1.1 ± 0.3
ラクトフェリン（mg/g protein）	165 ± 37	102 ± 25
総細胞数 /mm^3	6,794 ± 1,946	3,064 ± 424
マクロファージ	4,041 ± 1,420	1,597 ± 303
リンパ球	1,850 ± 543	954 ± 143
好中球	842 ± 404	512 ± 178

Mathur NB, et al：Anti-infective factors in preterm human colostrum. Acta Paediatr Scand 79：1039–1044, 1990[13] より引用，一部改変

り腸管壊死に至ると考えられている。母乳には前述の EGF やオリゴ糖など，消化管を保護するための物質が多く存在する。ヒトミルクオリゴ糖の一種（disialyllacto-N-tetraose：DSLNT）が NEC 予防に関わっているという報告も散見される[11]。人乳由来の母乳強化物質による exclusive human milk-based diet（完全人乳栄養）が人工栄養と比べて NEC 罹患率を 1/4 に低下させたという報告もある[12]。

2. 敗血症

母乳による予防効果は NEC 以外にも，敗血症や髄膜炎，RS ウイルス感染などにも認められ，ハイリスク早産児を守っている。早産女性の初乳では IgA，ラクトフェリン，リゾチームが正期産女性の母乳よりも多く，細胞成分でも総細胞数，マクロファージ，リンパ球が有意に多い（**表2**）[13]。Trend ら[14]は母乳中のラクトフェリンとディフェンシンの重要性を示している。ラクトフェリンは，鉄を奪うことにより細菌の増殖を抑制し，グラム陰性桿菌細胞膜のリポポリサッカライドと結合することで膜構造を脆弱化し，緑膿菌のバイオフィルム形成を阻害する。ラクトフェリンの代謝物であるラクトフェリシンは細菌の細胞壁を障害し，さらに強力な抗菌作用を有する。ノルウェーでの大規模多施設

用語解説 2

気管支・腸管乳腺経路 【きかんし・ちょうかんにゅうせんけいろ】

母親の腸管や気管支に付属するリンパ節で認識された細菌，真菌，ウイルスの抗原に対する分泌型 IgA 抗体は母乳中に分泌される。母親の常在菌に対しては，このような IgA を介した免疫伝達のほかに，母乳中の好中球に貪食された細菌の断片などが含まれて新生児に情報伝達が行われ，免疫の付与に働いている可能性がある＊。母親からの常在細菌叢の移行と同時に，それらの細菌に対する免疫情報が提供されることによって新生児の感染防御が強化される。

＊ Bacterial imprinting of the neonatal immune system：lessons from maternal cells? Pediatrics 119：e724–732, 2007

研究では，母乳で早期経腸栄養を開始し，そののち強化母乳で育った早産児では後発性敗血症発症のリスクが減少し，生存率が改善した[15]。気管支・腸管乳腺経路[用語2]によりNICU環境に常在している病原体に対する特異的 IgA 抗体を児に与えることもできる。

3. 慢性肺疾患

　極低出生体重児を対象とした前方視的検討により，出生後から修正 36 週の間の母乳栄養量が増加することで慢性肺疾患(chronic lung disease：CLD)の罹患率が低下することが報告されている[16]。また，在胎 28 週未満，または出生体重 1,500 g 未満の早産児を対象とした検討では，完全人乳栄養は有意に CLD を減らすことも示されている[17]。

4. 未熟児網膜症

　最近のメタ解析によると，超早産児における母乳栄養はすべての段階の未熟児網膜症(retinopathy of prematurity：ROP)，そして重度の ROP に対して予防効果があると考えられる[18]。

5. 脳室周囲白質軟化症

　絨毛膜羊膜炎などの交絡因子を除外しても，母乳で育つ児は人工栄養児よりも脳室周囲白質軟化症(periventricular leukomalacia：PVL)発症が減ったという報告もある[19]。著者らは，母乳に含まれる抗炎症作用が関与しているのではないかと推察している。

6. 腸内細菌叢の改善

　便の細菌叢と入院中の敗血症発症について，母乳栄養は人工栄養に比べて予防効果があるものの，腸内細菌叢との関連は明らかでなかった。母乳栄養の早産児では退院後 1 歳になるまで，上気道炎などの罹患率が人工栄養の早産児よりも低い[20]。

生後早期の母乳栄養は長期的利点がある

1. 脳発達

　在胎 30 週以下で出生した早産児を，早産児用人工乳，通常の人工乳，そして母乳バンクから提供された DM の 3 群にランダム化した 1980 年代の研究の追跡調査によると，生後早期に与えられた母乳の割合が白質容積と有意な関係を認めた[21]。長期の完全母乳栄養は髄鞘化を促進させ，児の認知能力を高めるという同様の事象が正期産児でも報告されている[22]。アメリカの Neonatal Research Network からの研究報告[23, 24]では，1999〜2001 年の期間，13 施設における 1,035 例の超低出生体重児について入院中の母乳服用量と，修正 18，30 か月時の発達や感染症などによる再入院率などを比較した。母乳を飲んだ量が多いほど，より良好な発達を示し，再入院率が低かった(**表 3**)[24]。

2. 心血管系の発達

　1. で述べた RCT 追跡調査の一環として，まず 16 歳時の心血管病変発症リスクについて検討している。生後早期に母乳で育った児は人工栄養児と比べて CRP 値が低く，

表3　入院中の母乳摂取量と生後 30 か月時点での発達および再入院率

outcomes	parameter estimate	SE	adjusted p
Bayley MDI, patients per 10 mL	0.59	0.17	0.0005
Bayley PDI, patients per 10 mL	0.56	0.21	0.0092
Total behavior score, % per 10 mL	0.99	0.33	0.0028
Rehospitalization for respiratory or infection, odds ratio (95% confidence interval)			
any (birth to 30-mo visit)	0.95 (0.91 ～ 0.99)	NA	0.0115
<1 y	0.93 (0.88 ～ 0.98)	NA	0.0038
1 ～ 2 y	0.93 (0.88 ～ 0.98)	NA	0.0107
>2 y (to 30-mo visit)	1.01 (0.93 ～ 1.09)	NA	0.8756

NA：not applicable
Vohr BR, et al：Persistent beneficial effects of breast milk ingested in the neonatal intensive care unit on outcomes of extremely low birth weight infants at 30 months of age. Pediatrics 120：e953–959, 2007[24]

　　LDL/HDL コレステロール比も有意に低かった[25]。

　　また，23 ～ 28 歳時に MRI を用いて心血管系を評価している。この結果，生後早期の人工栄養は拡張末期左室・右室容積，左室・右室心拍出量はすべて母乳栄養に比べ有意に少ないことがわかった[26]。

3. 骨発育

　　早産児を 20 年間追跡調査した結果，生後早期に母乳で育てられた児のほうが人工栄養だった児よりも全身の骨面積・骨量が多いことがわかった[27]。

母乳栄養の問題点

1. 栄養における不足

　　正期産児ではビタミン D，ビタミン K が不足することを除けば，母乳だけで育てることに問題はない。早産児ではさらにビタミン D が必要であり，活性型ビタミン D を投与する必要がある。脳の発達は在胎 40 週まで続くため，成長と発達に必要な栄養を提供しなければならない。早産母乳の成分から計算するとたんぱく質・熱量・カルシウム / リンは不足しており，母乳強化が必要となる（「強化母乳栄養」p.78 参照）。

2. 経母乳感染

1）ヒト免疫不全ウイルス

　　日本においては，ヒト免疫不全ウイルス（Human Immunodeficiency Virus：HIV）キャリアから生まれた児は人工栄養とする[28]。

2）ヒト T 細胞白血病ウイルス 1 型

　　ヒト T 細胞白血病ウイルス 1 型（Human T-cell leukemia virus type 1：HTLV-1）キャリアの母親が正期産で出産した場合は，原則として完全人工栄養が勧められている。ただし，母乳による感染リスクを十分に説明してもなお母親が母乳を与えることを強く望

む場合には，生後 90 日未満や凍結母乳栄養という選択肢もある。経管栄養を必要とする早産児，低出生体重児に対しては，NEC や感染症のリスクを考慮し，成熟した哺乳機能が確立するまで凍結母乳栄養にしたほうがよいと思われる[29]。

3）ヒトサイトメガロウイルス

　正期産児においては，経母乳ヒトサイトメガロウイルス（Human Cytomegalovirus：HCMV）感染は自然な予防接種ともいわれ，児にとっての影響はないと考えられている。一方，超早産児では血小板減少，敗血症様症状，肝機能障害などがみられ，NICU 入院中だけでなく将来的にも学習障害につながる可能性が報告され[30]るようになったこともあり，超早産児を経母乳 HCMV 感染から守るための方策に関心が高まっている。新鮮母乳または冷凍母乳による経母乳 HCMV 感染率は 8 ～ 37%[31, 32]といわれており，冷凍しても完全に経母乳感染を防げるわけではない。低温殺菌処理は確実に感染を予防できるが，低温殺菌処理により失われる母乳成分も少なくない。理想としては，母乳に HCMV 量が増え，感染のリスクが高まったと判断したら低温殺菌処理を行うことが求められる。まずは母親の CMV IgG を調べて，陰性であれば冷凍を含めて母乳の処理は不要となる。CMV IgG が陽性であった場合は，次に母乳中の CMV DNA コピー数を定期的に測定し，感染リスクが高まったら処理をはじめるというのが理想である。フランスでは在胎 28 週未満，または出生体重 1,000 g 未満の児の母親が CMV IgG 陽性であれば，32 週になるまで母親の母乳であっても低温殺菌処理を行っている。このため，フランスの母乳バンクで処理する母乳の約 40% は MOM である。日本では低温殺菌処理がまだ一般的な方法とはいえず，完全に感染を防ぐことはできないが，長期間（1 週間以上）の冷凍処理が現実的と思われる。現在，母乳成分へのダメージが少ない感染予防方法として ultraviolet-C（UV-C）や高温超短時間処理などが研究されている。

3. 薬剤

　母親の飲んだ薬やアルコールなどが母乳中にも分泌されるが，母乳を止める必要があるものは例外的である。

文献

1) Senterre T：Practice of enteral nutrition in very low birth weight and extremely low birth weight infants. World Rev Nutr Diet 110：201–214, 2014
2) Assad M, et al：Decreased cost and improved feeding tolerance in VLBW infants fed an exclusive human milk diet. J Perinatol 36：216–220, 2016
3) Gregory KE, et al：Immunologic Factors in Human Milk and Disease Prevention in the Preterm Infant. Curr Pediatr Rep 1：222–228, 2013
4) Klingenberg C, et al：Enteral feeding practices in very preterm infants：an international survey. Arch Dis Child Fetal Neonatal Ed 97：F56–61, 2012
5) Berseth CL：Breast-milk-enhanced intestinal and somatic growth in neonatal rats. Biol Neonate 51：53–59, 1987

6) Dvorak B, et al：Increased epidermal growth factor levels in human milk of mothers with extremely premature infants. Pediatr Res 54：15-19, 2003

7) Shimizu T, et al：Prostaglandin E1, E2, and F2 alpha in human milk and plasma. Biol Neonate 61：222-225, 1992

8) Shulman RJ, et al：Early feeding, feeding tolerance, and lactase activity in preterm infants. J Pediatr 133：645-649, 1998

9) Saleem B, et al：Intestinal Barrier Maturation in Very Low Birthweight Infants：Relationship to Feeding and Antibiotic Exposure. J Pediatr 183：31-36, 2017

10) Igawa M, et al：Is fat content of human milk decreased by infusion? Pediatr Int 56：230-233, 2014

11) Autran CA, et al：Sialylated galacto-oligosaccharides and 2'-fucosyllactose reduce necrotising enterocolitis in neonatal rats. Br J Nutr 116：294-299, 2016

12) Sullivan S, et al：An exclusively human milk-based diet is associated with a lower rate of necrotizing enterocolitis than a diet of human milk and bovine milk-based products. J Pediatr 156：562-567, 2010

13) Mathur NB, et al：Anti-infective factors in preterm human colostrum. Acta Paediatr Scand 79：1039-1044, 1990

14) Trend S, et al：Antimicrobial protein and Peptide concentrations and activity in human breast milk consumed by preterm infants at risk of late-onset neonatal sepsis. PLoS One 10：e0117038, 2015

15) Rønnestad A, et al：Late-onset septicemia in a Norwegian national cohort of extremely premature infants receiving very early full human milk feeding. Pediatrics 115：e269-276, 2005

16) Patel AL, et al：Influence of own mother's milk on bronchopulmonary dysplasia and costs. Arch Dis Child Fetal Neonatal Ed 102：F256-F261, 2017

17) Assad M, et al：Decreased cost and improved feeding tolerance in VLBW infants fed an exclusive human milk diet. J Perinatol 36：216-220, 2016

18) Zhou J, et al：Human Milk Feeding as a Protective Factor for Retinopathy of Prematurity：A Meta-analysis. Pediatrics 136：e1576-1586, 2015

19) Cortez J, et al：Maternal milk feedings reduce sepsis, necrotizing enterocolitis and improve outcomes of premature infants. J Perinatol 38：71-74, 2018

20) Blaymore Bier JA, et al：Human milk reduces outpatient upper respiratory symptoms in premature infants during their first year of life. J Perinatol 22：354-359, 2002

21) Isaacs EB, et al：Impact of breast milk on intelligence quotient, brain size, and white matter development. Pediatr Res 67：357-362, 2010

22) Deoni S, et al：Early nutrition influences developmental myelination and cognition in infants and young children. Neuroimage 178：649-659, 2017

23) Vohr BR, et al：Beneficial effects of breast milk in the neonatal intensive care unit on the developmental outcome of extremely low birth weight infants at 18 months of age. Pediatrics 118：e115-123, 2006

24) Vohr BR, et al：Persistent beneficial effects of breast milk ingested in the neonatal intensive care unit on outcomes of extremely low birth weight infants at 30 months of age. Pediatrics 120：e953-959, 2007

25) Singhal A, et al：Breastmilk feeding and lipoprotein profile in adolescents born preterm：follow-up of a prospective randomised study. Lancet 363：1571-1578, 2004

26) Lewandowski AJ, et al：Breast Milk Consumption in Preterm Neonates and Cardiac Shape in Adulthood. Pediatrics 138, e20160050, 2016

27) Fewtrell MS, et al：Early diet and peak bone mass：20 year follow-up of a randomized trial of early diet in infants born preterm. Bone 45：142-149, 2009

28) 平成 25 年度厚生労働科学研究費補助金エイズ対策研究事業 HIV 母子感染の疫学調査と予防対策および女性・小児感染者支援に関する研究 平成 25 年度総括・分担研究報告書, 2014

29) 平成 28 年度厚生労働行政推進調査事業費補助金・成育疾患克服等次世代育成基盤研究事業 HTLV-1 母子感染予防に関する研究 HTLV-1 抗体陽性妊婦からの出生児のコホート研究. HTLV-1 母子感染予防対策マニュアル　https://www.mhlw.go.jp/bunya/kodomo/boshi-hoken16/dl/06.pdf　2019.7.31 アクセス

30) Perez PF, et al：Bacterial imprinting of the neonatal immune system：lessons from maternal cells? Pediatrics 119：e724-732, 2007

31) Brecht KF, et al：Postnatal human cytomegalovirus infection in preterm infants has long-term neuropsychological sequelae. J Pediatr 166：834-839, e1, 2015

32) Mehler K, et al：High rate of symptomatic cytomegalovirus infection in extremely low gestational age preterm infants of 22-24 weeks' gestation after transmission via breast milk. Neonatology 105：27-32, 2014

出生直後からの積極的栄養法
—Early aggressive nutrition—

櫻井 基一郎

Point
早産での出生は，呼吸，循環状態のみならず栄養学的にも緊急事態である。胎盤からの栄養供給が急速に遮断され，体蛋白を保てなくなる状態であり，生後早期からの栄養不足は発達発育予後への影響が懸念される。出生直後から経腸栄養が確立するまでの栄養状態を維持し，胎児期に供給されていた栄養供給量をできるだけ維持するための戦略が early aggressive nutrition とよばれている。これは過去に行われてきた栄養管理に比べて，より積極的な栄養供給を示しており，胎児期の供給量を超える過剰な栄養を投与するという意味合いではない。具体的には，生後早期から経腸栄養を開始したうえで，できるだけ速やかな増量を行い，経腸栄養が確立するまでの栄養素の不足分を出生直後からの静脈栄養で補うことが必要である。

背景と目的（早産児の栄養の問題点）

　　多くの早産児は，出生後しばらくは呼吸循環動態が不安定であり，さらに消化吸収能の未熟性や低酸素状態のために経腸栄養が進まず，栄養不足に陥りやすい状態にある[1,2]。本来であれば，早産で出生する時期は子宮内で胎児発育に見合うだけの栄養が供給され臓器形成が進む時期であり，この時期の栄養不足はその後の発育に重要な影響を及ぼす。栄養学的な観点から，早産での出生は母体からの栄養供給が急速に途絶えた状態であり，これを総称して栄養学的緊急事態（nutritional emergency）という。栄養学的緊急事態に陥ると飢餓反応が生じる。これにより著しい糖新生が生じて耐糖能が低下し，同時に体蛋白質の異化が亢進する。在胎週数が未熟であるほど体蛋白質の損失量は多くなり，在胎 26 週，出生体重 1,000 g の児を対象とした検討では，グルコース輸液のみを単独で投与すると異化が亢進し，生後 1 週間に毎日 1 〜 2% の体蛋白が損失するとされている（**図 1**）[3]。胎児期には 2 g/kg/day 程度の蛋白蓄積があるが，1 週間程度であっても栄養供給がなされなければ累積欠乏量が増加し，それを回復させるためにはかなりの日数を費

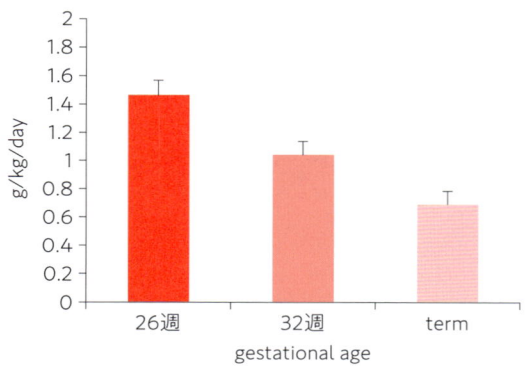

図1 在胎週数別の蛋白損失量

Denne SC, et al： Evidence supporting early nutritional support with parenteral amino acid infusion. Semin Perinatol 31：56–60, 2007[3] より引用，一部改変

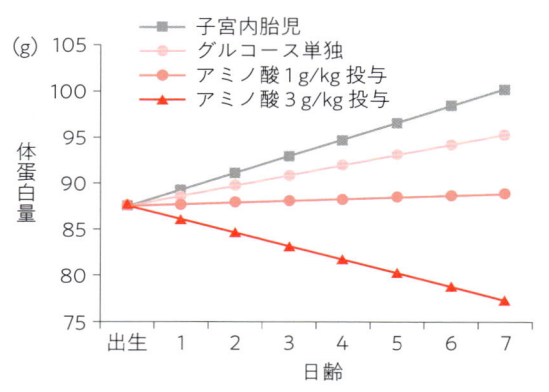

図2 生後1週間の供給アミノ酸量別の体蛋白量の推移

Denne SC, et al： Evidence supporting early nutritional support with parenteral amino acid infusion. Semin Perinatol 31：56–60, 2007[3] より引用，一部改変

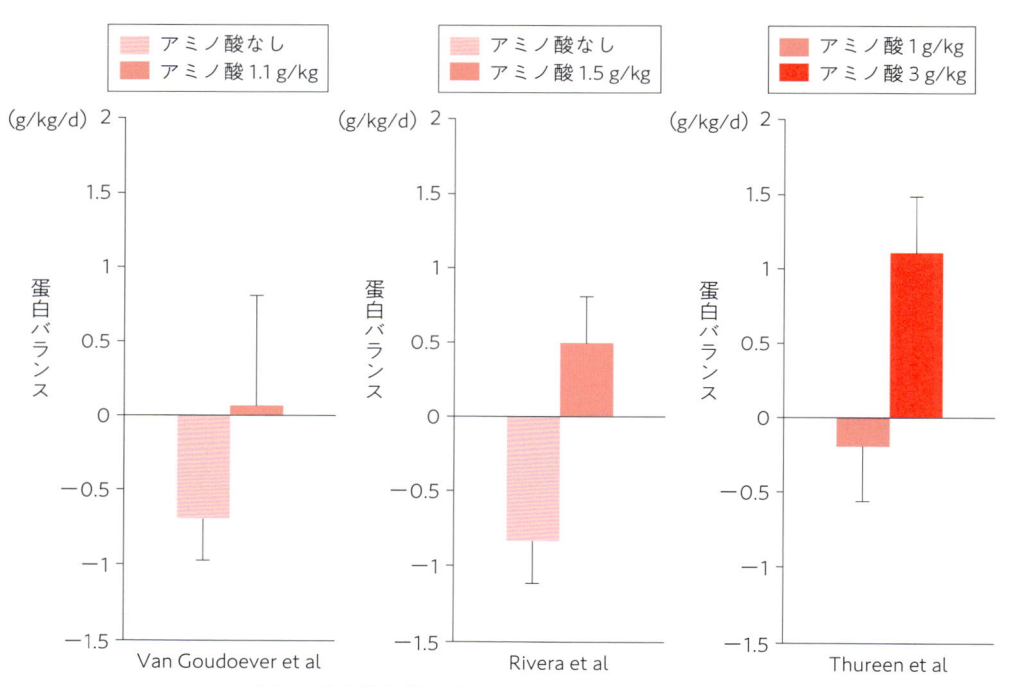

図3 安定同位体元素を用いたバランススタディ

Denne SC, et al： Evidence supporting early nutritional support with parenteral amino acid infusion. Semin Perinatol 31：56–60, 2007[3] より引用，一部改変

やすこととなる（**図2，図3**）[3]。生後早期からの栄養不足は子宮外発育不全（extrauterine growth restriction：EUGR）をもたらし，体格的な不利益につながる。また，生後1週間の栄養摂取量と中枢神経系の発達との間には密接な関係があり，生後早期の栄養管理の重要性が示唆される。

生後早期の栄養状態を維持するために現在行われている栄養戦略が，early aggressive nutrition（EAN）[用語1]である。EAN の概要は，①超早期授乳，②脂質を含む静脈栄養の早期からの開始，③経腸栄養の速やかな増量を主体とした栄養管理，である。

方法

1. 経腸栄養

　経腸栄養を生後 48 時間以内から開始し，授乳量としては 10 ～ 20 mL/kg/day 程度で開始する場合を minimal enteral feeding（MEF）[用語2]，もしくは trophic feeding とよんでいる。生後早期から経腸栄養を開始し増量していくことで，ガストリン放出が促進される。ガストリンは胃酸分泌を促進し，胃粘膜，膵臓の外分泌腺の成長を促す作用があるとされており，経腸栄養の速やかな増量につながると考えられている[4]。MEF は消化管の微生物相の発育を助け局所的な炎症反応を減少させることで，壊死性腸炎（necrotizing enterocolitis：NEC）発生を防ぐ効果も期待される[5, 6]。過去には NEC を懸念して経腸栄養開始を遅らせていた時期もあったが，経腸栄養の開始を遅らせても NEC 発症を防止できるという根拠はなく[7]，絶食期間が長引くほど消化管粘膜の萎縮をもたらし，腸管粘膜の透過性亢進が NEC 発症に関与してしまう[8]。早産児の場合，いったん絶食状態となると再度の消化管の蠕動運動が回復するまでには相当な時間を要するため，栄養不良を助長することになってしまう。経腸栄養の増量速度に関しては，ゆっくりと増量していくこと（< 24 mL/kg/day）が必ずしも NEC 防止に役立つわけではない。かえって経腸栄養確立の遅延をもたらしてしまう結果になる[9]。以上のことを踏まえると，trophic feeding は速やかに施行するべきであるが，あくまでも臨床症状に留意し，もし NEC のリスクが高いと判断されるような場合は，数日間は注入量を増加さ

用語解説 1

early aggressive nutrition

出生に伴い胎盤からの栄養供給が途絶えた状態となるが，生後早期から経腸栄養，静脈栄養を行うことで栄養損失を最小限とし，その後の発育をできるだけ胎児発育に近似させることを目的とした，極低出生体重児に行われる栄養管理方法である。

用語解説 2

minimal enteral feeding, trophic feeding

栄養摂取量としては少量であるが，生後早期から少量の経腸栄養を開始することで消化管の廃用性萎縮を防止し，消化管機能維持や成熟を目的に行われる栄養管理方法である。

せるべきではない。

　近年では，超低出生体重児に生後12時間前後から経腸栄養を開始しても，NECなどの消化管合併症はなく増量できたとの報告もあり，経腸栄養の開始時期は早くなる傾向にある。経腸栄養の種類としては，自母乳がもっとも適しているのは自明である。しかし，早産での出生に際しては，母体合併症や帝王切開後などにより，すぐには自母乳を得られない場合や，生後12時間では自母乳が不足することもある。そのような場合の第二の選択肢として，諸外国では母乳バンクからの低温殺菌処理されたドナーミルクが推奨されている[10]。ドナーミルクを使用することで，絶食することなく初期の経腸栄養を進め，その間も母乳が得られるような支援を継続し，最終的には自母乳へと切り替えていくのがよいと考えられている。自母乳が得られないがために絶食のまま静脈栄養のみを継続することは，静脈栄養期間を延長し，カテーテル関連感染症の増加や静脈栄養関連の肝機能障害にもつながるため，わが国でも母乳バンクの普及が望まれる[11, 12]。

2. 早期静脈栄養（3大栄養素に関して）

1）アミノ酸

　早産児は出生後に胎盤からの栄養供給がなくなると，経腸栄養が確立するまでは栄養学的な損失が大きくなってしまう。この損失を最小限に抑え，さらに胎児供給量を目指した栄養供給をEANとよんでいる。この考えを受け，近年，わが国における極低出生体重児の栄養管理法には徐々に変化が生じてきている。

　2017年に，極低出生体重児の栄養管理の現状について全国の周産期新生児専門医137人にアンケート調査を実施した。その結果，ほぼすべての専門医が生後早期から静脈栄養（アミノ酸輸液）を行うとしており，入院時からの開始が34%，生後24時間以内が32〜36%，24〜72時間が26〜27%であった。近年では静脈栄養を生後早期から開始する施設が増加する傾向にある。

　胎児期の栄養は，胎盤を通して途切れることなく供給されている。生後すぐに栄養供給がなされない場合，0.5〜1.0 g/kg/day程度の蛋白質の損失が生じてしまう。窒素バランスを正とするためには少なくとも1.5 g/kg/dayの静脈的アミノ酸投与が必要であり，さらに胎児期の供給量に見合うためには3.0〜3.5 g/kg/dayが必要と考えられている[11, 13]。生後5日間，3 g/kg/日の静脈的アミノ酸投与を行うことで，生後18か月での頭囲のEUGRを減少させるという報告もあり[14, 15]，近年では累積欠乏量を減らすために，出生後ただちに経静脈的にアミノ酸の投与を開始し，胎児期の供給量を目指す戦略がとられている。早期，特に生後24時間以内からのアミノ酸投与に関しては，その効果安全性に関してのいくつかの報告があり[16〜18]，わが国でも過去数十年にわたり，アミノ酸投与の開始時期は次第に早期から供給するように変化してきている。ただし，前述のアンケート結果によれば，わが国での開始時のアミノ酸投与量に関しては，1.0〜4.0 g/kg/dayであり，施設間の差が大きいようである。

静脈的に投与されるアミノ酸の組成は，本来は同時期の健康な胎児のアミノ酸組成に近似すべきなのかもしれないが，胎児期の正確なデータは限られる。そのため，母乳で育っている健康な正期産児の血中アミノ酸濃度に近似するように作製されている。アミノ酸はインスリンやインスリン様成長因子(insulin-like growth factor：IGF)-1，その他の成長因子の合成にも必要である[19, 20]。生後の低栄養による IGF-1 の低下は頭囲発育遅延と関係するとの報告もあり，生後の神経発達への影響が懸念される[21, 22]。また，生後早期に投与されたアミノ酸は内因性のインスリン分泌を促し，結果として糖耐性を改善し，高血糖や非乏尿性高カリウム血症を改善する効果も有する[23, 24]。スレオニン，リジン，ロイシン，アルギニンの低値は高アンモニア血症や新生児 NEC，高血糖と関与すると報告されている[25, 26]。

　生後早期からのアミノ酸投与において，臨床的に特に留意すべき点は高アンモニア血症である。アンモニア高値は投与された窒素成分が肝臓での処理能の上限を超えている状態であり，さらなる窒素負荷は好ましくない。また，アミノ酸投与に伴い BUN が上昇するが[11]，代謝性アシドーシスやアンモニアの上昇を伴わなければアミノ酸が酸化された結果であり，BUN 単独での上昇はある程度許容されている。

2)脂質

　早産児に対する脂肪製剤投与の意義は，生後早期の必須脂肪酸の欠乏を防ぐこと，および，エネルギー源として投与することでアミノ酸の酸化や蛋白喪失を防ぐことである。早産児の経腸栄養が進まず，脂肪製剤投与が生後早期に施行されなければ，必須脂肪酸欠乏が生じやすい。生後早期(日齢 1)から脂肪製剤投与の耐性を調査した検討では，日齢 1 から 1 g/kg/day を開始し，徐々に増量して日齢 4 から 4 g/kg/day を投与した群と，日齢 8 からのみ投与した群を比較している。結果として，酸塩基平衡，副作用の発現(気管支肺異形成，黄疸，敗血症，血小板減少症，頭蓋内出血，NEC，動脈管開存症，未熟児網膜症，低血糖，高血糖)に有意差は認められず，段階的に増量していくことで生後早期からの脂肪製剤投与は副作用の増加なく可能としている[27]。

　2005 年のメタ解析では，脂肪乳剤の早期投与(生後 12 時間～日齢 5)と晩期投与(日齢 6～14)の比較を行っている。短期的な効果(出生体重復帰日齢，体重増加率)，副作用の発症に関して両群に有意差は認められなかった[28]。しかし，この検討ではアミノ酸投与についての検討がなされていない。理論上は熱量投与量に見合うアミノ酸投与量がなくては蛋白同化にはつながらないため，短期的な効果に結びつかなかったのではないかと推測される。

　効率のよい蛋白同化には，アミノ酸摂取量の増量とともに，徐々に非蛋白熱量を増加させる必要があるが，糖(グルコース)のみでの摂取熱量増加には限界がある。そこで，体蛋白を増加させるための効率のよい摂取熱量増加のためには，脂肪製剤の投与が必要となる[24, 29, 30]。投与したアミノ酸を効率的に蛋白に同化させるためには，相当する熱

量が必要であり，これは一般的に非蛋白熱量 / 窒素比 200 以上とされている。しかし極低出生体重児では，生後早期にアミノ酸 1.1 ～ 2.5 g/kg/day に対して 30 kcal/kg/day 程度の低い熱量摂取でも窒素バランスは正にできると報告されており，開始時の非蛋白熱量は低値でもよいとされている[29]。熱量増加とともにアミノ酸は同化されやすくなり，50 ～ 80 kcal/kg/day で明らかに蛋白バランスは改善される[24]。ただし，熱量摂取だけを 70 ～ 90 kcal/kg/day 以上に増量しても，窒素バランスは改善しない。そのため，熱量摂取と同時に，2.7 ～ 3.5 g/kg/day のアミノ酸投与を行うと，子宮内の窒素増加率に近似することができる。効率のよい蛋白同化のためには，アミノ酸投与量の増量とともに徐々に非蛋白熱量摂取量を増やしていくことが必要となる[24, 30]。

　生後早期に必須脂肪酸欠乏を避けるための最低限の量としては，経静脈的に最低限 0.5 ～ 1.0 g/kg/day の脂肪製剤投与が必要となる[31]。投与速度は 1985 年のアメリカ小児科学会（American Academy of Pediatrics：AAP）の勧告では 0.25 g/kg/hour に上限をおいている。しかし，この勧告は副作用（脂質異常症）を避けることを目的にしたものである。急速に脂肪製剤を静脈内投与するとアポ蛋白質の相対的不足を招き，アポ蛋白質と結合できなかった脂肪粒子は網内系にとり込まれ，局所の免疫能低下などの副作用をもたらす。一般的に，脂質異常症や網内系機能抑制を防ぐためには，脂肪製剤の投与速度は 0.15 g/kg/hour 以下がよいとされる。極低出生体重においても 0.15 g/kg/hour を超えなければ，生後早期から段階的に増量していくことで副作用の発現頻度を高めることなく投与できるとの報告がある[27]。早産児の場合，ビリルビン遊離の点を考慮すると，1 日総投与量 3 g/kg/day 程度の持続投与が上限とされる[32]。一方で極低出生体重児では，3.25 g/kg/day 以下の経静脈的な脂肪製剤投与ではアルブミンからのビリルビンの遊離は生じないとの報告もある。持続的な脂肪製剤の投与では，注入量や投与速度によりアンバウンドビリルビンの血中濃度に影響を与えないが，断続的に投与するとアンバウンドビリルビンの変動が大きくなってしまう[32]。

　生後早期の脂肪製剤投与が新生児慢性肺疾患，未熟児網膜症の発生因子であるという報告が散見されている[19, 33]。しかしながらメタ解析では，晩期投与群と比較して，早期投与群の合併症（死亡率，慢性肺疾患，呼吸器合併症，新生児 NEC，未熟児網膜症，動脈管開存症，敗血症，頭蓋内出血）の発現頻度において有意差はないと報告されている[28]。理論上，経静脈的な脂肪製剤投与は脂肪のクリアランスが障害される感染症や外科手術後のストレス下，アルブミン低値，高ビリルビン血症の状態では脂肪乳剤投与に伴う合併症が出現する可能性があり，このような状態の児に対する生後早期からの脂肪製剤投与や増量に関しては，特に注意する必要がある。

3）糖質

　グルコースは胎児期でも新生児期でも第一のエネルギー源である。グルコースはグリコーゲンの形で蓄積されるが，妊娠の第三期まで胎児はグリコーゲンをつくれないため，

早産児での蓄積は限られている。一方で，早産児は脳，心臓，肝臓，腎臓など代謝の盛んな臓器の割合が高く，比較的高い熱量を必要としているが，25 〜 27 週で出生した児が有する熱量は 200 kcal 程度であり，供給がまったくなされなければ生後 4 〜 5 日で枯渇してしまう。

　極低出生体重児は内因性のグルコースの産生が正期産児よりも多く，グルコースの不耐性が生じやすく，高血糖となりやすい。グルコース投与量の上限は，児の全身状態，在胎週数，グリコーゲン蓄積量，糖酸化能によって影響されるため一概にはいえないが，7 〜 12 mg/kg/min 程度とされる。初期投与量は 7 mg/kg/min 程度を上限とし，耐性を判断しつつ調節するほうがよい[34]。過度なグルコース摂取は脂肪に変換され，酸素消費の増加，二酸化炭素産生増加につながるため，血糖値をモニタリングし，耐性を判断しながら漸増し，最大 12 mg/kg/min までグルコース摂取量を徐々に増量していくほうがよい[35]。グルコース単独投与では，アミノ酸との同時投与に比べてグルコース産生が多いため，生後早期からアミノ酸を併用し，内因性のインスリン分泌を増加させることで，耐糖能が改善し高血糖が予防できると報告されている[36]。

EAN の今後の課題

　2012 年に報告された Blanco らの検討によれば，超低出生体重児の NICU 入院中の成長は，低アミノ酸投与群（生後 2 日目に 0.5 g/kg/day で開始し，漸増して 1 週間 3 g/kg/day を維持）に比較して，高アミノ酸投与群（出生後ただちに 2 g/kg/day で開始し，1 週間 4 g/kg/day で維持）でよいことが報告されている。しかし発達指数に関しては，修正 2 歳では差がなかったが，修正 18 か月では低アミノ酸投与率で有意に低かったとの結果であった。ただし，この検討では症例数が少なく発達評価ができるほどの検出力がなく，今後の検討が必要である[37]。

　現在行われている EAN の検討の多くが appropriate for gestational age（AGA）児を対象としており，small for gestational age（SGA）児での検討は少ない。母体，胎盤因子に起因する SGA 児に関しては，子宮内で栄養不足に陥っていた状態での出生であり，投与した栄養素の利用効率に関しては個人差が大きい可能性がある。またわが国でも，早産児の AYA 世代まで見越した，理想とすべき生後早期の成長速度や栄養管理について，大規模で長期的なフォローアップに基づく検討が必要である。

文献

1)　Skillman HE, et al：Nutrition therapy in critically ill infants and children. JPEN J Parenter Enteral Nutr 32：520-534, 2008
2)　Tinckler LF：Surgery and intestinal motility. Br J Surg 52：140-150, 1965
3)　Denne SC, et al：Evidence supporting early nutritional support with parenteral amino acid infusion. Semin

Perinatol 31：56–60, 2007

4) Meetze WH, et al：Gastrointestinal priming prior to full enteral nutrition in very low birth weight infants. J Pediatr Gastroenterol Nutr 15：163–170, 1992

5) Berseth CL, et al：Enteral nutrients promote postnatal maturation of intestinal motor activity in preterm infants. Am J Physiol 264：1046–1051, 1993

6) Leaf A, et al：Early or delayed enteral feeding for preterm growth-restricted infants：a randomized trial. Pediatrics 129：e1260–e1268, 2012

7) Morgan J, et al：Early trophic feeding versus enteral fasting for very preterm or very low birth weight infants. Cochrane Database Syst Rev 28(3)：CD000504, 2013

8) Neu J：Gastrointestinal development and meeting the nutritional needs of premature infants. Am J Clin Nutr 85：629S–634S, 2007

9) Morgan J, et al：Slow advancement of enteral feed volumes to prevent necrotising enterocolitis in very low birth weight infants. Cochrane Database Syst Rev(10)：CD001241, 2015

10) Section on Breastfeeding：Breastfeeding and the use of human milk. Pediatrics 129(3)：e827–e841, 2012

11) Adamkin DH：Nutritional strategies for the very low birthweight infant. Cambridge University Press, 2009

12) Tillman EM：Review and clinical update on parenteral nutrition-associated liver disease. Nutr Clin Pract 28：30–39, 2013

13) Balakrishnan M, et al：Blood urea nitrogen and serum bicarbonate in extremely low birth weight infants receiving higher protein intake in the first week after birth. J Perinatol 31：535–539, 2011

14) Radmacher PG, et al：Early amino acids and the metabolic response of ELBW infants (< or = 1000 g) in three time periods. J Perinatol 29：433–437, 2009

15) Poindexter BB, et al：Early provision of parenteral amino acids in extremely low birth weight infants：relation to growth and neurodevelopmental outcome. J Pediatr 148：300–305, 2006

16) van Lingen RA, et al：Effects of early amino acid administration during total parenteral nutrition on protein metabolism in pre-term infants. Clin Sci (Lond) 82：199–203, 1992

17) Murdock N, et al：Low birthweight infants and total parenteral nutrition immediately after birth. II. Randomised study of biochemical tolerance of intravenous glucose, amino acids, and lipid. Arch Dis Child Fetal Neonatal Ed 73：F8–F12, 1995

18) Ho MY, et al：Early versus late nutrition support in premature neonates with respiratory distress syndrome. Nutrition 19：257–260, 2003

19) Brownlee KG, et al：Early or late parenteral nutrition for the sick preterm infant? Arch Dis Child 69：281–283, 1993

20) Pauls J, et al：Postnatal body weight curves for infants below 1000 g birth weight receiving early enteral and parenteral nutrition. Eur J Pediatr 157：416–421, 1998

21) Löfqvist C, et al：Postnatal head growth deficit among premature infants parallels retinopathy of prematurity and insulin-like growth factor-1 deficit. Pediatrics 117：1930–1938, 2006

22) Hansen-Pupp I, et al：Postnatal decrease in circulating insulin-like growth factor-I and low brain volumes in very preterm infants. J Clin Endocrinol Metab 96：1129–1135, 2011

23) Adamkin DH：Issues in the nutritional support of the ventilated baby. Clin Perinatol 25：79–96, 1998

24) Clark SE, et al：Acute changes in leucine and phenylalanine kinetics produced by parenteral nutrition in premature infants. Pediatr Res 41(4 Pt 1)：568–574, 1997

25) Zamora SA, et al：Plasma L-arginine concentrations in premature infants with necrotizing enterocolitis. J Pediatr 131：226–232, 1997

26) Amin HJ, et al：Arginine supplementation prevents necrotizing enterocolitis in the premature infant. J Pediatr 140：425–431, 2002

27) Gilbertson N, et al：Introduction of intravenous lipid administration on the first day of life in the very low birth weight neonate. J Pediatr 119：615–623, 1991

28) Simmer K, et al：Early introduction of lipids to parenterally-fed preterm infants. Cochrane Database Syst Rev(2)：CD005256, 2005

29) van den Akker CH, et al：Albumin synthesis in premature neonates is stimulated by parenterally administered amino acids during the first days of life. Am J Clin Nutr 86：1003–1008, 2007

30) Pineault M, et al：Total parenteral nutrition in the newborn：impact of the quality of infused energy on nitrogen metabolism. Am J Clin Nutr 47：298–304, 1988

31) Gutcher GR, et al：Intravenous infusion of lipid for the prevention of essential fatty acid deficiency in premature infants. Am J Clin Nutr 54：1024–1028, 1991

32) Brans YW, et al：Influence of intravenous fat emulsion on serum bilirubin in very low birthweight neonates. Arch Dis Child 62：156–160, 1987

33) Hammerman C, et al：Decreased lipid intake reduces morbidity in sick premature neonates. J Pediatr 113：1083–1088, 1988

34) Dweck HS, et al：Glucose intolerance in infants of very low birth weight. I. Incidence of hyperglycemia in infants of birth weights 1,100 grams or less. Pediatrics 53：189–195, 1974

35) Jones MO, et al：Glucose utilization in the surgical newborn infant receiving total parenteral nutrition. J Pediatr Surg 28：1121–1125, 1993

36) Sunehag AL, et al：Gluconeogenesis in very low birth weight infants receiving total parenteral nutrition. Diabetes 48：791–800, 1999

37) Blanco CL, et al：Impact of early and high amino acid supplementation on ELBW infants at 2 years. J Pediatr Gastroenterol Nutr 54：601–607, 2012

強化母乳栄養

村瀬 正彦

Point

母乳栄養は早産児にとって有益な栄養方法である。しかし母乳栄養単独では，たんぱく質とカルシウム，リンが不足する。そのため，子宮外発育不全（EUGR）や未熟児代謝性骨疾患（MBD）を発症する危険がある。強化母乳栄養は，母乳の利点を活かしつつ母乳では不足する栄養素を補充することを目的としている。わが国で使用できる母乳強化剤は，HMS-1 と HMS-2（森永乳業）の 2 種類である。HMS-2 は HMS-1 に比べてたんぱく質とカルシウム，リン，そして熱量を多く含有している。利点の多い強化母乳栄養だが，通常の強化をしてもたんぱく質摂取量が不足すること，パウダータイプであること，そして牛乳由来であることが課題である。これらの課題に対して，個別強化母乳栄養法や液状やヒト母乳由来の母乳強化剤が考慮される。なお，強化母乳栄養を行うにあたっては，milk curd 形成によるイレウスや新生児 - 乳児消化管アレルギーの発生に留意する必要がある。

はじめに

母乳栄養は，正期産児のみならず早産児にとって有益な栄養方法である（「母乳の意義」p.61 参照）。しかし，早産児にとって母乳栄養のみでは不足する栄養素が存在する（「NICU 入院中の栄養必要量」p.54 参照）。そこで，母乳栄養のメリットを活かしながら，不足する栄養素を補充するために強化母乳栄養法が行われ，極低出生体重児に対してはほぼ全例に実施されている。

本稿では，強化母乳栄養の必要性やその実際，強化母乳栄養の課題とその対応策，さらに強化母乳栄養の合併症について述べる。

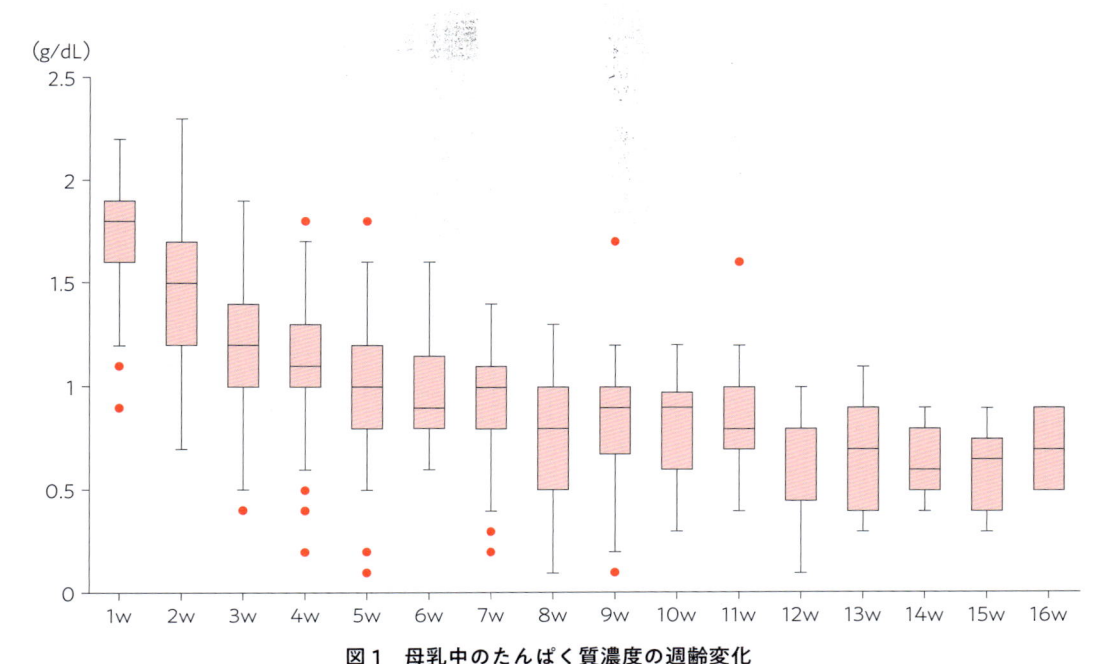

図1　母乳中のたんぱく質濃度の週齢変化

単胎の極低出生体重児の母親で，修正42週まで母乳検体を測定し得た74人を対象とした。たんぱく質濃度の出生後週数ごとにおける変動係数の中央値(25パーセンタイル，75パーセンタイル)は，30%(25%，35%)であった。

村瀬正彦，他：母乳栄養児の栄養摂取量と目標栄養摂取量の差異に関する検討．日周産期・新生児会誌 48：458，2012[1]

母乳の栄養素の特徴と課題

　　母乳成分のなかで，強化母乳栄養に関与する成分について解説する。

1. たんぱく質

　　早産児の母親の母乳中のたんぱく質濃度は，出産週数が早ければ早いほど高くなる。その後，成熟乳に近づくにつれて，在胎週数間のたんぱく質濃度の違いは認めなくなる。極低出生体重児の母親の母乳を対象に行ったわれわれの施設での検討では，母乳中のたんぱく質濃度は第1週がもっとも高く，その後5〜6週にかけて減少し，それ以後はおおむね一定となった(**図1**)[1]。また，母乳中のたんぱく質濃度には個体差があるとともに同一個体でも変動幅が大きく，変動係数の中央値は32%であった(**図2**)[1]。

　　母乳中のたんぱく質濃度では，児が必要な母乳量を摂取しても十分なたんぱく質摂取量が確保できない。

2. 脂肪，カロリー

　　早産児の母親の母乳は，初乳および成熟乳においても正期産児の母親のものと比べて脂肪分が1.3〜1.6倍多く含まれる[2]。そして，中鎖脂肪酸は生後3か月にわたって多く含まれる[2]。中鎖脂肪酸は直接胃から吸収されるので，熱量を多く必要とする早産児に

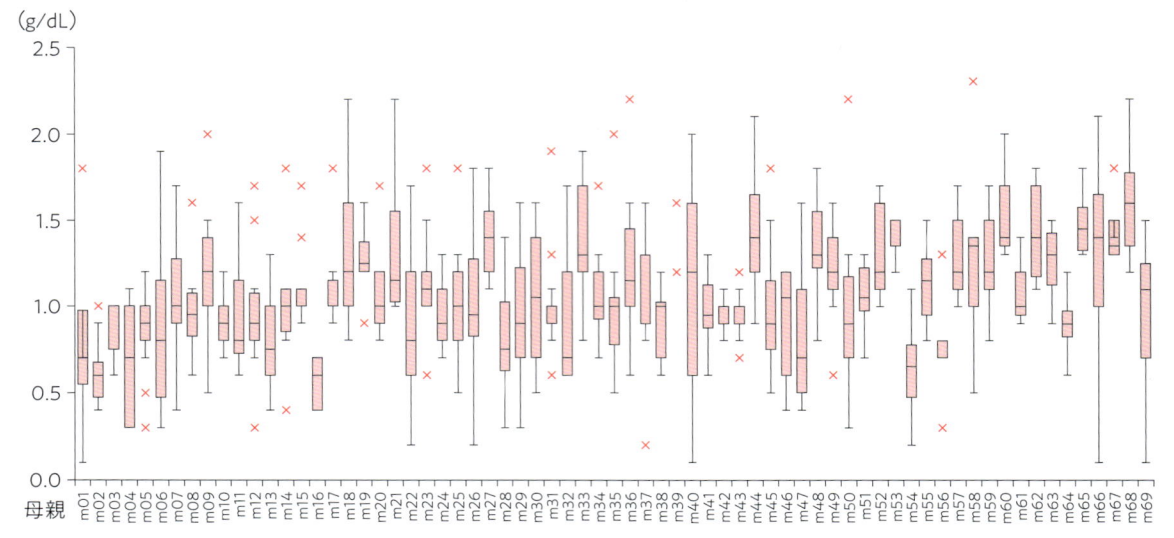

図2 母乳中のたんぱく質濃度の個人間の変化

単胎の極低出生体重児の母親で，修正42週まで母乳検体を測定し得た74人を対象とした。変動係数中央値（25th，75th）：32%（23%，41%）

村瀬正彦，他：母乳栄養児の栄養摂取量と目標栄養摂取量の差異に関する検討．日周産期・新生児会誌48：458，2012[1]

とっては非常に有利に働く。

3. 乳糖

　早産児の母親の母乳は正期産児と比較して乳糖濃度が低い。極低出生体重児の母親を対象に，われわれの施設で乳糖濃度を測定したところ，出生後の日齢による変化は認めなかった。

4. カルシウム，リン

　母乳中のカルシウムとリンの濃度は，母親の血中濃度とは関係しない。母乳中のカルシウムとリンは非常に吸収率が高く，カルシウムは最大70%[3]，リンは最大95%[4]が吸収される。

　早産児が胎内で摂取するカルシウム量は100〜120 mg/kg/day，リン量は50〜65 mg/kg/day である[5]。母乳中のカルシウム濃度，リン濃度は在胎週数および泌乳期による差はなく，カルシウム濃度とリン濃度の中央値がそれぞれ，25〜30 mg/dL，10〜16 mg/dL である[6]。母乳中のカルシウムとリンの吸収率が人工乳に比べて良好であっても，母乳単独では目的とする量に到達しない。

強化母乳栄養の必要性

　極早産児や極低出生体重児においては，母乳単独では栄養が不足することが多く，そ

の結果としておこる子宮外発育不全（extrauterine growth restriction：EUGR）と未熟児代謝性骨疾患（metabolic bone disease in premature infant：MBD）の予防が強化母乳栄養の主たる目的である。

1. 子宮外発育不全（EUGR）

1）EUGR とは

EUGR とは，早産児の成長が修正 37 〜 42 週の時点で在胎期間別出生時体格値（体重，身長，頭囲）の 10 パーセンタイル未満の状態と定義されている[7]。

EUGR は，その後の身体発育遅滞や精神運動発達遅滞との関連性が高い。

2）EUGR が身体発育に及ぼす影響

極低出生体重児の身体発育は，2 〜 3 歳までは急速に SD スコアが増加するが，それ以降は SD スコアの増加は認めず横ばいになる[8, 9]。そのため，将来の身体発育のためには 2 歳までに SD スコアが追いつくことが重要である。しかし，EUGR 児は退院時にすでに身体が小さいので，2 歳までに追いつかないことが多い。

3）EUGR が精神運動発達に及ぼす影響

Ehrenkranz らは，体重 500 〜 1,000 g で出生した児の修正 18 〜 22 か月齢の精神運動発達遅滞の危険因子として，NICU 入院中の体重増加不良をあげている[10]。以上の問題点から，EUGR を予防する必要がある。

2. MBD

1）MBD とは

MBD とは，早産児が同時期の胎児期や修正週数から想定される骨塩量よりも低い状態である。MBD の発生頻度は，極低出生体重児では 23 〜 30%，超低出生体重児では 50 〜 60% と頻度が高い[11, 12]。

MBD が進行すると，受傷機転がはっきりしない骨折が発生する。いったん，この状態に陥ると骨折の予防が困難である。そのため，MBD を発症させない管理が必要である。

2）早産児が MBD を発生しやすい原因

早産児が MBD を発生しやすい要因として，以下の理由があげられる。

①胎内環境の影響

胎児期の骨成長には血流が重要である。そのため，子癇前症や慢性的に胎盤に影響を与える絨毛膜羊膜炎，子宮内発育不全ではリンの胎児移行が低下し骨化を障害する[13]。

②カルシウム，リンの蓄積する時期の前の出生

図 3[14]に示すように，骨塩量と在胎週数および出生体重は相関する。正期産児が蓄積しているカルシウム，リンの 80% は妊娠 24 週以降に蓄積したものである[15]。そのため，その時期を経ないで出生した早産児はもともとカルシウム，リンの蓄積が少なく，カルシウム，リンの欠乏に陥りやすいため，MBD 発症の危険性が高くなる。

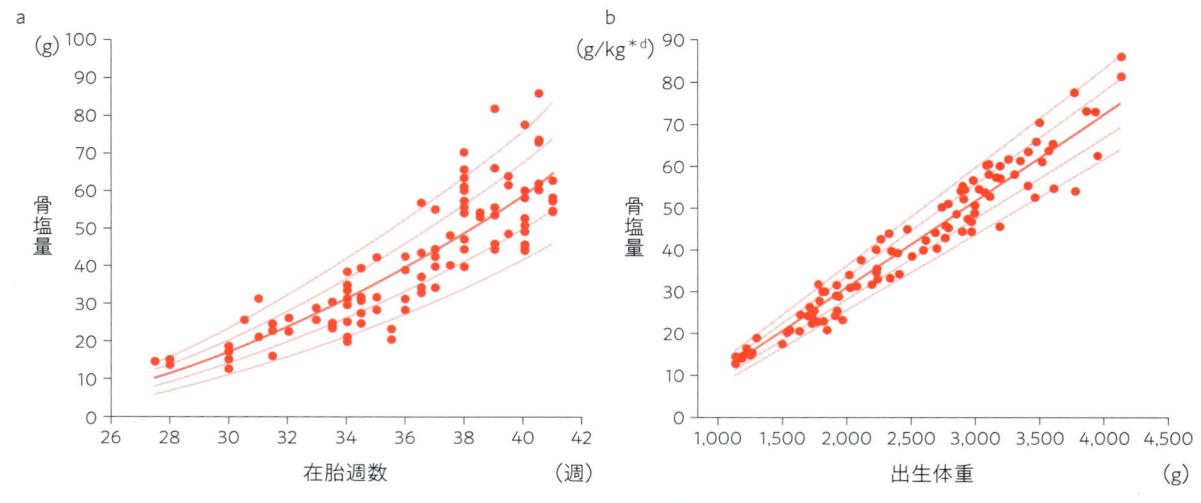

図3　在胎週数および出生体重と骨塩量の関係

三浦文宏，他：出生体重 1,250 g 未満の児に対する MCT 配合母乳添加用粉末の検討ー入院中の成長について．日周産期・新生児会誌 44：968–972, 2008[14)] より引用，一部改変

表　HMS-1 と HMS-2 の成分比較

	HMS-1	HMS-2
粉末量（g）	2.7	4.3
熱量（kcal/dL）	9.0	20.0
たんぱく質（g/dL）	0.7	1.0
脂質（g/dL）	0.0	1.0
炭水化物（g/dL）	1.5	1.8
カルシウム（mg/dL）	70.0	100.0
リン（mg/dL）	40.0	60.0
ナトリウム（mg/dL）	9.0	18.0
カリウム（mg/dL）	10.0	14.0
塩素（mg/dL）	0.7	1.7

強化母乳栄養の実際

　　母乳栄養単独では不足する栄養素が存在する。そのため，強化母乳栄養法は母乳栄養の利点を活かし，不足する栄養素を補うためにわが国で広く用いられている。わが国で入手できる母乳強化剤は HMS-1 と HMS-2（森永乳業）の 2 種類である。それぞれの成分を**表**に示す。HMS-2 は HMS-1 に比べて 1.5 倍多いたんぱく質とカルシウム，リン，そして 2 倍以上高い熱量を含有している。治験の結果では，HMS-1 群と HMS-2 群を比較した場合，HMS-2 群のほうが 1 日あたりの有意な成長が認められた[14)]。

　　われわれの施設での強化方法は，出生体重が 1,500 g 以下の児に対して，母乳摂取量が 50 mL/kg/day に到達したら規定量の 1/2 から母乳強化剤（P-HMF）の添加を開始する。

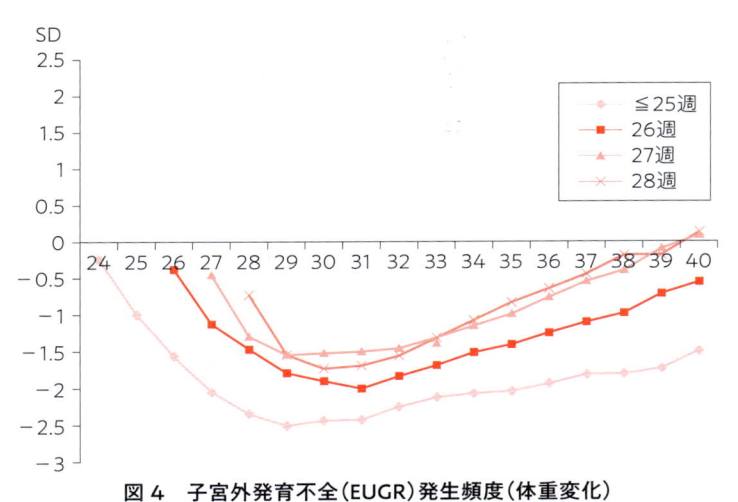

図4 子宮外発育不全(EUGR)発生頻度(体重変化)
2006 ~ 2012 年に当院 NICU に入院した appropriate for gestational age(AGA)児を対象
小林 梢, 他:早産低出生体重児における NICU 入院中の身体測定値 SD スコアの推移に関す
る検討. 日未熟児新生児会誌 27:77–83, 2015[16] より引用, 一部改変

その後数日間, 腹部膨満や残乳の増加などの異常がないことを確認して完全強化に移行する。

投与を終了する明確な基準は設定しておらず, 身体発育や血中および尿中のカルシウム, リン値, 橈骨遠位端の変化を参考に調整している。なお, HMS-2 に添加されている中鎖脂肪酸トリグリセリド(medium chain triglyceride:MCT)オイルが母乳中に含まれるリパーゼにより一部分解され, 独特のにおいが発生し哺乳量が減少する場合がある。そのような場合は, われわれの施設では HMS-1 に変更するか, 十分な発育が得られていれば HMS-2 の添加を中止している。

強化母乳栄養の課題

わが国で使用している強化母乳栄養法にも課題は存在する。

1. たんぱく質摂取量の不足

EUGR を回避するための栄養管理として, early aggressive nutrition(EAN)と強化母乳栄養法が重要であり, われわれの施設でも積極的に行っている。しかし, 出生時から退院時までの在胎期間別出生時体格値から算出した SD スコア(SDS)の推移は**図 4**[16] に示すとおりである。EAN と強化母乳栄養を用いても EUGR の問題はまだ解決できておらず, 在胎週数が未熟であるほど深刻である[16]。

この原因のひとつとして, 従来の母乳強化剤の主要栄養素の強化不足があげられる。われわれの施設での検討では, HMS-2 を使用した場合に 75% の症例が必要な熱量摂取量に到達するが, 必要たんぱく質量に到達する症例はわずか 9% であった[1]。

以上の結果から，現状の母乳強化剤を使用した場合，たんぱく質摂取量の不足が懸念される。

2. 剤形

　わが国で使用できるのはパウダータイプの母乳強化剤（P-HMF）だけである。P-HMFの欠点として，サカザキ菌（*Cronobacter sakazakii*）をはじめとする細菌汚染が懸念されている[17]。そのため，アメリカ食品医薬品局（Food and Drug Administration：FDA）はパウダー状から液状への移行を推奨している[18]。

3. 由来成分

　わが国で使用されている母乳強化剤は牛乳由来なので，母乳強化剤により牛乳アレルギーを発症する危険性がある[19, 20]。新生児 - 乳児消化管アレルギーではさまざまな症状を呈するが，疾患特異的なものはない。Miyazawa らの報告では，2,500 g 以上の児と比べて超低出生体重児では胃内残存物の増加および発育不良，皮膚症状を呈することが多く，嘔吐および血便が少ないという[20]。新生児 - 乳児消化管アレルギーが疑われる場合は，母乳強化剤の使用を控える。

強化母乳栄養の課題克服に向けて

1. 個別強化母乳栄養法

　たんぱく質摂取量不足を回避するために，追加の母乳強化が必要である。しかし，母乳中のたんぱく質濃度は個体差が大きいことから[1]，一律の強化よりも個々の症例に応じたたんぱく質強化量を設定する個別強化母乳が有用と考えられる。個別強化の方法として以下の 2 つがある。

1）targeted fortification（TF）

　Targeted fortification（TF）は母乳中のたんぱく質含量を測定し，目標摂取量に到達するようたんぱく質の強化量を調整する方法である。Polberger らは，目標たんぱく質摂取量を 3.5 g/dL に設定して行った強化方法は，一律にたんぱく質を強化した群と比較して良好な身体発育が得られたと報告している[21]。この方法には母乳分析器が必要であり，一般化するうえでのハードルとなる。

2）adjustable fortification（AF）

　Adjustable fortification（AF）は，たんぱく質代謝の目安として血中尿素窒素（BUN）を指標にたんぱく質の強化量を調節する方法である。この方法では BUN の適正値を 9 〜 14 mg/dL と設定し[22]，BUN 値が 9 mg/dL を下回る場合はたんぱく質強化量を増量し，14 mg/dL を超える場合は強化量を減量する。この方法を用いることで，一律にたんぱく質を強化した群と比較し有意に体重増加および頭囲発育の改善を認めている[22]。この方法の利点は，母乳分析器がなくても個別化した強化を行うことができる点である。

2. 液状母乳強化剤

　牛乳から精製した液状の母乳強化剤には，酸性（acidified liquid-human milk fortifier：AL-HMF）と非酸性（non-acidified liquid-human milk fortifier：NAL-HMF）の2種類が存在する[19]。NAL-HMF とパウダータイプの母乳強化剤（powdered-human milk fortifiers：P-HMF）は，AL-HMF よりも体重増加が優れていた[23]が，NAL-HMF と P-HMF 間での体重増加に差は認めなかった[23]。NAL-HMF のほうが P-HMF よりもフルフィーディングの到達日齢が早く，未熟児網膜症の発症率が低かったという[23]。

3. ヒト母乳由来母乳強化剤

　海外ではヒト母乳由来の強化物質として，Prolact+H2MF®（Prolacta Bioscience 社）が注目されている。これは母乳バンクのドナーミルクから精製されており，液状の母乳強化物質である。HMS-2 と比べても，ヒト母乳由来の強化物質のほうがたんぱく質の含有量が高い（1.2 g/100 mL vs. 1.0 g/100 mL）。そしてヒト母乳由来の強化物質は母乳由来なので，さまざまなビタミンや電解質も含有されている。

　牛乳由来の強化物質との比較では身体発育に差を認めなかった[24, 25]が，哺乳量と体重増加を参考にヒト母乳由来の強化物質の添加する割合を変更すると，従来の方法よりも有意に体重増加を認めた[26]。だが，この方法を用いても AGA 児の28%，そして SGA 児の全例が EUGR であった[26]。したがって，ヒト母乳由来の強化物質を用いたとしても EUGR 回避という課題は解決できず，個別強化が考慮される必要がある。

　ヒト母乳由来の強化物質は牛乳由来の強化物質と比較し，壊死性腸炎（necrotizing enterocolitis：NEC）の発症を58〜75%，晩発性の感染症を37%，未熟児網膜症を42%，動脈管開存症を15%，そして慢性肺疾患を15%抑制する効果が示されている[24, 25, 27]。またヒト母乳由来の強化物質は牛乳由来の強化物質と比較し，気管挿管期間を短縮させるとともにフルフィーディングの到達日齢を9日早める効果も認めている[24, 28]。

■ Milk curd syndrome

　強化母乳栄養の合併症として，milk curd syndrome（MCS）がある。Milk curd は，脂肪酸とカルシウムの沈殿物により形成される（**図 5**）[29]。Milk curd により腸管閉塞をきたしたものが MCS である。MCS の明らかな発症機序は不明であるが，脂肪酸の吸収障害やカルシウムと脂肪の過剰摂取，消化管狭窄や術後による消化管内の停滞時間延長が原因と考えられる。われわれの施設で経験した母乳強化剤を用いて MCS を発症したすべての症例において，消化管術後に胆汁うっ滞を呈していた[29, 30]。そのため現在，当院では消化管術後に胆汁うっ滞を呈した症例に対しては，原則母乳の強化を行っていない。しかし，母乳強化を行わないことで EUGR や MBD の問題が出てくる。そのため，こういった症例に対して適切な栄養方法を確立することが今後の課題である。

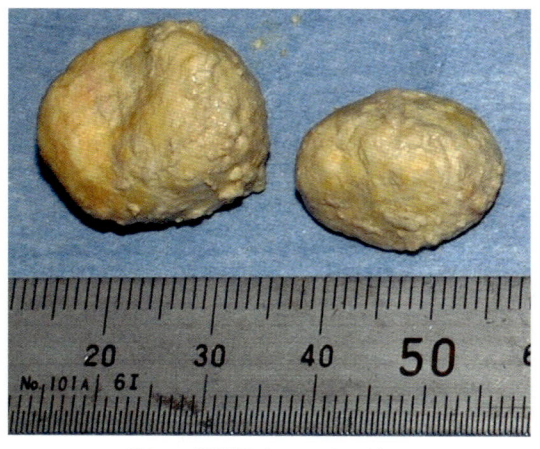

図5　脂肪酸カルシウム結石

Murase M, et al：Development of fatty acid calcium stone ileus after initiation of human milk fortifier. Pediatr Int 55：114–116, 2013[29]

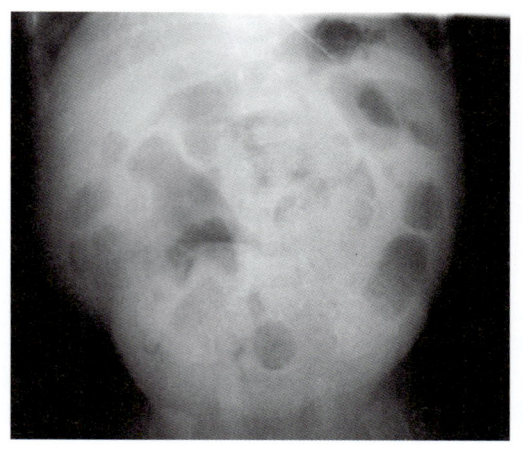

図6　Milk curd syndrome 発症時の腹部単純撮影

Murase M, et al：Development of fatty acid calcium stone ileus after initiation of human milk fortifier. Pediatr Int 55：114–116, 2013[29]

　　経腸栄養が確立した早産低出生体重児に，腹部膨満，胆汁性胃内容物などの消化管閉塞症状が出現したときに本疾患を疑う。MCS の画像所見として，腹部単純撮影では小腸の広範な拡張像や腸管内の milk curd を示唆する腫瘤影を認めるのが特徴的とされる[31]。しかし，本疾患以外でもこのような特徴を呈する疾患は存在し，MCS であっても前述のような画像所見を認めないものもある。実際，自験例の MCS 発症時の腹部単純撮影所見では，消化管の拡張像は認めたが，腫瘤影ではなく便塊を示唆する所見であった（**図6**）[29]。そのため，腹部単純撮影のみで診断することが難しい場合もあるので，本疾患を疑った場合は積極的に追加の検査を行う必要がある。注腸造影検査で milk curd に一致した透亮像を認めた場合，病変部位を特定することが可能となる[31]。

おわりに

　　強化母乳栄養法はさまざまなメリットをもった栄養法である。現状の強化母乳栄養法の課題を理解したうえで，有効に活用することが重要である。

文献

1）　村瀬正彦，他：母乳栄養児の栄養摂取量と目標栄養摂取量の差異に関する検討．日周産期・新生児会誌 48：458, 2012
2）　水野克己：第4章 母乳の生化学・免疫．水野克己，他（編）：よくわかる母乳育児 第2版，へるす出版，52–66, 2012
3）　Ziegler EE, et al：Body composition of the reference fetus. Growth 40：329–341, 1976
4）　Senterre J, et al：Effects of vitamin D and phosphorus supplementation on calcium retention in preterm infants fed banked human milk. J Pediatr 103：305–307, 1983

5) Rigo J, et al：Reference value of body composition obtained by dual energy X-ray absorption in preterm and term neonates. J Pediatr Gastroenterol Nutr 27：184-190, 1998

6) Gidrewicz DA, et al：A systematic review and meta-analysis of the nutrient content of preterm and term breast milk. BMC Pediatr 14：216, 2014

7) Clark RH, et al：Extrauterine growth restriction remains a serious problem in prematurely born neonates. Pediatrics 111：986-990, 2003

8) 板橋家頭夫, 他：日本人極小未熟児の発育曲線. 第2報：NICU 退院後より5歳までの発育. 新生児誌 30：175-185, 1994

9) Itabashi K, et al：Postnatal reference growth curves for very low birth weight infants. Early Hum Dev 37：151-160, 1994

10) Ehrenkranz RA, et al：Growth in the neonatal intensive care unit influences neurodevelopmental and growth outcomes of extremely low birth weight infants. Pediatrics 117：1253-1261, 2006

11) Rustico SE, et al：Metabolic bone disease of prematurity. J Clin Transl Endocrinol：85-91, 2014

12) Bozzetti V, et al：Metabolic Bone Disease in preterm newborn：an update on nutritional issues. Ital J Pediatr 35：20, 2009

13) Rustico SE, et al：Metabolic bone disease of prematurity. J Clin Transl Endocrinol 1：85-91, 2014

14) 三浦文宏, 他：出生体重 1,250 g 未満の児に対する MCT 配合母乳添加用粉末の検討ー入院中の成長について. 日周産期・新生児会誌 44：968-972, 2008

15) Lothe A, et al：Metabolic bone disease of prematurity and secondary hyperparathyroidism. J Paediatr Child Health 47：550-553, 2011

16) 小林 梢, 他：早産低出生体重児における NICU 入院中の身体測定値 SD スコアの推移に関する検討. 日未熟児新生児会誌 27：77-83, 2015

17) Guest JF, et al：Relative cost-effectiveness of using a liquid human milk fortifier in preterm infants in the US. Clinicoecon Outcomes Res 9：49-57, 2017

18) Taylor C：Health professionals letter on Enterobacter sakazakii infections associated with the use of powdered (dry) infant formulas in neonatal intensive care units. Bethesda, MD：US Food and Drug Administration, Center for Food Safety and Applied Nutrition, Office of Nutritional Products, Labeling and Dietary Supplements; 2002　https：//www.nicksteinlaw.com/Personal-Injury/Product-Liability/NS2＿002-Health-Professional-Letter-on-Enterobacter-Sakazakii-Infections.pdf.　2018.12.15 アクセス

19) Vlieghe V, et al：Human milk fortifier in preterm babies：source of cow's milk protein sensitization? Allergy 64：1690-1691, 2009

20) Miyazawa T, et al：Retrospective multicenter survey on food-related symptoms suggestive of cow's milk allergy in NICU neonates. Allergol Int 62：85-90, 2013

21) Polberger S, et al：Individualized protein fortification of human milk for preterm infants：comparison of ultrafiltrated human milk protein and a bovine whey fortifier. J Pediatr Gastroenterol Nutr 29：332-338, 1999

22) Arslanoglu S, et al：Adjustable fortification of human milk fed to preterm infants：does it make a difference? J Perinatol 26：614-621, 2006

23) Thoene M, et al：Comparison of a Powdered, Acidified Liquid, and Non-Acidified Liquid Human Milk Fortifier on Clinical Outcomes in Premature Infants. Nutrients 8：E451, 2016

24) Hair AB, et al：Beyond Necrotizing Enterocolitis Prevention：Improving Outcomes with an Exclusive Human Milk-Based Diet. Breastfeed Med 11：70-74, 2016

25) Sullivan S, et al：An exclusively human milk-based diet is associated with a lower rate of necrotizing enterocolitis than a diet of human milk and bovine milk-based products. J Pediatr 156：562-567, 2010

26) Hair AB, et al：Human milk feeding supports adequate growth in infants ≤ 1250 grams birth weight. BMC Res Notes 6：459, 2013

27) Ganapathy V, et al：Costs of necrotizing enterocolitis and cost-effectiveness of exclusively human milk-based products in feeding extremely premature infants. Breastfeed Med 7：29-37, 2012

28) Assad M, et al：Decreased cost and improved feeding tolerance in VLBW infants fed an exclusive human milk diet. J Perinatol 36：216-220, 2016

29) Murase M, et al：Development of fatty acid calcium stone ileus after initiation of human milk fortifier. Pediatr Int 55：114-116, 2013

30) 大橋祐介, 他：強化母乳の関与が疑われた術後糞便性イレウス. 小児外科 42：979-982, 2010

31) 新関昌枝, 他：Milk curd syndrome 関連の腸管合併症をきたした早産低出生体重児6例. 日未熟児新生児会誌 26：124-130, 2014

プロバイオティクス

久田　研

Point　新生児の腸内細菌叢は，子宮内，出生，授乳，そして離乳など，さまざまな過程を通して発達する。そのため，外的要因に対して感受性が高い。特に早産児，低出生体重児ではその影響が顕著であり，本来，優勢となるべきActinobacteria 門の確立が遅延し，多様性に乏しい腸内細菌叢を形成する。

腸内細菌叢の破綻は宿主の免疫制御機構に少なからず影響を及ぼし，さまざまな疾病の発症リスクにつながる。早産児，低出生体重児においては，壊死性腸炎(NEC)がその代表である。一方，プロバイオティクスは腸内細菌叢を調整し宿主の健康に寄与する。

早産児，低出生体重児に対してプロバイオティクスを生後早期から使用すると，腸内細菌叢の Actinobacteria 門の優位性を保ちながら Proteobacteria 門を抑制し，NEC および敗血症の発症低下，さらには死亡率の改善につながる。その有用性は，数多くの検討とメタ解析の結果からも明らかである。プロバイオティクスは長期的な影響を含めた安全性などいくつかの問題をクリアできれば，予後向上を目的とする早産児，低出生体重児の栄養法として期待される介入方法のひとつとなる。

新生児の腸内細菌叢

遺伝子解析技術の発展により，胎盤，臍帯，羊水，そして胎便からも細菌の遺伝子が検出され，子宮内環境も無菌ではないと考えられるようになった[1]。そのため近年では，腸内細菌叢の発達は子宮内からはじまり，母親の微生物を継承しながら発達していくと考えられている。

通常，出生直後の新生児の腸管は好気性である。このため，糞便中に最初に出現するのは通性嫌気性菌の *Enterobacteriaceae* 科，*Enterococcus* 属，*Staphylococcus* 属，*Lactobacillus* 属などである。その後1週間ほどで腸管は徐々に嫌気状態になり，偏性嫌気性菌の *Bifidobacterium* 属，Bacteroidetes 門が優位となる。離乳食がはじまると *Bifidobacterium* 属は減少傾向となり，*Clostridium* 属や *Bacteroides* 属などが増え，多様

出生前	出生後		

—————— 生後1,000日 ——————➔ 腸内細菌叢の数と多様性↑

主要な腸内細菌叢

Actinobacteria Bacteroides		Firmicutes Bacteroides	Bacteroides Firmicutes
子宮内	新生児	乳児～幼児	成人

胎盤 羊水 臍帯 胎便	経腟分娩 *Bifidobacterium* ↑ *Lactobacillus* ↑ *Prevotella* ↑	帝王切開 *Staphylococcus* ↑ *Corynebacterium* ↑ *Propionibacterium* ↑	離乳食導入 *Bifidobacterium* ↓ 多様性 ↑	細菌叢の安定 豊かさ，複雑さ↑ 生活環境に対する 柔軟さと回復力
Proteobacteria （多様性低い）	母乳栄養 *Lactobacillus* ↑ *Bifidobacterium* ↑ *Staphylococcus* ↑ *Enterococcus* ↑	人工栄養 *Bacteroides* ↑ *Clostridium* ↑	高繊維質 高炭水化物 *Prevotella* ↑	
	早産児 *Enterococcus* ↑ *Bifidobacterium* ↓ *Staphylococcus* ↑ Proteobacteria ↑	抗菌薬 *Enterococcus* ↑ *Bifidobacterium* ↓ Proteobacteria ↑	高脂肪 *Bacteroides* ↑	妊娠 Proteobacteria ↑ Actinobacteria ↑

図　新生児・乳児の腸内細菌叢の変化および外的要因
Kundu P, et al：Our Gut Microbiome：The Evolving Inner Self. Cell 171：1481–1493, 2017[3] より引用，一部改変

性が増す。生まれてから1,000日ほどで成人に類似した細菌叢を形成し[2]，外的要因にも安定する。

新生児の腸内細菌叢に影響を及ぼす外的要因（図）[3]

　母乳栄養児と人工栄養児では腸内細菌叢が異なることは古くから知られていたが，近年では分娩方法によっても細菌叢が異なることが知られている。以下，新生児の腸内細菌叢に影響を及ぼす代表的な要因について述べる。

1. 分娩方法

　経腟分娩と帝王切開で出生した新生児では，その後の腸内細菌叢の構成が異なり，経腟分娩児は母親の腟細菌叢に，帝王切開児は母親の皮膚細菌叢に類似するといわれている。さまざまな報告があるが，総じて，経腟分娩では *Bifidobacterium* 属，*Bacteroides* 属，*Lactobacillus* 属が増加し，一方，帝王切開児では *Staphylococcus* 属や *Enterococcus* 属などが増加する[4]。

2. 栄養方法

　母乳には *Lactobacillus* 属をはじめ *Bifidobacterium* 属や *Staphylococcus* 属など，さまざまな細菌が含まれる。また，母乳中のヒトミルクオリゴ糖（human milk oligosaccharides：HMO）は *Bifidobacterium* 属の強力な増殖促進因子となる。その結果，母乳栄養児では

Bifidobacterium 属の検出頻度が高くなる。

3. 抗菌薬投与

　　経腟分娩の健常新生児を対象としたコホート研究では，分娩時抗菌薬予防投与（intrapartum antimicrobial prophylaxis：IAP）を受けた母親から出生した新生児は，IAP を受けていない母親から出生した新生児と比べて腸内細菌叢に占める Actinobacteria 門（なかでも *Bifidobacterium* 属）と Bacteroidetes 門が少なく，Firmicutes 門や Proteobacteria 門が多いことが報告されている [5]。抗菌薬は感染症治療には必要不可欠ではあるが，早産児，低出生体重児に対する抗菌薬は，それ自体が腸内細菌叢を破綻させ，結果的に壊死性腸炎（necrotizing enterocolitis：NEC），死亡率，敗血症などのリスクになることをわれわれは念頭におかなければならない [6]。

■ 早産児，低出生体重児の腸内細菌叢

　　早産児，低出生体重児は帝王切開での出生が多く，母体は術前に抗菌薬を投与される。生後の母親との接触機会も短いまま，NICU という環境に入院する。早産児，低出生体重児の母体は母乳分泌も遅くなりやすく，胃管から経管栄養が開始され，抗菌薬も使用される。このような背景を考えれば，早産児，低出生体重児では正常な腸内細菌叢の確立が困難であることは容易に想像できる。実際，早産児，低出生体重児の腸内細菌叢は多様性が乏しく，Proteobacteria 門が多く，偏性嫌気性菌の *Bifidobacterium* 属，*Bacteroides* 属が少ない。1,500 g 未満の母乳栄養児を生後 60 日まで調査した研究では [7]，母乳栄養児であっても修正週数 30 週まで *Bifidobacterium* 属はほとんど検出されない。すなわち，なんら介入がなければ，母乳栄養児であっても早産児，低出生体重児は正常な腸内細菌叢を確立することが困難である。

■ 早産児，低出生体重児におけるプロバイオティクス

　　プロバイオティクスは『宿主の腸内細菌叢の調整によって宿主に有益な影響を及ぼす微生物と，それらの増殖促進物質』と定義され，宿主の健康に寄与する。近年，さまざまな腸管内外の疾患に腸内細菌叢の dysbiosis [用語1] が関係することが明らかとなり，破

用語解説 1

dysbiosis 【ディスバイオーシス】

腸内細菌叢を構成する細菌種や細菌数の減少に伴い細菌叢の多様性が低下した状態をいう。成人では，炎症性腸疾患や過敏性腸症候群，メタボリック症候群，喘息，心血管疾患など種々の疾患との関連性が示唆されている。

表1 早産児，低出生体重児に対するプロバイオティクスの効果（メタ解析）

	文献数	対象者	発症率・効果		risk ratio（RR）または mean difference（MD）	95% CI	P	I2	I2 P
			投与群	プラセボ					
壊死性腸炎	25	8,492	3.6%	6.9%	RR 0.55	0.43, 0.70	<0.001	10.68	0.31
敗血症	24	7,894	15.1%	18.5%	RR 0.83	0.71, 0.96	0.02	48	0.01
死亡率	21	7,332	6.8%	8.8%	RR 0.78	0.66, 0.93	0.01	6.92	0.37
在院日数	19	5,443	48.1 日	50.4 日	MD −3.81	−5.77, −1.86	<0.001	89.26	<0.001
頭蓋内出血	10	3,431	7.8%	8.5%	RR 0.91	0.73, 1.14	0.42	0	0.63
体重増加	15	3,751	16.4 g/ 日	16.6 g/ 日	MD −0.29	−1.16, 0.58	0.51	0	0.97

Sun J, et al：Effects of probiotics on necrotizing enterocolitis, sepsis, intraventricular hemorrhage, mortality, length of hospital stay, and weight gain in very preterm infants：a meta-analysis. Adv Nutr 8：749–763, 2017[10]より引用，一部改変

綻した腸内細菌叢を調整し，宿主の免疫応答を修飾するプロバイオティクスに注目が集まっている．特に，早産児，低出生体重児は正常な腸内細菌叢の確立が困難であることから，プロバイオティクスによる介入が期待され，さまざまな検討が行われている．

1. 妊娠中の母体に対する投与（メタ解析）[8]

①早産児（＜ 34 週）の出生：統計学的有意差なし〔2 研究，287 名，risk difference（RD）［95% 信頼区間（confidence interval：CI）］0.00［− 0.02，0.02］〕

②出生在胎週数：統計学的有意差なし〔2 研究，207 名，mean difference（MD）［95% CI］0.15［− 0.33，0.63］〕

③死亡率：統計学的有意差なし〔2 研究，298 名（新生児），RD［95% CI］0.00［− 0.02，0.02］〕

2. 早産児を出産した母体への投与 [9]

49 名の母体と 58 名の極低出生体重児を対象とした単施設のランダム化プラセボ対照二重盲検比較試験．

① NEC：統計学的有意差なし〔risk ratio（RR）［95% CI］0.44［0.13，1.46］〕

②死亡率：統計学的有意差なし〔RR［95% CI］0.66［0.06，6.88］〕

3. 早産児，低出生体重児に対する投与（メタ解析）[10]

早産児，低出生体重児に対してプロバイオティクスを投与した場合，比較的早期から Proteobacteria 門を抑制し，Actinobacteria 門，特に *Bifidobacterium* 属主体の腸内細菌叢に誘導することが可能である．1,500 g 未満，32 週未満を対象としたランダム化比較試験 32 文献（2003 ～ 2017 年）のメタ解析によると（**表 1**）[10]，早産児，低出生体重児に対するプロバイオティクスの使用は統計学的に NEC（37% 減少），敗血症（37% 減少）の発症を低下させ，死亡率（20% 改善）を改善し，NICU 退院までの期間を 3.8 日短縮する効果を有する．

表2　1kg未満を対象とした早産児に対するプロバイオティクスのランダム化比較試験

著者名	年度	国	投与菌種	対象者		NEC (>StageII)		敗血症 (culture+)		死亡	
				投与群	プラセボ	投与群	プラセボ	投与群	プラセボ	投与群	プラセボ
Costeloe K	2016	イギリス	*Bifidobacterium breve*	317	327	50	53	63	61	46	53
Kanic Z	2015	スロベニア	*Lactobacillus acidophilus +Enterococcus faecium +Bifidobacterium infantum*	13	17	0	5	8	6	3	3
Van Niekerk E	2015	南アフリカ	*Bifidobacterium infantis +Lactobacillus rhamnosus*	43	49	0	4			5	5
Tewari VV	2015	インド	*Bacillus clausii*	23	22	0	0	6	8	8	9
Oncel MY	2014	トルコ	*Lactobacillus reuteri*	93	103	5	9	6	19	11	17
Patole S	2014	オーストラリア	*B.breve*	28	29			11	6	0	0
Totsu S	2014	日本	*B.bifidum*	76	66	0	0	5	10	2	0
Jacobs SE	2013	オーストラリア	*B.infantis +Streptococcus thermophilus +Bifidobacterium lactis*	235	239	10	14	53	58		
Al-Hosni M	2012	アメリカ	*B.infantis+L.rhamnosus*	50	51	2	2	13	16	3	4
Mihatsch WA	2010	ドイツ	*B.lactis*	91	89	2	4	28	29	2	1
Rouge C	2009	フランス	*Bifidobacterium longum +L.rhamnosus*	16	22			12	14		
Lin HC	2008	台湾	*L.acidophilus+B.bifidum*	102	79	4	9	28	14	0	6
Bin-Nun A	2005	イスラエル	*B.infantis+S.thermophilus +B.lactis*	25	17	2	6	4	10	6	9

Underwood MA, et al：The microbiota of the extremely preterm infant. Clin Perinatol 44：407-427, 2017[11] より引用，一部改変

　またサブ解析では，①在胎29週未満への使用がより効果的であること，②複数菌種の投与で効果が高く，③投与期間は6週間で十分であることも報告されている。

　これまで，いくつかのメタ解析の結果が報告されており，プロバイオティクスは一貫してNECと死亡率の改善に寄与している。しかしながら，使用された菌種はさまざまであり（**表2**）[11]，菌種によってはNECの減少を認めないものもある[11]。

■ 安全性と有害事象

　早産児，低出生体重児に対するプロバイオティクスの安全性は，メタ解析でも報告されている。しかし，アメリカ小児科学会やヨーロッパ小児消化器肝臓栄養学会（European Society of Pediatric Gastroenterology, Hepatology, and Nutrition：ESPGHAN）はいずれも，早産児，低出生体重児に対する標準的使用を推奨するには至っていない。また生菌製剤による菌血症などいくつかの有害事象も報告されており，アメリカ食品医薬品

局（Food and Drug Administration：FDA）は易感染性状態の患者に対するプロバイオティクスの使用に対して注意喚起を発している。実際，アメリカの NICU で早産児，低出生体重児に対してプロバイオティクスを使用しているのは 14% の施設である[12]。

おわりに

　早産児，低出生体重児に対するプロバイオティクスの使用は，NEC もしくは敗血症，そして死亡率の改善に少なからず寄与していることは明確であろう。また，その安全性を検証する報告も多い。しかし，投与菌種がさまざまであるといった問題点，長期的な影響へのエビデンスが不足しているということも確かである。早産児，低出生体重児に適切な菌株の選別，そして長期的な影響を検証することで，予後向上を目的とする早産児，低出生体重児の栄養法としてプロバイオティクスはより確実な介入方法のひとつになると思われる。われわれは，このようなプロバイオティクスの可能性と現状を十分理解しながら，その先にある腸内細菌叢への影響をイメージしつつ，早産児，低出生体重児に対する栄養方法や管理方法を考えていかなければならない。

文献

1) Collado MC, et al：Human gut colonisation may be initiated in utero by distinct microbial communities in the placenta and amniotic fluid. Sci Rep 6：23129, 2016
2) Pannaraj PS, et al：Association between breast milk bacterial communities and establishment and development of the infant gut microbiome. JAMA Pediatr 171：647–654, 2017
3) Kundu P, et al：Our Gut Microbiome：The Evolving Inner Self. Cell 171：1481–1493, 2017
4) Rutayisire E, et al：The mode of delivery affects the diversity and colonization pattern of the gut microbiota during the first year of infants' life：a systematic review. BMC Gastroenterol 16：86, 2016
5) Nogacka A, et al：Impact of intrapartum antimicrobial prophylaxis upon the intestinal microbiota and the prevalence of antibiotic resistance genes in vaginally delivered full-term neonates. Microbiome 5：93, 2017
6) Cantey JB, et al：Antimicrobial stewardship in the NICU. Infect Dis Clin North Am 28：247–261, 2014
7) Korpela K, et al：Intestinal microbiota development and gestational age in preterm neonates. Sci Rep 8：2453, 2018
8) Grev J, et al：Maternal probiotic supplementation for prevention of morbidity and mortality in preterm infants. Cochrane Database Syst Rev 12：CD012519, 2018
9) Benor S, et al：Probiotic supplementation in mothers of very low birth weight infants. Am J Perinatol 31：497–504, 2014
10) Sun J, et al：Effects of probiotics on necrotizing enterocolitis, sepsis, intraventricular hemorrhage, mortality, length of hospital stay, and weight gain in very preterm infants：a meta-analysis. Adv Nutr 8：749–763, 2017
11) Underwood MA, et al：The microbiota of the extremely preterm infant. Clin Perinatol 44：407–427, 2017
12) Viswanathan S, et al：Survey and evidence based review of probiotics used in very low birth weight preterm infants within the United States. J Perinatol 36：1106–1111, 2016

微量元素とビタミン

江畑 晶夫，中野 有也

Point　早産児は，潜在的に微量元素やビタミンの欠乏状態に陥りやすい。鉄欠乏は貧血の原因となるだけでなく，神経学的予後にも悪影響を与えることが示されており，十分な鉄分の供給を目指して，内外のガイドラインでは早産児に対する生後早期からの経口鉄剤投与が勧められている。亜鉛欠乏は，早産児において成長や神経発達に悪影響を及ぼすことが示されている。ビタミン A の補充は慢性肺疾患のリスク軽減に，ビタミン D の補充は未熟児代謝性骨疾患のリスク軽減につながるが，その長期的効果については十分検討されていない。ビタミン E の補充は脳室内出血や重度の未熟児網膜症のリスク軽減に有効であるが，敗血症のリスクを増大させる懸念がある。早産低出生体重児に対する微量元素やビタミン投与に伴う長期的な予後への影響は，限定的なエビデンスしかないのが現状であるが，欠乏状態に陥らないための最大限の配慮は必要である。

はじめに

　　早産低出生体重児にとって，出生後の栄養摂取量は将来の疾病リスクを決定する重要な因子であり，これは微量元素やビタミンも同様である。微量元素やビタミンの多くは妊娠第三期に母体から胎児に供給され蓄積するため，この時期を経ないで出生する早産児は潜在的にそれらの欠乏状態に陥りやすい。

　　本稿では，早産低出生体重児における予後向上を目的とした栄養管理について，微量元素とビタミンに焦点を当てて，現在の知見を概説する。

微量元素

　　微量元素は体内に微量しか存在しないが，一部は生体にとって必要不可欠なものであ

表1　極低出生体重児に対する微量元素の推奨投与量

微量元素	経腸栄養(kg/day)	静脈栄養(kg/day)
鉄(Fe)，mg	2 ～ 3	0 ～ 0.25
亜鉛(Zn)，mg	1.4 ～ 2.5	0.4 [*1]
銅(Cu)，μg	100 ～ 230	40 [*1]
セレン(Se)，μg	5 ～ 10	5 ～ 7 [*1]
マンガン(Mn)，μg	1 ～ 15	1 [*1]
ヨウ素(I)，μg [*2]	10 ～ 55	10 [*1]
クロム(Cr)，μg	0.03 ～ 2.25	0.05 ～ 0.3 [*1]
モリブデン(Mo)，μg	0.35	0.25 [*1]

[*1] おおよその値
[*2] ヨウ素の値はヨウ素含有の消毒液を使用していない場合
Domellöf M：Nutritional care of premature infants：microminerals. World Rev Nutr Diet 110：121–139, 2014[1])より引用，一部改変

り，一般に体内の含有量が鉄より少ない元素のことをいう。極低出生体重児におけるこれらの微量元素の摂取推奨量を**表1**[1])に示す。

1. 鉄

　鉄欠乏は貧血を引きおこす原因として広く知られているが，十分な鉄供給は正常な発達にとっても必要不可欠である。過去の報告によれば，出生時の臍帯血のフェリチン値が低値(< 75 μg/L)である場合，5歳時の運動発達や言語発達の低下が認められるという[2])。また，生後6か月に鉄欠乏のある児では聴性脳幹反応の潜時の延長が認められ，鉄欠乏による髄鞘化の異常がその要因となっていることが推察されている[3])。このような背景から，早産低出生体重児に対する鉄剤投与の長期的な有効性を検討するため，過去にいくつかのランダム化比較試験(randomized controlled trial：RCT)が行われてきた。出生体重2,000 ～ 2,500 gの低出生体重児を対象に，生後6週～6か月に鉄剤投与を行った群と投与しなかった群の，その後の神経学的予後を評価したRCTによると，両群間で3歳時の平均IQおよびIQ < 85の割合には有意差を認めなかったが，養育者による情緒および行動の問題の評価スコアは鉄剤投与群で有意に優れていたという[4])。しかしながら，鉄剤投与が長期的な神経学的予後に対して効果を示すことを報告するRCTの結果はほかにはなく，そのエビデンスは限定的である。

　2017年に改定された「新生児に対する鉄剤投与ガイドライン2017[用語1]」では，すべての早産児に対して新生児期から経口鉄剤投与を行うことが推奨された[5])。現時点では，早産低出生体重児における鉄剤投与の長期的な効果には十分なエビデンスはないものの，経口での鉄剤投与に伴う明らかな有害事象も示されていないからである。このガイドラインでは，①早産児に対して，栄養法(母乳栄養または人工栄養)に関わらず，経腸栄養が100 mL/kg/dayを超えた時点で経口鉄剤投与を標準量(2 ～ 3 mg/kg/day，最大6 mg/

kg/day）から開始すること，②離乳食が確立するまではそれを継続すること，などが推奨または提案されている。一方，アメリカ小児科学会のガイドラインでは，早産児は生後1か月まで少なくとも2 mg/kg/day の鉄供給がなされるべきであり，母乳栄養児においては生後1か月間2 mg/kg/day の鉄補充を行うべきであること，離乳食の確立などによりこの鉄摂取量を確保できるまではそれを継続することが推奨されている[6]。多少の違いはあるものの，早産児において十分な鉄供給はその後の神経学的予後にとって重要である可能性を配慮した推奨となっており，臨床医はこれを十分認識する必要があるだろう。

2. 亜鉛

亜鉛は100以上の特異的酵素の構成成分であり，人体に必要不可欠な微量元素のひとつである。乳幼児や若年小児，特に早産児ではその需要が増すため，しばしば亜鉛欠乏をきたす。極低出生体重児を対象として行われた RCT によれば，生後早期からの亜鉛補充は，NICU 入院中に壊死性腸炎などの疾病罹患率を減少させ，死亡率の低下にも寄与するという[7]。また別の RCT によれば，早産低出生体重児における生後早期からの亜鉛補充は修正3か月までの身長の伸びを促すこと[8]，低出生体重児では生後12か月までの catch-up growth を生じやすくする[9]ことがそれぞれ示されている。さらに，発達との関係を調査した別の RCT では，早産児に対する生後早期からの亜鉛補充は修正40週時点の行動パターンを正常化させる方向に作用するという[10]。観察研究ではあるが，乳児の亜鉛欠乏[用語2]と自閉症スペクトラム障害との関係を指摘する報告も散見されており[11]，長期的な効果に関するエビデンスは十分ではないものの，早産児においては亜鉛欠乏とならないような配慮は必要であろう。

用語解説 1

新生児に対する鉄剤投与ガイドライン 2017
【しんせいじにたいするてつざいとうよがいどらいん 2017】

鉄欠乏性貧血に対する治療ガイドラインではなく，鉄欠乏性貧血の予防のためのガイドラインである。このガイドラインでは，すべての早産児に対して，栄養法の違いによらず，新生児期の鉄欠乏のない状態から経口鉄剤投与を開始することが推奨されている。また中止時期の目安を離乳食が確立した時期と提案している。

用語解説 2

亜鉛欠乏 【あえんけつぼう】

症候性亜鉛欠乏では，発育不良や易感染性，一般的な外用療法に抵抗性の皮膚炎などが認められる。長期の静脈栄養は亜鉛欠乏のリスクにつながるため，輸液中に亜鉛を添加する必要がある。無症候性であっても血清亜鉛濃度が 50〜60 µg/dL の場合には補充を考慮すべきである。

表2　極低出生体重児に対するビタミンの推奨投与量

	経腸栄養(kg/day)	静脈栄養(kg/day)
ビタミンA(IU)	700 ～ 1,500	700 ～ 1,500
ビタミンD(IU)	150 ～ 400	40 ～ 160
ビタミンE(IU)	6 ～ 12	2.8 ～ 3.5
ビタミンK(μg)	8 ～ 10	10
サイアミン(μg)	200 ～ 350	180 ～ 240
リボフラビン(μg)	250 ～ 360	150 ～ 200
ナイアシン(mg)	3.6 ～ 4.8	4 ～ 6.8
ビタミンB_6(μg)	150 ～ 210	150 ～ 200
葉酸(μg)	25 ～ 50	56
ビタミンB_{12}(μg)	0.3	0.3
パントテン酸(mg)	1.2 ～ 1.7	1 ～ 2
ビオチン(μg)	3.6 ～ 6	5 ～ 8
ビタミンC(mg)	18 ～ 24	15 ～ 25

おおよそ生後1週間を越えた安定期の推奨投与量
Tsang RC, et al : Nutrition of the Preterm Infant : Scientific Basis and Practical Guidelines, 2nd ed, Digital Educational Publishing, 2005[12] より引用，一部改変

ビタミン

　ビタミンは生体に必要不可欠であり，生体内で生合成できないため外部から摂取しなければならない栄養素である。**表2**[12]に極低出生体重児におけるビタミンの摂取推奨量を示す。水溶性ビタミンが新生児〜乳児期に欠乏症に陥ることはまれであるが，早産児は脂溶性ビタミンの欠乏をきたしやすいことが知られている。

1. ビタミンA

　ビタミンAは肺の成熟に必要なビタミンであり，気道上皮細胞を正常に保持するための重要な役割を担っている。そのため，これまで多くの研究者により，早産児におけるビタミンA欠乏と慢性肺疾患リスクとの関係が議論されてきた。近年発表された極低出生体重児を対象としたメタ解析によると[13]，生後早期からのビタミンA補充は，生後1か月の死亡リスクまたは酸素投与の必要性を7%減少させ，修正36週における慢性肺疾患リスクを13%減少させるという。

2. ビタミンD

　ビタミンDはカルシウムやリン代謝に関与し，骨代謝に重要なビタミンである。ビタミンDが欠乏すると，小腸や腎臓でのカルシウム吸収量が減少し，体内でのカルシウム利用能が低下するため，早産児では未熟児代謝性骨疾患(metabolic bone disease in premature infant : MBD)の発症につながることがよく知られている。実際に過去の報告によれば，極低出生体重児では正期産児と比較して成人期の骨密度が減少しており[14]，

生後早期の MBD の影響は成人期にまで及んでいる可能性が推測されるが，生後早期からの十分なビタミン D 投与によりそれが是正されるかどうかは不明である。

3. ビタミンE

ビタミンE は抗酸化作用のある脂溶性ビタミンであり，生体膜の安定化にも寄与している。早産児では出生時の血清ビタミンE レベルが低く，体内の蓄積も少ないことがわかっており，ビタミンE 欠乏に伴う抗酸化作用の不足はいくつかの疾病リスクと関係していることが示唆されている。過去の報告によれば，出生直後からの早産児に対するビタミンE 投与はその血中濃度を有意に上昇させることが示されており[15]，ビタミンE 投与によって脳室内出血のリスクや重症未熟児網膜症のリスクが軽減されるという[16]。現在，多くの施設で極低出生体重児に対するビタミンE 投与がルーチンで行われているが，早産児に対する急性期のビタミンE 投与は敗血症のリスク増加につながるとの懸念もある[16,17]。長期的な予後への影響は十分わかっていないが，259 名の超低出生体重児における学童期の発達状況を調査した近年の観察研究によると，ビタミンE の長期投与（6 か月以上）は学童期の精神発達や知能指数の改善に寄与する可能性が示されている[18]。

文献

1) Domellöf M：Nutritional care of premature infants：microminerals. World Rev Nutr Diet 110：121–139, 2014
2) Armony-Sivan R, et al：Iron status and neurobehavioral development of premature infants. J Perinatol 24：757–762, 2004
3) Roncagliolo M, et al：Evidence of altered central nervous system development in infants with iron deficiency anemia at 6 mo：delayed maturation of auditory brainstem responses. Am J Clin Nutr 68：683–690, 1998
4) Berglund SK, et al：Effects of iron supplementation of LBW infants on cognition and behavior at 3 years. Pediatrics 131：47–55, 2013
5) 日本新生児成育医学会鉄剤補充ガイドライン作成小委員会：新生児に対する鉄剤投与のガイドライン 2017—早産児・低出生体重児の重症貧血予防と神経発達と成長の向上を目的として．http://jsnhd.or.jp/pdf/pblcmt/pbl00301.pdf　2018.11.25 アクセス
6) Barker RD, et al；Committee on Nutrition American Academy of Pediatrics：Diagnosis and prevention of iron deficiency and iron-deficiency anemia in infants and young children（0-3 years of age）. Pediatrics 126：1040–1050, 2010
7) Terrin G, et al：Zinc supplementation reduces morbidity and mortality in very-low-birth-weight preterm neonates：a hospital-based randomized, placebo-controlled trial in an industrialized country．Am J Clin Nutr 98：1468–1474, 2013
8) Díaz-Gómez NM, et al：The effect of zinc supplementation on linear growth, body composition, and growth factors in preterm infants. Pediatrics 111：1002–1009, 2003
9) El-Farghali O, et al：Early zinc supplementation and enhanced growth of the low-birth weight neonate. Open Access Maced J Med Sci 3：63–68, 2015
10) Mathur NB, et al：Zinc supplementation in preterm neonates and neurological development, a randomized controlled trial. Indian Pediatr 52：951–955, 2015
11) Yasuda H, et al：Infantile zinc deficiency：association with autism spectrum disorders. Sci Rep 1：129, 2011
12) Tsang RC, et al：Nutrition of the Preterm Infant：Scientific Basis and Practical Guidelines. 2nd ed, Digital Educational Publishing, 2005

13) Darlow BA, et al：Vitamin A supplementation to prevent mortality and short- and long-term morbidity in very low birth weight infants. Cochrane Database Syst Rev（8）：CD000501, 2016

14) Hovi P, et al：Decreased bone mineral density in adults born with very low birth weight：a cohort study. PLoS Med 6：e1000135, 2009

15) Bell EF, et al：Serum tocopherol levels in very preterm infants after a single dose of vitamin E at birth. Pediatrics 132：e1626—e1633, 2013

16) Brion LP, et al：Vitamin E supplementation for prevention of morbidity and mortality in preterm infants. Cochrane Database Syst Rev（4）：CD003665, 2003

17) Bajčetić M, et al：Antioxidative system in the erythrocytes of preterm neonates with sepsis：the effects of vitamin E supplementation. Ann Clin Biochem 51：550—556, 2014

18) Kitajima H, et al：Long-term alpha-tocopherol supplements may improve mental development in extremely low birthweight infants. Acta Paediatr 104：e82—e89, 2015

Chapter 3.

学童期までの早産児，低出生体重児の神経・発達，感覚器の評価と対応

運動発達

河野 由美

Point
　早産児，低出生体重児の粗大運動発達は正期産児と比べ遅れていることが多く，乳児期～幼児期早期の発達評価は原則，出産予定日を基準とした修正月齢を用いる。頸定，四つ這い，独歩などの発達の指標は有用であるが，修正月齢で評価しても出生体重や在胎期間に影響される。神経学的異常がなくても運動発達が遅れたり，一過性筋緊張亢進を認めたりする。幼児期後期以降では発達性協調運動障害(DCD)が疑われることも多い。

　脳性麻痺は3歳で評価された極低出生体重児の約7%，超低出生体重児の約9.5%に認める。病因として，脳室周囲白質軟化症(PVL)や頭蓋内出血があげられる。安静時・動作時の姿勢，筋緊張，反射などの所見と画像検査から鑑別診断を進め，リハビリテーションなどの早期介入を行う。

ヒトの運動発達

　ヒトの赤ちゃんは胎児期から続く臓器の成熟と身体発育に伴い，頸がすわり，お坐りをし，ハイハイし，つかまり立ちし，1歳過ぎ頃に立位歩行ができるようになる。運動発達の調節において重要な臓器は脳であり，脳のシナプス形成と選択，ミエリン形成の進度に起因して運動発達が進む[1]。

　運動発達は粗大運動と微細運動に分類される。粗大運動は骨や筋肉などの組織を使って重心を上げて移動手段を獲得することであり，前述した歩行の獲得の過程を指す。微細運動は移動とは関係なく，四肢や顔面・口などの頭部の運動を指す。これらは手指の巧緻運動，摂食や言語などの口腔の運動が含まれる。

　ヒトの運動発達は遺伝的および環境的要因により，その進度には個人差がある。そのため，運動発達を評価する場合には発達の個人差の幅を理解しておく必要がある。遺伝的要因とは，遺伝子にプログラムされたニューロンやシナプス，ミエリン形成の生得であ

り，早産児や低出生体重児で出生することは，このプログラムに変容をもたらす可能性がある。一方，環境的要因は栄養やストレス，家族関係などの養育環境があげられる[2,3]。子宮内での栄養供給不足，新生児期の栄養摂取不良や合併症，長期 NICU 入院など，早産児，低出生体重児ではマイナスの環境的要因が多数あることも運動発達に影響する[4]。

年齢に応じた運動発達の評価

　　年齢に応じた運動発達の評価のために，運動発達レベルをチェックできるさまざまな指標が作成されているなか，日本国内で使用できる評価法として0〜6歳まで使用可能な DENVER II（デンバー発達判定法）がある[5]。このスケールでは，運動発達については「粗大運動」と「微細運動・適応」に分類して，それぞれの項目の25，50，75，90% の通過率を示す年齢が示されている。修正年齢，暦年齢で実際にできる項目を比較することで，発達レベルの評価が可能である。

　　その他の評価方法として，遠城寺式乳幼児分析的発達診断検査法，新版K式発達検査などがある。ハイリスク児フォローアップ研究会では，修正1歳6か月，暦年齢3歳での発達評価に新版K式発達検査を使用している[6]。新版K式発達検査の姿勢－運動領域の評価項目は，1歳6か月前後では「歩く2,3歩(1:0〜1:3)」「片手支持降りる(1:3〜1:6)」「手すりで登降(1:6〜1:9)」「両足跳び(1:9〜2:0)」の項目があるが，3歳前後では「階段で交互に足を出す(2:6〜3:0)」「ケンケン(3.0〜3.6)」の2項目であり，4歳以降は評価範囲外となること，また微細運動については，積み木を積む，折り紙などの認知・適応の領域評価で実際に指の使い方などをみて評価を行い，領域別の指数の算出はできないので注意を要する[7]。

　　学童期の運動機能評価について日本で広く使われるスケールはないが，Movement Assessment Battery of Children（MABC）は子どもの協調運動を測定する標準化された検査として広まってきている[8]。後述する，発達性協調運動障害（developmental coordination disorder：DCD）で認める運動機能領域の不器用さの評価も可能である。そのほかには，学校で行われる体力・運動能力測定の結果を参照することで，標準との差の把握が可能である。海外では子どもの機能的能力の評価法として，生活の質に関する質問紙（Pediatric Quality of Life Questionnaire）なども使用される[9]。

早産児，低出生体重児の運動発達の特徴

1. 乳児期〜幼児期早期

1)修正月齢で評価

　　早産児，低出生体重児の粗大運動発達は正期産児と比べ遅れていることが多く，家族

表1 低出生体重児の運動発達指標の獲得時期（出生体重別の運動機能獲得の90パーセント通過月齢）

出生体重	一人坐り		つかまり立ち		一人歩き	
	暦月齢	修正月齢	暦月齢	修正月齢	暦月齢	修正月齢
1,000 g 未満	12.9	10.0	14.6	12.1	19.6	16.5
1,000 ～ 1,499 g	11.4	9.0	13.4	10.9	17.3	15.3
1,500 ～ 1,999 g	10.0	8.4	12.5	11.1	16.2	14.9
正期産児（厚生労働省調査）	8.4		10.0		14.6	

河野由美，他：育児不安軽減を目的とした低出生体重児の運動発達指標の作成．小児保健研究 64：258-264, 2005[10]

の不安も強い。乳児期〜幼児期早期の発達評価は原則，出産予定日を基準とした修正月齢を用いる。頸定，四つ這い，独歩などの発達の指標は有用であるが，これらの指標は修正で評価しても出生体重や在胎期間に影響される。**表1**[10]に，厚生労働科学研究で行われた，出生体重 2,000 g 未満の児を対象とした，運動発達調査による低出生体重児の運動発達のマイルストンを示す。**表1**[10]の数値は一人坐り，つかまり立ち，一人歩きのそれぞれの達成時期の月齢の 90 パーセンタイル値を示している。超低出生体重児の運動獲得時期の 90 パーセンタイル値は，一人坐り修正 10.0 か月，つかまり立ち修正 12.1 か月，一人歩き修正 16.5 か月で，いずれも 1,000 g 以上の出生体重児の群と有意差を認め，修正月齢でも出生体重が小さいほど遅くなる傾向にある。しかしながら，正常範囲と障害ありはマイルストンではオーバーラップしており，マイルストンだけでは質的評価はできず，診断や予後の推測はできない。運動機能獲得が修正月齢で評価しても 90 パーセンタイルを超えるような場合には，運動発達の遅れとして原始反射や姿勢反応など神経生理学的評価が不可欠であり，加えて頭部 MRI などの画像検査や，精神遅滞などのほかの発達障害との鑑別を行う。

2）超早産児の頸定の遅れ，一過性筋緊張亢進

超早産の small for gestational age（SGA）児，合併症などで体重増加が遅れた児では，頭部が相対的に大きいため，修正月齢で評価しても頸定が遅れる傾向にある。

また，修正 3 〜 6 か月頃まで下肢に一過性の筋緊張亢進（立位での尖足，引きおこし反応での下肢の伸展など）を認めること，反り返りがみられることがある。多くは修正 7 か月頃に改善していく。時期を過ぎても改善がみられず，腱反射の亢進，足関節の背屈制限，下肢と骨盤の分離運動がないなどの所見があれば，痙性の評価，リハビリテーションの開始を行う。

2. 幼児期後期〜学童期

歩行開始以降の運動発達の評価は，片足立ちやスキップなどのバランスをとる運動の獲得や指を使った微細運動の評価が主となる。極低出生体重児の 6 歳時のフォローアップで，スキップができない，片足立ちが保てない，手の回内回外が交互にできないなどの不器用さを認める児は少なくない。オーストラリアの Victorian Cohort Study で

表 2　脳性麻痺の定義

・脳性麻痺の言葉の意味するところは，運動と姿勢の発達の異常の 1 つの集まりを説明するものであり，活動の制限を引きおこす。
・それは発生・発達しつつある胎児または乳児の脳のなかでおこった非進行性の障害に起因すると考えられる。
・脳性麻痺の運動障害には，感覚，認知，コミュニケーション，認識，それと／または行動，さらに／または発作性疾患が付け加わる。

Bax M, et al；Executive Committee for the Definition of Cerebral Palsy：Proposed definition and classification of cerebral palsy, April 2005. Dev Med Child Neurol 47：571–576, 2005[14] より引用，一部改変

は，出生体重 1,000 g 未満児または在胎 28 週未満児の 8 歳時点でこのような症状を認める DCD 例を 9.5% に認め，正常出生体重の対照群 2% と有意差を認めたと報告している[11]。最近，スウェーデンで行われた重篤な合併症のない在胎 22 〜 26 週の対象を 6 歳半時に前述の MABC を用いて評価した報告では 229 名中 85 名（37.1%）に DCD が疑われ，正期産児の 344 名中 19 名（5.5%）に比べ高率であった[12]。DCD を疑われた児では，視空間能，working memory が低い，処理速度が遅いなどの認知機能の特徴をもち合わせることが多く，感覚統合の問題が基礎にあると考えられる[13]。

早産児，低出生体重児の脳性麻痺

1. 概念と頻度

　退院後の運動発達の評価における重要な目的のひとつに，脳性麻痺の早期診断と早期介入があげられる。脳性麻痺は運動と姿勢の異常により特徴づけられる臨床的概念であり，その原因はさまざまであるが，大部分は周産期脳障害である。**表 2**[14] に，国際的に用いられる Bax らによる脳性麻痺の定義を示す[14]。早産児，低出生体重児の脳性麻痺の主な原因疾患は，重度の脳室内出血と脳室周囲白質軟化症（periventricular leukomalacia：PVL）である。近年，リスクの高い超早産児や極低出生体重児では，NICU 退院までに頭部 MRI 検査を行うことにより，従来，頭部超音波で診断された囊胞性 PVL（cystic PVL）に加え，側脳室の変形を伴う拡大や深部白質量の減少など，より軽微な PVL が診断されるようになり，大部分の脳性麻痺の診断が可能となった。しかし，退院後の運動発達評価，神経学的評価により乳児期後半に診断される例もいまだ存在する。

　一般児における脳性麻痺発生率は，出生 1,000 対 2.0 前後である[15]。出生体重が小さいほど発生率は高く，出生体重 1,500 〜 1,999 g では約 10 倍，1,000 g 未満では 50 倍となる。日本新生児臨床研究ネットワーク（Neonatal Research Network Japan：NRNJ）データベースの極低出生体重児 3 歳時予後調査では，生存評価例の極低出生体重児全体で 7.1%，超低出生体重児で 9.5%，超早産児で 11.1% であった。その割合は 2003 年から 2012 年までで減少傾向を認めている[16]。

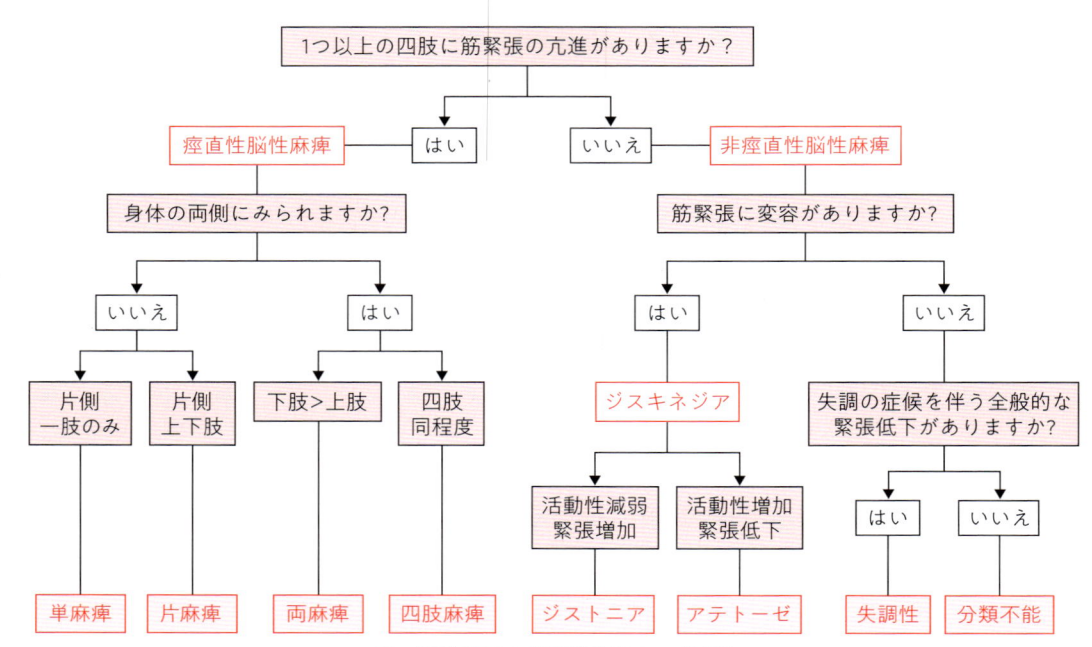

図　脳性麻痺の病型診断（SCPE 分類）

（注）ジスキネジア：自分では止められない，または止めてもすぐに出現する異常運動，不随意運動の総称
　　　ジストニア：身体が意志とは関係なしに動いてしまう，あるいは異常な姿勢をとる状態
　　　アテトーゼ：自分の意志に反して動いてしまう状態のひとつで，ゆっくりとねじるような運動
Surveillance of Cerebral Palsy in Europe（SCPE）：Surveillance of cerebral palsy in Europe：a collaboration of cerebral palsy surveys and registers. Dev Med Child Neurol 42：816–824, 2000[17] より引用，一部改変

2. 症状と診断

　　脳性麻痺を疑う病歴として，NICU で脳室内出血や PVL の診断がついている場合のほか，新生児期にけいれん，哺乳障害，遷延する無呼吸発作などがみられることがある。診察では，安静時と動作時の姿勢，筋緊張，反射，左右差などを評価する。PVL を原因とする脳性麻痺で多くみられるのは痙性両麻痺である。より重症例では，痙性またはジストニアと混在した四肢麻痺となる。斜視など視覚行動の不良を合併することも多い。痙性両麻痺の下肢自発運動の特徴は，乳児期 6 か月以降，下肢の分離運動がみられない点である。膝分離伸展（股関節固定で膝の伸展）や下肢挙上（股関節屈曲と膝伸展の同時運動）などの下肢分離運動がみられない場合に痙性両麻痺を疑う。

　　脳性麻痺の病型は，筋緊張の状態と麻痺の分布により分類される（**図**）[17]。いずれの病型でも，MRI による神経画像評価が未実施であれば一度は行う。原因不明の脳性麻痺では，代謝性疾患や血管障害も念頭におく。機能レベルの評価として粗大運動能力分類システム（gross motor function classification system：GMFCS）[用語1] が用いられ，予後予測にも有用である[18, 19]。GMFCS で分類される，年齢に応じて達成される機能レベルについて**表 3**[19] に示す。

表3　粗大運動能力分類システム（GMFCS）

GMFCS レベル	2〜4歳の誕生日までの機能	6歳以降に達成される機能
レベルI	普通に歩くが通常より開始が遅い（18か月〜2歳），歩き方がぎこちない	制限なしに歩く
レベルII	伝い歩きで移動，1人で坐位がとれる，交互性のある四つ這い	制限を伴って歩く
レベルIII	割坐ができる，肘を使ったハイハイで移動	手に持つ移動器具を使用して歩く
レベルIV	坐位保持にヒトや器具の支えが必要，寝返り，腹這いで移動	制限を伴って自力移動。電動の移動手段を使用
レベルV	自力による移動は困難。支えても坐位は保持できない	電動車椅子などを使っても自力移動が非常に制限され，移送される

近藤和泉：脳性麻痺の定義と評価. 脳性麻痺リハビリテーションガイドライン，医学書院，33−43, 2009[19] より引用，一部改変

　乳幼児期の運動発達障害として，脳性麻痺との鑑別診断が必要な病態は以下のとおりである。

1) 良性筋緊張低下

　筋緊張低下はあるが有意な筋力低下はなく，運動発達遅滞の程度も軽い。知的発達は月齢相当で，異常運動は認めない。おおむね1歳半までに歩行を開始する。

2) いざりっこ（shuffling baby）

　良性筋緊張低下と同様，筋緊張低下はあるが有意な筋力低下はない。腹臥位姿勢を嫌がり，寝返りやハイハイの獲得は大幅に遅れる。坐位のまま下肢の同時屈伸で移動する。知的発達は月齢相当である。歩行開始は遅れるが，獲得後は運動障害を認めない。しかし，軽症筋疾患，精神運動発達遅滞を含み得るので注意を要する。

3) 反り返り，一過性筋緊張異常

　反り返りが強く，仰臥位で頭部を背屈させ上方をみようとする。背這いをすることもある。抱き方の指導や仰臥位での姿勢保持，坐位の練習などで改善する。反り返りに加えて，肩のひけ，下肢伸展位，尖足位をとりやすい，股関節の開排制限などの筋緊張異常がみられることもある。適正な姿勢保持や運動機能の獲得とともに，乳児期後半

用語解説 1

粗大運動能力分類システム　【そだいうんどうのうりょくぶんるいしすてむ】

カナダの CanChild が開発した脳性麻痺の重症度の分類尺度である。脳性麻痺は，その病因，重症度，臨床像，合併症が多様な診断名であり，これまで重症度の判断が異なることも多かった。GMFCS は日常生活において子どもが示す粗大運動能力に基づいて，6歳以降の年齢で最終的に到達する5段階（表3）の機能レベルにより重症度を分類している。運動能力が年齢によって変わっていくことを考慮して，I〜V の各レベルの臨床像は4つの年齢帯（2歳以下，2〜4歳，4〜6歳，6〜12歳）に分けて説明される。これまで恣意的に決められてきた運動障害の重症度が統一され，国際的にも広く普及しており，国内でも NRNJ の脳性麻痺の重症度評価に用いられている。

には改善する。

4）精神発達遅滞

知的発達が遅れ，筋緊張低下以外の神経学的異常を認めず，運動機能はその知的発達年齢相当である状態を指す。将来は知的障害があるが運動障害はないことが想定される。

5）神経筋疾患など

乳児期に発症する有意な筋力低下を示す比較的頻度が高い疾患として，Prader-Willi症候群，先天性筋強直性ジストロフィー，福山型先天性筋ジストロフィー，脊髄性筋萎縮症Ⅰ型があげられる。これらの疾患に該当しないか判断を要する。

3. リハビリテーションとボトックス治療

脳性麻痺は，重症例では乳児期早期に診断が可能であり，診断の告知に合わせてリハビリテーションを開始する。中等症や軽症の場合には経過観察とされることが多い。しかしながら，疑いの段階でも運動発達の遅れや姿勢，筋緊張の異常に対しては家族に説明のうえ，リハビリテーションを開始することが望ましい。リハビリテーション開始後，運動発達の追いつきがみられる例は少なくない。一方，診断が確定した際には家族支援を含めた告知を行う。

ボトックス治療はボツリヌス毒素を直接筋肉に注射することで，筋弛緩作用により痙性を緩和する治療法である[20]。現在では「2歳以上の小児脳性麻痺患者における下肢痙縮に伴う尖足」「上肢および下肢の痙縮」への適応が認められている。治療の目的は麻痺の改善ではなく，筋緊張の緩和による運動障害，異常姿勢，疼痛，身体合併症の改善で

■■■■■■■■■■■■■■■■■■■■■■■■■■■■■■■■■■ **Topics** ■

早産児の慢性ビリルビン脳症とアテトーゼ型脳性麻痺

超早産児のアテトーゼ型脳性麻痺の診断例が報告され，その原因として慢性期の高ビリルビン血症が示唆された[21]。Moriokaらは，2011年に出生した在胎30週未満の早産児の核黄疸の全国調査を行い，その発症率は1,000人中1.8人と推定した[22]。以後，早産児の慢性期の高ビリルビン血症とアテトーゼ型脳性麻痺の関連が注目されている。運動徴候は，典型例では乳児期早期から非対称を伴ったジストニア姿勢がみられるが，体幹の筋緊張低下や四肢の過剰な屈曲・伸展，姿勢の不安定さは非特異的である。非対称な姿勢のほかに，情動によって変動する筋緊張，反り返りが特徴である。修正6か月〜1歳半の頭部MRI（T2強調像）で両側淡蒼球の高信号を認める。聴性脳幹反応で異常を認めるが，聴覚反応は保たれている。知的発達は正常から重度遅滞までみられる。

本疾患の背景には近年の日本の周産期医療の進歩と日本人の遺伝的特性があると考えられており，早産児の脳性麻痺の一型として診断が普及し，その予防・治療法の確立が望まれている。

あり，個々の症例により適応を検討する必要がある。

文献

1) Huttenlocher PR：Morphometric study of human cerebral cortex development. Neuropsychologia 28：517–527, 1990
2) Golding J, et al：A review of environmental contributions to childhood motor skills. J Child Neurol 29：1531–1547, 2014
3) Barnett LM, et al：Correlates of Gross Motor Competence in Children and Adolescents：A Systematic Review and Meta-Analysis. Sports Med 46：1663–1688, 2016
4) Vohr BR：Neurodevelopmental outcomes of extremely preterm infants. Clin Perinatol 41：241–255, 2014
5) Frankenburg WK：DENVER II―デンバー発達判定法―. 日本小児保健協会（編）：日本小児医事出版社, 28, 2016
6) Kono Y, et al：Outcomes of very-low-birthweight infants at 3 years of age born in 2003- 2004 in Japan. Pediatr Int 53：1051–1058, 2011
7) 新版 K 式発達検査研究会（編）：新版 K 式発達検査法 2001 年版―標準化資料と実施法, ナカニシヤ出版, 242–247, 2008
8) Kita Y, et al：Applicability of the Movement Assessment Battery for Children-Second Edition to Japanese children：A study of the Age Band 2. Brain Dev 38：706–713, 2016
9) Wolke D, et al：Very Preterm Birth and Parents' Quality of Life 27 Years Later. Pediatrics 140：e20171263, 2017
10) 河野由美, 他：育児不安軽減を目的とした低出生体重児の運動発達指標の作成. 小児保健研 64：258–264, 2005
11) Davis NM, et al：Developmental coordination disorder at 8 years of age in a regional cohort of extremely-low-birthweight or very preterm infants. Dev Med Child Neurol 49：325–330, 2007
12) Bolk J, et al：Developmental Coordination Disorder and Its Association With Developmental Comorbidities at 6.5 Years in Apparently Healthy Children Born Extremely Preterm. JAMA Pediatr 172：765–774, 2018
13) Aarnoudse-Moens CS, et al：Meta-analysis of neurobehavioral outcomes in very preterm and/or very low birth weight children. Pediatrics 124：717–728, 2009
14) Bax M, et al；Executive Committee for the Definition of Cerebral Palsy：Proposed definition and classification of cerebral palsy,April 2005. Dev Med Child Neurol 47：571–576, 2005
15) Touyama M, et al：Long-term survival of children with cerebral palsy in Okinawa, Japan. Dev Med Child Neurol 55：459–463, 2013
16) Kono Y, et al：Changes in survival and neurodevelopmental outcomes of infants born at <25 weeks' gestation：a retrospective observational study in tertiary centers in Japan. BMJ Paediatr Open 2(1)：e000211, 2018
17) Surveillance of Cerebral Palsy in Europe (SCPE)：Surveillance of cerebral palsy in Europe：a collaboration of cerebral palsy surveys and registers. Dev Med Child Neurol 42：816–824, 2000
18) Palisano R, et al：Development and reliability of a system to classify gross motor function in children with cerebral palsy. Dev Med Child Neurol 39：214–223, 1997
19) 近藤和泉：脳性麻痺の定義と評価. 日本リハビリテーション医学会, 他（編）：脳性麻痺リハビリテーションガイドライン, 医学書院, 33–43, 2009
20) 美馬 文, 他：脳性麻痺の診断方法, 重症度評価, ボトックス治療について教えてください. 周産期医（増大号）48：1232–1234, 2018
21) Okumura A, et al：Kernicterus in preterm infants. Pediatrics 123：e1052–1058, 2009
22) Morioka I, et al：Current incidence of clinical kernicterus in preterm infants in Japan. Pediatr Int 57：494–497, 2015

認知・言語発達

石井 のぞみ

Point 　運動発達とともに認知・言語発達の評価と対応は，早産児，低出生体重児のフォローアップにおいて重要な意味をもつ。認知・言語発達は体格や運動と比べ評価の基準が難しく，評価方法も多彩で保護者にも認識しにくい部分があるため注意が必要である。認知・言語発達は一般に年齢が高くなるほど同世代との差が明確となり，また軽度の遅れであってもはっきりとわかるようになるが，医療側は地域の状況を踏まえ，遅れの程度・内容に合った適切な支援が得られるようなアドバイスを心掛けたい。

早産児，低出生体重児における認知・言語発達評価の意義

　早産児，低出生体重児に限らず，小児の発達を評価する際にもっとも重要なことは，当然ながら正確な評価と判断，それに基づく指針の立て方である。近年，発達障害の概念が普及した影響もあり，ともすればその部分が曖昧なまま診断・治療が急がれる例が散見される。たとえば，認知・言語能力の遅れを伴う発達障害なのか，伴わない発達障害なのかで対応が大きく違ってくることは自明の理であろう。

　また，認知・言語能力の遅れを伴わない，いわば純粋な運動障害に対する保育・教育施設の体制は都市部を中心に整備が進み(施設設備のバリアフリー化，補助職員の配置など)，運動障害のみを対象とした支援級・支援学校は廃止する市町村も出てきている。実際に，低出生体重児において発生する後障害の割合は，脳性麻痺が減少し知的障害が増加していることもあるが[1, 2]，これは認知・言語能力を中心とした知的発達を確保できるか否かが，児と家族の将来にとって大きな比重を占めるようになったという意味でもある。

　早産児，低出生体重児に特有の問題として，児の認知・言語能力の遅れに対する保護者の認識が，正期産児と異なる場合がある。児の現状や発達評価の結果を説明すると，

表 代表的な心理発達検査

区分	検査名	方式	適用年齢	所要時間
発達検査	遠城寺式乳幼児分析的発達検査法（九大小児科改訂版）	直接スクリーニング	0歳1か月～4歳8か月	15分
	DENVER II—デンバー発達判定法—	直接スクリーニング	0歳2か月～6歳0か月	20分
	フロスティッグ視知覚発達検査	直接スクリーニング	4歳0か月～7歳11か月	30～40分
	乳幼児精神発達診断法（津守・稲毛式）	間接スクリーニング	0歳1か月～7歳11か月	20分
	新版K式発達検査法	直接診断	0歳3か月～13歳4か月	30～40分
知能検査	DAM グッドイナフ人物画知能検査	直接スクリーニング	3歳0か月～10歳	5分
	田中・ビネー式知能検査	個別	1歳0か月～成人	30～60分
	WPPSI	個別	3歳10か月～7歳1か月	45分
	WISC-IV	個別	5歳0か月～16歳11か月	60～70分
	WAIS-III	個別	16歳～89歳	60～95分
その他の検査	ベントン視覚記銘検査	直接スクリーニング	8歳～成人	15分
	新版S-M社会生活能力検査	間接スクリーニング	乳幼児～中学生	20分
	日本版KABC-II 心理・教育アセスメントバッテリー	個別	2歳6か月～18歳11か月	30～90分

WPPSI：Wechsler Preschool and Primary Scale of Intelligence, WISC：Wechsler Intelligence Scale of Children, WAIS：Wechsler Adult Intelligence Scale, KABC：Kaufman Assessment Battery for Children

「これは『遅れ』ですか（『障害＝固定した変わらないハンディ』ではないですよね）？」「遅れているだけなら，いつ追いつくのですか（いま差があるだけで，いつか追いつくのですよね）？」などの質問を保護者から受けることは少なくない。

　早産児，低出生体重児特有の合併症・体格・情緒などの影響で正確に評価しにくい側面があること，キャッチアップする部分としない部分があること，正期産の同月齢児も同じように一定速度で発達し続けていること，たとえば成人の脳血管障害後のように，いったん獲得した能力を失ったのち，それを回復させていくものではないことなどを繰り返し説明し，時間をかけて理解してもらう必要がある。

認知・言語発達の評価方法

　児の認知・言語能力について正確かつ普遍的な方法で評価し支援につなげるためには，適切な検査を，適切な時期に，正しい方法で施行することが重要である。**表**に代表的な検査方法を示す。各検査の詳細[3～5]については割愛するが，現実的なマンパワーの観点からも，スクリーニング的な方式の検査で大まかに異常あるいは異常の疑いのある児をふるい出し，それを個別対応の，より詳細な評価法へつなげていく。また一般に，低年齢児においては認知・言語能力の発達は運動発達と不可分であるため，年少児対象の発達検査結果は運動発達も含めた全人的発達状況の分析となり，その点が年長児～成人対

象の知能検査とは大きく異なっている。

■ 年齢別の評価と対応 [6)]

1. 修正０歳０か月〜０歳３か月

　認知能力として，仰臥位での自発的あるいは他者からの刺激で誘発される遊び・動作，他者への興味と働きかけ，注視・追視，反射ではない随意的な手掌の把握，玩具や遊びへの興味などを評価する。具体的には，手を握る・体に触る，注視・追視，軽い物の保持などである。

　言語能力としては，他者への関心のもち方・働きかけなど，具体的には身体接触以外の刺激に対する注視・追視，発声，自発的な微笑，手を見るなどである。

　この時期に認知・言語領域の明らかな遅れが認められるケースは，すでに周生期になんらかの症状を呈し，基礎疾患や合併症を指摘されている最重症ケースが多い。フォローアップにおいては，NICU/GCU 退院時に設定された在宅支援などが適切に運用されているか，新たに必要な支援はないかなどを確認する作業がメインとなる。また軽度の遅れや，養育環境を含めて「何か気になる」という場合は，フォローアップからドロップアウトしないような配慮に注力する。

2. 修正０歳４か月〜０歳８か月

　認知能力としては，引き続き仰臥位での遊び・動作や，手の機能としては手指の動きだけではなく両手・手足の協応動作や手・足の位置，機能の左右差にも注目する（坐位での評価も含む）。視覚に基づく手の働き，目的をもった意図的な把握，積み木や小鈴への興味・扱いと手指の機能などを評価する。具体的には，手で顔の布を除く，両手あるいは片手で物をつかもうとする，つかんで離さない，積み木や小鈴の保持・つまみなどである。

　言語能力としても，引き続き他者への関心のもち方・働きかけなどだが，人見知り・言葉への反応，相手に何か伝えようとする行動のはじまり，自由遊びなどがはじまってくる。具体的には，いないいないばぁへの反応，机からわざと玩具を落とす，玩具を取ろうとする，鏡に興味をもつなどである。

　この時期は徐々に認知の遅れもはっきりしてくる時期ではあるが，まだ生活全般において体格や運動発達の占める部分が大きく，保護者の関心もそちらに向きがちである。そのため，体重が増えはじめたり何か１つポイントとなる粗大運動（寝返り，坐位など）がクリアできてしまうと，それで何もかも解決したかのような印象を与えてしまうこともある。児の進歩は評価し保護者を労いながらも，今後の注意点や観察ポイントはしっかり伝える必要がある。

3. 修正0歳9か月〜1歳前後

　認知能力については，この月齢以降では仰臥位での評価はなくなり，坐位での用具を使う評価が中心となる。積み木に対する興味や扱い方，手指の機能の分化・調整，具体的には2〜3個の積み木の置き方・積み方，積み木とコップ・小鈴の扱い方の変化，はめ板，なぐり描きなどである。

　言語能力としては引き続き，人見知り・言葉への反応，コミュニケーションの進化について評価する。具体的には，「バイバイ」「ダメ」などの言葉や動作への反応，指差しへの反応などである。

　この時期になると，正常範囲内であっても発達の個人差・幅が大きく広がるのに伴い，医学的評価と保護者の認識とにずれが生じやすくなる。一般に，医学的状況に比し必要以上に不安の高い保護者はスタッフへの質問も多く，結果的に時間をかけて複数人が関わることになる場合が多いが，遅れに対して認識の低い保護者はスルーされがちである。正しい認識を理解してもらうのには時間がかかるが，少なくとも定期受診は継続するように目を配る必要がある。一方，保護者の児への関わり方や環境により，発達に対する影響が出てくる時期でもある。人との関わり，安全に運動したり遊んだりできる空間と時間などが，過不足なく児の日常生活のなかで得られているかの確認は重要である。また児が自立した移動手段を獲得し，かつ好奇心や自己主張もはっきりしてくる時期なので，保護者の育児困難感・疲労感も増大する。保護者に寄り添って共感し，必要なら地域資源などなんらかのサポート手段を提示することも有用である。

4. 修正1歳〜1歳6か月

　認知能力としては引き続き，積み木を用いた検査者の指示の理解と模倣，位置・空間関係の理解，指の働きや機能，形や大きさの相互関係の理解，興味と注意の集中力，玩具の追視，短期記憶へと進む。具体的には2〜3個の積み木の塔，瓶から小鈴を出す，例示なしでのはめ板，隠しコップ（コップに玩具を隠す）などである。

　言語能力としては，言葉の獲得の前段階としての指差し，語彙の広がりなど，具体的には絵指示図版への指差し，3語以上の語彙（聞きとりでもよい）である。

　1歳前後の時期は，保護者の育児休暇期間の終了に伴い，なんらかの集団生活開始など生活環境が大きく変化する児が多い。早産児，低出生体重児はさまざまな理由から，未就園段階では家庭にこもりがちになり他児との接触が少ない傾向がある。集団参加することで，よくも悪くも保護者が「わが子と同世代児との違い」に日常生活の場面で気づく機会となる。前項と同様，保護者のタイプ（不安が高すぎるか認識が低すぎるか）によって対応を変える必要があるが，この段階で認知・言語能力の遅れに起因する集団生活上の問題が顕在化することは少ない。ただし，落ち着きや聞き分けのなさ・かんしゃくや不機嫌などが，育児・しつけ上の扱いにくさとして保護者に認識されている場合はあり，成長過程あるいは保護者の育児能力の問題と片づけず，児の知的能力とリンクさ

せて考える視点は必要である。

5. 修正1歳6か月〜暦3歳前後

　認知能力としては，折り紙を用いた形と空間関係の理解，手と指の調節，形を認知し弁別する注意力，描画に対する興味と能力など，具体的には，5〜8個の積み木の塔，積み木によるトラックや家の模倣，はめ板（向きを変えて），入れ子，例示を示した折り紙，形の弁別図版での同じ図形の同定，なぐり描き（横線・縦線・円・十字）などである。

　言語能力は，日常見慣れているものとの名称の一致，用途の理解の程度，抽象的概念の理解と抽出・比較，自己についての理解を評価する。具体的には絵指示図版への指差し・用途による指差し，表情の理解，自分の身体の名称，氏名・年齢，色の名称などである。

　早産児，低出生体重児のなかでも極低出生体重児については，修正1歳6か月以降に最初の発達検査を実施することがハイリスク児フォローアップ研究会のプロトコールでは推奨されている[7]が，それ以外の児においても認知・言語能力の問題が疑われるケースでは，正確な評価を行うのに適した時期である。標準化された適切な検査を行うことで，遅れの有無だけでなく能力の偏りや行動面についても評価できる。また暦3歳以降はほぼ全員がなんらかの集団生活を開始することも考慮し，その準備のためという意味もある。診察や理学療法の所見に基づく口頭での説明だけでなく，具体的な検査結果を示すことで，「では，どうしたらよいのか」という実際の支援（療育）につなげやすい。さらに早産児，低出生体重児では，NICU退院前後から訪問看護や訪問リハビリなどの支援がすでに導入されている場合があるが，今後もその継続が適切なのか，あるいは児の成長発達に伴い視野を広げて別の選択肢も探るほうがよいのかを見直すきっかけともなる。

6. 暦3〜6歳（年少〜年長）

　認知能力としては，自分勝手な遊びではなく手本に合わせて正しく構成する能力，指の機能と素早さ，重さの比較（動作と手の感覚），人物画の描画能力（身体の位置関係），動作記憶による時間的な移動関係と空間的位置関係の混在した記憶能力を評価する。具体的には積み木による門・階段の模倣，積み木の色・形の両方に注意して大きく複雑な図形を構成する，玉つなぎ，正方形・三角形の模写，積み木叩きの模倣などである。

　言語能力としては，数の記憶，文の記憶（日常的な言葉の理解力），数の理解（興味・概念など），自分を中心とした上下・左右・前後などの分節，日常経験，言語的な状況理解力を評価する。具体的には4〜5数復唱，短文復唱，指を当てて数える，数選び，指の数，5以下の加算，硬貨の名称，絵の叙述などである。

　ここまでくると認知・言語能力の遅れ，差異がかなりはっきりとわかり，日常のさまざまな場面で児自身が困難に直面することもおこる。集団生活としては言葉による指示が中心となり，ある程度規律をもった行動が要求されるようになる。子ども同士でも言

語的コミュニケーションが急速に発達してくる時期であり，また子どもだけでルールや役割分担のある遊びがはじまる時期でもあるため，患児は仲間外れ・パニック・同世代でなく年下の子どもと好んで遊ぶようになるなどの変化をみせる場合がある。しかし，遅れの程度が軽度～中等度程度で本人が大人しい性格の場合，また周囲に世話焼きタイプの友人がいたりすると，周囲の行動を見ながらワンテンポ遅れてついていくことで日常をやり過ごしていることもあるため，「集団適応しているかどうか」だけで判断することはできない。日々，患児と接触する保育士・看護師などプロの目から見た評価やアドバイスも重要である。

　残念ながら，この段階まで児の状態に関する適切な評価や説明，支援がなされてこなかったケース（ドロップアウトケースも含めて）では，就学を前にして保護者の焦り・混乱は非常に大きい。筆者の経験では，周囲でどこにも相談できず困って出生病院へ駆け込んでくるケースも少なくない。具体的な対応は別稿に譲るが，現在では就学する学校・級の決定は最終的には保護者の希望・判断に委ねる自治体が多い。医療機関からの保護者へのアドバイスとしては，児の認知・言語を中心とする知的能力の医学的評価について正確に説明したうえで，通常級（普通学級）に進んだ場合，現実にどのような状態がおこり得るのか，予測を示す必要がある。学習面（どの学年でどの程度の内容を習得しなければならないか），生活面（給食，排泄，着替え，持ち物，家庭との連絡など）いずれにおいても具体的なイメージをもたないまま，時間的制約のなかで在籍級の決定だけを急いでしまう保護者も存在する。

7. 暦7～9歳（小学1～3年生）

　認知能力としては，立体や抽象図形の形の認識と構成能力，記憶による再生能力，具体的には，積み木を使った模様構成，玉つなぎ，菱形模写，図形記憶などである。

　言語能力としては引き続き，数の記憶，文の記憶，数の理解，時間系列，文字表現，言語的な構成能力，語の差異点や類似点の発見を評価する。具体的には，5～6数の復唱・4数逆唱，短文復唱，釣銭の暗算，日時，文の書きとり，名詞の列挙，文章の整理などである。

　この段階で問題となってくるのは，本人の認知・言語能力自体というよりは児の社会的環境である。児の能力レベルに適合した教育・療育がなされている場合はよいが，隔たりがある場合はさまざまな問題が生じる。特に幼稚園・保育所時代と異なり，生活のなかに「学習」という要素が入ってくることによって，本人の心理や行動への影響はもとより，保護者のストレスや親子関係の変化，さらには教師や学校側との関係にまで影響を及ぼす。ただし低学年での学習内容は，まだまだ即物的・機械的な側面が多く，意味を理解していなくても暗記したり反射的に答えることで，ある程度の「正答率」が得られてしまうこともあるため注意が必要である。また能力レベルと環境が客観的には適合しても，本人や保護者の満足度は必ずしも高くない場合もある（特に分野により知的能力

にムラがある場合)。不満・不足の点を洗い出し，学校以外で補完できるもの(塾，家庭教師，稽古事など)がないかなど，地域の事情に合わせて選択肢を提案してもよい。

8. 暦10歳以降(小学4年生以降)

認知能力としては，帰納的推理と法則の発見，視覚による抽象的構成，視覚的な形態の想像力，幾何学的知識，実際場面の抽象化，時間的な移動関係と空間的位置関係の入り混じった全体的な記憶能力を評価する。具体的には，帰納紙切り，三角形の置換，立体断面，財布探し，積み木叩きなどである。

言語能力としては，抽象的な数の単純記憶範囲，視覚的・空間的関係を抽象化して推理する能力，数学的推理，帰納的推理能力，抽象語の理解を評価する。具体的には，6数以上の復唱・5数以上の復唱，時計の針の逆転，反対語，暗算，数列の空欄埋め，等式の作成，三段論法，四字熟語・ことわざなどである。

日常生活においても学習面でも抽象概念が多くなり，コミュニケーションの主体もより複雑な言語によって成り立つ時期に入るため，認知・言語能力の遅れが軽度〜中等度であったとしても他児との差が目立つようになり，本人も周囲も困難感が強くなる。学習，友人関係いずれも，量的・質的に保護者のフォローの限界を超えてくる時期でもある。この時期以降は，保護者の意向だけでなく本人の意思や自己肯定感を損なわないように留意しながら，適切な支援を探る必要がある。しかし自立した行動範囲の広がりとともに，本人の状況理解力・コミュニケーション力の不足から，さまざまな社会的トラブル(金銭，社会的・倫理的常識などが絡む)に発展する場合があり，その段階になってはじめて保護者も，本人を守る手段として障害者手帳(療育手帳[用語1])や年金用書類などの申請を考える場合がある。本人・保護者とも他児との差や違いを認識しながらも，何とか同世代集団のなかで過ごすことができてきたケースは，逆に行政や福祉などとのつながりが希薄で，十数年ぶりに幼少期に受診していた周産期センターに問い合わせてくることもある。この点について，事情のわかる当時の担当者がいまだに勤続しているかどうかという問題もあるが，仮に勤続していたとしても，一体いつまで，どこまで新生児科医や小児科医が対応すべきなのか，あるいは対応できるのかという問題も生じる。臓器的な慢性疾患におけるトランジションと同様に，知的発達・障害に関しての成人領域への

用語解説 1

療育手帳　【りょういくてちょう】

知的障害者(児)に対して一貫した指導・相談が行われ，各種援助を受けやすくするために都道府県知事が発行している手帳。知的障害者福祉法には療育手帳に関する記述がなく，厚生労働省通知に基づいて発行されているため，障害程度の区分は各自治体によって異なる。18歳未満は児童相談所，18歳以上は心身障害者福祉センターが判定を行い，税金控除・交通運賃の割引・公共料金の割引などのサポートが受けられる。

移行は，教育や行政の支援も含めて今後の長期フォローアップの重要な課題のひとつである。

文献

1) Kono Y, et al：Changes in survival and neurodevelopmental outcomes of infants born at <25 weeks' gestation：a retrospective observational study in tertiary centers in Japan. BMJ Paediatrics Open 2：e000211, 2018
2) 上谷良行：中長期予後の変遷．周産期医 42：597–600, 2012
3) 石井のぞみ，他：乳幼児発達検査．周産期医 38（Suppl）：579–583, 2008
4) 田中恭子：乳幼児期の発達評価：新版 K 式発達検査，Bayley 検査法などについて教えてください．周産期医 48：1185–1189, 2018
5) 田中恭子：学童期の知的能力の評価方法：Wechsler, KABC-II， Vineland-II などについて解説してください．周産期医 48：1205–1209, 2018
6) 新版 K 式発達検査研究会（編）：検査項目の説明．新版 K 式発達検査法 2001 年版－標準化資料と実施法，ナカニシヤ出版，97–238, 2008
7) ハイリスク児フォローアップ研究会（編）：フォローアップの概念．ハイリスク児のフォローアップマニュアル─小さく生まれた子どもたちへの支援，改訂第 2 版，メジカルビュー社，2–5, 2018

発達障害

平澤 恭子

Point 発達障害は近年，注目されている疾患であり，いずれも早産児，極低出生体重児に合併することが少なくない。これらの病態は環境調整などの配慮で改善が見込まれるため，適切な時期に診断し，介入について検討する必要がある。ただし，診断が難しい場合や保護者がすぐには受容することが困難な場合もあるので，介入は行いつつ，診断を後回しにするなど柔軟な対応も必要である。また軽微な場合は，より年長にならないと明らかにならない場合もあるので，学童期に至るまで長期のフォローアップも必要である。

学童期までの神経・発達，感覚器の評価と対応

　発達障害とは単なる知的能力障害ではなく，一般的には脳の発達の偏りにより生じるものと考えられており，発達障害者支援法において「自閉症，アスペルガー症候群その他の広汎性発達障害，学習障害，注意欠陥・多動性障害，その他これに類する脳機能の障害であって，その症状が通常低年齢において発現するものとして政令で定めるもの」と定義されている。アメリカ精神医学会から Diagnostic and Statistical Manual of Mental Disorders fifth edition（DSM-5）が出版されたことにより，これらの発達障害は自閉スペクトラム症（autism spectrum disorder：ASD），注意欠如・多動症（attention-deficit/hyperactivity disorder：ADHD），限局性学習症（specific learning disorder：SLD），発達性協調運動障害（developmental coordination disorder：DCD）などに分類された。これらはいずれも早産児，極低出生体重児に多くみられるとされ，フォローアップの際には留意しなければならない疾患である。

　以下に，それぞれの病態についてまとめた。

自閉スペクトラム症（ASD）

1. 診断基準と診断の手がかり

　ASDとは，複数の場面における社会的コミュニケーションおよび対人相互的反応における持続的な欠陥が病態とされ，対人的情緒関係の欠落や対人関係における社会的相互反応における非言語的コミュニケーションの欠如を示し，さらに興味や活動が限定され，反復的様式を示すなどを特徴としている。つまりASDを疑わせる症状としては，第1にコミュニケーションの問題をもっていること，たとえば重度の言語発達の遅れを認め，対人的にも異常な愛着を示したり，人に気づかない，さらに，ことばでの反応はあるものの，アイコンタクトや身振りの異常を示すなど，多彩な症状を呈する。行動興味または活動の限定された反復的様式としては，玩具のクルマのタイヤなど通常注目されにくい部分に固執し，眼前にその玩具を近づけ眺め続けたり，玩具を一列に並べることに終始する，いつもと同じ道順でないと納得しない，同じ食べ物を食べ続けるなど柔軟性に欠ける強いこだわりに基づいた行動様式を示す。また感覚刺激に対する異常を認め，たとえば痛みに鈍感で注射処置などでも泣かない，着るものの素材にこだわる，トイレのエアータオルや掃除機などの特定音を嫌がるなど，特殊な感覚への過敏や不応を示す場面はよく遭遇する。このようなことに着目しながら日常生活の様子を聞き出すことが，診断の手がかりになる。

　一般的に，このような児の受診動機はことばの遅れである。児の問題がことばの遅れだけなのかどうかをみるため，自由に遊ばせる場面をつくり，児の行動をよく観察することが必要である。診断においては，家庭の状況や診察室での行動などを参考にして行う。診断基準はDSM-5に示されている（**表1**）[1]。

　DSM-5では，社会的コミュニケーションの著しい欠陥を認めるが，それ以外はASDの診断基準を満たさないものを社会的コミュニケーション症としている。ASDの診断においては，知的能力障害の合併も少なくない。ASDでは，児のもっている問題が知的能力障害だけではうまく説明されず，ASDと知的能力障害が合併しているという診断のためには，全般的な発達の水準に比して社会的コミュニケーションが特に遅れているということが診断の根拠となる。

　実際にある養育者からの訴えのなかで，よく認められ受診のきっかけとなるのは，ことばが出ないこととこだわりが強いことである。これらがどのような時期から目立ち，実際の生活のなかではどのような状況でおこっているのかを詳しく聞くことや，診察室での遊びの観察などが診断の手がかりになる。

2. フォローアップで遭遇するASDが疑われる子どもの診断と日常生活での対応

　乳幼児期にASDの診断を確定することは困難である。定型発達の児でも一時的に同様の症状を示すことがあり，またASD傾向のある子どもでも環境によって著しく変化

表1　自閉症診断基準（一部抜粋）

A：複数の状況で社会的コミュニケーション及び対人的相互反応における持続的な欠陥があり，現時点または病歴によって以下により明らかになる。

　(1) 相互の対人的−情緒的関係の欠落

　(2) 対人的相互反応で非言語的コミュニケーションを用いることの欠陥

　(3) 人間関係を発展させ，維持しそれを理解することの欠陥

B：行動，興味，または活動の限定された反復様式で現在または病歴によって以下の少なくとも2つより明らかになる。

　(1) 常同的または反復的な身体の運動，ものの使用，または会話

　(2) 同一性への固執，習慣への頑ななこだわり，または言語的，非言語的な儀式的行動様式

　(3) 強度または対象において異常なほど極めて限定され執着する興味

　(4) 感覚刺激に対する過敏さ，または鈍感さ，または環境の感覚的側面に対する並外れた興味

C：症状は発達早期に存在していなければならない。

D：その症状は社会的，職業的，または他の重要な領域における現在の機能に臨床的に意味のある障害を引き起こしている。

E：これらは知的能力障害または全般的発達遅延ではうまく説明されない。

　知的能力障害と自閉スペクトラム症はしばしば同時に起こり，自閉スペクトラム症と知的能力障害の併存の診断を下すためには，社会的コミュニケーションが全般的発達の水準から期待されるものより下回っていなければならない。

American Psychiatric Association：自閉スペクトラム症／自閉スペクトラム障害．日本精神神経学会（監），高橋三郎，他（監訳）：DSM-5 精神疾患の分類と診断の手引，医学書院，26–29, 2014[1]より引用，一部改変

することがあるためである。健診場面で ASD のスクリーニングとしてよく用いられる modified checklist for autism in toddlers（M-CHAT）も1度の結果で判断するのではなく，3か月程度空けて行った2回の結果をもって判定することとされている[2]。また，M-CHAT を低出生体重児を対象に行った場合，陽性的中率が低いとの報告もあり，慎重に判断する必要がある[3]。

　実際に ASD が強く疑われた際には専門医の診察に加え，遊びの観察，一定の構造化面接などを行う。ASD の診断ツールを表2に示す。M-CHAT のようにスクリーニング目的に利用するものや，診断に向けて行動面を観察する Autism Diagnostic Observation Schedule Second Edition（ADOS-2）など，さまざまなものが知られている。もちろん，これらはあくまでも診断の一助であるので，実際の生活での遊び，行動の問題などを含めて総合的に判断する。

　このような児を育てている実際の生活場面では，児の柔軟性の欠如などが児の扱いにくさ，育てにくさにつながっていることが多く，養育者が疲弊し追い詰められていることも少なくない。このような場合には ASD の診断をしっかり伝え，児への対応方法や療育などについて具体的な情報提供をすることが，養育者の“追い詰められ感”の軽減につながる。それにより，子どもが遊んでいるありのままを受け入れ見守るなかで適切な介入ができるようになり，児に適した対応が可能になる。たとえば，自分の思いどおりにいかず児がパニックに陥っているときに，ただ叱りつけるのではなく静かにその場

表 2　自閉症診断のためのツール

	目的	年齢	使用上の特徴
M-CHAT	スクリーニング	18 ～ 24 か月	スクリーニングが目的で，陽性者には 3 か月時期を空けて 2 回行う。
PARS	診断ではなく，症状の有無を把握するために用いる	3 歳以上	発達・行動症状の有無と程度について保護者から聴取する。
CARS（日本語版）	診断および自閉症の程度の判断	3 ～ 12 歳	人との関係模倣，情緒反応など 15 項目を観察して採点する。
ADI-R（日本語版）	診断のための検査	発達年齢 2 歳以上成人まで	「相互的対人関係の質的異常」「意思伝達の質的異常」「限定的・反復的・常同的行動様式」に焦点を当てて構成される。
ADOS-2（日本語版）	診断に有用な観察検査	12 か月以上	自閉スペクトラム症児に対する観察検査。
ASSQ（日本語版）	高機能自閉症などの学童のスクリーニング	7 ～ 16 歳	高機能や Asperger 症候群とされていた群をスクリーニングするもの。

M-CHAT：modified Checklist for Autism in Toddlers, PARS：Pervasive Developmental Disorders Autism Society Japan Rating Scale, CARS：The Childhood Autism Rating Scale（小児自閉症評定尺度）, ADI-R：Autism Diagnostic Interview-Revised, ADOS-2：Autism Diagnostic Observation Schedule Second Edition, ASSQ：The High-Functioning Autism Spectrum Screening Questionnaire

から離し，別の遊びなどに誘う，介入せずにクールダウンさせるなどの方法である。このようなことを実際の生活のなかで行い，児が落ち着く場面を実際に体験することで，徐々に養育者も落ち着いて児と向き合うことができ，児とのやりとり遊びが可能になり，それにより児の行動面の問題の改善にもつながる。

　前述したように，1 度の診察での診断は難しく，時期をおいて再度観察することが重要であるが，経過観察中に母子が孤立しないような配慮や適切な介入方法の指導も必要である。ことばが出ないときに無理やり言わせようとしている場合も多いので，そのようなとり組みはかえって児の状況を悪化させること，また重要なのはコミュニケーションを育てることなので，遊びを見守りながら，遊びのなかで児の要求にていねいに反応していくことで児とのやりとり遊びが可能になり，それが，その後のコミュニケーションの確立に重要であることを知ってもらうことも必要である。

　こだわりが強いのも親が困ることのひとつであるが，程度の差はあれ，定型発達児の子育てでも経験する。本児なりのこだわりを受け入れながら，児が変化を受け入れられるよう少しずつ変化させていくなど工夫しながら接していくことで，児の変化が期待できる。

　保育所などの集団行動の場面においてはじめて ASD 的な問題に気づかれることもある。どのようなことから ASD を疑っているかを保護者と共有しながら診断を進めていくという配慮も，養育者が診断を受容し，療育へとつなげていくのに重要な点である。

3. 極低出生体重児と ASD

　極低出生体重児では，ASD 発症のリスクが正期産児に比べて 2 ～ 3 倍高いと報告されている [4]。極低出生体重児のフォローアップ中，感覚過敏や診察時の異常な不安など

の症状は1歳過ぎ頃から観察されることが多く，ASD を疑うきっかけとなる。自然な遊びの場面などで児の状況を観察しながら注意深いフォローアップを行い，日常生活の問題が大きいと思われる場合には適切な時期の介入を考慮する。適切な療育環境を検討し，その情報を養育者に与えることが重要である。

4. 療育的介入

診断後は，その時点での児の問題点や集団生活への適応などを考慮して，専門的な療育を紹介する必要がある。

療育としては TEACCH プログラム^{用語1} などが知られている。TEACCH とは "Treatment and Education of Autistic and related Communication-handicapped Children" の頭文字をとったもので，予測不能な状態が苦手である ASD 児の特性を理解し，児が安心して過ごせるように整理され構造化された環境をつくり，児の社会適応を促進していこうとするものである。

また問題行動に対しては，応用行動分析が有用とされている。問題行動をよく観察し，問題行動のきっかけを見つけ，それを見直すことで行動を変えていこうというものである。これらの手法の基本を理解しながら，児の状況を考え，療育的環境を整えていくことが重要である。このように，ASD 児へのとり組みは医療場面というより日常生活場面，特に集団生活場面である保育所や幼稚園などでのとり組みが重要であることも少なくなく，保育スタッフなどとの連携が重要といえる。

注意欠如・多動症（ADHD）

本疾患は不注意，多動，衝動性が主な症状である。

診断基準は DSM-5 に示されている。診断基準に基づいた ADHD rating scale（ADHD-RS）があり，それらを参考に診断し，重症度を判断する。

診断基準（抜粋）を**表 3**⁵⁾ に示す。3〜4歳から多動衝動が目立つことが多いが，集団生活を行う幼稚園や就学後に明らかになってくる症状も多い。幼児期は発達途上であり，さまざまなものに興味を示して行動するため，ADHD の診断は難しい。

用語解説 1

TEACCH プログラム 【てぃーちぷろぐらむ】

アメリカノースカロライナ州で1972年以来行われている ASD（自閉スペクトラム症）児者とその家族を対象とした支援プログラム。このプログラムは「自閉症児の診断・評価」「構造化を特徴とした療育プログラム」「家族・支援者サポート」「就労支援」などさまざまなサービス群から成立する。場所とそこで行うことを一定させるなどの物理的構造化や，実物や写真などを通してコミュニケーションを行う視覚的構造化などが，その指導の基本である。

表3 注意欠如・多動症（ADHD）診断基準（抜粋）

A. （1）及び／または（2）によって特徴付けられる，不注意及び／または多動性-衝動性の持続的な様式で，機能または発達の妨げとなっているもの：

（1）不注意：以下の症状のうち6つ（またはそれ以上）が少なくとも6か月持続したことがあり，その程度は発達の水準に不相応で，社会的および学業的／職業的活動に直接，悪影響を及ぼすほどである。

（a）学業，仕事，または他の活動中にしばしば綿密に注意することができない，または不注意な間違いをする。
（b）課題または遊びの活動中に，しばしば注意を持続することが困難である。
（c）直接話しかけられたときに，しばしば聞いていないように見える。
（d）しばしば指示に従えず，学業，用事，職場での義務をやり遂げることができない。
（e）課題や活動を順序立てることがしばしば困難である。
（f）精神的努力の持続を要する課題に従事することをしばしば避ける，嫌う，またはいやいや行う。
（g）課題や活動に必要なものをしばしばなくしてしまう。
（h）しばしば外的刺激（青年後期及び成人では無関係な考えも含まれる）によって気が散ってしまう。
（i）しばしば日々の活動で忘れっぽい。

（2）多動性及び衝動性：以下の症状のうち6つ（またはそれ以上）が少なくとも6か月持続したことがあり，その程度は発達の水準に不相応で，社会的及び学業的／職業的活動に直接，悪影響を及ぼすほどである。
注：それらの症状は，単なる反抗的態度，挑戦，敵意などの表れではなく，課題や指示を理解できないことでもない。青年期後期及び成人（17歳以上）では少なくとも5つ以上の症状が必要である。

（a）しばしば手足をそわそわ動かしたり，トントンたたいたりする，または椅子の上でもじもじする。
（b）席について求められる場面でしばしば席を離れる。
（c）不適切な状況でしばしば走り回ったり高いところに登ったりする（注：青年または成人では，落ち着かない感じのみに限られるかもしれない）。
（d）静かに遊んだり余暇活動につくことがしばしばできない。
（e）しばしば "じっとしていない" またはまるで "エンジンで動かされているように" 行動する。
（f）しばしばしゃべりすぎる。
（g）しばしば質問が終わる前に出し抜いて答えはじめてしまう。
（h）しばしば自分の順番を待つことが困難である。
（i）しばしば他人を妨害し，邪魔する。

B. 不注意または多動性-衝動性の症状のうちいくつかは12歳になる前から存在していた。

C. 不注意またはた多動性-衝動性の症状のうちいくつかが2つ以上の状況（例：家庭，学校，職場；友人や親戚といるとき；その他の活動中）に存在する。

D. これらの症状が社会的，学業的，または職業的機能を損なわせているまたはその質を低下させているという明確な証拠がある。

E. その症状は，統合失調症，または他の精神病性障害の経過中のみに起こるものではなく，他の精神疾患（例：気分障害，不安症，解離症，パーソナリティ障害，物質中毒または離脱）ではうまく説明されない。

いずれかを特定せよ

314.01（F90.2）混合して存在：過去6か月間，基準A1（不注意）や基準A2（多動-衝動性）をともに満たしている場合
314.00（F90.0）不注意優性に存在：過去6か月間，基準A1（不注意）を満たすが，基準A2（多動-衝動性）を満たさない場合
314.01（F90.1）多動・衝動優勢に存在：過去6か月間，基準A2（多動-衝動性）を満たすが，基準A1（不注意）を満たさない場合

該当すれば特定せよ

部分寛解：以前はすべて基準を満たしていたが，過去6か月間はより少ない基準数を満たしており，かつ症状が，社会的，学業的，または職業的機能に現在も障害を及ぼしている場合

現在の重症度を特定せよ

軽　度：診断を下すのに必要な項目数以上の症状はあったとしても少なく，症状がもたらす社会的または職業的機能への障害はわずかでしかない。
中等度：症状または機能障害は「軽度」と「重度」の間にある。
重　度：診断を下すのに必要な項目数以上に多くの症状がある。またはいくつかの症状が特に重度である，または症状が社会的または職業的機能に著しい障害をもたらしている。

American Psychiatric Association：注意欠如・多動症／注意欠如・多動性障害．日本精神神経学会（監），高橋三郎，他（監訳）：DSM-5 精神疾患の分類と診断の手引，医学書院，30-34, 2014[5] より引用，一部改変

1. フォローアップでの注意点

　脳科学的には，ADHD は行動や情緒，思考，時間管理などの自己制御ができないことに基づくとされ，前頭－線条体回路内の病変の関与が報告されている。また早産児では，より広範囲の脳機能の障害に基づいているという報告もある[6]。

　診断にあたっては，子どもの行動が自己制御の問題などに起因する状態に適合するのかなどを注意深く観察する必要がある。特に，集団という刺激の多い環境のなかでの自己制御ができないことが ADHD の特徴であるため，集団生活での行動の観察や聞きとりが重要である。ADHD の特性をもつ子どもたちの乳児期は，よくぐずり泣く，睡眠が不安定，なだめにくい，絶えず体を動かしているなど対応の難しい気質の赤ちゃんと評価されていることが多い[7]が，1 歳台での多動や衝動は ASD の病態でもみられるので注意が必要である。不注意症状は幼児期にはほとんど気づかれることはない一方で，多動性の特徴は顕在化し，じっとしていることが苦手，つねに動き回っているなどがみられ，擦過傷，打撲症などの小さなけがが絶えないことも多い。そのため，まずは事故対策などに留意してもらう必要がある。具体的には，外出中に突然母親の手を振り払って自分の気になったものへ突進する，公園で遊具などの順番を待てない，玩具を他児からとり上げてしまうなどはよく見る光景である。乱暴な子どもとみなされ，場合によっては親のしつけが悪いという非難となり，養育者が孤立してしまう状況も生じる。

　診断は慎重であるべきで，この時期には診断より，児との関わり方のアドバイスとともに，児のとり巻く環境調整などを含めた育児支援が重要である。また一方で，幼児期には"元気な子"と認識している養育者も多いため，診察室での行動観察は重要である。まずは診察室で自由に遊ぶ様子を観察することが大きな手がかりとなる。問題になる子どもたちは診察室を動き回り，診察器具を触ったり，まったく周りを無視して自分のしたいことに没頭するなどがみられる。また，そういった児の行動に対して養育者がどのように対応しているかなどの観察も，普段の生活での児への対応を推定するうえで重要な情報になる。

　小学校入学後は ADHD の症状がより明確になり，その結果，学校生活に大きな影響を及ぼしてくる。たとえば忘れ物や連絡帳の書き漏らしなどの失敗を繰り返し，叱られてばかりのため，叱っても無反応になってしまっていることも多い。これが児に自信を失わせ自己尊重感を大きく損ない，さらに児の不適応行動を引きおこすという悪循環になり得る。診断を的確に行い，児に関わるすべての人たちが本疾患を認識しながら対応を考え，環境調整や場合によっては薬物療法を考慮するなどが重要になってくる。

2. 極低出生体重児と ADHD

　脳の発達の未熟性のため，極低出生体重児では ADHD の発症が成熟児に比し多いとされ，また診断に至らないまでも ADHD-RS が成熟児に比して高い[8]という報告もあり，極低出生体重児が生活に影響するような ADHD 症状を呈してくるリスクは高いと考え

られる。極低出生体重児にみられる ADHD の特徴としては，不注意症状スコアが高い
などがあげられている。さらに年長になると，行為障害などよりも内在化症状やうつな
どの問題を呈することが多いとの報告もある[9]。このような問題は周産期の直接的な合
併症との関連より，成育期のネガティブな出来事と関連するとしている報告[10]もある。
これは極低出生体重児が成長していくなかで，体格面での遅れや集団適応の困難さ，運
動能力の未熟さなどさまざまな問題が関与する可能性が考えられる。このような問題を
軽減するため，児の成育環境を豊かにする配慮はフォローアップ外来における重要な任
務といえる。

3. 治療

本人の自己評価が低くならないように配慮をすることなど，環境調整が重要とされて
いる。症状が強い場合などは薬物療法が有効である。専門医に紹介し，時期を逸するこ
となく薬物療法を開始することも，本人の社会適応の改善につながる。

限局性学習症（SLD）

従来，学習障害とされた病態は DSM-5 では SLD とされ，全般的な知的発達に遅れは
ないが，聞く，話す，読む，書く，計算する，または推論する能力のうち特定のものの
習得と使用に著しい困難をきたしている状態で，これらが特定の障害や環境的な要因に
よるものではない場合，と定義されている。典型的には，知的障害はないのに学業不振
をきたしている場合などに SLD が想定される。障害される能力により，読字障害，書
字障害，算数障害などに分類される。算数障害では位取り，量の単位の理解や図形の認
知構成ができないなどがあげられる。

1. 診断

診断は，読み書きなどの症状チェック法などを利用して行う。また Wechsler 児童用
知能検査第 4 版（Wechsler Intelligence Scale for Children Fourth Edition：WISC-4）な
どで知的障害のないことを確認すると同時に，下位検査の偏りがないかどうかをみるこ
とも重要である。Kaufman Assessment Battery for Children（K-ABC）心理・教育アセ
スメントバッテリーも認知能力と習得度を知るための検査として施行し，どのような思
考過程，すなわち継次処理と同時処理のどちらに異常があるのか，それらと合致する習
得度がみられるかなどを評価する。また，読み検査課題などを用いた評価も必要である。

2. 病態

まだ直接的な障害部位などは明らかになっていないが，音韻処理障害や急性聴覚処理
障害，小脳障害，視覚認知など微少な脳障害によるという仮説が提唱されている。未熟
脳のまま出生し，さまざまな影響を受けやすい状態であった極低出生体重児での合併が
少なくないことは十分に予測できる。

3. 極低出生体重児と SLD

SLD についても低出生体重児で高いという報告は多数みられる。2016 年の UK EPICure Study cohort 対象者の検討では，SLD は対照群が 3% であったのに対し，14% としている [11]。また SLD のなかでも算数障害の頻度が高いというのが一致した見解である。これらは低出生体重児でみられやすい視空間認知や感覚運動統合高次脳機能の問題に起因すると推定されている。

4. 介入，援助

障害に応じた支援を行うことはいうまでもない。障害の原因になっている認知的側面を正確に評価し，それに対応する。たとえば，算数の問題で桁のずれが生じやすいときにはマス目のはいった用紙を使用して計算する，また文章題で計算のみが困難な場合には計算機を用いて負荷を軽減するなどである。教育サイドとの連携がもっとも重要である。

発達性協調運動障害（DCD）

1. 症状と診断

診断基準は，年齢に比して運動機能の稚拙さ，つまり箸やはさみを使ったり，ボールを捕球したりするなどの協調運動の獲得が苦手であること，そのために日常生活で自分の身の回りのことができず，幼稚園や学校生活に支障をきたしているということ，これらの症状が幼小児期からみられていること，これらの原因になる知的障害や視覚障害，脳性麻痺などがないなどの基準が満たされれば，DCD が疑われる。

できるだけ早い時期の介入が有用とされており，早期診断へのとり組みが必要である。診断は，正式には質問紙（発達性協調運動障害質問紙）や実際の運動機能を評価する Movement Assessment Battery for Children（M-ABC）という検査法などを利用して行う必要がある [12]。これは 3 〜 16 歳に適応され，手先の器用さやボールスキル，静的・動的バランスなどにより評価する。

2. 病態

この疾患の多くは多彩な原因による病態を包含している。視覚認知障害によるものも多い [13] とされ，後頭葉，後頭頭頂葉病変に起因する。

3. 極低出生体重児と DCD

前述の後頭葉，後頭頭頂葉は極低出生体重児が侵されやすい部位でもある。不器用さなどが症状の主体であり，脳性麻痺と連続した病変病態，つまり軽度の脳性麻痺と理解したほうがよいという見解もある。実際，早産，低出生体重児のフォローアップにおいては，DCD 症状を示す児によく遭遇する。1,250 g 未満で出生した児を検討した報告では 3，4 歳時点で DCD と判断される児が 42% もいたとするもの [14] や，1,500 g 未満で出生した児は正期産児に比べると DCD のオッズ比 6.29 であったとする報告もある [15]。低

出生体重児のフォローアップ6歳健診プロトコールにある左右上肢の鏡像運動の残存が
みられたり，安定した片足立ちが困難であるなどの神経学的微細徴候（ソフトサイン）が
陽性であり，かつ問診で運動について聞き出した際に稚拙さを認める場合には本症を考
慮する必要があるため，介入について考慮する。

4. 介入

就学後に問題となるレベルであれば介入が望ましい。一般的には作業療法士などに相
談し，児の運動環境を整えるなどの調整が必要である。日本ではまだ本疾患に対する理
解や支援が十分ではないが，家庭でのDCD支援プログラムなどが開発され，家族向け
の本[16]なども出版されている。

おわりに

極低出生体重児では，前述したような発達障害の合併は少なくない。養育者が過剰に
心配している場合もあるので診断には注意が必要であるが，早期の療育的介入で社会適
応の改善が見込まれるため，疑わしい場合には専門医の診断や療育への紹介などを検討
することが望ましい。

文献

1) American Psychiatric Association：自閉スペクトラム症／自閉スペクトラム障害．日本精神神経学会（監），高橋三郎，他（監訳）：DSM-5 精神疾患の分類と診断の手引，医学書院，26–29, 2014
2) Kamio Y, et al：Effectiveness of using the Modified Checklist for Autism in Toddlers in two–stage screening of autism spectrum disorder at the 18–month health check–up in Japan. J Autism Dev Disord 44：194–203, 2014
3) Kim SH, et al：Predictive Validity of the Modified Checklist for Autism in Toddlers（M–CHAT）Born Very Preterm. J Pediatr 178：101–107, 2016
4) Lampi KM, et al：Risk of autism spectrum disorders in low birth weight and small for gestational age infants. J Pediatr 161：830–836, 2012
5) American Psychiatric Association：注意欠如・多動症／注意欠如・多動性障害．日本精神神経学会（監），高橋三郎，他（監訳）：DSM-5 精神疾患の分類と診断の手引，医学書院，30–34, 2014
6) Rommel AS, et al：Association of Preterm Birth With Attention–Deficit/Hyperactivity Disorder–Like and Wider–Ranging Neurophysiological Impairments of Attention and Inhibition. J Am Acad Child Adolesc Psychiatry 56：40–50, 2017
7) 齋藤万比古：子どもの発達とADHD. 注意欠如・多動症− ADHD −の診断・治療ガイドライン，第4版，じほう，7–13, 2016
8) Indredavik MS, et al：Low–birth–weight adolescents：psychiatric symptoms and cerebral MRI abnormalities. Pediatr Neurol 33：259–266, 2005
9) Indredavik MS, et al：Perinatal risk and psychiatric outcome in adolescents born preterm with very low birth weight or term small for gestational age. J Dev Behav Pediatr 31：286–294, 2010
10) Westrupp EM, et al：Longitudinal predictors of psychiatric disorders in very low birth weight adults. Child Psychiatry Hum Dev 43：113–123, 2012
11) Johnson S, et al：Learning disabilities among extremely preterm children without neurosensory impairment：Comorbidity, neuropsychological profiles and scholastic outcomes. Early Hum Dev 103：69–75, 2016

12) 中井昭夫：協調運動機能のアセスメント：DCDQ–R, Movement–ABC2. 辻井正次(監), 明翫光宜, 他(編)：発達障害児者支援とアセスメントのガイドライン, 金子書房, 290–296, 2014
13) Chokron S, et al：Impact of Cerebral Visual Impairments on Motor Skills：Implications for Developmental Coordination Disorders. Front Psychol 7：1471, 2016
14) Zwicker JG, et al：Perinatal and neonatal predictors of developmental coordination disorder in very low birthweight children. Arch Dis Child 98：118–122, 2013
15) Edwards J, et al：Developmental coordination disorder in school–aged children born very preterm and/or at very low birth weight：a systematic review. J Dev Behav Pediatr 32：678–687, 2011
16) 宮原資英：発達性協調運動障害−親と専門家のためのガイド, スペクトラム出版社, 2017

社会適応

平澤 恭子

Point　発達の状況に応じた保育所，幼稚園，学校の選択が必要である。超低出生体重児ではやや過保護な環境で過ごすことも少なくなく，保育所などの就園で経験を広げていくことも重要になる。また，療育的な関わりも発達を伸ばすうえで重要なため，フォローアップで療育への紹介のタイミングなどを評価していく必要がある。

就園

　保育所とは一般に，産後休業明けの乳児期から保育を行う施設である。最近では母親の就労率が高く，保育所の需要は高まっており，いわゆる待機児童の問題が多くとり上げられている。この傾向は早産児，低出生体重児においても同様で，育児休業を終えて1歳もしくは2歳前後で保育所に入所したいとする保護者が多い。保育所の入所についての相談は少なくないが，保育所のような集団生活は児の経験を広げる場でもあるので，早産児，極低出生体重児であるから避けたほうがよいということはない。ただし，保育所に入所してからの1年前後は，早産児，極低出生体重児に限らず，軽い風邪などにかかったり発熱したりすることが多く，人工呼吸器装着期間が長かった児などでは気管支炎や肺炎などに発展しやすい場合もあるため，体調の悪いときは家で過ごすなど無理をしない範囲での登園が好ましい。

　また，保育所などを利用する必要のない環境にある児でも，3歳になるとプレ幼稚園などの集団保育を経験し，その後3年保育の幼稚園に入園する。

　このような集団保育への参加は，社会性などを身につけるよい機会となる一方で，保育所や幼稚園に就園することで，発達上の問題がより顕在化することがある。ベテランの保育者による行動観察などから指摘される場合も多い。しかし一方で，低出生体重児である，早産児であることで保育者がより過敏に対応している場合もあるので，フォ

ローアップ健診の際には保育状況などをていねいに聞きとり，児の発達のどのような点を保育者が心配しているかなどを明確にし，場合に応じて環境の調整などを行う。2～3歳前後までは極低出生体重児では発育発達のキャッチアップが十分でないこともあることを，保護者も含めてよく理解しておく必要がある。また発達上のつまずき，社会性の問題などがあり発達障害などが心配される場合には，療育への参加などを勧めることもフォローアップ外来の役割である。

　保育所や幼稚園への就園は早産児，極低出生体重児に限らず，すべての保護者が不安と期待を抱えているが，特に早産児，極低出生体重児の保護者の不安は強いため，十分なサポートが必要である。多くの周産期センターではNICU卒業生の遊びの会などを開催しているが，そこでの児の様子などは就園後の児の集団生活への適応などを考えるうえで参考になることが多く，あらかじめ想定される問題点などがあれば保護者に説明したり，対処法について話し合うことが有用である。発達の遅れがある場合などは保護者は集団参加はどうしたらよいかと悩むが，遅れの程度などに合わせた集団参加を考えていく必要がある。

　近年，多くの保育所や幼稚園が障害のある児も積極的に受け入れるようになっているが，児がどのように過ごしているのかを見極め，児の発達促進のために，さらに必要なことがあるかなどを判断する必要がある。保育所や幼稚園だけでは集団生活に十分適応できない，仲間とのコミュニケーションを経験できないなどの問題がある場合には通園型の療育などを考えていく必要がある。

　療育とは，障害をもつ児が将来的に社会的に自立することを目的として行われる医療と保育とされており，医療的な要素も加えた保育環境における保育を提供する施設といえる。児童福祉法で定められている障害児通所支援は，児童発達支援，医療型児童発達支援，放課後等デイサービス，保育所等訪問支援からなりたっている。就学前の児に関係するのは，児童発達支援と保育所等訪問支援である。児童発達支援には，児童発達支援センター^{用語1}と児童発達支援事業の2種類がある。この2つは身体に障害のある児童，知的障害のある児童，または精神に障害のある児童を対象にした通園型の施設である。ここでは保育所のようにさまざまな生活場面を経験して，基本動作やコミュニケーション能力の向上を目指すことを目的としている。それぞれの児がもっている障害は多様で

用語解説 1

児童発達支援センター　【じどうはったつしえんせんたー】

児童福祉法に基づいて設置されている。地域の障害のある児童を通所させて，日常生活における基本的動作の指導，集団生活への適応などのための訓練を行う施設である。福祉サービスを行う「福祉型」と，福祉サービスとともに医療も行う「医療型」とがある。

あり，児に適した療育の環境を整える必要がある。たとえば脳性麻痺の児は，運動の障害による影響をより少なくして他児と遊ぶ，コミュニケーションをとることができるようにバギーや坐位保持装置などを工夫した環境を整える必要がある。また発達障害児では，まずは1：1のコミュニケーションの確立に向けて，児の状況に合わせて対応するなどの工夫が必要であり，小児科医はそれぞれの児に適した療育環境や保育環境についてアドバイスや調整を行う。早産低出生体重児に療育を紹介する際，児により適した環境での療育を保護者も納得して選択するために，保護者へ児の状態もしくは診断を伝え，療育の必要性を理解してもらうことが重要である。また療育には公的なサポートがあることが多いので，ケースワーカーとともに療育を受けるための調整を行う必要がある。

また前述したように，発達障害児では発達性協調運動障害(developmental coordination disorder：DCD)などを合併することも少なくなく，日常生活が円滑に送れないなどの心配がある場合もある。このように，集団生活の問題でなく，児に特定領域の不得手などがある場合には，その問題に応じて作業療法士や言語療法士などの専門職による指導も考慮する。これらは療育機関で受けることができるので，状況に応じて療育機関への相談を勧める。

就学

就学は，一般的には幼稚園年長(5 ～ 6 歳)の秋頃に行われる就学時健康診断後に決められる。

就学先は 2013 年の改正学校教育法の施行に伴い，障害の状態，本人のニーズ，養育者の意見，教育，医学，心理学的など専門的見地からの意見など，総合的な観点から決定されるようになった。したがって，なんらかのサポートや特別支援教育が必要と思われるような場合には就学1年前くらいから各自治体の教育相談を受けることが望ましい。療育を行っている場合には療育機関から就学相談を行う教育委員会への紹介がスムーズに行われている場合があるが，そのようなつながりがない場合には地域の教育センターに連絡するなどの情報提供を行う。教育相談を行う過程で，保護者が実際に特別支援教育の現場を見学したり，児が実際の現場を体験したりすることで，児に適した就学先を検討することが可能となる。また就学先の決定は固定的ではなく，児の変化によってその都度，変更ができることも留意しておく。

就学猶予とは

超低出生体重児で体格が小さいなどがあり，1 年猶予することで集団生活の改善が得られることが期待できる場合には，就学猶予も選択肢となる。就学猶予とは学校教育法

第 18 条により，「病弱，発育不完全その他やむを得ない事由のため就学困難と認められる場合」と定められ，やむを得ない事由のひとつとして低出生体重児があげられている。「低出生体重児等であって，市町村の教育委員会が，当該児童生徒の教育上及び医学上の見地等の総合的な観点から，小学校及び特別支援学校への就学を猶予又は免除することが適当と判断する場合」[1]と記載されている。実際の判断は難しいが，出生の予定日が次年度であり，体格的にも小さく，1 年猶予することで体力的にも発達的にもキャッチアップが期待されるような場合に考慮するとよいだろう。

学校生活

　6 歳時，極低出生体重児に Wechsler 児童用知能検査（Wechsler Intelligence Scale for Children：WISC）-Ⅲ，WISC-Ⅳ などの知能検査を行うと，言語理解は良好でも知覚認知が低いなどのアンバランスがみられることが多く，「発達障害」（p.118）で述べたような限局性学習症（specific learning disorder：SLD）などが明確化してくることも少なくない[2]。また，注意欠如・多動症（attention-deficit/hyperactivity disorder：ADHD）などの症状が顕在化し，集団生活での適応の問題が生じてくることがある。そのため，学校生活の様子などに気を配っておく必要がある。

　自閉スペクトラム症の傾向があり友人関係がうまくいかない，ADHD のために友達とのトラブルが絶えない，静かで目立たないが学習につまずきがある場合は，学校とも協力して対応，環境調整などを行うことが重要である。また学校への情報提供なども必要に応じて考慮する。

　特に 25 週未満のような著しい超早産児では，普通学級に就学しても小学校 3 年生までに通級もしくは特別支援学級に移行する必要があったり，不登校に陥ったりする場合もあるため，就学後のフォローアップも重要である[3]。

文献

1) 文部科学省：小・中学校への就学について http://www.mext.go.jp/a_menu/shotou/shugaku/detail/1310253.htm　2019.2.7 アクセス
2) 平澤恭子，他：極低出生体重児の 6 歳時の発達とその支援．東女医大誌 83：E137–E143, 2013
3) 山口直人，他：就学後のフォローアップの大切さ．ハイリスク児フォローアップ研究会（編）：ハイリスク児のフォローアップマニュアル－小さく生まれた子どもたちへの支援，改訂第 2 版，メジカルビュー社，143–144, 2018

精神運動発達に関連する要因

河野 由美

Point 　早産児の予後に影響する要因として，子宮内環境，高度な未熟性，新生児期の疾病，周産期・新生児期の治療介入，退院後の養育環境，退院後の健康状態，長期合併症などがあげられる。なかでも，認知能の発達には養育環境が大きく関連することはよく知られており，社会経済的状態(SES)の影響を十分に考慮することが必要である。

はじめに

　早産児，低出生体重児の神経学的予後は，一般児と比べ遅滞や障害の合併リスクが高いことは知られている。障害なき生存，健全な成長発達と健康の質を目指した治療介入の決断，周産期医療の質の改善のために，予後データは不可欠である。

　Vohr は早産児の予後に影響する要因を，①子宮内環境，②高度な未熟性，③新生児期の疾病，④周産期・新生児期の治療介入，⑤退院後の養育環境，⑥退院後の健康状態，⑦長期合併症，の 7 つに分類した。それぞれの項目を**表 1**[1]に示す。

　新生児期の疾病としては，脳室内出血(intraventricular hemorrhage：IVH)，脳室周囲白質軟化症(periventricular leukomalacia：PVL)の脳障害が神経学的予後に大きく影響する。脳障害のほかに，気管支肺異形成症(bronchopulmonary dysplasia：BPD)/慢性肺疾患(chronic lung disease：CLD)，壊死性腸炎(necrotizing enterocolitis：NEC)，後期発症敗血症があげられている。在胎 36 週時点での酸素依存性や陽圧呼吸補助を必要とするような，いわゆる NICHD(National Institute of Child Health and Human Development)分類で重症とされる BPD/CLD 例では，18 ～ 22 か月時点で Bayley 乳幼児発達検査の心的発達指標(mental development index：MDI)で 70 を下回る認知発達の遅れを示す児の割合が有意に高かった[2]。

　周産期・新生児期の治療介入との関連においては，母体ステロイド投与と肺サーファ

表1　早産児の予後に影響する要因

子宮内環境	感染，喫煙，妊娠高血圧症候群，各種薬剤治療，多胎
高度な未熟性	未成熟な脳，脳の発達の変化
新生児期の疾病と特性	IVH，PVL，BPD/CLD，NEC，敗血症，ROP，性別
周産期・新生児期の治療介入	母体ステロイド投与，サーファクタント，補助換気，抗菌薬，インドメタシン，出生後ステロイド，栄養，成長，など
退院後の養育環境	母の教育レベル，家族の収入，健康保険，早期介入，など
退院後の健康状態	BPD/CLD，反復する入院
長期合併症	脳性麻痺，視力障害，聴力障害，先天異常，など

IVH：脳室内出血，PVL：脳室周囲白質軟化症，BPD：気管支肺異形成，CLD：慢性肺疾患，NEC：壊死性腸炎，ROP：未熟児網膜症

Vohr BR：Neurodevelopmental outcomes of extremely preterm infants. Clin Perinatol 41：241–255, 2014[1] より著者作成

クタント投与は呼吸状態を改善し，神経学的障害を減少させる[3,4]。一方，出生後のステロイド使用については議論の分かれるところである。出生体重 500 〜 1,999 g の児を対象に，BPD の予防を目的としてデキサメタゾンを投与したランダム化比較試験（randomized controlled trial：RCT）において，投与群は対照群に比べ 2 歳時の神経運動機能障害の割合が高く[5]，追跡した 8 歳での full IQ も低値であった。これより，新生児期の脳，特に大脳灰白質の発育に出生後のステロイド投与が悪影響を及ぼすことが示唆された[6]。

　認知能の発達には，養育環境が大きく関連することはよく知られている。予後に影響する要因を吟味する際には，母親の教育年数，母親の知能指数，家族の収入，健康保険，早期介入サービスの有無などの社会経済的状態（socioeconomic status：SES）[用語1] の影響を十分に考慮することが必要である[7,8]。

評価時期の年齢別の精神運動発達に関連する要因

　報告されている精神運動発達に関連する要因は，評価時の年齢と評価方法によって違

用語解説 1

社会経済的状態　【しゃかいけいざいてきじょうたい】

両親の教育レベル，婚姻状態，雇用形態，職業と収入により定義される社会経済的環境状態を指す＊。自宅の場所や大きさ，健康保険の種類，早期介入サービスへのアクセスなども養育環境に関連する SES の指標として使用される。SES は，早産での出産，子宮内発育遅延や新生児死亡率にも関連する他，早産児，低出生体重児の認知脳，言語機能，学習困難，メンタルヘルスなどの予後に大きく影響することが知られている。

＊ Hollingshead AB：Four factor index of social status.　https://sociology.yale.edu/sites/default/files/files/yjs_fall_2011.pdf　2019.6.18 アクセス

いが認められる。以下に，評価年齢別に報告されている関連要因を示す。

1. 修正 18 ～ 30 か月

1)NICHD-NRN（Neonatal Research network）に登録された在胎 25 週未満児の修正 18 か月予後

NICHD のグループは，出生体重 501 g 以上 1,000 g 未満の児を修正 18 ～ 22 か月時点で Bayley 乳幼児発達検査を用いて発達評価を行った。在胎 25 週未満の児の予後を 1993 ～ 1996 年（epoch Ⅰ），1997 ～ 1999 年（epoch Ⅱ）の二期で比較した研究で，脳性麻痺，Bayley 乳幼児発達検査第 2 版の MDI ＜ 70，心理運動発達指標（psychomotor development index：PDI）＜ 70 のいずれかを合併した neurodevelopmental impairment（NDI）のリスク要因の多変量解析結果を**表 2**[9]に示す。出生体重が小さいこと，男児，Apgar 5 分値 5 点未満，重度の IVH，後期の敗血症，BPD，母親に高等学校教育がないことが NDI の有意なリスク要因であった。

2)CNN に登録された在胎 29 週未満児の修正 18 ～ 21 か月予後

カナダの新生児ネットワーク（Canadian Neonatal Network：CNN）のグループが 2009 ～ 2011 年に出生，登録された在胎 29 週未満児を修正 21 か月時点で評価を行い[10]，① NDI〔Bayley 乳幼児発達検査第 3 版（Bayley-Ⅲ）で運動，認知，言語のスコアの 1 つ以上が 85 未満，脳性麻痺，視覚障害，聴覚障害のいずれか〕，② significant NDI〔sNDI；Bayley-Ⅲ で運動，認知，言語のスコアの 1 つ以上が 70 未満，粗大運動能力分類システム（gross motor function classification system：GMFCS）レベルⅢ以上の脳性麻痺，両側の失明，補聴器の使用のいずれか〕，③ sNDI または死亡と関連する要因，を多変量解析により調べた（**図 1**）[10]。在胎期間，性別，院外出生，新生児期の重症度〔score for neonatal acute physiology（SNAP）＞ 20〕，BPD，NEC，院内感染症，未熟児網膜症，画像検査での脳損傷所見が，NDI または sNDI と有意に関連した。

2. 3 歳：NRNJ データベース 3 歳時予後

1)超早産児の神経学的予後

日本の大規模研究予後調査として，日本新生児臨床研究ネットワーク（Neonatal Research Network Japan：NRNJ）の 3 歳予後調査がある。2003 ～ 2012 年出生の在胎 28 週未満の超早産児 15,472 名中，NICU 死亡退院 2,331 名（15%），生存退院 13,141 名，退院後死亡 71 名で，3 歳時データは 6,638 名（生存の 51%）から得られた。3 歳時データが得られた 6,638 名の脳性麻痺，重度視覚障害，補聴器の使用，新版 K 式発達検査での発達指数（developmental quotient：DQ）＜ 70 の割合を在胎週数別に示す（**表 3**）[11, 12]。

2)脳性麻痺と関連する要因（図 2）

脳性麻痺と関連する周産期要因，新生児要因を多重ロジスティック解析により検討した。「死亡または脳性麻痺あり」と関連する出生前要因として，男児，多胎，院外出生，small for dates（SFD）/light for dates（LFD）がリスクの増加と関連し，在胎期間の増加，

表 2　在胎 25 週未満の児の修正 18 ～ 24 か月時の神経学的予後に与える要因
（NICHD-NRN，1993 ～ 1999 年出生）

outcome	要因	オッズ比（95% 信頼区間）
脳性麻痺	epoch I	0.80（0.53-1.22）
	男	1.53（1.02-2.29）
	III/IV 度の IVH	3.45（2.26-5.25）
	PVL	3.70（1.85-7.37）
	後期敗血症	1.90（1.24-2.90）
	BPD	1.66（1.01-2.74）
MDI < 70	epoch I	0.63（0.45-0.87）
	出生体重	0.75（0.62-0.91）
	男	1.78（1.29-2.48）
	III/IV 度の IVH	1.57（1.08-2.26）
	後期敗血症	1.44（1.03-2.01）
	高校未満の教育	1.65（1.14-2.39）
PDI < 70	epoch I	0.85（0.58-1.24）
	出生体重	0.73（0.58-0.92）
	男	1.60（1.10-2.32）
	Apgar 5 分値 <5	2.36（1.59-3.50）
	III/IV 度の IVH	2.10（1.41-3.12）
	BPD	2.13（1.35-3.57）
	出生後ステロイド使用	1.69（1.00-2.86）
	高校未満の教育	1.55（1.02-2.34）
NDI	epoch I	0.72（0.51-1.00）
	出生体重	0.76（0.63-0.91）
	男	1.51（1.09-2.10）
	Apgar 5 分値 <5	1.72（1.20-2.46）
	III/IV 度の IVH	2.10（1.44-3.05）
	後期敗血症	1.48（1.06-2.05）
	BPD	1.66（1.14-2.42）
	高校未満の教育	1.65（1.13-2.40）

IVH：脳室内出血，PVL：脳室周囲白質軟化症，BPD，気管支肺異形成，MDI：Bayley 検査法第 2 版の心的発達指標，PDI：Bayley 検査法第 2 版の心理運動発達指標，NDI：neurodevelopmental impairment
Hintz SR, et al：Changes in neurodevelopmental outcomes at 18 to 22 months' corrected age among infants of less than 25 weeks' gestational age born in 1993-1999. Pediatrics 115：1645–1651, 2005[9]

　母体ステロイド投与あり，帝王切開出生がリスクの低下と関連した。これらの要因を調整し，「生存評価例で脳性麻痺あり」と新生児合併症・介入との関連を検討した。Cystic PVL，III 度以上の IVH，新生児けいれんはリスク増加と強く関連し，さらにサーファクタント投与あり，ステロイド治療された晩期循環不全，未熟児網膜症治療もリスク増加

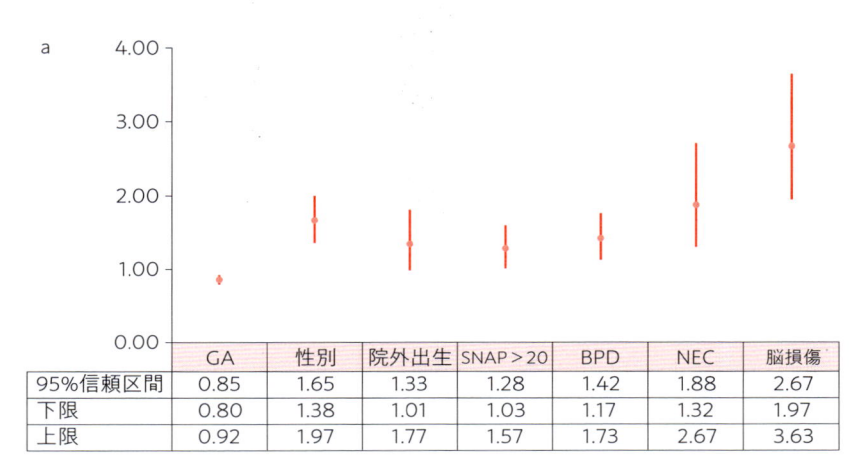

	GA	性別	院外出生	SNAP>20	BPD	NEC	脳損傷
95%信頼区間	0.85	1.65	1.33	1.28	1.42	1.88	2.67
下限	0.80	1.38	1.01	1.03	1.17	1.32	1.97
上限	0.92	1.97	1.77	1.57	1.73	2.67	3.63

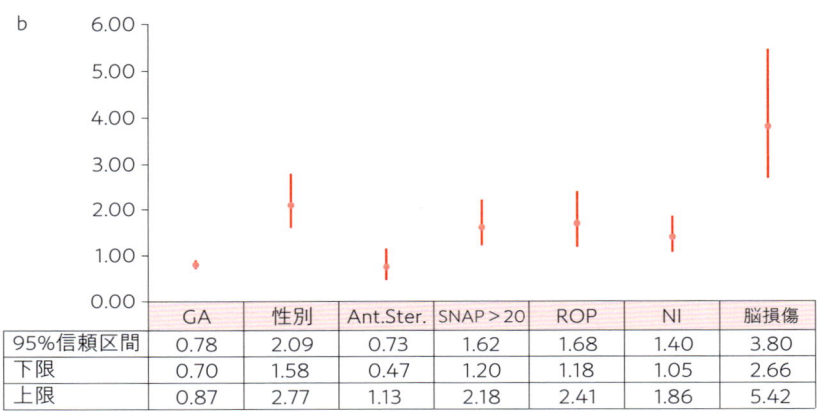

	GA	性別	Ant.Ster.	SNAP>20	ROP	NI	脳損傷
95%信頼区間	0.78	2.09	0.73	1.62	1.68	1.40	3.80
下限	0.70	1.58	0.47	1.20	1.18	1.05	2.66
上限	0.87	2.77	1.13	2.18	2.41	1.86	5.42

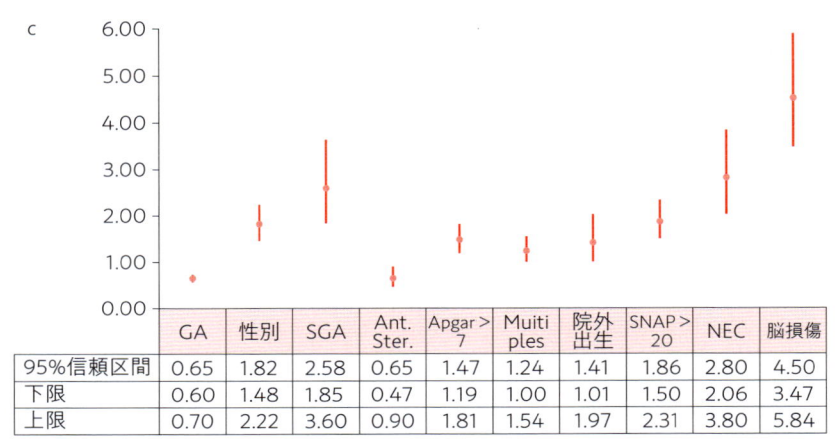

	GA	性別	SGA	Ant.Ster.	Apgar>7	Muitiples	院外出生	SNAP>20	NEC	脳損傷
95%信頼区間	0.65	1.82	2.58	0.65	1.47	1.24	1.41	1.86	2.80	4.50
下限	0.60	1.48	1.85	0.47	1.19	1.00	1.01	1.50	2.06	3.47
上限	0.70	2.22	3.60	0.90	1.81	1.54	1.97	2.31	3.80	5.84

図1　在胎 29 週未満の早産児の修正 21 か月の neurodevelopmental impairment（NDI）と関連する要因
a：NDI，b：significant NDI（sNDI），c：sNDI または死亡，と関連する要因のオッズ比を示す
GA：在胎期間，BPD：気管支肺異形成，NEC：壊死性腸炎，SNAP：score for neonatal acute physiology，Ant. Ster.：
母体へのステロイド投与，ROP：未熟児網膜症，NI：院内感染症，SGA：small for gestational age
Synnes A, et al：Determinants of developmental outcomes in a very preterm Canadian cohort. Arch Dis Child Fetal
Neonatal Ed 102：F235−F234, 2017[10] より引用，一部改変

表3 超早産児の3歳時の障害合併の割合（NRNJ データベース；2003 ～ 2012 年出生）

	22 週	23 週	24 週	25 週	26 週	27 週	合計
受診データあり, n	141	646	1,068	1,331	1,636	1,816	6,638
CP：あり/なし, n	28/110	100/507	108/895	157/1,111	143/1,422	162/1,572	698/5,617
あり(%)	20.3%	16.5%	10.8%	12.4%	9.1%	9.3%	11.1%
重度視力障害：あり/なし, n	23/104	67/520	78/873	75/1,146	58/1,431	38/1,622	339/5,696
あり(%)	18%	11%	8%	6%	4%	2%	6%
補聴器使用：あり/なし, n	1/89	12/498	11/816	19/978	13/1,186	9/1,268	65/4,835
あり(%)	1%	2%	1%	2%	1%	1%	1%
DQ<70：あり/なし, n	49/60	176/268	256/511	243/713	240/943	227/1,069	1,191/3,564
あり(%)%	45.0%	39.6%	33.4%	25.4%	20.3%	17.5%	25.0%

CP：脳性麻痺，DQ：発達指数
河野由美：発達予後の現状．周産期医 47：859–862, 2017[11]/Kono Y, et al：Changes in survival and neurodevelopmental outcomes of infants born at <25 weeks' gestation：a retrospective observational study in tertiary centres in Japan. BMJ Paediatr Open 2：e000211, 2018[12] より引用，一部改変

と関連を認めた。一方，静脈栄養実施ありがリスク低下と関連した。

3）発達遅滞と関連する要因（図3）

　同様の解析で，「死亡または DQ＜70」と関連する出生前要因は，在胎期間，男児，多胎，母体ステロイド投与なし，SFD/LFD，院外出生であった。「生存評価例で DQ＜70」と関連する新生児合併症は，cystic PVL，Ⅲ度以上の IVH，NEC/ 消化管穿孔，新生児けいれん，敗血症，修正 36 週時 CLD と未熟児網膜症治療であった。発達遅滞の改善のためには，重症の CLD，敗血症，NEC，未熟児網膜症の発症予防と治療方法の検討が重要と考えられた。

3. 5 歳以降

1）認知能との関連についてのシステマティックレビュー

　Linsell らは，在胎 33 週未満または出生体重 1,250 g 未満を対象として，認知発達への影響要因を 5 歳前と 5 歳以降に分けてシステマティックレビューを行った[13]。5 歳以降の認知能の障害に影響する有意な要因として，脳奇形または脳損傷（PVL，IVH，脳室拡大），両親の低い教育レベル，短い在胎期間，小さな頭囲があげられた。男児であることは 5 歳前では有意なリスク要因であったが，5 歳以降では有意ではなかった。

　Linsell らは，同様の対象で脳性麻痺または運動機能障害への影響要因のレビューも行っている[14]。5 歳以降で脳性麻痺への有意な影響要因は，脳損傷であった。2 歳の評価では有意な影響要因であった出生後のステロイド使用は，5 歳以降での評価では有意な関連とはいえなかった。男児であることと脳性麻痺の関連は不確定であったが，重篤な障害例を除いた対象での Movement Assessment Battery of Children（MABC）を用いた評価で，男児は粗大運動または微細運動のスコアの低値と関連を認めた。

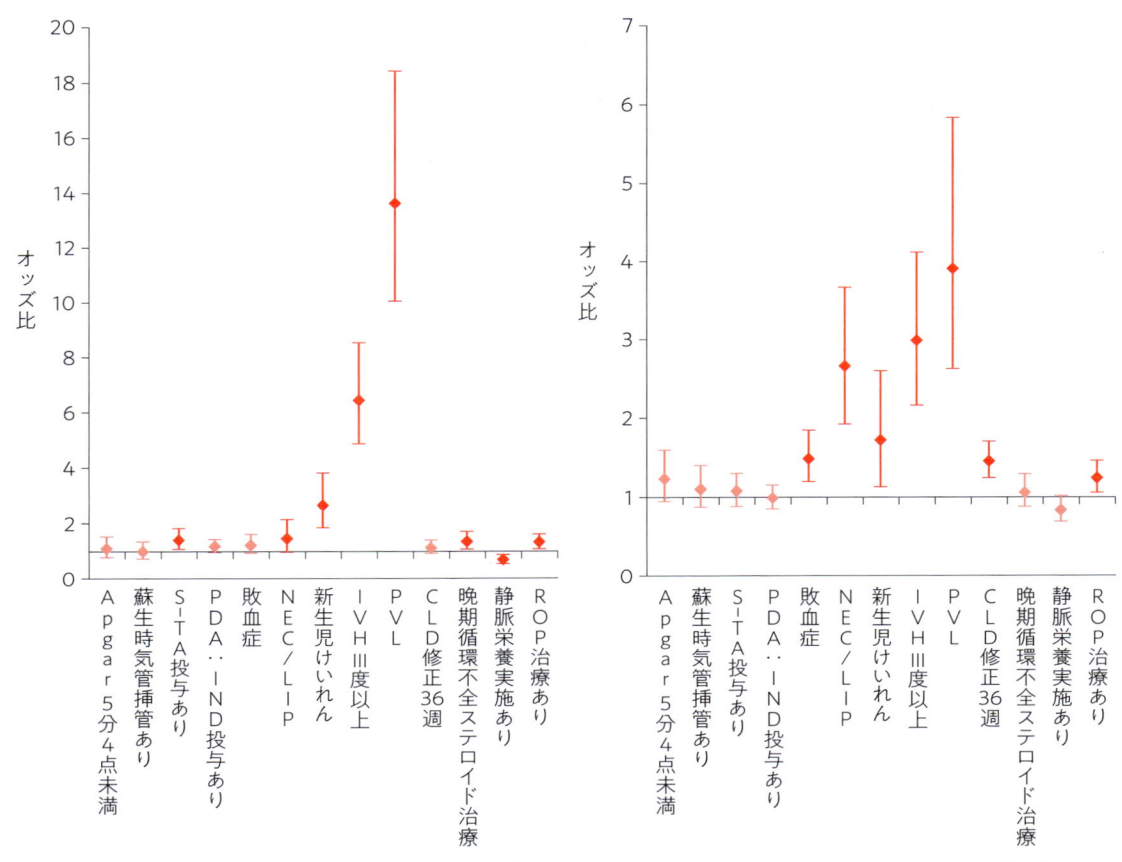

図2　超早産児の3歳時生存例の脳性麻痺と関連する新生児要因（NRNJデータベース；2003～2012年出生）

出生前・周産期要因〔母体年齢，性別，多胎，性別，母体ステロイド投与，臨床的絨毛膜羊膜，帝王切開出生，院外出生，small for dates（SFD）/light for dates（LFD）〕を調整後の脳性麻痺ありのオッズ比
S-TA：外因性サーファクタント，PDA：動脈管開存，IND：インドメタシン，NEC：壊死性腸炎，LIP：限局性腸管穿孔，IVH：脳室内出血，PVL：脳室周囲白質軟化症，CLD：慢性肺疾患，ROP：未熟児網膜症

図3　超早産児の3歳時生存例のDQ＜70と関連する新生児要因（NRNJデータベース；2003～2012年出生）

出生前・周産期要因〔母体年齢，性別，多胎，性別，母体ステロイド投与，臨床的絨毛膜羊膜，帝王切開出生，院外出生，small for dates（SFD）/light for dates（LFD）〕を調整後のDQ＜70のオッズ比
S-TA：外因性サーファクタント，PDA：動脈管開存，IND：インドメタシン，NEC：壊死性腸炎，LIP：限局性腸管穿孔，IVH：脳室内出血，PVL：脳室周囲白質軟化症，CLD：慢性肺疾患，ROP：未熟児網膜症

2）Caffeine for Apnea of Prematurity（CAP）Trial での5歳時予後

　出生体重500～1,250 gの児を対象としたカフェイン治療の効果についての国際的RCTであるCAP Trialでは，5歳時に行ったフォローアップ評価での予後不良と関連する要因について解析した[15]。予後不良の定義は，5歳までの死亡または障害〔GMFCSレベル2以上の運動障害，WPPSI（Wechsler Preschool and Primary Scale of Intelligence）でのIQ＜70，CBCL（Child Behavior Checklist）の総スコアが2 SD以上の行動問題〕のいずれかを認める場合とした。新生児期の合併症のうち，①BPD，②脳損傷（Ⅲ/Ⅳ度

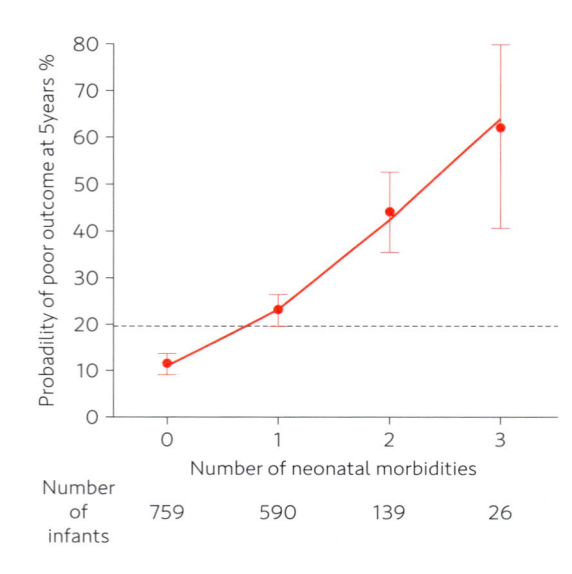

図4　新生児期の合併症（脳損傷，気管支肺異形成，未熟児網膜症）の重複数による5歳時の予後不良の予測

Schmidt B, et al：Prediction of Late Death or Disability at Age 5 Years Using a Count of 3 Neonatal Morbidities in Very Low Birth Weight Infants. J Pediatr 167：982−986, e2, 2015[15]

の脳内出血，cystic PVL，孔脳症），③重度の未熟児網膜症（片側以上で国際分類 stage4 または5，片側以上の網膜治療），の3項目を用いて5歳時の予後不良の予測について検討したところ，3項目に該当なしの予後不良は11.2%，1項目ありは22.9%，2項目ありは43.9%，3項目ありは61.5%と予測された（**図4**）[15]。これらの3つの新生児期の合併症の重複の有無が予後不良と強く関連することが示唆された。

文献

1) Vohr BR：Neurodevelopmental outcomes of extremely preterm infants. Clin Perinatol 41：241−255, 2014

2) Ehrenkranz RA, et al：Validation of the National Institutes of Health consensus definition of bronchopulmonary dysplasia. Pediatrics 116：1353−1360, 2005

3) Mori R, et al；Neonatal Research Network Japan：Antenatal corticosteroids promote survival of extremely preterm infants born at 22 to 23 weeks of gestation. J Pediatr 159：110−114, 2011

4) Stoll BJ, et al：Neurodevelopmental and growth impairment among extremely low-birth-weight infants with neonatal infection. JAMA 292：2357−2365, 2004

5) Yeh TF, et al：Early dexamethasone therapy in preterm infants：a follow-up study. Pediatrics 101：E7, 1998

6) Yeh TF, et al：Outcomes at school age after postnatal dexamethasone therapy for lung disease of prematurity. N Engl J Med 350：1304−1313, 2004

7) Wong HS, et al：Nature or nurture：a systematic review of the effect of socio-economic status on the developmental and cognitive outcomes of children born preterm. Matern Child Health J 17：1689−1700, 2013

8) Spittle A, et al：Early developmental intervention programmes provided post hospital discharge to prevent motor and cognitive impairment in preterm infants. Cochrane Database Syst Rev 11：CD005495, 2015

9) Hintz SR, et al：Changes in neurodevelopmental outcomes at 18 to 22 months' corrected age among infants of less than 25 weeks' gestational age born in 1993-1999. Pediatrics 115：1645−1651, 2005

10）Synnes A, et al：Determinants of developmental outcomes in a very preterm Canadian cohort. Arch Dis Child Fetal Neonatal Ed 102：F235–F234, 2017

11）河野由美：発達予後の現状．周産期医 47：859–862, 2017

12）Kono Y, et al：Changes in survival and neurodevelopmental outcomes of infants born at <25 weeks' gestation：a retrospective observational study in tertiary centres in Japan. BMJ Paediatr Open 2：e000211, 2018

13）Linsell L, et al：Prognostic Factors for Poor Cognitive Development in Children Born Very Preterm or With Very Low Birth Weight：A Systematic Review. JAMA Pediatr 169：1162–1172, 2015

14）Linsell L, et al：Prognostic factors for cerebral palsy and motor impairment in children born very preterm or very low birthweight：a systematic review. Dev Med Child Neurol 58：554–569, 2016

15）Schmidt B, et al：Prediction of Late Death or Disability at Age 5 Years Using a Count of 3 Neonatal Morbidities in Very Low Birth Weight Infants. J Pediatr 167：982–986, e2, 2015

精神運動発達に関連する要因　　141

視　覚

太刀川 貴子

Point　新生児の眼は出生後, 視刺激を受けながら発達していく。刺激を受けとる側に障害があると発達しないが, 早期の治療介入で発達を促せることがある。治療の時期を逃すと手遅れになることがあるため, 早期診断・早期治療が必要である。目の向きがおかしい, まぶしがる, 目を隠すと嫌がる, 目が赤い, 涙が出る, など異常を感じたら医師に相談する必要がある。これらは正期産児でもおこり得ることではあるが, 低出生体重児は未熟児網膜症治療に至らなかった場合でも, 近視(遠くのものが見えにくい), 斜視(目の視線がずれている), 弱視などさまざまな合併症の頻度が正期産児より高い。さらに未熟児網膜症となったが治療に至らなかった児では, その後, 網膜血管が周辺まで伸びて治癒していると合併症は比較的少ないが, 血管の伸びが途中で止まり周辺網膜に無血管野を残して光凝固を要さず治癒すると, 網膜裂孔, 網膜剥離, 硝子体出血など, 網膜硝子体合併症を生じることがある。小児は自覚症状が乏しく, 時に発見が遅れて重症化することがあるため, 眼科での定期検査が必要である。

視機能の発達

　出生直後の新生児の眼は構造上かなり発達しているが, 生後も構造および機能は引き続き発達を続ける。生後4～5週では黄斑中央の双極細胞と視神経節細胞が側方へ押しやられ, 中心窩ができる。同時に錐体細胞が増加し, 中央に移動して密になり, 4歳程度で成人とほぼ同等の中心窩が完成する [1, 2]。

　また大脳における視覚情報システムも発達し, コントラスト, 色, 方向, 奥行き, 認識は外側膝状体から視覚野, 高次視覚野へと対応し, 乳児の視行動の発達に関わっている。

　両眼視機能はおおむね生後2か月～5歳までに発達するが, 立体視発達の感受性期間は2か月～2歳がピークである。

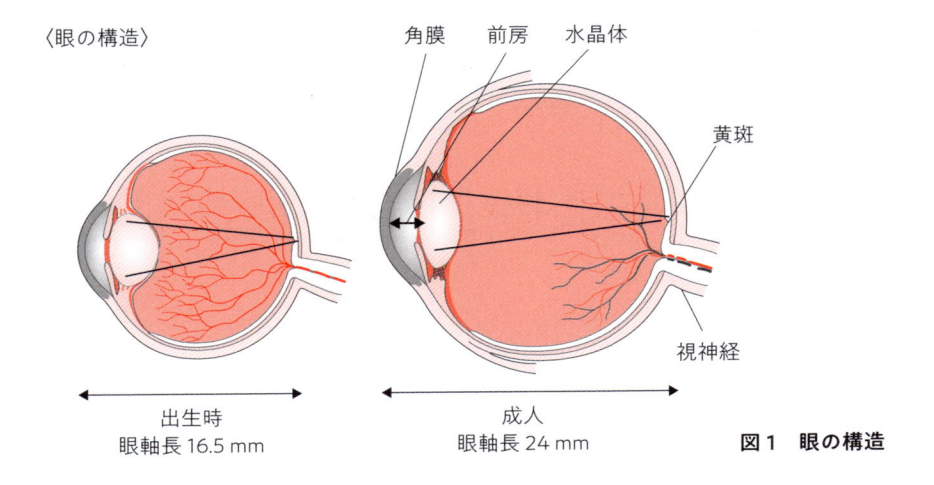

〈眼の構造〉

角膜　前房　水晶体

黄斑

視神経

出生時
眼軸長 16.5 mm

成人
眼軸長 24 mm

図1　眼の構造

眼球の正視化

　眼球は生まれたときには眼軸長が 16.5 mm（眼球重量 2 g）で，1〜2 歳で 21 mm 近く
なり，その後，徐々に伸びて成人の 24 mm（7.5 g）まで発育する（**図1**）。新生児の眼は単
なる成人の縮小ではない。屈折の値を決定する成分は角膜，前房深度，水晶体，眼軸で
あるが，黄斑部にピントを合わせられるようにそれぞれが影響し合いながらダイナミッ
クに変化していく。これらの成分はそれぞれ変化する期間や変化の速度が異なり，この
うち特に 2 歳頃までに屈折の変化に強く影響を与えるのが角膜と水晶体である。

　短い眼軸にピントを合わせるために，角膜と水晶体の屈折力は成人に比べて大きい。
生後まもなくは，角膜の径は小さく屈折も強い。また乱視もあるが，眼球の大きさが大
きくなるに従って徐々に扁平化し，屈折は弱くなっていき，乱視も減っていく（角膜の
変化は生後 1 年くらいの間に大きく変化する）[3]。水晶体ははじめ厚く，徐々に薄くなっ
ていく（水晶体厚は 10 歳くらいまで変化する）[4]。一方，眼軸は学童期以降も変化し，10
歳以降に近視の児が増えるのは正視化[用語1]しようとする水晶体の変化がほとんどなくな
り，眼軸が伸びることによる。正期産児の屈折は軽度遠視と報告されている。

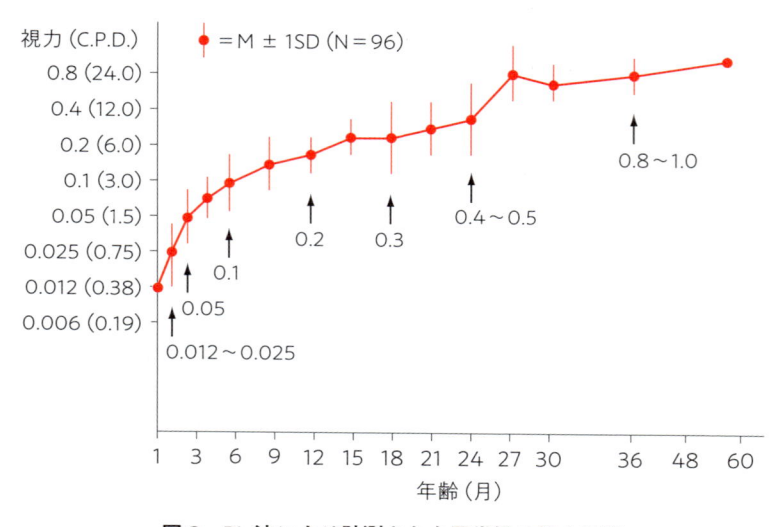

図2　PL 法により計測された正常児の視力発達
勝海 修：乳幼児視力測定の進歩．眼臨医報 96：529–535, 2002[5]

低出生体重児，未熟児網膜症児（自然治癒）の屈折

　　低出生体重児は近視や乱視が多いと報告されている。眼球の構造は出生前後に形を変えながら発達し続けるが，子宮内の状態（感染症，種々の原因による発育不良状態など）が眼発達に影響を及ぼしているかもしれない。また，児の出生時期，栄養状況や発育，未熟児網膜症，網膜症の治療も影響する。生後 1 歳以降での角膜の大きさや屈折力の変化は少ないため，在胎週数が短く 1 歳までの成長が正期産児に比べ遅くて体格が小さいと，角膜の半径は小さく角膜屈折力は強くなりやすい。また一般の視力検査では検出できないようなコントラスト感度の低さや視野障害，黄斑低形成などによる軽微な視機能の障害が，正期産児に比べて近視，乱視（特に角膜直乱視），不同視になりやすい原因となっている可能性がある。

視力の発達

　　生後すぐの児の視力は 0.02 で，1 歳で 0.1，3 歳頃までに急速に発達する（**図2**）[5]。視力は，視細胞が正常に発達し得る眼や障害のない脳でも，黄斑部にピントを合わせ両眼の視覚情報が脳に伝達され，脳が刺激を受けなければ発達しない。視力の発達の感受性期はおおむね 9 歳までではあるが，年齢が低いほど感受性は高い。裸眼ではピントを合わせられない眼は視力発達が妨げられ弱視[用語2]になることがあるため，少なくとも 3 歳時点で弱視になる要素はないか検査し，眼鏡装用や訓練を必要とする場合がある。

目の視線のずれがある状態を斜視というが，低出生体重児の斜視の発症率は正期産児より高い。低出生体重児の斜視発症の危険因子としては，在胎週数や出生体重，屈折異常，不同視，未熟児網膜症，弱視・固視不良，中枢神経系の異常，家族歴，母親の年齢，妊娠中の喫煙や飲酒，妊娠合併症，帝王切開，入院期間，酸素投与期間，先天異常などがあげられている[6]。

Fieß ら[7]は，正期産児の斜視発症率は 4/264(2%)，在胎週数 29 〜 32 週で未熟児網膜症がない児では 15/125(12%)，在胎週数 28 週以下で未熟児網膜症がない児では 13/59(22%)，在胎週数 32 週以下で未熟児網膜症がある児では 14/55(26%)と報告した。また Hellgren ら[8]は，6.5 歳の超低出生体重児(出生体重 1,000 g 未満)では 68/390(17.4%)に斜視があり，そのうち内斜視は 79.4%，外斜視は 20.6% と報告している。前田ら[6]は超低出生体重児の 3 歳での斜視発症率の検討をしているが，斜視発症率 44/170(25.9%)で，そのうち内斜視は 63.6%，外斜視は 36.4% であった。また，在胎週数 22 〜 24 週の児の斜視発症率は 27/52(51.9%)，出生体重 700 g 未満の児では 29/81(35.8%)，小数視力 0.2 以下の児では 15/21(71.4%)，未熟児網膜症自然治癒児では 11/58(19.0%)，光凝固治療児では 25/82(30.5%)，脳出血 Ⅰ 度 Ⅱ 度の児では 10/31(32.3%)，脳出血 Ⅲ 度 Ⅳ 度の児では 8/14(57.1%)と報告している。

斜視は重篤な眼疾患が隠れていることがあり注意が必要である。恒常性の斜視になる場合，1 歳以下でも眼鏡装用を要する場合や，手術の適応になる場合がある。恒常性の斜視は治療をしないと斜視弱視を生じる場合がある。また，片眼ずつの視力はよくても両方の眼で 1 つに見る，あるいは立体的に見る両眼視機能の発達が損なわれることもある。両眼視機能の発達は 2 歳頃がピークであるが，視機能発達の面からみると小学校低学年までの眼位は重要である。

用語解説 2

弱視 【じゃくし】

弱視は医学的弱視と社会的弱視に分けられ，社会的弱視は回復困難な視力障害のことをいい，ロービジョンともいわれる。一方，医学的弱視は視力発達の感受性期に適切な眼鏡や訓練をすることにより視力が伸びる可能性がある。
医学的弱視には，①屈折弱視(強い遠視，近視，乱視)，②不同視弱視(左右眼の屈折差が大)，③斜視弱視(恒常的な斜視)，④形態覚遮断弱視(視力の発達期に片眼を 4 〜 5 日眼帯などで遮蔽しただけで弱視になることがある)，がある。

小児科，新生児科でのスクリーニング

　　乳幼児期は視機能発達に重要な時期であり，早期の治療を必要とする疾患もあるので，視力の左右差（嫌悪反応；片眼を遮蔽し嫌がらないか確かめる）や，眼位（ペンライトを瞳孔の中心で固視できているか，追視できるか片眼ずつ確かめる）などを見落とさないようにする。

　　1〜3か月頃の小数視力は 0.012〜0.05 であり，眼位が正位である割合は 50% である。外界から身を守るために眼球の向き運動がはじまり，頸部の発達とともに徐々に追視が形成される。ペンライトなどを当て，目の大きさ，まぶたの開き具合を確認し，あやすと笑い，視線を向けるか保護者に尋ねる。

　　4〜6か月頃の小数視力は 0.07〜0.1 であり，眼位は正位のことが多くなる。4か月頃から手を目の前にかざしじっと見つめる（ハンドリガード）行動をとる。目を寄せ，ピントを合わせ，縮瞳して両眼で 1 つのものを融像するようになる。眼位の異常は眼科へ紹介する。

　　6〜12か月頃の小数視力は 0.1〜0.2 であり，1〜2歳頃の小数視力は 0.2〜0.5 である。2歳までは特に両眼視機能が発達する大切な時期であり，斜視に対して眼鏡や手術を要する場合がある。

　　3〜4歳頃の視力は 1.0 で，3歳児健診での視力検査，眼位検査は重要である。屈折弱視，不同視弱視は眼鏡や遮蔽訓練などの弱視治療を行う。

眼科での視力測定

　　固視や視反応がはっきりしない小児には，定性的検査であるが optokinetic nystagmus（OKN）は簡便で短時間に施行できる（図 3a）。動きに対する認知の判定として visual hand display（VHD）も有用である（図 3b）。また pattern reversal visually evoked response（PVER）が用いられることもある。乳児期から視力の経過を観察する場合には，縞視力[用語3]を用いる preferential looking（PL），Teller Acuity Cards（TAC），Grating Cards などが使用されている（図 3c 〜図 3e）。2歳後半からは絵視標（図 3f）や森実ドットカードを，3歳児からは Landolt 環，8歳以下では字ひとつ視標を使用する。

用語解説 3

縞視力による視力測定　【しましりょくによるしりょくそくてい】

縞視力による視力検査の原理は，心理学的側面から，乳児が均一な面より縞模様をもつ面を好む（prefer）特性を利用している。正解できた縞の幅を視角に換算して視力を求める。

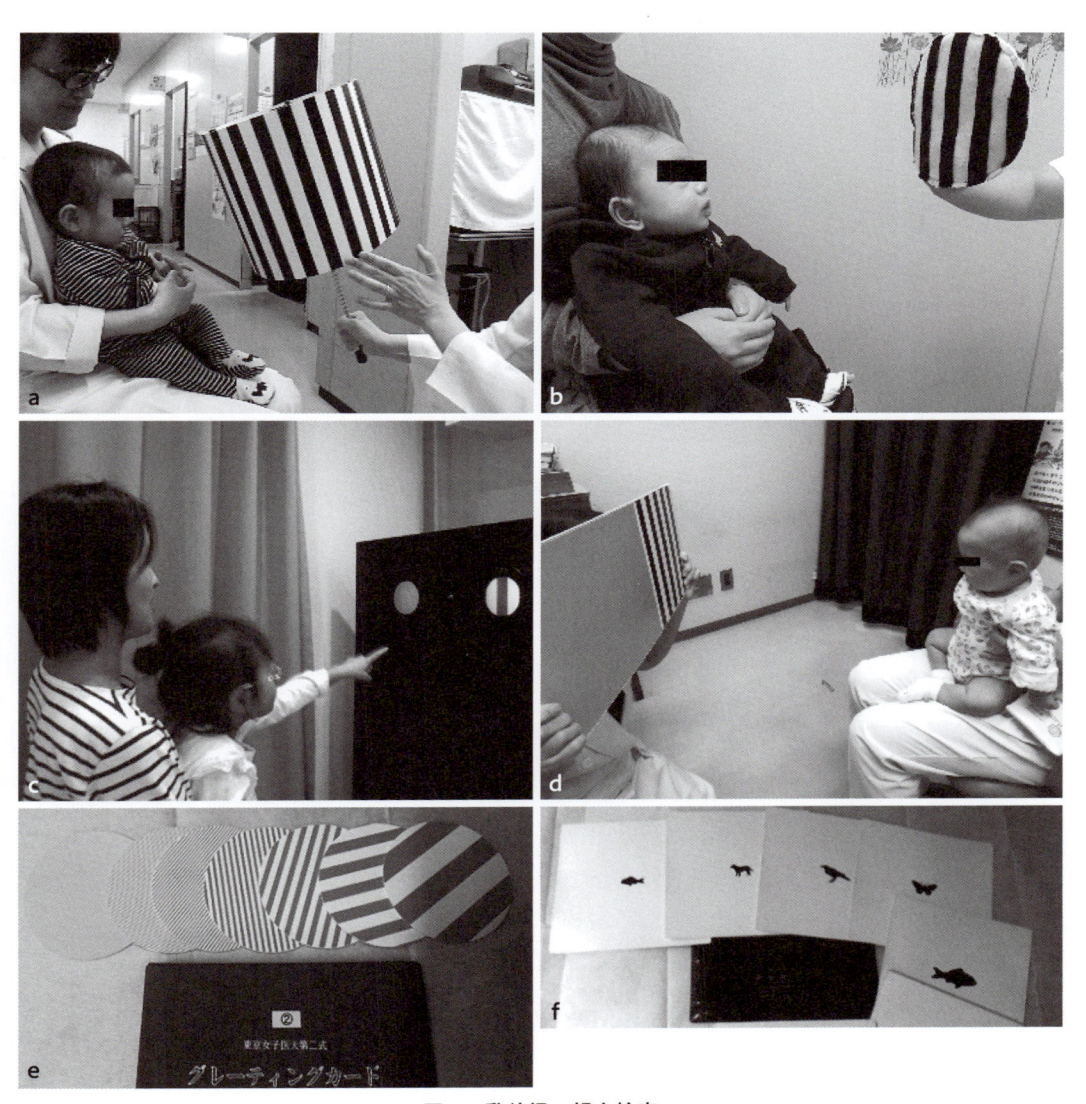

図3　乳幼児の視力検査

a：OKN（optokinetic nystagmus），b：VHD（visual hand display），c：PL（preferential looking），d：TAC（Teller Acuity Cards），e：grating cards，f：絵視標

小児の屈折検査

1. 屈折検査

1）検影法

検影法は生後から使用可能で，調節の影響を受けにくい（**図4**）。

2）片眼型　オートレフラクトメータ

生後から使用可能である。簡便に施行できるが，調節の影響を受けるので調節麻痺薬

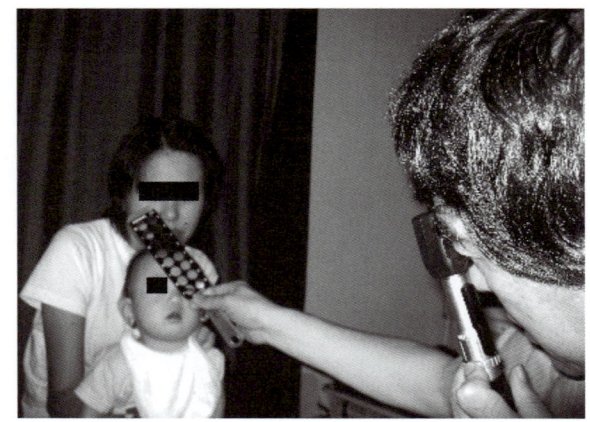

図4　検影法

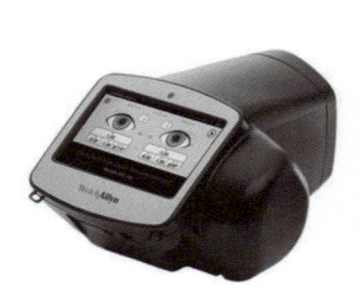
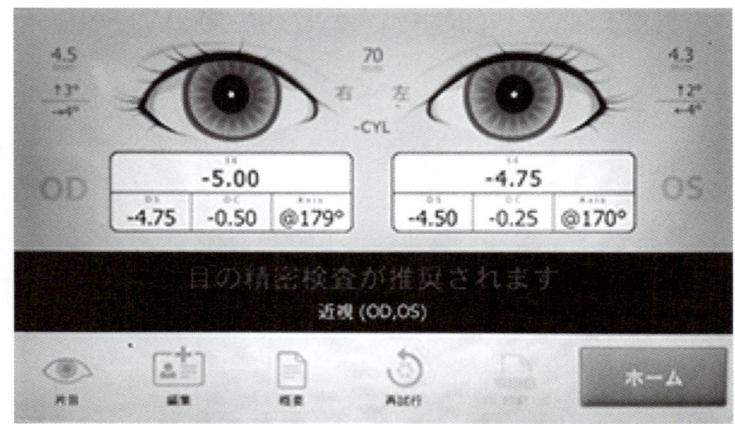

図5　ビジョンスクリーナー®

使用後に行う。

3)両眼同時型　オートレフラクトメータ

　6か月頃から使用可能である。無散瞳で検査する。近視（遠くのものが見えにくい），遠視（遠くにも近くにも焦点が合わない），乱視（焦点が1カ所に集まらない），不同視（屈折の左右差が大きい），斜視（目の視線がずれている），瞳孔不同（瞳孔径の左右差が大きい）などのスクリーニングに有用で，無散瞳で検査できるため小児科で使用可能である（図5）。

2.　調節麻痺薬

　眼科で，弱視治療，斜視治療などで眼鏡を必要とする場合，検査薬として調節麻痺点眼薬を用いる。調節麻痺点眼には以下の2種類がある。

1)サイプレジン®検査

　外来で用いるものとして効果的である。斜視がない屈折弱視の場合や，大きな屈折異常，特に遠視，不同視のある場合に用いる。

2）アトロピン検査

斜視がある場合，特に調節性内斜視の場合は必須である。サイプレジン®より調節麻痺効果が強い。

文献

1)　Sernagor E, et al：Retinal Deveropment, Cambridge University Press, 2006
2)　根木 昭：光の不思議，眼の不思議．根本 昭，他（編）：眼のサイエンス視覚の不思議，文光堂，2–10, 2010
3)　Inagaki Y：The rapid change of corneal curvature in the neonatal period and infancy. Arch Ophthalmol 104：1026–1027, 1986
4)　Mutti DO, et al：Optical and structural development of the crystalline lens in childhood. Invest Ophthalmol Vis Sci 39：120–133, 1998
5)　勝海 修：乳幼児視力測定の進歩．眼臨医報 96：529–535, 2002
6)　前田亜希子，他：未熟児網膜症の斜視の研究（第1報）．眼臨紀 12：328–336, 2019
7)　Fieß A, et al：Prevalence and associated factors of strabismus in former preterm and full-term infants between 4 and 10 Years of age. BMC Ophthalmol 17：228, 2017
8)　Hellgren KM, et al：Ophthalmologic Outcome of Extremely Preterm Infants at 6.5 Years of Age：Extremely Preterm Infants in Sweden Study（EXPRESS）. JAMA Ophthalmol 134：555–562, 2016

聴　覚

守本 倫子

> **Point**　新生児聴覚スクリーニングや乳児健診で，難聴の早期発見・早期療育が可能になった。しかし，難聴と診断して補聴器装用をすればすべて軌道に乗るわけではない。難聴の程度や左右差，種類などを把握したうえで補聴器装用を開始することで，音は十分に聞こえるようになる。ただし，それだけで国語力やコミュニケーション力が健聴児と同じになるわけではない。定期的に聴能や言語力の発達などを評価し，就学前には語彙や統語力があるか，さらに就学後は周りとのコミュニケーション力や読み書きの力，国語力が健聴児に劣らないかを確認し，どこかで問題があるようであれば早めにワークや指導方法を検討すべきである。小児難聴の診療は，的確な診断からその後の療育，家族の児への関わり方，さらに医療機関と療育機関，養育者が連携し，チームとして児をうまくサポートしていくことである。

難聴を発見する機会

　　小児難聴が見つかる契機には，新生児聴覚スクリーニング(neonatal hearing screening：NHS)，1歳6か月健診，3歳児健診，就学時健康診断などの健診のほか，音への反応が悪いと養育者が気づいて小児科や耳鼻咽喉科などを受診することで発見されることが多い。

1. 新生児聴覚スクリーニング(NHS)
1)方法
　　出生後，退院するまでの間に受ける聴覚検査である。耳音響放射検査(otoacoustic emission：OAE)または自動聴性脳幹反応(auditory brainstem response：ABR)などを用いて，音への反応を確認する。厚生労働省が推奨しているNHSの流れでは自動ABRのほうが望ましいとされている[1]。その理由は，auditory neuropathyといわれる，内耳機能は正常であるが内耳から聴覚野に伝わるまでの経路が不良である場合(後迷路性難

聴）などでは OAE の反応が正常であっても音は聞こえていないことがあり，OAE のみではそういうタイプの難聴を見逃してしまう可能性があるからである。

2）検査時期

初回検査は生後 3 日以内に行い，検査結果がリファー（要再検査）であった場合は，退院前のおおむね生後 1 週間以内に確認検査を行うこととされている。出生直後は鼓室内の羊水や間葉細胞などがまだ抜け切れていないため，偽陽性になりやすい。本来は 1 か月健診などで検査を行ったほうが偽陽性は減らすことができるが[2]，里帰り出産などで生後 1 か月には異なる地域に帰ってしまうこともあり，スクリーニングの観点から出生直後に検査を行うこととしている。

3）スクリーニング検査後の精密検査

「要再検査」となった場合は，精密検査機関にて ABR や聴性定常反応（auditory steady state response：ASSR）などの他覚的聴力検査と乳幼児聴力検査により難聴の有無を診断する。

（1）生後 3 ～ 6 か月頃まで

乳幼児聴覚検査として，聴性行動反応聴力検査（behavioral observation audiometory：BOA）が行われる。生後 3 か月頃までは原始反射（Moro 反射，驚愕反射など）が残っているため，大きな音を聞くことで反射が認められる。しかし，これは徐々に消失してくる。簡易な鈴，太鼓などの音を使って目が開く，目が動くなどの反応で聴力を評価する。3 ～ 6 か月頃になると，左右に置いたスピーカーから音を出し，音が鳴っているほうを振り向いたり，目が動いたりした閾値を検査する。反応が得られにくい児もいるため，検者の主観が入ることもある。父や母の声が聞き分けられるようになり，話しかけるとじっと顔を見るようになってくる。

（2）生後 6 か月以上

検査方法として条件詮索反応聴力検査（conditioned orientation response audiometry：COR）が行われる。左右にスピーカーを置き，音が鳴ったほうを振り向くとライトが点滅したり人形が動くという報酬づけを行い，小さな音を聞いて振り向くかどうかで聴力を推定する。生まれたときから聴力が正常であるなら 3 ～ 40 dB の小さな音で反応が認められると思いがちであるが，実際には生後 8 か月頃までは小さな音に対して反応が乏しいことも少なくない。

4）診断確定後の療育へ

NHS によって生後半年以内に難聴が発見されることにより，早期から補聴器装用を開始し，聾学校などの療育機関につながる可能性が約 20.21 倍上昇し，さらに生後 6 か月以内に療育が開始されることで日本語によるコミュニケーション能力が 3.23 倍上昇することが報告されている[3]。児童発達支援センターにおける難聴児の卒園時の言語力を比較すると，NHS の導入前後では明らかに導入後の子どもたちのほうが語彙数が多い

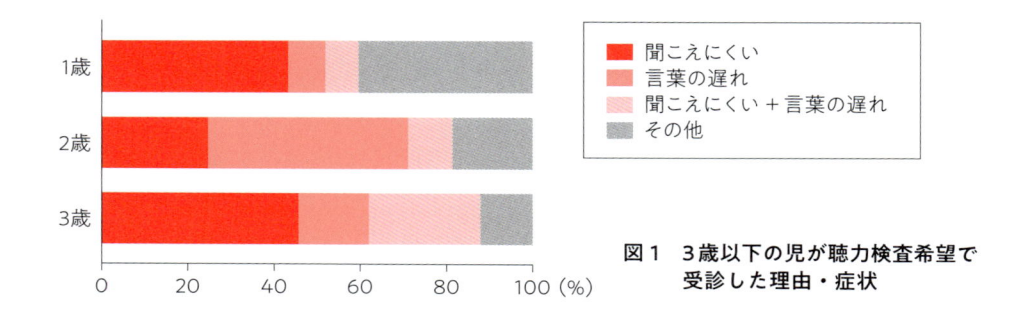

図1 3歳以下の児が聴力検査希望で
受診した理由・症状

とされている。アメリカの Joint Committee on Infant Hearing [4] では 2000 年に,「生後 1 か月までに NHS を,3 か月までに精密聴力検査を,6 か月までに療育を開始する」という「1−3−6 ルール」を提唱し,このルールが知られるようになった。残念ながら,日本産婦人科医会が全国の助産施設に対して行った調査によると,検査の実施率(検査実施数 / 分娩総数)は 87.6%であり,NHS はすべての出生児に行われているわけではない。検査からすり抜けてしまった児が,かなり遅くなってから難聴であったことに気づかれることもある [1]。現在はいくつかの地域で NHS 全例実施のための動きが出はじめているところである。

2. 1歳6か月健診,3歳児健診

1)方法

(1)1歳6か月健診

問診では「耳が聴こえないのではと気になるときがあるか」を聞く程度であるが,ほかに日本耳鼻咽喉科学会が推奨する方法として,見えないところからの呼びかけやコマーシャルの音楽に振り向くことがあるか,ささやき声で名前を読んだときに振り向くか,ということを確認してもらう。

(2)3歳児健診

問診では言葉の発達をみる項目として,「簡単な言葉による言いつけができるか」「意味のある言葉を 3 つ以上言えるか」と,「ささやき声でイラストを指さすことができるか」「指こすり音を左右の耳のそばで聞かせて反応があるか」をみていく。ささやき声の検査では,のどに手を当ててビリビリと振動が伝わらない程度の声で,口元を隠して話しかける。しかし,ささやき声の意味がわからずに有声音で検査しているケースや,周りが騒がしくて子どもも落ち着きがなく,うまく検査できないケースなどもあり,十分には行えていない。

2)検査時期

定期的な健診以外にも,難聴を疑って耳鼻咽喉科を受診することがある。**図1**に,聴力検査希望にて当院を訪れた 3 歳以下の患者の受診理由を示す。1 歳児では聞こえにくいという理由が多く,2 歳児では言葉の遅れから,3 歳児では聞こえにくいことと言葉

の遅れの2つの理由が多くみられた。また1歳児，2歳児では小児科や耳鼻科クリニックなどからの紹介も多く，健診よりもかかりつけ医への相談から精密検査につながっていた。3歳児では健診を契機に精密検査につながることが多かった。

3）健診後の対応

　3歳児健診では，発達障害を見つけることも課題の1つとなっている。言葉が遅い場合，コミュニケーション障害などに伴うものなのか，難聴に伴うものなのか，ABR やASSR などの他覚的聴力検査と乳幼児聴力検査により診断する。2歳を過ぎて指示が理解できるようになると聞こえたらボタンを押す，手を挙げる，おはじきをカップのなかに入れる，などがほぼゲーム感覚でできるようになる。レシーバーをつけて左右別に音を聞く検査（遊戯聴力検査）は，3歳以降になると可能になることが多い。また，こうした検査はじっと耳をすまして聞きとれたときに反応をするため，検査者の観察や主観が入りにくくなり，正確な聴力に近い閾値が得られる。

難聴のレベルと困難度

1. 一側難聴

　難聴がある側から声をかけられたときに聞こえないことがあり，返事をしないと，相手から無視されたと思われがちである。また，聞こえてもどこから声をかけられたのかわからないため，特にグラウンドなどでは方向がわからなくなる。さらに雑音が大きいと話が聞きとれない。幼少時は通常，自然に言葉が出てくるようになるが，両側聴力正常児よりもやや言葉が遅れる傾向がある。

2. 両側軽度難聴

　音声は聞きとることができるため日常生活には支障がないようにみえることもあるが，子音の一部の音が聞きとりにくいと，特に「サ行」「タ行」などの構音が難しくなる。このため，「シンデレラ」が「ヒンデレラ」のように言葉が歪んで構音されることがある。集団のなかで言葉を覚えていくためには，補聴器装用したほうがよいことも少なくない。

3. 両側中等度～高度難聴

　音が聞こえない場合，戸を閉める音や声かけに振り向いたり，目が開いたりしない。通常，生後8か月頃には喃語がみられ，1歳で「マンマ」などの言葉を話しはじめるが[5]，高度難聴では喃語も出てこない。聞こえていないため，言葉を聞いて吸収することができない。知的に障害がない場合，聞こえていると言葉が耳から入ってきて着々と吸収され，語彙力が増えてくる。しかし，聞こえが悪いほど言葉が耳から入りにくくなるため，吸収される語彙は少なくなる。

4. auditory neuropathy spectrum disorder（ANSD）

　ABR はまったく無反応であるにも関わらず，難聴は軽・中等度の病態がある。これ

はauditory neuropathy spectrum disorder（ANSD）とよばれ，未熟児出生などの髄鞘化不全が原因のこともあれば，難聴遺伝子変異があり蝸牛と蝸牛神経の間のシナプスの異常に由来している場合もある。たとえ軽度難聴レベルであったとしても言葉の弁別能が低く，テレビの砂あらし音のなかから聞こえる音声と同様に聞こえるとされている。このため，語音明瞭度検査を行うと非常に低い明瞭度となり，さらに検査時に周囲に雑音を入れると，ますます聞きとり能力が低くなる。髄鞘化不全の場合などは，ほぼ歩きはじめる頃に髄鞘化も進み，ABRも改善し，音声が明瞭に聞こえるようになる可能性がある[6]。またほかに，語聾や聴覚情報処理障害（auditory processing disorder：APD）などのように音は聞こえているが理解できないという障害もあり，こうした症例では視覚情報が重要であると同時に，発達遅滞や学習障害と診断されていることも少なくない[7]。

■ 難聴がある子どもの発達と評価[8]

1. 0～1歳半

家庭でできる耳のきこえとことばの発達のチェックリスト（**図2**）[5]を用いて，月齢相当の音への反応を比較してもらう。全体的に緩徐に発達している児であっても，少しずつ聴覚も発達がみられるようであれば問題はないことを伝える[5]。

2. 2歳以上

1）絵画語彙発達検査（PVT-R）：語彙の発達評価

難聴が早期発見され，早期療育を開始された児であっても，語彙は健聴児に比較して遅いという報告がある。難聴児の63%は生活年齢よりも語彙年齢が2歳以上遅れていたと報告されている。語彙の理解が良好であるほど語彙の意味理解や構文の理解もよく，コミュニケーションも良好になる。語彙の理解は健聴児に比較して，難聴児のほうがやや低いものの，補聴器や人工内耳などを装用して幼少時から正確な音を聞いているとそれだけ語彙が増えやすく，年齢とともに健聴児との差は小さくなってくるとされている。この語彙発達の伸びを定期的に評価し，語彙産生が少ない場合は語彙を増やすためのワークや指導を行うことが重要である。また評価法としては，「絵画語彙発達検査（picture vocabulary test-revised：PVT-R）」が使いやすい。PVT-Rは2歳以上から使用できる検査であり，たとえば「飛ぶ」といったらどれか？　といった質問で4つの図柄から関連する図を選んでもらうものである。

2）質問応答検査：日本語による言語性コミュニケーション能力評価

本検査結果が上位の場合は語彙も統語も良好であるが，中位では語彙や統語などは中位であっても抽象語の理解や国語，算数などの学力は下位程度の力しかない。これは，低年齢のうちはそれほど問題とならなかった言語発達の遅れが就学以降で「学力の遅れ」として顕在化し，その後の学校生活や社会生活を送るうえで大きな支障をきたす可能性

3か月	・大きな音に驚く ・音がする方を向く ・泣いているとき声をかけると泣き止む ・あやすと笑う ・話しかけると「アー」「ウー」と声を出す
6か月	・音がする方を向く ・両親など, よく知っている人の声を聞き分ける ・声を出して笑う ・人に向かって声を出す
9か月	・名前をよぶと振り向く ・「いないいないばー」を喜ぶ ・「ダメッ!」「コラッ!」という声に手を引っ込めたり, 泣き出したりする ・おもちゃに向かって声を出す ・「マ」「パ」「バ」「チャ」「ダダ」等の音を出す
12か月	・ちょうだい, ねんね, などの言葉を理解する ・「バイバイ」の言葉に反応する ・大人の言葉をまねようとする ・食べ物のことを「マンマ」, お母さんのことを「ママ」など1つか2ついえる ・単語の一部をまねしていう
1歳 6か月	・絵本を読んでもらいたがる ・「本をとって」「このゴミを捨てて」など簡単ないいつけがわかる ・意味のある言葉を1つか2ついえる ・絵本を見て知っているものの名前をいう

図2　耳のきこえとことばの発達のチェックリスト
田中美郷, 他:乳児の聴覚発達検査とその臨床および難聴児早期スクリーニングへの応用. Audiol Jpn 21:52–73, 1978 [5] より引用, 一部改変

があることを示唆している。

3)失語症構文検査(STA):統語能力の評価

　正語順文である「お母さんが男の子を追いかける」という構文は健聴児でも難聴児でも5歳以前に獲得できるが, 逆語順文「お母さんを男の子が追いかける」は健聴児で5歳9か月, 難聴児では9歳8か月で獲得し, 受け身文の「お母さんが男の子に追いかけられる」という構文は健聴児で7歳9か月, 難聴児では10歳9か月であったと報告されている。難聴児では助詞の聞きとりが困難なことがあり, さらに文法上の主語や意味上の主語が異なる構文の獲得が困難であるため, 適宜評価しながら, 必要に応じて指導を受けていくことが大切とされている。

4)読み書きスクリーニングテスト(STRAW):読み書き能力の評価

　読み書きに問題がある可能性のある児のスクリーニング検査であり, 難聴児の約30%に結果の異常がみられ, さらに, 語彙も少なく, 統語やコミュニケーションも不良であっ

たと報告されている。健聴児でもひらがなの音読障害が 1% にみられるとされているため，すべてが難聴と関連しているわけではないが，読み書き障害があるとその後の言語発達や学習にも影響を与えることが示唆されており，視覚に大きく依存しない指導が必要となる。

5）教研式 NRT（norm referenced test）国語：国語能力

音声言語と手話を併用している児と，音声言語のみで療育を受けている児との比較で，日本語コミュニケーション能力や語彙，統語能力に差はなかったとされているが，それらを使ったより高度な学習を要する抽象語や国語，算数などには差が認められた。しかし，これは音声言語だけでは限界があるために手話を併用している児に対して，さらに学力を高めるための指導方法に限界があるからと考えられている[9]。さらに早期から人工内耳を装用して明瞭な構音を獲得し，言語発達が良好な児であっても，中学生になってからの国語の学力は「読み」「書き」ともに平均以下であり，年齢が進むにつれて健聴児との成績差が拡大したとの報告もある[10]。

文献

1)　守本倫子：新生児聴覚検査の現状と課題．公衆衛生 82：442–447, 2018
2)　熊川孝三，他：新生児聴覚スクリーニングの偽陽性率を減らすための試行制度の検討．Audiology Jpn 56：163–170, 2013
3)　Kasai N, et al：Effects of early identification and intervention on language development in Japanese children with prelingual severe to profound hearing impairment. Ann Otol Rhinol Laryngol Suppl 202：16–20, 2012
4)　Joint Committee on Infant Hearing：Year 2000 position statement：principles and guidelines for early hearing detection and intervention programs. Joint committee on Infant Hearing, American Academy of Audiology, American Academy of Pediatrics, American Speech-Language-Hearing Association, and Directors of Speech and Hearing Programs in State Health and Welfare Agencies. Pediatrics 106：798–817, 2000
5)　田中美郷，他：乳児の聴覚発達検査とその臨床および難聴児早期スクリーニングへの応用．Audiol Jpn 21：52–73, 1978
6)　金 玉蓮，他：ABR で難聴が疑われ，発達により ABR が改善或いは正常化した乳幼児症例．Otol Jpn 16：171–177, 2006
7)　守本倫子：小児難聴．ファルマシア 54：1035–1039, 2018
8)　公益財団法人テクノエイド協会：感覚器障害戦略研究　聴覚障害児の療育等により言語能力等の発達を確保するための手法の研究　聴覚障害児の日本語言語発達のために〜 ALADJIN のすすめ〜．2012　http://www.techno-aids.or.jp/aladjin.pdf　2019.1.23 アクセス
9)　中澤 操，他：全国規模の症例対照研究から見えてきた，わが国の聴覚障碍児発見診断—療育教育方法の違いによる日本語言語発達到達度．公衆衛生 82：448–452, 2018
10)　白井杏湖，他：人工内耳を装用する中学生の国語学力に及ぼす要因の検討．Audiol Jpn 58：295–296, 2015

Chapter 4.
合併症のある児の成長と発達予後

慢性肺疾患
―気管支肺異形成―

平田 克弥

Point 　慢性肺疾患 / 気管支肺異形成(CLD/BPD)は，新生児期の呼吸障害に引き続く慢性的な呼吸器障害の総称である。その病態は，発生段階の未熟な肺に対して，子宮内の炎症や出生後の酸素毒性，人工呼吸器関連肺損傷，肺浮腫，出生後の感染などの侵襲が加えられることによって発症する多因子の肺傷害である。CLD/BPD の既往のある児は，NICU 退院後の身体発育，乳幼児期の呼吸器症状，学齢期以降の呼吸機能，運動能力や精神運動発達にも影響があると考えられている。早産児や低出生体重児のフォローアップに関わる医療者や担当者は CLD/BPD のこうしたリスクを認識し，乳児期の RS ウイルス感染や受動喫煙の予防，学齢期以降では本人の喫煙を避けることを指導し，必要に応じて呼吸機能を評価することも考慮する。また発達遅延を認める児に対しては，医療機関や地域による発達支援の早期介入を勧めることが重要である。

慢性肺疾患とは

　慢性肺疾患(chronic lung disease：CLD)/ 気管支肺異形成(bronchopulmonary dysplasia：BPD)は，新生児期の呼吸障害に引き続く慢性的な呼吸器障害の総称である。

　まず肺の発生について簡単に概説すると，呼吸器系の原基は発生の 28 日目頃にはじまり，その後の肺の成熟は，腺様期(6 〜 16 週)，管状期(16 〜 26 週)，終末嚢期(26 週〜出生まで)，肺胞期(32 週〜 8 歳まで)と段階を経て進む。このような成熟は一部オーバーラップしながら進み，また成熟の進行状況は一様でなく，部位によって成熟度合いが異なることもある。肺の成熟は出生時に完成するのではなく，肺胞数の増加は出生後も続く。満期出生の新生児の肺には成人の 1/6 にあたる約 5,000 万個の肺胞が存在し，その後も増加を続け，8 歳頃に成人と同等の約 3 億個の肺胞が存在するようになる[1]。

　CLD/BPD の病態は，このような発生段階の未熟な肺に対して，子宮内での炎症や出

表1 National Institute of Child Health and Human Development（NICHD）の慢性肺疾患の定義

	在胎 32 週未満	在胎 32 週以上
前提条件	生後 28 日間以上の酸素使用	
評価時期	在胎 36 週未満，あるいは自宅退院時	生後 56 日，あるいは自宅退院時
軽症 BPD	酸素使用なし	
中等症 BPD	30％未満の酸素使用	
重症 BPD	30％以上の酸素使用，あるいは陽圧呼吸〔人工換気，持続陽圧呼吸法（CPAP）など〕	

Jobe AH, et al：Bronchopulmonary dysplasia. Am J Respir Crit Care Med 163：1723–1729, 2001[7]

生後の酸素毒性，人工呼吸器関連肺損傷，肺浮腫，出生後の感染などの侵襲が加えられることによって発症する多因子の肺傷害である。また，遺伝的背景や母体喫煙などの環境因子も CLD/BPD 発症に強く影響すると考えられている[2]。

慢性肺疾患の定義

歴史的には 1967 年に Northway らが，呼吸窮迫症候群（respiratory distress syndrome：RDS）に対する高濃度酸素投与と高い吸気圧を用いた人工呼吸管理に引き続いておこる慢性の呼吸障害を BPD としてはじめて報告した[3]。また，それより以前の 1960 年に Wilson と Mikity が，初期に呼吸障害を呈さないものの，生後 2 週間ほどから徐々に酸素依存となり，X 線上の囊胞性肺気腫と過膨張所見を呈する疾患群を報告した（Wilson-Mikity 症候群）[4]。Fujimura らは Wilson-Mikity 症候群が絨毛膜羊膜炎，血清 IgM 高値を伴う子宮内炎症を基盤とする特異な CLD であることを報告した[5, 6]。

周産期医療の進歩によりハイリスク児の生存率の飛躍的な改善を認めるなか，依然として CLD/BPD を発症する児は数多く存在する。出生前ステロイドの導入，サーファクタント補充療法の普及，人工呼吸管理法の進歩などにより CLD/BPD の病因・病態も変遷し，定義・診断も時代とともに変化してきている。現在，CLD/BPD の定義としては，2001 年の National Institute of Child Health and Human Development（NICHD）のワークショップにより提案された診断基準（表1）[7]が世界でもっとも広く用いられている。この定義は，修正 36 週での酸素使用や呼吸補助の有無という治療に基づいた基準である点が特徴である。わが国では，これに加え 1996 年に厚生省研究班により作成された診断基準（表2）[8]も用いている。厚生省研究班の診断基準では，日齢 28 および修正 36 週での酸素依存を CLD/BPD の病因・病態（主に，① RDS を基盤として人工呼吸などによる損傷が加わったもの，②胎内炎症と未熟性を基盤とするもの，③母体血の反復吸引によるもの）に基づいて分類しているという特徴がある。CLD/BPD の診断基準について，海外，わが国ともに現在，実情に合わせた見直しの気運が高まっている。

表2 わが国の新生児慢性肺疾患の診断基準と疾患分類

	呼吸窮迫症候群	IgM 高値, 絨毛膜羊膜炎, 臍帯炎	28 日以上の X 線での 泡沫状／気腫状陰影	病因
I	+	−	+	出生後因子
II	+	−	−	
III	−	+	+	子宮内炎症
III'	−	+	−	
IV	−	不明	+	びまん性絨毛膜羊膜 ヘモジデローシス
V	−	−	−	不明
VI	上記 I ～ V のいずれにも分類されないもの			

先天性奇形を除く肺の異常により酸素投与を必要とする呼吸窮迫症状が, 新生児期にはじまり日齢 28 を越えて続くもの。修正 36 週以降も酸素投与を必要とするものを重症 CLD とする。

藤村正哲：新生児慢性肺疾患の予防と治療に関する研究. 厚生省心身障害研究班 新生児とケアに関する研究, 平成 7 年度研究報告書, 35–39, 1996 をもとに著者作成 [8]

慢性肺疾患のある児の成長と発達

CLD/BPD は多因子からなる疾患であり, 同じ病名でも重症度はさまざまである。最重症の児は長期の人工呼吸器管理を要し, 時に気管切開を必要とする場合もある。また, 超早産で出生した児では, CLD/BPD のために在宅酸素療法[用語1]・在宅人工換気療法で退院する児も存在する。CLD/BPD はより未熟性の高い児でその発症・重症化のリスクが高く, CLD/BPD を発症した児には退院後の呼吸器予後や神経学的予後に影響があることがあり, 長期のフォローアップが重要である。

1. 身体発育

CLD/BPD の既往のある児の身体発育について, Wang らは重症 CLD/BPD 合併例で修正 2 ～ 6 か月時に体重増加が不良であることを報告している [9]。一方 Korhonen らは,

---

用語解説 1

在宅酸素療法 【ざいたくさんそりょうほう】

早産児, 低出生体重児の慢性期の慢性低酸素症に対する治療で, 酸素濃縮装置（＋移動用酸素ボンベ）を自宅に設置し, 経鼻カニューレなどで酸素を投与する。パルスオキシメータによるモニタリングを行い, $SpO_2 \geqq 95\%$ を目標とする。呼吸循環動態が安定しており, 低流量の酸素投与で十分な酸素化が得られる児が対象となる。在宅酸素療法により, 肺高血圧の改善, 発育の促進や入院期間の短縮などが期待できる[*1]。CLD/BPD の児の 13% が在宅酸素療法を必要とするが, 生後 1 年までには酸素療法を中止できることが多い[*2]。

＊1 藤村正哲, 他：改訂 2 版 科学的根拠に基づいた新生児慢性肺疾患の診療指針, メディカ出版, 2010
＊2 小児慢性特定疾病情報センター HP https://www.shouman.jp/disease/details/03_09_011/ 2019.7.24 アクセス

CLD/BPD 合併例は7歳時点での発育には差がないとの報告をしている[10]。CLD/BPD合併例は，新生児期の水分制限による栄養障害，呼吸障害によるエネルギー需要の増大，ステロイド投与による蛋白質異化の増加などにより発育障害をきたすリスクがあり，特に重症 CLD/BPD 児は注意深い身体発育のフォローアップが重要である。

2. 呼吸器感染／呼吸器症状

CLD/BPD の既往のある児は，そうでない児に比べて乳幼児期に呼吸器感染による入院率が高く，また入院期間が長くなる傾向がある[11, 12]。しかし幸いなことに，成長するにつれて呼吸器障害での再入院の頻度は低くなる[12, 13]。

また CLD/BPD の既往がある児は，そうでない早産児に比べて乳幼児期に喘鳴をきたす率が高く[12, 14]，さらに成人期においても咳嗽，喘鳴，呼吸器障害の率が高いという報告もある[15]。

3. 呼吸機能や運動能力

学齢期以降の呼吸機能について，正期産児に比べて早産児の呼吸機能の低下(特に閉塞性障害が顕著)が指摘されている[11, 16]。早産児のなかでも特に CLD/BPD の既往がある児の呼吸機能低下は著しく，CLD/BPD は長期の呼吸機能異常のリスクであるといえる。さらに筆者らは，超低出生体重児の生後28日での胸部 X 線上の嚢胞性肺野所見(bubbly/cystic appearance)が8歳時点での閉塞性呼吸障害と有意に関連することを報告した[17]。嚢胞性肺野所見は胎内炎症と関連することから，胎内炎症に起因する CLD/BPD が特にハイリスクであると考えている。Doyle らは同一集団の早産児の呼吸機能を8歳と18歳の2つの時期で評価し，CLD/BPD の既往のある児がそうでない児に比べて，8歳から18歳にかけての呼吸機能が低下していることを報告した[18]。一方で，CLD/BPD は呼吸機能の低下と関連するが，18歳と25歳の間で差がなかったという報告もある[19]。いずれにしても，近年の研究から CLD/BPD は成人期まで続く呼吸機能障害との関連が示唆されており，注意深いフォローアップが重要である。また CLD/BPD の既往のある児は，6分間歩行やエルゴメータを用いたテストで，運動能力の低下が指摘されている[14, 20]。

4. 脳性麻痺と運動発達障害

CLD/BPD の既往のある児は，脳性麻痺のリスクが高い。特に，CLD/BPD の重症度が高くなるほどそのリスクが高くなる。また CLD/BPD の既往のある児は，粗大運動や微細運動の発達障害のリスクがある[11, 21]。CLD/BPD があると作業療法(71% vs 44%)や理学療法(71% vs 41%)をより多く必要とした，という報告もある[22]。

5. 神経発達障害と学業成績

CLD/BPD は神経発達障害の危険性とも関連する。Short らは，極低出生体重で出生した児の8歳時点での知能検査，読書，算数，運動能力，記憶，注意の評価を行い，CLD/BPD を合併した極低出生体重児，それ以外の極低出生体重児，正期産児の順番で

結果が悪いと報告した[11, 22]。また彼らは，CLD/BPDの重症度でも差があることを示し，重症CLD/BPDは中等症/軽症CLD/BPDに比べて3歳時点での知能検査や8歳時点の動作性知能指数や知覚統合において低下を認め，学業支援を必要とする率が高いことを報告している[21]。

6. 言語発達の障害

CLD/BPDは言語発達障害との関連も指摘されている。Lewisらは極低出生体重児の言語機能を8歳で評価し，正期産児に比べて極低出生体重児の言語機能に低下を認め，特にCLD/BPDの既往のある児でより低下を認めることを報告した[11, 23]。極低出生体重児のなかでCLD/BPDの既往のある児は，言語療法を受ける率が高かったという（48% vs 21%）[23]。

慢性肺疾患のある児の成長と発達のみかた

前述したように，CLD/BPDは呼吸器疾患や長期的な呼吸機能低下と強く関係する。呼吸機能のこれ以上の増悪を防ぐために，乳児期のRSウイルス感染の予防や受動喫煙を避けること，本人の喫煙も避けるなどの指導が重要である。一方でこうした研究結果は，CLD/BPDの既往のある児のすべてが呼吸機能障害をきたすという意味ではなく，個々に呼吸機能を評価して，児ひとりひとりの現状を把握することが重要である。

また，CLD/BPDと神経発達障害に関連があることも述べた。その詳細な機序は未解明であるが，新生児期の頻回の低酸素血症，高炭酸ガス血症や呼吸性アシドーシスの曝露が神経発達障害のリスクとなっている可能性もある[24]。また，重症CLD/BPDに対する出生後ステロイド投与は時に必要な治療ではあるが，こうした治療も神経発達障害のリスクとなる可能性がある[25]。早産児や低出生体重児のフォローアップに関わる医療者，担当者はCLD/BPDのリスクを十分に認識し，家族の受け入れを見極めつつ，必要時には医療機関や地域による発達支援の早期介入を勧めることが重要である。

文献

1) 西島浩二，他：胎児・新生児期の呼吸器系の発達．周産期医 44：1003-1006, 2014
2) Lavoie PM, et al：Heritability of bronchopulmonary dysplasia, defined according to the consensus statement of the national institutes of health. Pediatrics 122：479-485, 2008
3) Northway WH Jr, et al：Pulmonary disease following respirator therapy of hyaline-membrane disease. Bronchopulmonary dysplasia. N Engl J Med 276：357-368, 1967
4) Wilson MG, et al：A new form of respiratory disease in premature infants. AMA J Dis Child 99：489-499, 1960
5) Fujimura M, et al：Elevated immunoglobulin M levels in low birth-weight neonates with chronic respiratory insufficiency. Early Hum Dev 9：27-32, 1983
6) Fujimura M, et al：Increased leukocyte elastase of the tracheal aspirate at birth and neonatal pulmonary emphysema. Pediatrics 92：564-569, 1993

7) Jobe AH, et al：Bronchopulmonary dysplasia. Am J Respir Crit Care Med 163：1723–1729, 2001

8) 藤村正哲：新生児慢性肺疾患の予防と治療に関する研究．厚生省心身障害研究班　新生児とケアに関する研究，平成 7 年度研究報告書，35–39, 1996

9) Wang LY, et al：Severity of bronchopulmonary dysplasia and increased risk of feeding desaturation and growth delay in very low birth weight preterm infants. Pediatr Pulmonol 45：165–173, 2010

10) Korhonen P, et al：Growth and adrenal androgen status at 7 years in very low birth weight survivors with and without bronchopulmonary dysplasia. Arch Dis Child 89：320–324, 2004

11) Cheong JLY, et al：An update of pulmonary and neurodevelopmental outcomes of bronchopulmonary dysplasia. Semin Perinatol 42：478–484, 2018

12) Skromme K, et al：Respiratory illness contributed significantly to morbidity in children born extremely premature or with extremely low birthweights in 1999-2000. Acta Paediatr 104：1189–1198, 2015

13) Doyle LW, et al：Birth weight <1501 g and respiratory health at age 14. Arch Dis Child 84：40–44, 2001

14) Praprotnik M, et al：Respiratory morbidity, lung function and fitness assessment after bronchopulmonary dysplasia. J Perinatol 35：1037–1042, 2015

15) Gough A, et al：General and respiratory health outcomes in adult survivors of bronchopulmonary dysplasia：a systematic review. Chest 141：1554–1567, 2012

16) Doyle LW, et al：Ventilation in extremely preterm infants and respiratory function at 8 years. N Engl J Med 377：329–337, 2017

17) Hirata K, et al：Perinatal factors associated with long-term respiratory sequelae in extremely low birthweight infants. Arch Dis Child Fetal Neonatal Ed 100：F314–319, 2015

18) Doyle LW, et al：Increasing airway obstruction from 8 to 18 years in extremely preterm/low-birthweight survivors born in the surfactant era. Thorax 72：712–719, 2017

19) Vollsaeter M, et al：Adult respiratory outcomes of extreme preterm birth. A regional cohort study. Ann Am Thorac Soc 12：313–322, 2015

20) MacLean JE, et al：Altered breathing mechanics and ventilatory response during exercise in children born extremely preterm. Thorax 71：1012–1019, 2016

21) Short EJ, et al：Developmental sequelae in preterm infants having a diagnosis of bronchopulmonary dysplasia：analysis using a severity-based classification system. Arch Pediatr Adolesc Med 161：1082–1087, 2007

22) Short EJ, et al：Cognitive and academic consequences of bronchopulmonary dysplasia and very low birth weight：8-year-old outcomes. Pediatrics 112：e359, 2003

23) Lewis BA, et al：Speech and language outcomes of children with bronchopulmonary dysplasia. J Commun Disord 35：393–406, 2002

24) Sekar KC, et al：Sleep apnea and hypoxemia in recently weaned premature iinfants with and without bronchopulmonary dysplasia. Pediatr Pulmonol 10：112–116, 1991

25) Doyle LW, et al：Biological and social influences on outcomes of extreme-preterm/low-birth weight adolescents. Pediatrics 136：e1513–e1520, 2015

脳室内出血

髙田 栄子

Point　新生児脳室内出血(IVH)は早産児にも正期産児にもみられる重篤な脳障害の原因となる疾患であり，分娩外傷，低酸素症などによって生じる頭蓋内出血のひとつである。早産児の IVH の多くは，未熟な脳室上衣下胚層 (subependymal germinal matrix)におこる出血が脳室内に穿破したものである。在胎期間が短いほど発症しやすく，極低出生体重児，特に 34 週未満では約 20% に発症する。急性期には頭部超音波検査がもっとも有用である。症状は非特異的であり，けいれん，無呼吸発作，血圧低下などで疑うが，検査により発見されることも多い。治療は原疾患に対する治療であるが，慢性期にはリハビリテーションが必要である。予後は IVH の重症度と密接に関連する。退院後にもフォローアップとリハビリテーションの継続とともに，日常的な養育の援助や養育者への精神的フォローも必要であり，児と家族の人生に大きく関わってくる疾患である。

病因・病態

　　早産児の脳室内出血(intraventricular hemorrhage：IVH)の多くは，未熟な脳室上衣下胚層(subependymal germinal matrix)におこる出血が脳室内に穿破したものである。脳室上衣下胚層は側脳室のほぼ全周囲に存在しており，未熟な細胞成分に富み，神経細胞やグリア細胞が生成される重要な組織である。この部位は在胎 25 〜 26 週で最大となり，妊娠満期には消失するが，在胎 32 週までは血流量が大脳皮質より多いといわれている。在胎 32 週以前の児では，この脳室上衣下胚層に出血をおこした場合に IVH となることが多い。この部の血管はコラーゲンや細胞成分が乏しいため壁が薄く，非常に脆弱で破綻しやすい。脳室上衣下胚層は前脈絡膜動脈，内側線条体動脈や外側線条体動脈の末梢枝であり，動脈境界領域のため虚血やうっ血などの血流の変化による組織障害を受けやすい[1]。また，上大脳静脈と主要な脳静脈間には弁がないため，右房圧は直接脳

静脈に反映され，心機能低下や肺高血圧，胸腔内圧上昇などにより脳灌流静脈圧が上昇する[2]。さらに早産児は血圧の変動に応じて脳血流を一定に保つ機構が不十分なので，血圧，血流の変動が直接脳内に伝わると，上衣下胚層から出血をおこしやすい。敗血症やアシドーシス，低血圧などが IVH の原因となり得る。高炭酸ガス血症，啼泣，気管内吸引，昇圧薬投与，急速高張液投与などは体血圧を変動させるため，IVH の誘引となり得る[3]。

　上衣下胚層から出血すると，ほとんどの例で脳室内に穿破する。これを上衣下－脳室内出血(subependymal-intraventricular hemorrhage：SEH-IVH)という。出血量が多い場合は，脳室周囲白質の出血性梗塞(periventricular hemorrhagic infarction)や脳室周囲白質軟化症(periventricular leukomalacia：PVL)，出血後水頭症を伴うこともある。出血塊による脳脊髄液の流路や吸収部位の閉塞，慢性くも膜炎による髄液吸収障害により脳室拡大(水頭症)が進行することもあり，IVH が重症なほど頻度が高い。水頭症に至ると，脳圧亢進や脳室拡大による脳の発育障害，フリーラジカル産生因子となる遊離鉄イオンの放出や炎症の波及から，脳白質障害が数か月にわたり進行する可能性がある[4]。

症状

　特異的な症状はないが，けいれん，無呼吸発作，大泉門の膨隆，四肢の弛緩性麻痺，血圧低下，貧血，黄疸，ショック，昏睡などを示すことがある。大量出血では半数以上が死亡する。

診断

　IVH の臨床症状は特異性が乏しく，明らかな臨床症状がないことも多いので，検査により発見されることも多い。出血の診断には頭部超音波検査が有用である。早産児のIVH は，生後 24 時間以内に 50%，日齢 1 に 25%，日齢 2 に 15% と，90% が生後 72 時間以内に発症するといわれているため，この時期は特に経時的な検査が重要である[5]。また，20 ～ 40% の児では出血が認められてから 3 ～ 5 日まで出血の進展がみられる。早産児の IVH 重症度分類として Papile 分類(CT 診断；**表 1**)[6]や Volpe 分類(頭部超音波検査；**表 2**)[5]が用いられている。出血の原因検索と出血による影響をみるため，血算生化学，凝固能，血液ガスなどの血液検査を行う。脳波検査は，けいれんの診断と脳機能の判定のために有用である。

　2016 年のわが国の周産期母子医療センターネットワークデータベース解析報告[7]では，在胎 32 週未満および出生体重 1,500 g 以下の新生児において，IVH の発症頻度は13%(3,677 人中)で，Papile 分類の Grade Ⅰが 42%，Ⅱが 23%，Ⅲが 16%，Ⅳが 19% と

表1 Papile による脳室内出血の分類

Grade I	脳室上衣下出血のみ
Grade II	脳室拡大のない脳室内出血
Grade III	脳室拡大を伴う脳室内出血
Grade IV	脳実質内出血を伴った脳室内出血

Papile LA, et al：Incidence and evolution of subependymal and intraventricular hemorrhage：a study of infants with birth weights less than 1,500 gm. J Pediatr 92：529–534, 1978[6]

表2 Volpe による脳室内出血の分類

Grade I	脳室上衣下出血±わずかな脳室内出血（傍矢状断で出血が脳室面積の 10% 未満）
Grade II	脳室拡大のない脳室内出血（傍矢状断で出血が脳室面積の 10 ～ 50%）
Grade III	脳室拡大を伴う脳室内出血（傍矢状断で出血が脳室面積の 50% より大きい：通常脳室拡大を伴う）
付加表記	脳室周囲の高エコー（部位と面積）

Volpe JJ：Intracranial hemorrhage：germinal matrix-intraventricular hemorrhage of the premature infants. Neurology of the Newborn, 5th ed, WB Saunders, 517–522, 2008[5]

報告されている。出血後水頭症を呈したのは 20% であった。

治療および予防

　発症後の根本的な治療はなく，出現した症状への治療を行う。ショック，アシドーシスに対して適切な呼吸循環管理を行い，貧血・凝固異常に対しては輸血を行う。出血後水頭症に進展すれば，それに対する治療も行う。アセタゾラミド，フロセミドの投与は脳室−腹腔シャント（ventriculo-peritoneal shunt：VP シャント）回避率，死亡率，神経学的予後を悪化させ，腎石灰化の危険を高めるとして推奨されていない[2]。出血後水頭症が進行し，頭囲が週に 2 cm 以上拡大する場合であって，すぐには VP シャント術ができないような超低出生体重児などには，反復腰椎穿刺を行う。さらに頻回の穿刺が必要な児では，外科的に頭皮下髄液リザーバー留置を行う。脳室拡大が停止しなければ VP シャント術が行われる。

　早産児の IVH は予防がもっとも重要である。出生前母体ステロイド投与，母体搬送による早産児搬送の回避，的確で速やかな蘇生処置，ミニマルハンドリング，血圧変動・脳静脈圧上昇の回避が有効であるとされている。臍帯遅延結紮や臍帯ミルキング，インドメタシンの予防投与は IVH 発症頻度を低くすると報告されているが，長期予後への評価は確定していない。フェノバルビタールやモルヒネなどの鎮静・鎮痛薬の投与も有効性は明らかではない[2]。

予後

　出血の重症度と脳実質病変の程度により予後が異なる。死亡率や水頭症の進行，神経学的後遺症の発症率は，Papile 分類の Grade III 以上，Volpe 分類の Grade III，脳実質病

変ありで高率となる。

Volpe の報告 [5] では，神経学的後遺症を発症する率は，Volpe 分類 Grade Ⅰで 15%，Grade Ⅱで 25%，Grade Ⅲで 50%，Grade Ⅲ＋脳室周囲出血性梗塞で 75% であった。

周産期母子医療センターネットワーク 2003 年・2004 年出生の極低出生体重児の 3 歳時予後調査 [8] では，軽症群（Papile 分類 Grade Ⅰ＋Ⅱ）を 10.3% に，重症群（Ⅲ＋Ⅳ）を 5.6% に認めた。NICU 死亡率は IVH なしで 4.4%，軽症群で 11.6%，重症群で 44.5% と重症になるほど死亡率は高かった。3 歳時の合併症は，IVH なし，軽症群，重症群で，脳性麻痺 6.9%，12.6%，39.7%，視力障害（片側・両側失明）0.9%，3.6%，6.8% であった。新版 K 式発達検査による発達指数 70 未満の遅滞児は，15.5%，19.7%，41.2% であった。補聴器の使用の有無については有意差はなかった。脳性麻痺，片側・両側失明，補聴器の使用，DQ ＜ 70 or 知的障害（mental retardation：MR，主治医判断）のいずれかの合併を major handicap とし，major handicap の合併率も IVH なしと比較すると，軽症 IVH 群と重症 IVH 群のほうがそれぞれ統計学的に有意に合併率が高かった。

てんかんの発症頻度に関する報告は乏しいが，二木ら [9] の報告では IVH の重症度によって有意な差があり，Papile 分類の Grade ⅠまたはⅡの IVH 群では約 5% であったのに対し，Ⅳでは約 40% と高率であった。Ⅰ〜Ⅳ全体の発症率は 11.6% であった。発作抑制は全体で 70% 以上で 3 年以上抑制されており，IVH の重症度に関わらず発作予後は比較的良好であると報告している。

IVH 発症後，急性期の治療が終わったあとは，NICU 入院中から姿勢管理を含めたリハビリテーションを開始することが望ましい。退院後もリハビリテーションを継続し，慎重に経過をみていく必要がある。脳性麻痺の症状は姿勢や自発運動の異常，筋緊張亢進や低下，原始反射の亢進や残存として現れる。修正 3 か月頃までは症状が出にくいが，修正 6 か月以降になると運動発達の遅れや筋緊張亢進がはっきりしてくることが多い。

粗大運動の遅れに対しては理学療法，微細運動の遅れに対しては作業療法，言葉の遅れに対しては言語療法を中心とした訓練を行いながら，保護者の精神的フォローも必要となってくる。

近年，早産・低出生体重児では，発達障害や精神疾患の合併リスクが高いことも注目されてきている。特に注意欠如・多動症（attention-deficit/hyperactivity disorder：ADHD）は多動・衝動型より不注意型が多く，行為障害の合併は少なく，リスクの男女差も一般児より小さいことが指摘されている。頭囲，IVH，脳実質の障害や脳室拡大といった脳の成熟や障害との関連が指摘されている [10]。発達障害が疑われる児に対しても早期介入・早期療育が必要である。

文献

1）　菅野啓一：新生児頭蓋内出血. 周産期医 46：713–717, 2016

2) 伊藤美春，他：頭蓋内出血．日本周産期・新生児医学会 教育・研修委員会（編）：症例から学ぶ周産期診療ワークブック，改訂第 2 版，メジカルビュー社，293–298, 2016
3) 日本新生児成育医学会（編）：頭蓋内出血．新生児学テキスト，メディカ出版，336–339, 2018
4) Whitelaw A, et al：Management of posthaemorrhagic ventricular dilatation. Arch Dis Child Fetal Neonatal Ed 97：F229–223, 2012
5) Volpe JJ：Intracranial hemorrhage：germinal matrix-intraventricular hemorrhage of the premature infants. Neurology of the Newborn, 5th ed, WB Saunders, 517–522, 2008
6) Papile LA, et al：Incidence and evolution of subependymal and intraventricular hemorrhage：a study of infants with birth weights less than 1,500 gm. J Pediatr 92：529–534, 1978
7) 新生児臨床研究ネットワーク：周産期母子医療センターネットワークデータベース解析報告　plaza.umin.ac.jp/nrndata/　2019.1.23 アクセス
8) 鍋谷まこと，他：周産期母子医療センターネットワーク 2003 年・2004 年出生極低出生体重児の 3 歳時予後　脳室内出血の重症度と予後．「周産期母子医療センターネットワーク」による医療の質の評価と，フォローアップ・介入による改善・向上に関する研究　平成 21 年度総括・分担報告書，研究代表者：藤村正哲，71–76, 2010
9) 二木康之，他：脳室内出血児の神経発達予後．小児臨 61：833–838, 2008
10) 河野由美：早産・低出生体重児の発達障害(NICU の現状と課題：臨床と研究の最新情報)．医のあゆみ 260：231–236, 2017

脳室周囲白質軟化症

髙田 栄子

Point 　脳室周囲白質軟化症(PVL)は，主に在胎 32 週未満の早産児，低出生体重児にみられる白質脳障害のひとつで，脳性麻痺の主な原因と考えられている。原因には早産児特有の脳血流分布の脆弱性と炎症が関与していると考えられており，発症時期は出生前，出生時，出生後のいずれにもおこり得る。診断は頭部超音波検査と頭部 MRI 検査が有用である。筋緊張亢進や姿勢の異常，運動発達の遅れなどが診察所見として現れるが，新生児期や乳児期早期には症状が現れにくいこともあり，慎重に経過をみていく必要がある。PVL が疑われたら，NICU 入院中の早期から姿勢管理を含めたリハビリテーションを開始することが望ましい。退院後はリハビリテーションの継続とともに，日常的な養育の援助や養育者への精神的なフォローも必要であり，児と家族の人生に大きく関わってくる疾患である。

原因

　早産児では，前・中・後大脳動脈の深部動脈境界領域(deep arterial borderzone)と脳表面から脳室に向かう穿通動脈の終末領域(arterial endzone)が深部白質にあるため，血流が低下した際などに損傷を受けやすい[1]。生化学的には脳室周囲白質におけるオリゴデンドロサイトが，虚血，フリーラジカル，グルタミン酸をはじめとする興奮性アミノ酸，炎症性サイトカインに対して特に感受性が強く，損傷を受けやすいといわれている。炎症に虚血が加わることで脳室周囲の白質が重大な損傷を受け，脳室周囲白質軟化症(periventricular leukomalacia：PVL)発症につながると考えられている[2]。

　PVL 発生の出生前因子としては，前置胎盤，胎児心拍モニタリングでの高度変動一過性徐脈や持続性徐脈，双胎間輸血症候群，多胎，絨毛膜羊膜炎などである。出生時の危険因子としては，常位胎盤早期剥離，新生児仮死があげられ，出生後の因子としては，重度の無呼吸，低二酸化炭素血症，症候性動脈管開存症，晩期循環不全，敗血症などが

表1 主な脳室周囲白質軟化症（PVL）発症危険因子

出生前	前置胎盤，重度の胎児徐脈，双胎間輸血症候群，多胎，絨毛膜羊膜炎
出生時	常位胎盤早期剝離，新生児仮死
出生後	重度の無呼吸，低二酸化炭素血症，症候性動脈管開存症，晩期循環不全，敗血症

表2 PVE の grade 分類

PVE0	脳室周囲に高エコー域を認めない
PVE1	脳室周囲に高エコー域を認めるが，脈絡叢よりも輝度が低いもの
PVE2	脳室周囲に高エコー域を認め，脈絡叢と輝度が同等なもので側脳室三角部に限局するもの
PVE3	脳室周囲に高エコー域を認め，脈絡叢よりも輝度が高いもの，あるいは脈絡叢と同等の輝度であるが，側脳室三角部を越えて広範囲なもの

Pidcock FS, et al：Neurosonographic features of periventricular echodensities associated with cerebral palsy in preterm infants. J Pediatr 116：417–422, 1990[6]より引用，一部改変

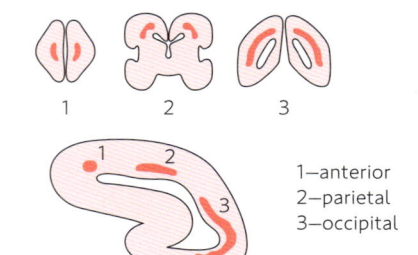

図1 脳室周囲白質軟化症（PVL）の好発部位
1：anterior，2：parietal，3：occipital
側島久典：PVL（periventricular leukomalacia）．日本周産期・新生児医学会 教育・研修委員会（編）：症例から学ぶ周産期診療ワークブック，改訂第2版，メジカルビュー社，299–302, 2016[4]

あげられる（**表1**）。

頭部超音波検査による分類

　平成7年度厚生省班研究報告[3]ではPVLを，①超音波診断による囊胞性脳室周囲白質軟化症（cystic PVL：c-PVL）と，②脳室周囲高エコー域（periventricular echodensities：PVE），③X線診断による radiological PVL（r-PVL），④病理診断による pathological PVL（p-PVL），の4つに分類している。c-PVLとは超音波断層法で囊胞径が3mm以上を認めるものを指し，部位と予後の違いから両側性PVL，片側性PVL，さらに前角周囲PVL（anterior），側脳室体部周囲白質PVL（parietal），側脳室三角部周囲白質PVL（occipital）に分類されている（**図1**）[4]。また，脳室周囲の巣状壊死とびまん性白質障害とに分けられている[5]。巣状壊死は最終的には囊胞を形成する。PVEは虚血の程度を反映するといわれ，grade（**表2**）[6]が高く持続期間が長いほどc-PVLになる可能性が高い。

診断

　診断は頭部超音波検査や頭部MRI検査が有用であるが，超音波診断によるPVLとMRIによるPVLには頻度に差がみられる。わが国での2007年出生の在胎33週未満児を対象とした全国調査では，超音波診断による頻度は2.7%，MRIでは3.3%であった。臨床的に脳性麻痺と診断されたのは4.3%であった[7]。在胎30週未満児の頭部MRIで

は 7% に嚢胞病変を認め，21% に嚢胞病変を伴わない白質の信号異常を認めるとの報告もある [8]。

診察所見

PVL の程度によって診察所見も変わってくる。軽度の PVL であれば，乳児期早期には筋緊張や運動発達に異常がみられず，立位可能となった頃からアキレス腱の硬さや深部腱反射の亢進などの症状が目立ってくる例もある。c-PVL であっても新生児期には明らかな異常がないこともあり，筋緊張のわずかな異常や易刺激性が症状のひとつであることもある。後弓反張位をとりやすかったり，容易に Moro 反射が誘発されたり，非対称性緊張性頸反射などの原始反射が強く出ることもある。c-PVL 児では，修正 1 〜 3 か月での general movements（GMs）[用語1] のレパートリーが少ないことが報告されている。修正 4 〜 5 か月頃には運動の遅れが目立ちはじめ，筋緊張亢進もはっきりしてくる。Moro 反射がいつまでも残っていたり，パラシュート反応が修正 1 歳を過ぎても出現しない場合には脳性麻痺が疑われる。修正 9 〜 12 か月頃には両下肢の痙性麻痺が目立ってくることが多い [9]。

1 歳を過ぎて，なぐり書きや積み木を積むなどの目と手の協応が必要となる行動をはじめる頃から，視知覚認知障害の症状が出はじめる。

予後

PVL の好発部位は運動中枢からの皮質脊髄路が通る部位にあたるため，運動神経に障害が出て脳性麻痺となる（**図 2**）[4]。解剖学的には側脳室三角部から後角と外側部の周囲白質がこれに該当する。下肢を支配する経路がもっとも影響を受けやすいため，脳性麻痺としては痙性両麻痺がもっとも多い（**図 3**）[5]。PVL の範囲が大きいほど障害の程度は大きくなり，上肢を支配する皮質脊髄路まで及ぶと四肢麻痺になると考えられる。MRI 所見で白質量の減少が広汎で前方にも同様の変化がみられるほど運動障害は強い。

深部白質には視放線が存在するため，病変が視放線に達し，視力障害，視知覚認知障

用語解説 1

general movements

胎児や新生児にみられる自発的な全身運動のひとつである。Prechtl らは，GMs の質的評価を行い，児の神経学的予後と相関すると報告した。児をビデオカメラで撮影し分析する。受胎後週数に応じた正常の GMs パターンや異常パターンは確立されており，非侵襲的に評価できるため発達スクリーニングのひとつとして有用である。

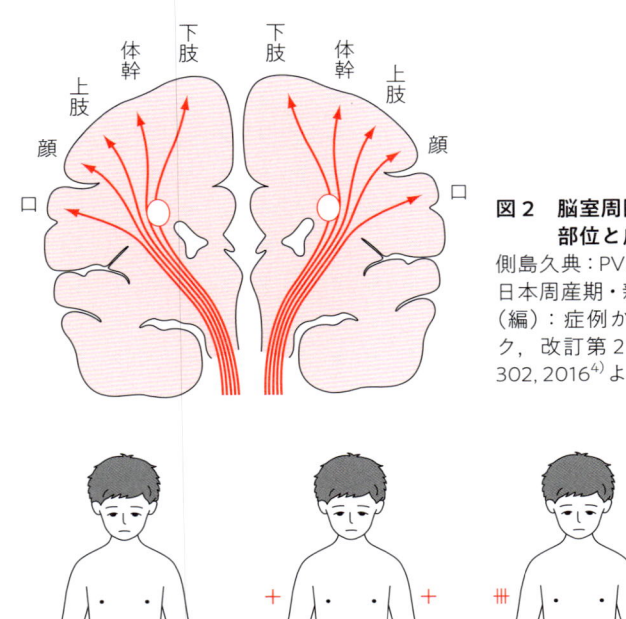

図2 脳室周囲白質軟化症(PVL)のcyst形成部位と皮質脊髄路の関係
側島久典：PVL (periventricular leukomalacia).
日本周産期・新生児医学会 教育・研修委員会
（編）：症例から学ぶ周産期診療ワークブック，改訂第2版，メジカルビュー社，299–302，2016[4]より引用，一部改変

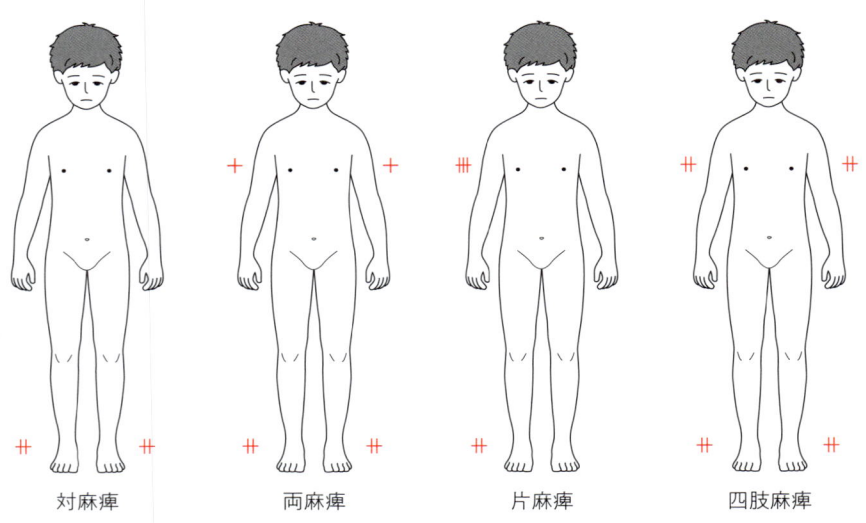

| 対麻痺 | 両麻痺 | 片麻痺 | 四肢麻痺 |

図3 脳性麻痺の障害部位による分類
Volpe JJ：Neurology of the Newborn, 5th ed, Saunders, 347–399, 2008[5]をもとに作図

害を生じれば，学習障害にも注意が必要である。また，PVLはてんかん，特にWest症候群の頻度が高いともいわれている[10]。

知的障害（intellectual disability/intellectual impairment）もみられることが多く，程度は四肢麻痺をきたす例で重度となる。

治療および予防

PVLそのものに対しての治療はなく，PVLによって生じている症状に対する治療となる。臨床経過や頭部超音波検査などでPVLが認められるハイリスク児に対しては，NICU入院中の早期からポジショニングを含めたリハビリテーションを開始することが望ましい。ハイリスク児に対しては退院後もリハビリテーションを継続し，慎重に経過

をみていく必要がある。c-PVL の児では，NICU 退院後に筋緊張亢進と易刺激性のために仰臥位で寝ることが困難で泣き続けるため，ずっと抱っこしていなければならない児がいる。このような児は，育児する者にとっても負担が大きいので，内服薬による筋緊張や易刺激性のコントロールが必要な場合がある。

2 歳以上の上肢・下肢の痙縮に対してボツリヌス療法（ボトックス治療）が保険適用となっている。

言葉の遅れがみられれば言語療法，視知覚認知障害に対しては作業療法の適応となる。筋緊張亢進に対しては，内服薬を用いることもある。

四肢麻痺では，筋緊張の管理や姿勢管理，栄養管理など全身管理が一生にわたって必要となる。年齢を追うごとに，呼吸障害，胃食道逆流症などの消化管の問題，側彎，脱臼などの整形外科的問題が出てくる可能性もあり，在宅酸素療法，胃瘻などの経管栄養，気管切開，在宅人工呼吸器療法などの医療的ケアが必要となる場合もある。

小児神経科医，整形外科医，理学療法士，作業療法士，言語聴覚士のみならず，学校，療育機関との連携も重要である。

近年，幹細胞治療の可能性が示唆され研究が進められている。臍帯血幹細胞（umbilical cord blood stem cell：UC-BSC）はすでに在胎 36 週以上の低酸素性虚血性脳症に使用されているため，PVL への応用も採血量の問題を解決すれば治療に応用可能と思われる。一方，臍帯血を十分に採取できない場合でも間葉系幹細胞（mesenchymal stem cell：MSC）は培養で増やすことが可能であるが，まだヒトでの使用経験はない。臨床への応用までには解決すべき課題があるが，期待が寄せられている[11]。

文献

1) Takashima S, et al：Development of cerebrovascular architecture and its relationship to periventricular leukomalacia. Arch Neurol 35：11–16, 1978
2) Whitelaw A, et al：Chapter46 Neurological & Neuromuscular Disorders, The Preterm Infant in Apparently Good Condition but at High Risk of Periventricular Leukomalacia. MacDonald MG, et al（eds）：Avery's Neonatology：Pathophysiology and Management of the Newborn, 7th ed, Lippincott Williams & Wilkins, 1010–1012, 2015
3) 戸苅 創，他：脳室周囲白質軟化症（PVL）の成因と治療に関する研究．平成 7 年度厚生省心身障害研究「新生児の疾患とケアに関する研究」分担研究報告書．29, 1995
4) 側島久典：PVL（periventricular leukomalacia）．日本周産期・新生児医学会 教育・研修委員会（編）：症例から学ぶ周産期診療ワークブック，改訂第 2 版，メジカルビュー社，299–302, 2016
5) Volpe JJ：Neurology of the Newborn, 5th ed, Saunders, 347–399, 2008
6) Pidcock FS, et al：Neurosonographic features of periventricular echodensities associated with cerebral palsy in preterm infants. J Pediatr 116：417–422, 1990
7) Sugiura T, et al：Periventricular leukomalacia is decreasing in Japan. Pediatr Neurol 47：35–39, 2012
8) Kidokoro H, et al：New MR imaging assessment tool to define brain abnormalities in very preterm infants at term. AJNR Am J Neuroradiol 34：2208–2214, 2013
9) 谷口顕信，他：脳室周囲白質軟化症の評価と予防．周産期医 47：933–936, 2017
10) 高嶋幸男，他：脳室周囲白質軟化（PVL）の発症機序．日未熟児新生児会誌 8：21–25, 1996
11) 新宅治夫：脳室周囲白質軟化症—間葉系幹細胞，臍帯血，など．小児内科 49：971–974, 2017

治療を要した未熟児網膜症

太刀川 貴子

Point 未熟児網膜症眼治療を要した未熟児網膜症は生涯にわたり眼科医のフォローが必要である。治療を受けている子どもの多くは形態学的に黄斑に異常のない状態で治癒しており，視機能はおおむね良好である。一方，重症未熟児網膜症のなかには光凝固治療だけでは治癒できない症例もあり，そのような重症例は黄斑が牽引され視細胞が障害を受けて視力障害となったり，網膜剥離となり失明する場合もある。低出生体重児は正期産児に比べて各種合併症の頻度が高く，活動期の網膜症が重症であるほど生後の屈折異常，斜視，弱視，その他の眼科的合併症の頻度が高くなる。したがって，網膜症治療を行った児では特に眼の機能が発達する就学時までの眼科的フォローは必須であり，よりよい視機能を獲得するために，眼所見と合わせて視機能の発達に注意を払う必要がある。

未熟児網膜症の屈折の特徴

1942 年に Terry[1] により未熟児網膜症が報告され，1952 年 King[2] により未熟児に近視が多いとの指摘があったが，はじめて未熟児の近視化について臨床研究を行い報告したのは Fletcher ら [3]（1955 年）である。1965 年に Hiatt らは [4]，近視であるが眼軸が短いものがあると報告し，1976 年に馬嶋ら [5] は未熟児が成長した時点での近視化は眼軸長より水晶体厚の関与が大きいと述べた。

1986 年に Inagaki[6]，窪野ら [7] は，正視化において眼軸と角膜の変化は角膜の変化のほうが早期に急激におこると報告，その後 1998 年に Quinn ら [8] が，未熟児網膜症眼では修正 3 か月〜 1 歳の早期に近視化が急激に進むことを，また 2003 年に Cook ら [9] は未熟児網膜症のない低出生体重児では，正期産児に比べて眼軸が短く，前房深度が浅く，角膜屈折力が強く，これらの発達のバランスが悪いことを報告した。治療の介入が高い重症網膜症であるほど emmetropization（正視化；角膜，水晶体，眼軸長の変化による）が

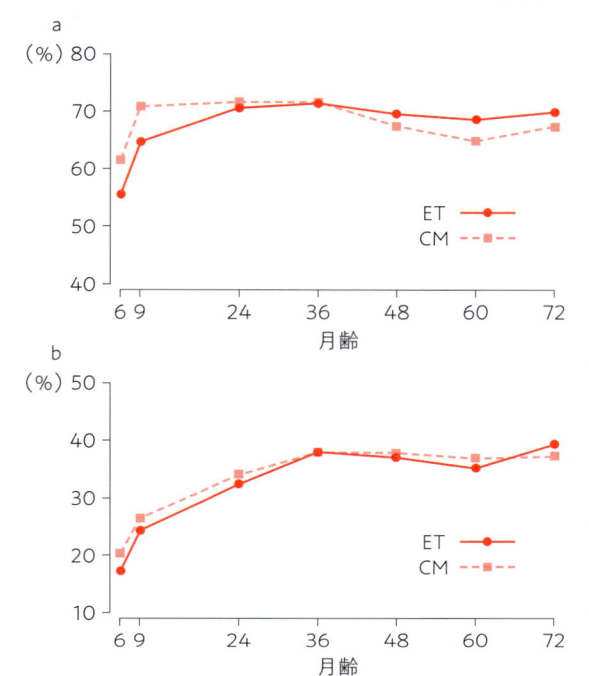

a
(%) 80

ET ●━━●
CM ■----■

月齢

b
(%) 50

ET ●━━●
CM ■----■

月齢

図1　出生体重1,251 g 未満児を対象とした近視の割合

生後 6, 9 か月, 2, 3, 4, 5, 6 歳時に検査を行った。
a：屈折 0.25 D 以上の全近視の割合
b：5 D 以上（強度近視，眼発達のために眼鏡装用が
　　必要）の割合
ET：早期治療群，CM：従来管理群
Quinn GE, et al；Early Treatment for Retinopathy of
Prematurity Cooperative Group：Progression of myopia
and high myopia in the Early Treatment for Retinopathy of
Prematurity study：findings at 4 to 6 years of age. J
AAPOS 17：124–128, 2013[10] より引用，一部改変

正常に行われず，屈折異常が強くなる傾向がある。

　未熟児網膜症の児は水晶体の扁平化が緩徐で，さらに光凝固治療を行った児は水晶体の扁平化が進まず水晶体は高い屈折力をもち，眼軸が短いにも関わらず近視が強い眼になる特徴がある。また特に重症の未熟児網膜症治療眼はさらに前房深度が浅く，このような児は強度近視となる。正視化が順調に行えない状況がおこると，屈折異常がおこりやすくなる。近視化する児は2歳までの間に急激に変化する。器質的に視細胞が障害を受けている眼は視機能が悪く，そのような目はさらに屈折異常をおこしやすく，眼振や斜視を伴いやすい。光凝固治療を受けた重症未熟児網膜症児は出生後，屈折異常が急速に進み，20 cm より手前（−5 D以下）にしかピントを合わせられない児は視機能の発達を促すために0歳から眼鏡を必要とする。

　図1[10]に出生体重1,251 g 未満を対象にした屈折検査の結果を示す。**図1a** は屈折 0.25 D以上の全近視の割合で，**図1b** は 5D 以上（強度近視，眼発達のために眼鏡装用が必要）の割合である。正期産児はこの時期は軽度遠視が多い。

■ 合併症

1. 斜視

　斜視にはいくつか種類があるが，重症未熟児網膜症は内斜視が多く（**図2**），1歳以下

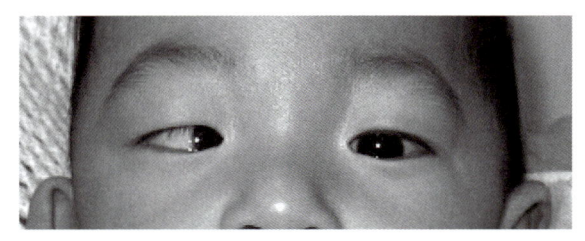

図2　内斜視
恒常的に右目が使われていない状態が続くと，網膜症がなくても斜視弱視になる。

で発症する頻度が高い。この時期の恒常的な斜視は，網膜症が落ち着いていても弱視となり，視力の発達が止まる可能性があるため，眼鏡装用，遮蔽治療，手術治療などが必要となる場合がある。また，全身的障害のある児も斜視の頻度が高く，治療方針は小児科医や家族と相談のうえ決定することとなる。

2. 白内障

光凝固術直後の白内障は多くないが，長期的には白内障の発症時期が早くなる場合があると報告されている。また，抗血管内皮増殖因子(vascular endothelial growth factor：VEGF)硝子体注射治療の合併症のひとつに白内障がある。いずれも長期的な経過観察が必要である。

Kaiserら[11]は，45例66眼の瘢痕期未熟児網膜症(活動期の未熟児網膜症治療がいったん終わって長期フォローアップ中の眼底の状態)の白内障手術施行例について報告している。手術の平均年齢は40.3歳(7〜66歳)で，白内障術後に23%が網膜裂孔や網膜剝離を発症していた。網膜裂孔や網膜剝離の手術時期は白内障術後45.2か月で，未熟児網膜症の重症度とはあまり関係なかったと報告されている。未熟児網膜症例ではそうでない例に比べて早く白内障になる可能性があり，白内障術後も眼底の重症度に関わらず，定期検査が重要である。

3. 緑内障

低出生体重児の視神経の形態は，未熟児網膜症がなくてもバリエーションがある。出生直後から緑内障と見誤るような視神経の形態を呈するものもあるため，そのような児は就学後，測定可能な時期から定期的に視野検査を行っておいたほうがよい。

また重症未熟児網膜症はまれに急性緑内障発作をおこすことがあり，浅前房に注意する必要がある。眼底検査などのために散瞳薬点眼を行う場合，点眼前後に眼圧上昇がないかを確認することが望ましい。また抗コリン薬などのなかには眼圧が上昇する可能性がある薬もあり，気をつける必要がある。硝子体手術を受けた児は硝子体側からの増殖で晩発的に緑内障になることがあり，このようなときは再度，硝子体手術が必要になることがある。

4. 硝子体出血

瘢痕期未熟児網膜症にみられる硝子体出血は，明らかな新生血管や増殖組織がみられ

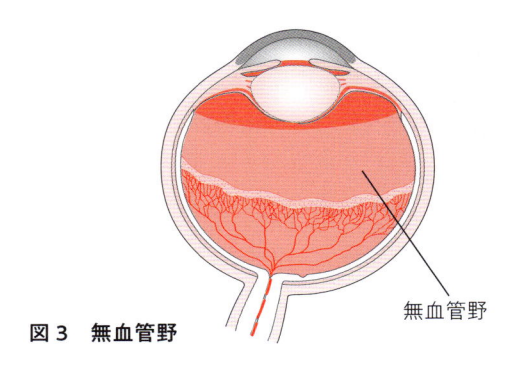

図 3　無血管野

無血管野

なくても外傷や網膜裂孔が新たに形成されたときにおこることがある。Ruth ら[12]は，13 例 14 眼の硝子体出血について報告している。平均 8.4 歳（10.8 か月〜15 歳）で，3 眼は外傷，3 眼は同時に網膜剥離を伴っており，8 眼は経過観察，6 眼は硝子体手術が行われている。異常な網膜硝子体牽引が正常な血管から出血をおこす，あるいは網膜の瘢痕組織に硝子体牽引がかかり出血をおこすなどのメカニズムが推察されている。治療した児ばかりではなく，治療を必要としなかった未熟児網膜症症例や網膜の無血管野[用語1]を残して治癒した症例もこのような網膜裂孔，硝子体出血がおこる可能性がある。飛蚊症や光視症，視界に黒い雲のようなものが動いて見えるという症状で気づかれるが，低学年までは発見が遅れがちになるので，定期健診のほかにも外傷があったような場合は眼科での診察を受けるよう勧める。

5. 網膜剥離

　前述したように，光凝固治療を行った場合だけでなく，光凝固治療を行わず無血管野を残し自然治癒した場合や，抗 VEGF 硝子体注射治療を行った場合も注意が必要である。

抗 VEGF 治療

　未熟児網膜症においては，血管新生因子である VEGF が関わっており，抗 VEGF 硝子体注射が行われることがある。未熟児網膜症への抗 VEGF は大きく 3 つに分けられ，adjunctive therapy は急速な網膜症の悪化を防ぐため硝子体手術と併用して行われる。Salvage therapy は光凝固治療後，治療が奏効しない場合に，網膜剥離への進行予防を

目的とする。Monotherapy は，光凝固を行わずに代替治療として行う。

　本治療は網膜症の重症化を防ぐ治療として注目されている[13]が，新生血管発生を抑制するだけでなく，網膜血管の発達自体に影響を及ぼし，血管伸長や黄斑形成が遅れる。また治療後に再燃し，悪化して再治療を要することがある。広い無血管野を残して治癒している場合は網膜剝離がおこることもある。光凝固治療を行わず抗 VEGF 硝子体注射だけで治療した症例は注射後1〜2年で再燃することがあるため，注射後の注意深い眼底フォローだけでなく，長期のフォローが必要である。抗 VEGF 治療は網膜症に対する有効性が数多く報告されており，未熟児網膜症の失明率を減少させる薬剤として期待されているが，脳神経の発達に対する長期的予後は明らかではなく，注意深く使用し，発達検査は必ず行う必要がある。

■ 眼科定期検査チェックポイント

　就学時までにできるだけよい視力を獲得できるよう，眼鏡装用や遮蔽治療，斜視手術，眼底疾患変化への早期の対応を心がける。以下に定期検査のチェックポイントを示す。
　①視力検査(視力の発達に左右差がないか，視力が伸びていっているか)
　②屈折検査(弱視素因はないか，強度近視や強度乱視，不同視など)
　③固視状態，眼位(両眼で見ているか，斜視がないか)
　④前眼部(前房が浅くないか，虹彩は癒着していないか，水晶体は透明か)
　⑤眼底検査(眼底に新しい増殖はないか，網膜裂孔や剝離はないか，視神経の形態はどうか)
　就学後はこれらに加えて下記を行い，生涯にわたりフォローを継続する。児によって発達に違いがあるので，焦らずできるときに行うようにする。
　①両眼視機能検査
　②視野検査
　③コントラスト感度検査(視力がよくてもコントラスト感度が悪い場合がある)
　④眼底写真

■ 高度視覚障害児の支援

　未熟児網膜症で失明する児は減少してきているが，全国盲学校生徒の障害原因の20%を占める。視覚障害児とは小学校入学時に両眼での矯正視力が 0.3 未満の子どもであり，そのような子どもは生涯の良好な視覚活用能力と知的発達に早期からの教育的支援が必要となる。視力 0.3 未満では日常生活で自然と学習することができないため，目を近づけたりして見る工夫をする意図的な働きかけがないと発達に二次的影響を及ぼす。

以下に，視力の程度（両眼での矯正視力）と支援について述べる。

①軽度弱視児（0.1 〜 0.3 未満）：弱視通級指導教室などでの支援を受けながら，通常学級で学習が可能なことが多い。

②中程度弱視児（0.04 〜 0.1 未満）：盲学校に就学するケースも多い。

③重度弱視児（0.02 〜 0.04 未満）：点字使用の場合も多い。

④盲児（0.02 未満）：点字使用により主として触覚で学習する。

　視覚障害児は 1 万人に 1 人（0.01%）であり，都道府を除くと盲学校は各県に 1 校程度である。高度視力障害が確定的であるときは，0 歳から地域の視覚障害教育支援センターで早期教育相談，幼稚部教育を行っている。重度の未熟児網膜症児は眼科での診断を受け，できるだけ早く盲学校の教育相談につなげることが望ましい。視覚障害に加えて学習障害などの発達障害や知的障害を合併している児はさらに多くのケアを必要とする。

文献

1) Terry TL：Retrolental fibroplasia. J Pediatr 29：770–773, 1946
2) King MJ：Retrolental fibroplasia；a clinical study of 238 cases. Arch Ophthal 43：694–771, 1950
3) Fletcher MC, et al：Myopia of prematurity. Am J Ophthalmol 40：474–481, 1955
4) Hiatt RL, et al：Clinical evaluation of congenital myopia. Arch Ophthalmol 74：31–35, 1965
5) 馬嶋昭生，他：未熟児網膜症の諸問題－発生，進行因子の解析と未熟児成長後の眼底所見，視機能等について．日眼会誌 80：1372–1419, 1976
6) Inagaki Y：The rapid change of corneal curvature in the neonatal period and infancy. Arch Ophthalmol 104：1026–1027, 1986
7) 窪野裕久，他：未熟児における屈折および角膜曲率半径の長期的変化と強度近視の考察．臨眼 65：1129–1135, 2011
8) Quinn GE, et al：Prevalence of myopia between 3 months and 5 1/2 years in preterm infants with and without retinopathy of prematurity. Cryotherapy for Retinopathy of Prematurity Cooperative Group. Ophthalmology 105：1292–1300, 1998
9) Cook A, et al：Ocular growth and refractive error development in premature infants without retinopathy of prematurity. Invest Ophthalmol Vis Sci 44：953–960, 2003
10) Quinn GE, et al；Early Treatment for Retinopathy of Prematurity Cooperative Group：Progression of myopia and high myopia in the Early Treatment for Retinopathy of Prematurity study：findings at 4 to 6 years of age. J AAPOS 17：124–128, 2013
11) Kaiser RS, et al：Adult retinopathy of prematurity：retinal complications from cataract surgery. Am J Ophthalmol 145：729–735, 2008
12) Ruth A, et al：Late vitreous hemorrhage in patients with regressed retinopathy of prematurity. J AAPOS 12：181–185, 2008
13) Mintz-Hittner HA, et al；BEAT-ROP Cooperative Group：Efficacy of intravitreal bevacizumab for stage 3+ retinopathy of prematurity. N Engl J Med 364：603–615, 2011

壊死性腸炎，敗血症

板橋 家頭夫

Point　早産児において壊死性腸炎(NEC)や敗血症による脳白質傷害は，脳の発達学的特徴を背景に全身性の炎症に続発する活発な脳免疫応答による興奮毒性とフリーラジカル発生が主要な病態である。炎症の遷延は神経学的異常の出現ばかりか，炎症性サイトカインによる成長ホルモンやインスリン様因子の調節異常によって身長の成長遅滞，除脂肪体重の減少につながる。NEC 合併例では，外科手術を要する場合に成長遅滞や神経学的異常のリスクが高くなる。

はじめに

　超早産児や極低出生体重児では，正期産児に比べ NICU 入院中に重症感染症や壊死性腸炎(necrotizing enterocolitis：NEC)を合併する頻度が高い。わが国の Neonatal Research Network のデータによれば，極低出生体重児全体では水平感染による敗血症は 5.0%，NEC は 1.6% に認められ，ともにより未熟な児ほど発症率が高く，在胎 25 週未満では敗血症が 5.7%，NEC は 14.6% に認められる[1]。わが国の NEC 発症頻度は諸外国に比べて低率であるが，発症した場合の生命予後は不良である。また，敗血症やNEC の合併は生命予後のみならず，成長や神経学的予後にも影響する可能性が高いとされている[2～4]。

感染症・炎症による早産児の脳傷害発生機序

　感染症・炎症による早産児の脳傷害発生機序の概要(**図 1**)[5]について解説する。

1.　免疫応答

　敗血症や菌血症があると，微生物によりリポ多糖(lipopolysaccharide：LPS)あるいは二本鎖 RNA など微生物のもつ病原関連分子パターン(pathogen-associated

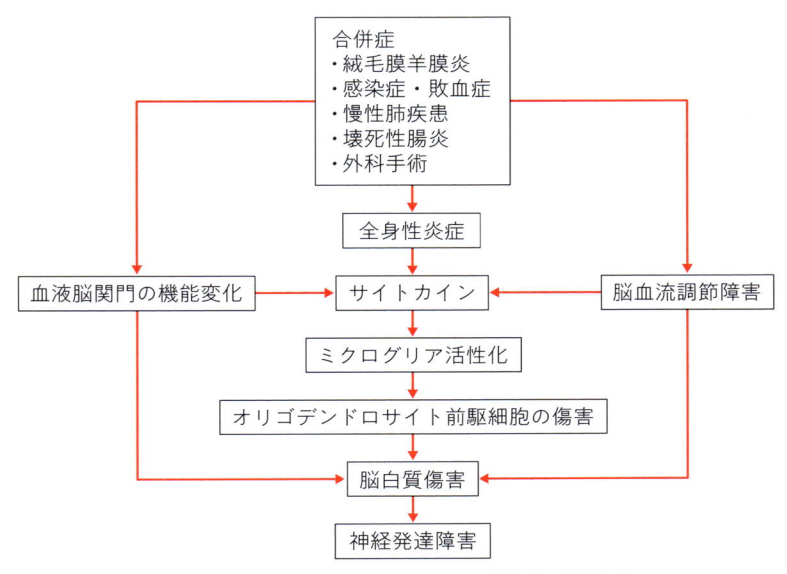

図1　早産児における炎症による脳傷害発生機序
Patra A, et al：Neurological consequences of systemic inflammation in the premature neonate. Neural Regen Res 12：890–896, 2017[5]より引用，一部改変

molecular pattern：PAMP）[用語1]が産生される。PAMP はヒト細胞のパターン認識受容体である Toll 様受容体（Toll-like receptor：TLR）を介して認識され[6]，最終的に tumor necrosis factor（TNF）-α や interleukin（IL）-1β，IL-6 などの炎症性サイトカインの活性化につながる一連の反応が惹起される[7]。しかし，より未熟な児ほど単球における LPS に対する TLR の発現が成人や正期産児と比較して低い[8]。さらに，Th2 リンパ球に比して Th1 リンパ球が少ない[9]ため，病原微生物除去として働く TNF-α や IL-1β，interferon（IFN）-γ 産生が抑制されている。したがって，早産児ではより感染に罹患しやすい状態であるといえる。

　感染症や炎症（重症感染症，NEC，慢性肺疾患）と神経学的予後の関連性において，重要な役割を担うのが炎症性サイトカインである。炎症性サイトカインは血液由来の経路によって，あるいは免疫細胞，脳内皮細胞，ミクログリア，アストロサイトおよびニュー

用語解説 1

病原関連分子パターン　【びょうげんかんれんぶんしぱたーん】

病原体に存在するが，哺乳動物には存在しない分子パターンのこと。哺乳類は細菌やウイルスの侵入に対して病原関連分子パターンを感知するセンサー（パターン認識受容体）を有し，これによる一連の免疫応答が開始される。パターン認識受容体には複数の種類があり，病原体を感知したあと，貪食を促すタイプや細胞内シグナル伝達を起動させるタイプがある。細胞内シグナル伝達の結果，サイトカインなどの発現が誘導され，自然免疫系の活性化や適応免疫系との連携が生じる。

ロンからの内因性産生によって中枢神経を傷害する。炎症性白質病変と診断された早産児では，全身性に拡大する炎症による直接的損傷を物語る臍帯血，羊水，脳脊髄液のサイトカイン濃度の上昇が証明されている[10]。また局所的にも，早産児の未熟な脳内でアストロサイトとミクログリアを中心に免疫反応が活性化され，サイトカインやケモカインが産生される。さらに，グリア細胞であるアストロサイトやミクログリア，オリゴデンドロサイト前駆細胞の発現が増加する。実際に，脳室周囲白質軟化症（periventricular leukomalacia：PVL）や脳白質傷害部位のアストロサイトやミクログリアからは IFN-γ や TNF-α が同定されている[11]。また，このような白質病変がある脳の組織化学的検討により，ミエリン形成前のオリゴデンドロサイトに酸化的損傷やニトロ化損傷があることが観察されている[12]。

　また，感染症や炎症によって早産児に脳白質傷害がおこりやすいのは脳の発達とも関連する。妊娠16〜22週あたりに前脳の白質ではミクログリアが集積するようになり，妊娠第三期（third trimester）にピークを迎えたあと満期に向けて減少していくことも要因のひとつである[13]。

　これまでの研究から，炎症による脳白質傷害は前述の発達学的特徴に加えて，病原体の直接的な侵入の影響というよりは，発育途上の中枢神経系において全身性の炎症に続発しておこる活発な脳免疫応答による興奮毒性とフリーラジカル産生が主要な病態である[5]。その結果，びまん性の脳白質傷害ではオリゴデンドロサイトの成熟の停止，細胞壊死が中心的な病変となる[14]。

2. 血液脳関門の変化

　中枢神経系から離れていても，胎児または早産児における局所的または全身的炎症反応が血液脳関門（blood-brain barrier：BBB）や血液脳脊髄液関門（blood-cerebrospinal fluid barrier：BCSFB）機能の破壊を誘発し，脳への炎症性サイトカインの流入を増加させる可能性がある[15]。このような反応がおこりやすいのは，脳白質傷害が発症しやすい時期（妊娠第三期）とも重なっている。

3. 脳血管自動調節能の障害

　敗血症や子宮内の炎症に関連して出現する炎症性サイトカインの急激な上昇や脳虚血により惹起された低血圧や心血管系の不安定さ，脳血管自動調節能の障害と脳傷害の関連については十分に明らかにされていない。

腸脳相関と脳傷害

1. 腸脳相関

　腸脳相関（gut-brain axis：GBA）とは，中枢神経系と消化管の間で双方向性にシグナルが伝達されることをいい，円滑な機能の維持ができないと生活習慣病，精神神経疾患

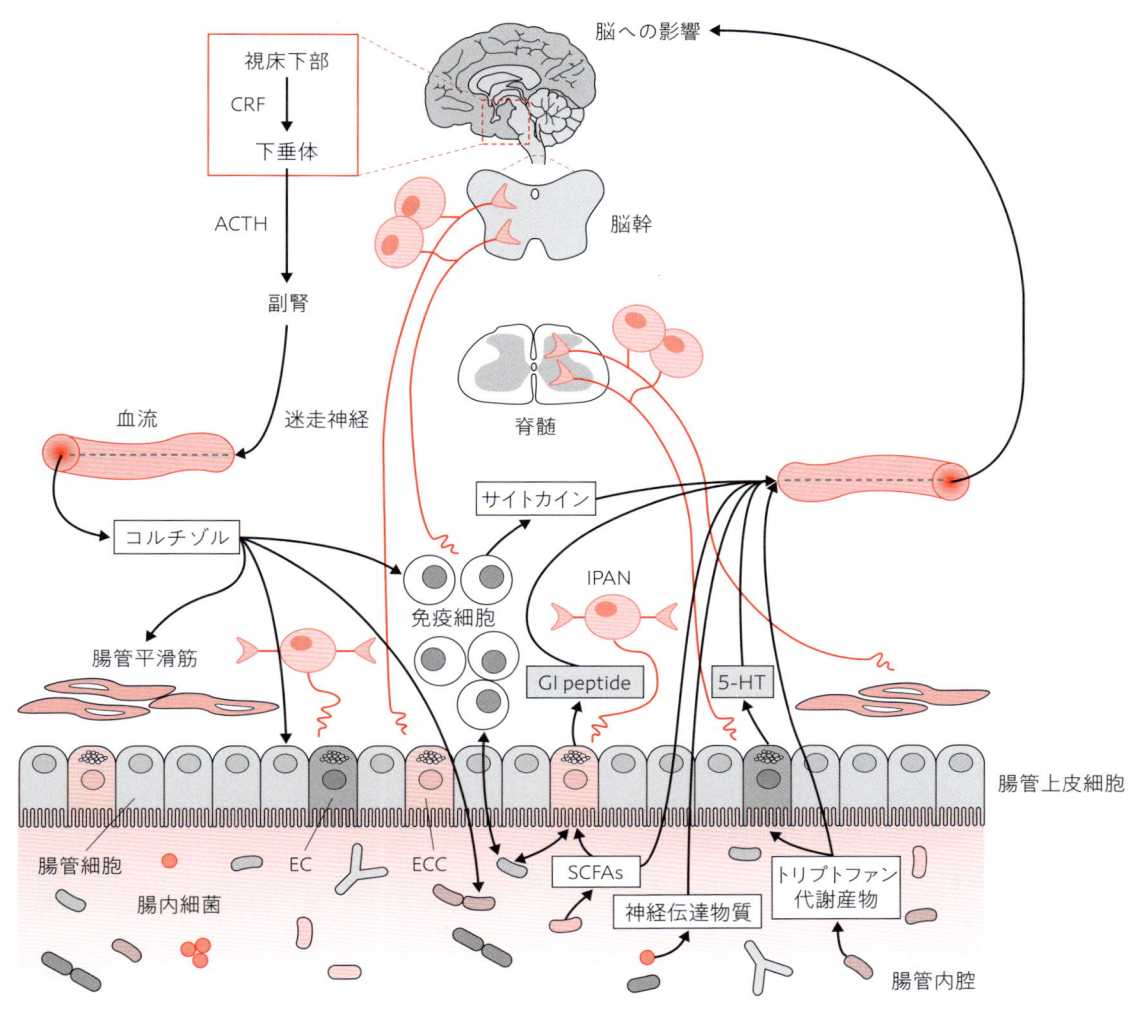

図2 腸脳相関（GBA）の概要

CRF：コルチコトロピン放出因子，ACTH：副腎皮質刺激ホルモン，EC：腸クロム親和性細胞，ECC：腸内分泌細胞，GI peptide：胃腸ペプチド，IPAN：内在性求心性神経，SCFAs：短鎖脂肪酸，5-HT：セロトニン

Mazzoli R, et al：The Neuro-endocrinological Role of Microbial Glutamate and GABA Signaling. Front Microbiol 7：1934, 2016[16]より引用，一部改変

などの発症リスクにつながる。中枢神経系側では，大脳皮質，大脳辺縁系，視床下部－下垂体系，および脳幹が関わっている。中枢神経系と消化管の直接的あるいは間接的なシグナル伝達には，神経系や内分泌系，免疫系などによる複雑なネットワークが介在する（**図2**）[16]。

2. 壊死性腸炎と脳傷害

　健常な状態の早産児の腸管は，*Lactobacillus* や *Bifidobacteria* などの腸内細菌および，母乳由来の成分〔IgA やヒトミルクオリゴ糖（human milk oligosaccharides：HMO），上

皮細胞成長因子(epidermal growth factor：EGF)，IL-10，ラクトフェリン，リゾチーム，トランスフォーミング増殖因子(transforming growth factor：TGF)-β]によって恒常性が保たれている。防御の最前線では，γδ型腸管上皮細胞間T細胞(γδ intraepithelial lymphocyte：γδ IEL)がIL-17AおよびEGFを介して腸粘膜の強度を維持している。ナチュラルキラー(natural killer：NK)細胞は，粘膜の防御と修復にあずかっている。また，多核白血球(polymorphonuclear leukocyte：PMN)は最初に腸内細菌が定着する際に重要な役割を担っており，IL-22を介して病原微生物の脅威に備えている。マクロファージ(macrophage：MΦ)や樹状細胞(dendritic cell：DC)も，TGF-βとともに制御性T細胞(regulatory T cell：Treg)を誘導するIL-10の産生を介して腸管内の微生物に対する耐性を維持している。

　一方，NEC発症の前段階では，*Gammaproteobacter*や尿路病原性大腸菌(uropathogenic *Escherichia coli*：UPEC)などによって腸内細菌叢の共生が失われたdysbiosisの状態になり，腸粘防御機構が破綻し，バクテリアルトランスロケーションが誘発される。これにより，血小板活性化因子(platelet-activating factor：PAF)やLPSに反応してTLR-4を介するシグナルが腸管に好中球や単球を呼び寄せるとともに，DCがIL-βやTNF，IL-12などの炎症性サイトカイン産生を促すようになる(**図3**)[17]。やがて全身性にも炎症が波及し，前述したように中枢神経系の傷害のリスクが高くなる。

敗血症，壊死性腸炎の神経学的予後

　敗血症 and/or NEC の神経学的予後は，対照(非合併例)に比べて劣っているという報告が多い。18件の報告をもとにした在胎32週以下あるいは出生体重が1,500 g以下の低出生体重児13,755名のメタ解析では，以下に示す結果が得られている。感染症のなかった児(対照)に比べて，敗血症 and/or NEC例の精神発達スコアは－0.25 SD($p < 0.001$)，運動発達スコアは－0.37 SD($p < 0.001$)と有意に劣っていた。また，精神発達スコアは髄膜炎やNEC合併例が対照に比してもっとも劣っており，その差は髄膜炎で－0.37 SD($p < 0.001$)，NECで－0.40 SD($p < 0.001$)であった。運動面ではNEC合併例が対照との較差がもっとも大きく，－0.66 SD($p < 0.001$)であった。なお，絨毛膜羊膜炎を合併した母体から出生した児では対照との差は有意でなかった[18]。

　NECの治療は，初期の段階では抗菌薬を中心とした内科的治療が行われ，進行し重篤な場合には外科的治療が行われる。1995～1998年に出生した超低出生体重児を対象に，いわゆる内科的NEC群と外科的NEC群の18～22か月時点での神経学的予後の検討によれば，内科的NEC群の成長や発達予後は非NEC群と差はなかったが，外科的NEC群は成長遅滞が認められ，精神運動発達遅滞のリスクは約1.6～2倍であったという[19]。

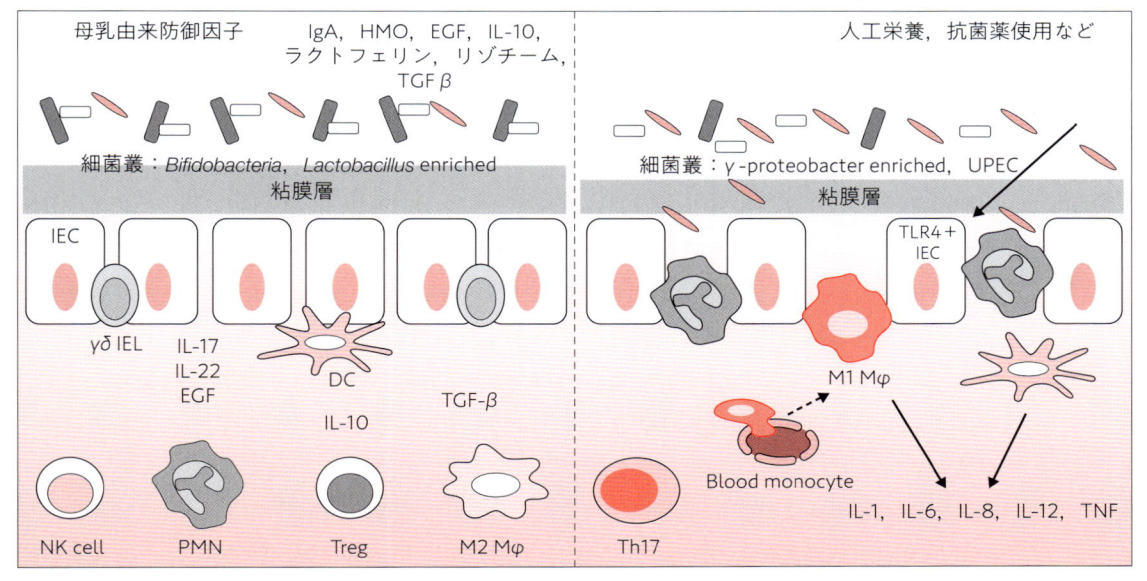

図3 安定した状態と壊死性腸炎(NEC)発症時の早産児の腸管

HMO：ヒトミルクオリゴ糖，EGF：上皮細胞成長因子，IL：interleukin，TGF：トランスフォーミング増殖因子，
IEC：腸管上皮細胞，γδ IEL：γδ型腸管上皮細胞間T細胞，DC：樹状細胞，NK cell：ナチュラルキラー細胞，
PMN：多核白血球，Treg：制御性T細胞，M2 MΦ：M2マクロファージ，TLR4：Toll様受容体4，UPEC：尿路
病原性大腸菌，TNF：tumor necrosis factor
Denning TL, et al：Pathogenesis of NEC：Role of the innate and adaptive immune response. Semin Perinatol 41：
15—28, 2017[17] より引用，一部改変

　NECに関するメタ解析では，脳性麻痺や発達遅滞，難聴，視覚障害などを含む神経
学的異常については，非NEC群を1とした場合のNEC群のオッズ比は1.55〔95%信頼
区間(confidence interval：CI)1.18－2.02〕で，内科的NEC群を1とした場合の外科的
NEC群のオッズ比は2.34(95%CI 1.51－3.60)であった[20]。なお，外科的治療のうち速
やかな開腹手術とドレナージを先行させる場合とでは，どちらが合併症や神経学的予後
の観点から優れているかは明らかになっていない[21]。

感染症・炎症による成長への影響

1. 身長が抑制される機序

　極低出生体重児や超早産児では，しばしば出生後の成長遅滞が認められ，神経学
的予後とも密接に関連する。特に最近は身長の成長遅滞との関連性が注目されて
いる(「NICU入院中の早産児の成長とその評価方法」p.21参照)。子宮外発育不全
(extrauterine growth restriction：EUGR)の発生原因には栄養因子と非栄養因子がある
が，感染症や炎症は非栄養因子である。小児領域では，感染症や炎症に関連する成長遅

滞は栄養摂取不足によるそれと異なり，体重に比べて身長の成長遅滞が顕著なことが特徴的とされる。早産児を対象にした感染症や炎症と成長遅滞についての検討はこれまであまり多くなかったが，最近になって報告が増えつつあり，同様の成長パターンが指摘されている。

Cirillo らの総説[22]によれば，感染症や炎症による身長の成長遅滞の機序は十分に明らかにされているわけではないものの，成長ホルモン（growth hormone：GH）分泌の変化や GH 耐性，インスリン様成長因子（insulin-like growth factor：IGF）系の変化などに由来する可能性が高く，それは主に転写因子である核因子κB（nuclear factor-kappa B：NF-κB）[用語2]の活性化に伴う炎症性サイトカインの増加により説明されるとしている。さらにマイクロ RNA（miRNA）の潜在的な役割と同様，成長板の変化は慢性炎症によるエピジェネティックな変化も推測させるという。IGF 系の変化は蛋白蓄積や中枢神経系の発育にも影響し，神経学的予後を悪化させる可能性が高い[23, 24]。

2. 早産児における炎症と成長遅滞

極低出生体重児の出生後 2 歳までの成長を検討した Ramel らの研究では，敗血症やNEC，慢性肺疾患の合併（感染症や炎症）がある場合，特に身長の成長遅滞が顕著であったことが示されている[24]。また Cuestas ら[25]は，在胎 32 週未満の極低出生体重児を対象に生後 4 週間（生後 1，3，7，14，28 日）の経時的な CRP およびプロカルシトニンを測定し，5 ポイントの平均値が全症例の中央値を上回る例を「持続炎症反応あり」，下回る例を「持続炎症反応なし」と判定し，修正 12 か月までの成長を比較した。**図 4**[25]に示すように，「持続炎症反応あり」の児では，「持続炎症反応なし」に比べて予定日〜修正 12か月まで体重，身長，頭囲ともに成長が遅滞しているが，特に身長の遅滞が著しかった。

最近，極低出生体重児や超早産児の出生後の成長は体重に比して身長の抑制が顕著で，disproportional な体型であることが報告されるようになっているが，この背景には炎症の遷延があるものと推測される。したがって栄養摂取量を増やす手段ばかりでなく，いかに炎症をコントロールするかを考えることも必要であろう。

用語解説 2

核因子κB 【かくいんしかっぱびー】

樹状細胞による炎症反応の発動には，NF-κB という核内の転写因子の活性化がきわめて重要な役割をもつ。NF-κB は普段は非活性の状態で細胞質に存在するが，病原体の感染により IL-1や TNFα などのサイトカイン刺激を受けると核内に移動し，炎症性サイトカインなど炎症反応に必要なさまざまな標的遺伝子の発現を誘導する。

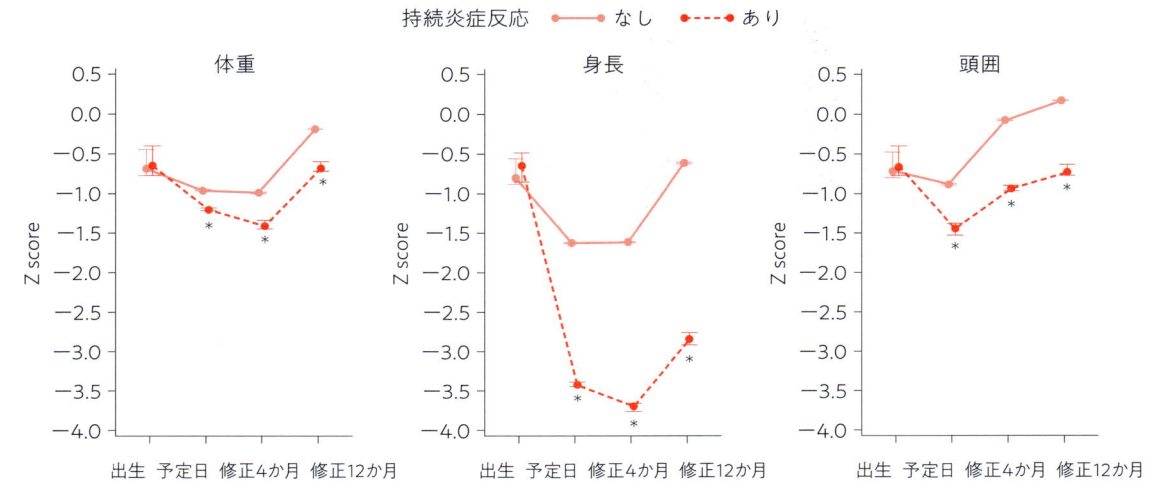

図4 持続炎症反応の有無による修正12か月までの成長

Cuestas E, et al：Sustained Neonatal Inflammation Is Associated with Poor Growth in Infants Born Very Preterm during the First Year of Life. J Pediatr 205：91–97, 2019[25]より引用，一部改変

おわりに

　早産児において NEC や敗血症による脳白質傷害は，脳の発達学的特徴を背景に全身性の炎症に続発した活発な脳免疫応答による興奮毒性とフリーラジカル産生が主要な病態である。炎症の遷延は神経学的異常の出現ばかりか，炎症性サイトカインによる GH やインスリン様因子の調節異常によって，身長の成長遅滞，除脂肪体重の減少につながる。NEC 合併例では，外科手術を要する場合に成長遅滞や神経学的異常のリスクが高くなる。NICU では，これまで以上に感染予防に留意するとともに，腸内細菌叢のdysbiosis を予防することが予後向上につながると思われる。

文献

1) Isayama T, et al：Comparison of mortality and morbidity of very low birth weight infants between Canada and Japan. Pediatrics 130：e957–965, 2012
2) Stoll BJ, et al：Neurodevelopmental and growth impairment among extremely low-birth-weight infants with neonatal infection. JAMA 292：2357–2365, 2004
3) Shah DK, et al：Adverse neurodevelopment in preterm infants with postnatal sepsis or necrotizing enterocolitis is mediated by white matter abnormalities on magnetic resonance imaging at term. J Pediatr 153：170–175, 2008
4) Mitha A, et al：Neonatal infection and 5-year neurodevelopmental outcome of very preterm infants. Pediatrics 132：e372–380, 2013
5) Patra A, et al：Neurological consequences of systemic inflammation in the premature neonate. Neural Regen Res 12：890–896, 2017
6) Wynn JL, et al：Role of innate host defenses in susceptibility to early-onset neonatal sepsis. Clin Perinatol 37：307–337, 2010

7) Weighardt H, et al：Role of Toll-like receptor responses for sepsis pathogenesis. Immunobiology 212：715–722, 2007

8) Sadeghi K, et al：Immaturity of infection control in preterm and term newborns is associated with impaired toll-like receptor signaling. J Infect Dis 195：296–302, 2007

9) Frezza S, et al：T-cell polarization：Potential serological markers in preterm and term infants. Early Hum Dev 101：69–71, 2016

10) Yoon BH, et al：High expression of tumor necrosis factor-alpha and interleukin-6 in periventricular leukomalacia. Am J Obstet Gynecol 177：406–411, 1997

11) Vela JM, et al：Interleukin-1 regulates proliferation and differentiation of oligodendrocyte progenitor cells. Mol Cell Neurosci 20：489–502, 2002

12) Folkerth RD, et al：Interferon-gamma expression in periventricular leukomalacia in the human brain. Brain Pathol 14：265–274, 2004

13) Rezaie P, et al：Microglia in the cerebral wall of the human telencephalon at second trimester. Cereb Cortex 15：938–949, 2005

14) van Tilborg E, et al：Impaired oligodendrocyte maturation in preterm infants：Potential therapeutic targets. Prog Neurobiol 136：28–49, 2016

15) Stolp HB, et al：Effect of minocycline on inflammation-induced damage to the blood-brain barrier and white matter during development. Eur J Neurosci 26：3465–3474, 2007

16) Mazzoli R, et al：The Neuro-endocrinological Role of Microbial Glutamate and GABA Signaling. Front Microbiol 7：1934, 2016

17) Denning TL, et al：Pathogenesis of NEC：Role of the innate and adaptive immune response. Semin Perinatol 41：15–28, 2017

18) van Vliet EO, et al：Perinatal infections and neurodevelopmental outcome in very preterm and very low-birth-weight infants：a meta-analysis. JAMA Pediatr 167：662–668, 2013

19) Hintz SR, et al：Neurodevelopmental and growth outcomes of extremely low birth weight infants after necrotizing enterocolitis. Pediatrics 115：696–703, 2005

20) Rees CM, et al：Neurodevelopmental outcomes of neonates with medically and surgically treated necrotizing enterocolitis. Arch Dis Child Fetal Neonatal Ed 92：F193–198, 2007

21) Adams-Chapman I：Necrotizing Enterocolitis and Neurodevelopmental Outcome. Clin Perinatol 45：453–466, 2018

22) Cirillo F, et al：Inflammatory diseases and growth：Effects on the GH-IGF axis and on growth plate. Int J Mol Sci 18：E1878, 2017

23) Pfister KM, et al：Linear growth and neurodevelopmental outcomes. Clin Perinatol 41：309–321, 2014

24) Ramel SE, et al：The relationship of poor linear growth velocity with neonatal illness and two-year neurodevelopment in preterm infants. Neonatology 102：19–24, 2012

25) Cuestas E, et al：Sustained Neonatal Inflammation Is Associated with Poor Growth in Infants Born Very Preterm during the First Year of Life. J Pediatr 205：91–97, 2019

Small for gestational age(SGA)児

竹内 章人

Point Small for gestational age(SGA)の成長をみていくうえでのポイントは，成長曲線を正確につけて SGA 性低身長を見逃さないこと，肥満傾向に注意していくことである。このことから 3 歳児健診での体格は非常に重要であり，SGA 児では身長だけでなく body mass index(BMI)にも注目していきたい。発達に関しては，正期産児，早産児ともに SGA 児は運動発達・言語発達の遅れや，その後の自閉スペクトラム症(ASD)，注意欠如・多動症(ADHD)などの行動発達の問題を抱えるリスクがやや高いといわれているが，正期産児の SGA 児についてはその総数が多く，リスクも数倍以上というわけではないため全例を長期フォローアップすることは現実的ではない。身長が catch-up しない SGA 児ではリスクがより高いこともいくつか報告されており，フォローアップの期間を考えるうえで catch-up growth がひとつの指標となり得る。また，3 歳児健診で行動面が気になった場合には，少し長めにフォローアップをすることが勧められる。早産児については通常でもフォローアップされる期間が長いが，SGA 児では行動面も含めて，より気をつけてみていきたい。

はじめに

Small for gestational age(SGA)は「疾病および国連保健問題の国際統計分類第 10 版(International Statistical Classification of Diseases and Related Health Problem, 10th revision：ICD-10)」で出生体重，出生時身長がともに在胎期間相当の値の 10 パーセンタイル未満であると定義されており，その原因はさまざまである。SGA は新生児期には低血糖，多血症，血小板低下，胎便関連性腸閉塞などのリスク因子となるだけではなく，乳児期・小児期以降も低身長，神経発達の問題，高血圧，冠動脈疾患，インスリン抵抗性などさまざまな問題のリスク因子となることが知られている[1]。

本稿では，これらの諸問題のうち乳児期から AYA 世代までの成長と発達についてみ

表　Small for gestational age（SGA）児の catch-up growth に関する研究

	発表年	対象	catch-up 率	評価時期	在胎期間による catch-up 率の違い
Albertsson-Wikland et al.	1994	37 週以上	87.0%	2 歳	
Hokken-Koelega et al.	1995	37 週以上	87.5%	2 歳	明らかな差はなし
		37 週未満	82.5%		
Itabashi et al.	2007	37 週以上	92.0%	3 歳	32 週未満は cacth-up 率が有意に低い
		32 〜 36 週	91.0%		
		32 週未満	74.0%		
Maeyama et al.	2016	39 〜 41 週	97.6%	3 歳	39 〜 40 週と比較して，37 〜 38 週，34 週未満の catch-up 率は有意に低い
		37 〜 38 週	94.5%		
		34 〜 36 週	93.5%		
		34 週未満	90.9%		

ていきたい。

SGA 児の身長

　SGA 児の成長を考えるときには，catch-up growth という概念が重要である。一般的には，2 〜 3 歳頃までに身長が − 2 SD 以上に達している状態を catch-up と定義する[2]。これまでに報告されている SGA 児の catch-up growth に関する研究結果を**表**に示す。Itabashi らによって行われた多施設共同研究では，449 名の SGA 児（正期産児 214 名，32 〜 36 週 162 名，32 週未満 73 名）のうち，68% が 1 歳までに，89% が 3 歳時点で，89% が 5 歳時点で catch-up していた[3]。在胎期間別の検討では，3 歳時の catch-up 率が 32 週以上の児で約 90% であったのに対して，32 週未満の児では 74.0% と明らかに低かったと報告されている。最近，神戸市で行われた約 3 万人を対象とした population-based cohort 研究でも同様に，在胎期間が短いほうが catch-up 率が低いことが報告されており，早産児のほうが catch-up 率が低いといえる[4]。また SGA 児が catch-up しない，すなわち低身長となるリスク因子としては，32 週未満の児では出生時身長が低いこと，32 週以上の児では母の身長が低いこと，出生時頭囲が小さいことなどが報告されている[3]。SGA 児，特に早産の SGA 児のフォローアップをしていくうえでは，SGA 性低身長に対する成長ホルモン補充療法も念頭におきながら，成長曲線をつけることを欠かさずに身長の経過を見守っていくことが重要である。

SGA 児における肥満の問題

　SGA が将来の肥満と関係するという報告も多くされており，正確な機序は不明であるが，胎児期プログラミングによる成長ホルモン - インスリン様成長因子 -1 系（growth hormone-insuline-like growth factor-1 axis：GH-IGF1 axis)[用語1] の障害や出生後の急激な体重増加が中心性肥満に関連していると考えられている[5]。しかし最近の大規模疫学研究では，large for gestational age が思春期の肥満・過体重のリスクであるものの，SGA は明らかなリスクではないとも報告されており[6]，SGA 児の身長増加パターンとの関連も含めて今後さらなる研究が望まれる。また，この研究では3歳時点のBMI が15歳でのBMI とよく関連していることも報告されており[6]，3歳児健診での体格については身長だけでなく，身長と体重のバランスという観点からも注目する必要がある。

■ SGA 児の発達

SGA 児では発達の遅れや行動の問題についてのリスクが，SGA でない児と比べてやや高い。ただし SGA になる原因はさまざまであり，そのなかには先天異常なども含まれるため，過去の研究報告を読む際にはその点に気をつける必要がある。

1. 幼児期の運動・言語発達・認知機能

正期産児の運動発達に関しては，ノルウェーでの大規模コホート研究でSGA であることが脳性麻痺のリスク因子(オッズ比 2.6)であると示されており，この結果は先天異常や新生児仮死の児を除外しても同様であった[7]。同様に，わが国の大規模出生コホート(21世紀出生児縦断調査)のデータからも，SGA が2歳半時点での運動発達の遅れのリスク因子(2歳半で歩けないことのオッズ比 3.0)であることが示されている[8]。また言語発達については，SGA であると2歳半で単語が出ていないことのオッズ比が1.8であることも示されており，SGA は言語発達遅滞のリスク因子でもある[8]。2歳時にBayley-Ⅲ発達検査を用いて評価した研究では，SGA 児は appropriate for gestational age(AGA)児と比べて運動発達のスコアが低く，言語発達の遅れと判断されるリスク(オッズ比 2.6)も高かったとされている[9]。このように，SGA 児では幼児期早期の運動発達の遅れ，言語発達の遅れのリスクがやや高いといえる。

5歳時に Wechsler Preschool and Primary Scale of Intelligence - Revised(WPPSI-R)

成長ホルモン - インスリン様成長因子 -1系 【せいちょうほるもん - いんすりんようせいちょういんし -1 けい】

成長ホルモン(GH)の成長への影響は，GH の直接的な作用と，GH により肝臓で合成された IGF-1 を介する機序(GH-IGF-1 axis)の2系統がある。GH と IGF-1 はともに軟骨細胞に対する成長促進作用を有しているが，骨以外の組織については GH と IGF-1 の作用が一部逆に作用しており，GH は筋組織における糖組織の糖新生促進と脂肪の分解作用を有しているのに対して，IGF-1 は筋組織の糖新生抑制作用，脂肪の合成作用を有している。

を用いて認知機能を評価した研究では，正期産 SGA 児の全検査 IQ，動作性 IQ，言語性 IQ はそれぞれ 106, 108, 102 で，正期産 AGA 児よりも 3 〜 4 ポイント低い結果であったことが示されている [10]。これらの IQ 低下については SGA が独立した因子ではあるが，その影響は比較的小さく，母の喫煙や育児スタイルなど，両親の要素からの影響も大きかったと報告されている [10]。

　早産児は正期産児と比較して幼児期の運動・言語発達の遅れのリスクが高いが [11]，早産児における SGA は発達の遅れのさらなるリスク因子になるという報告が多い [12, 13]。しかし 32 週未満の早産児を対象に，5 歳時に Kaufman Assessment Battery for Children (K-ABC) などを用いて認知機能を評価した研究では，SGA 児と AGA 児で IQ に明らかな差はなく，SGA は明らかな発達の遅れ（IQ <-2 SD）の有意なリスク因子でもなかったと報告されている [14]。3 歳時に新版 K 式発達検査で評価された研究では，在胎 28 週未満の児において severe SGA（-2 SD 未満）児は AGA 児と比べて姿勢－運動 DQ が有意に低かったという報告 [15] もあり，SGA の程度と発達の関係についても今後の研究が待たれる。

2. 幼児期の行動発達

　正期産児の行動発達に関しては，4 〜 6 歳頃の評価で落ち着きのなさ，不注意，社会性の問題に関して SGA がリスク因子であることがいくつか報告されている [8, 16]。ただし，そのオッズ比はあまり高くなく，21 世紀出生児縦断調査を用いた研究では落ち着きのなさに関するオッズ比は 1.1 〜 1.2 程度であった [8]。また SGA であることは，より強い注意欠如・多動症（attention-deficit/hyperactivity disorder：ADHD）特性と関連していたとの報告もある [17]。

　32 週未満の早産児を対象に，5 歳時に Strengths and Difficulties Questionnaire（SDQ）を用いて行動の評価を行った研究では，AGA 児と比較して SGA 児で多動性－不注意の問題が強くみられたことが報告されている [14]。

3. 学齢期の認知機能・学業成績

　SGA 児の学齢期の認知機能については，早産児から正期産児まですべてを対象にしたコホート研究が多い。正期産児を主な対象として，10 歳時に Wechsler Intelligence Scale for Children（WISC）のテストの一部や K-ABC を用いて評価した研究では，SGA 児では推定 IQ，school achievement ともに有意に低い結果（SGA 児の推定 IQ は 98.4）であったことが示されている [18]。また正期産児を主な対象として 10 歳時に WISC-R などを用いて評価した研究では，SGA 児の全検査 IQ は 92.0 ± 11.3，動作性 IQ は 94.9 ± 12.8，言語性 IQ は 90.8 ± 12.4 であり，AGA 児と比較して有意に低い値であったことが示されている [19]。また，学業での問題を抱える児の割合は SGA 児で 25%，AGA 児で 14% であり，SGA 児のほうが有意に高かったと報告されている [19]。他の研究では SGA の程度と学業での問題の関連を調査しており，SGA の程度が強い（出生体重の SD

値が低い)ほど，学業の問題を抱えるリスクが高いことが示されている[20]。

早産児に関して，在胎 32 週未満を対象に 8 歳時の認知機能を調査した研究では，SGA 児の IQ の中央値はそれぞれ，全検査 IQ で 94，動作性 IQ で 89，言語性 IQ で 95 であり，動作性 IQ のみが AGA 児と比べて低かったと報告されている[21]。

4. 学齢期の行動発達

正期産児を主な対象とした学齢期の評価でも，SGA であることが不注意の問題や注意機能の低下と関連していたという報告が多い[18, 22]。21 世紀出生児縦断調査を用いた研究でも同様に，正期産児で SGA が 8 歳時の注意の問題のリスク因子であったと報告されているが，オッズ比 1.1 〜 1.2 程度であり，その程度はあまり高くない[23]。

Tanis らは，32 週未満の早産児，32 週以上の早産児，正期産児に分けて高次脳機能や微細運動などに関する調査をしており，いずれの群でも SGA と 7 〜 8 歳時の注意機能の異常との関連が示されている[21, 24]。さらに 32 週未満の早産児では，注意機能以外にも視覚認知や微細運動機能なども SGA 児で低下していることが示されている[24]。

行動発達の問題のなかで自閉スペクトラム症(autism spectrum disorder：ASD)も重要な位置を占めるが，正期産児を主な対象(早産児も含まれる)とした研究で SGA が小児期自閉症のリスク(オッズ比 1.7)であったという報告や[25]，正期産児で経腟分娩に限れば SGA が ASD (8 歳時評価)のリスク因子(オッズ比 1.3)であったという報告[26]がある。在胎 26 週以上から正期産児までを含んだコホート研究でも，SGA が ASD のリスク因子(リスク比 1.5)であることが示されており，在胎期間を 34 週未満に限って解析すると SGA による影響はさらに強く(リスク比 3.0)なっている[27]。また，早産児から過期産児までを含む他のコホート研究では，出生体重 5 〜 10 パーセンタイル未満の SGA は自閉症の明らかなリスクではないが，5 パーセンタイル未満の severe SGA は自閉症を合併するリスクがあり，早産児から過期産児まで全体を含めるとオッズ比 1.10 で，在胎期間別にオッズ比をみると在胎 23 〜 31 週で 1.60，32 〜 33 週で 1.83 であることが報告されている[28]。

このように，SGA 児では ADHD に関連する不注意症状や注意機能の問題を合併するリスク，ASD を合併するリスクが AGA 児に比べてやや高いといえる。

5. 思春期〜成人期の問題

正期産児に関して，14 歳で認知機能や行動発達について調査した研究では，SGA 児は AGA 児と比べて IQ の低下は認められなかったものの，学習困難を経験している割合が高く，SGA の程度が強い場合(出生体重 3 パーセンタイル以下)には学習困難の頻度がより高かったと報告されている[29]。また，出生体重 3 パーセンタイル以下の女児に関しては，注意機能の問題や読み能力の問題を抱えるリスクが高いことも示されている[29]。正期産児の 19 〜 20 歳を対象に，Wechsler Adult Intelligence Scale 3rd edition (WAIS- Ⅲ)を用いて認知機能を評価した研究では，SGA 群のスコア平均は全検査 IQ

94.3，言語理解 93.9，作業記憶 86.2，知覚統合 103.6，処理速度 95.7 であり，処理速度以外は AGA 群よりも有意に低いという結果であった[30]。また 20 歳時に正期産児を対象に評価を行った別の研究では，SGA 群で注意機能，実行機能が低いことも示されている[31]。

　5 歳から縦断的に 26 歳まで追跡調査した研究でも，やはり SGA は学齢期に学業成績の問題を抱えるリスクが高いことが示されており，26 歳時の調査によると SGA 群は専門職や管理職についている割合は少なく，週あたりの収入も低いということが示されている[32]。しかしながら，教育年数や就業年数，1 週間あたりの労働時間，結婚歴，人生の満足度などにおいて SGA と AGA で明らかな差は認められなかったことも同時に報告されており[32]，このような視点は長期予後を考えるうえでとても重要と思われる。

いつまでフォローアップするのか？

　乳児期の身長増加の経過次第ではあるが，低身長のリスクが高い場合には，まず少なくとも 3 歳までは積極的にフォローアップを行うことが望ましい。早期にフォローアップを終了する場合にも，SGA 性低身長について十分に情報提供を行い，3 歳児健診で身長が－2 SD を下回っているようであれば連絡をしてもらうように話しておくとよい。

　発達の長期予後に関しては，正期産の SGA 児の場合には発達の問題が生じるリスクが AGA 児に比べて高いとはいえ，オッズ比としては 1〜2 程度であり，対象となる総数も多い。このため，外来のマンパワーを考えるとフォローアップをいつまで続けるべきなのか悩むところである。2 歳までに身長が catch-up しなかった正期産の SGA 児で，幼児期の運動発達や学齢期の行動の問題のリスクが有意に高いこと[33]，学齢期，思春期の認知機能がより低い[18, 34]ことも示されており，こういったハイリスク群に絞って長期フォローアップを行うという方法がよいと思われる。

　早産児については，極低出生体重児であれば学齢期までの長期フォローアップが行われることが多いが，moderately preterm 〜 late preterm の SGA 児ではやはりいつまでフォローアップするのかという問題が生じる。29 週以上の早産児についても，歴年齢 2 歳台までに身長が catch-up しなかった SGA 児で就学前・学齢期の不注意症状のリスクが有意に高い[35]という報告もあり，身長や発達の経過をみながらフォローアップの期間を考えていくとよいと思われる。

文献

1)　Longo S, et al：Short-term and long-term sequelae in intrauterine growth retardation（IUGR）. J Matern Fetal Neonatal Med 26：222–225, 2013
2)　Hokken-Koelega A, et al：Effects of growth hormone treatment on cognitive function and head circumference in children born small for gestational age. Horm Res 64（Suppl 3）：95–99, 2005

3) Itabashi K, et al：Longitudinal follow-up of height up to five years of age in infants born preterm small for gestational age；comparison to full-term small for gestational age infants. Early Hum Dev 83：327–333, 2007

4) Maeyama K, et al：Gestational age-dependency of height and body mass index trajectories during the first 3 years in Japanese small-for-gestational age children. Sci Rep, 2016　doi：10.1038/srep38659

5) Nam HK, et al：Small for gestational age and obesity：epidemiology and general risks. Ann Pediatr Endocrinol Metab 23：9–13, 2018

6) Geserick M, et al：Acceleration of BMI in Early Childhood and Risk of Sustained Obesity. N Engl J Med 379：1303–1312, 2018

7) Stoknes M, et al：Cerebral palsy and neonatal death in term singletons born small for gestational age. Pediatrics 130：e1629–1635, 2012

8) Takeuchi A, et al：Neurodevelopment in full-term small for gestational age infants：A nationwide Japanese population-based study. Brain Dev 38：529–537, 2016

9) Savchev S, et al：Neurodevelopmental outcome of full-term small-for-gestational-age infants with normal placental function. Ultrasound Obstet Gynecol 42：201–206, 2013

10) Sommerfelt K, et al：Cognitive development of term small for gestational age children at five years of age. Arch Dis Child 83：25–30, 2000

11) Kato T, et al：Associations of preterm births with child health and development：Japanese population-based study. J Pediatr 163：1578–1584, 2013

12) Tamaru S, et al：Neurodevelopmental outcomes of very low birth weight and extremely low birth weight infants at 18 months of corrected age associated with prenatal risk factors. Early Hum Dev 87：55–59, 2011

13) Gutbrod T：Effects of gestation and birth weight on the growth and development of very low birthweight small for gestational age infants：a matched group comparison. Arch Dis Child Fetal Neonatal Ed 82：F208–F214, 2000

14) Bickle Graz M, et al：Being small for gestational age：Does it matter for the neurodevelopment of premature infants? A cohort study. PLoS One 10：e0125769, 2015

15) Kato T, et al：Extremely preterm infants small for gestational age are at risk for motor impairment at 3years corrected age. Brain Dev 38：188–195, 2016

16) Yang S, et al：Variation in child cognitive ability by week of gestation among healthy term births. Am J Epidemiol 171：399–406, 2010

17) Heinonen K, et al：Behavioural symptoms of attention deficit/hyperactivity disorder in preterm and term children born small and appropriate for gestational age：A longitudinal study. BMC Pediatr 10：91, 2010

18) Leitner Y, et al：Neurodevelopmental outcome of children with intrauterine growth retardation：a longitudinal, 10-year prospective study. J Child Neurol 22：580–587, 2007

19) Hollo O, et al：Academic achievement of small-for-gestational-age children at age 10 years. Arch Pediatr Adolesc Med 156：179–187, 2002

20) Lindström L, et al：Born Small for Gestational Age and Poor School Performance-How Small Is Too Small? Horm Res Paediatr 88：215–223, 2017

21) Tanis JC, et al：Functional outcome of very preterm-born and small-for-gestational-age children at school age. Pediatr Res 72：641–648, 2012

22) Murray E, et al：Are fetal growth impairment and preterm birth causally related to child attention problems and ADHD? Evidence from a comparison between high-income and middle-income cohorts. J Epidemiol Community Health 70：704–709, 2016

23) Takeuchi A, et al：Behavioral outcomes of school-aged full-term small-for-gestational-age infants：A nationwide Japanese population-based study. Brain Dev 39：101–106, 2017

24) Tanis JC, et al：Functional outcomes at age 7 years of moderate preterm and full term children born small for gestational age. J Pediatr 166：552–558, 2015

25) Lampi KM, et al：Risk of autism spectrum disorders in low birth weight and small for gestational age infants. J Pediatr 161：830–836, 2012

26) Schieve LA, et al：Population attributable fractions for three perinatal risk factors for autism spectrum disorders, 2002 and 2008 autism and developmental disabilities monitoring network. Ann Epidemiol

Small for gestational age (SGA) 児　**195**

24：260–266, 2014

27) Kuzniewicz MW, et al：Prevalence and neonatal factors associated with autism spectrum disorders in preterm infants. J Pediatr 164：20–25, 2014

28) Moore GS, et al：Autism risk in small-and large-for-gestational-age infants. Am J Obstet Gynecol 206：314.e1–314.e9, 2012

29) O'Keeffe MJ, et al：Learning, cognitive, and attentional problems in adolescents born small for gestational age. Pediatrics 112：301–307, 2003

30) Løhaugen GC, et al：Small for gestational age and intrauterine growth restriction decreases cognitive function in young adults. J Pediatr 163：447–453, 2013

31) Suffren S, et al：Long-term attention deficits combined with subcortical and cortical structural central nervous system alterations in young adults born small for gestational age. Early Hum Dev 110：44–49, 2017

32) Strauss RS：Adult functional outcome of those born small for gestational age：twenty-six-year follow-up of the 1970 British Birth Cohort. JAMA 283：625–632, 2000

33) Takeuchi A, et al：Catch-Up Growth and Neurobehavioral Development among Full-Term, Small-for-Gestational-Age Children：A Nationwide Japanese Population—Based Study. J Pediatr 192：41–46, 2018

34) Jensen RB, et al：Cognitive ability in adolescents born small for gestational age：Associations with fetal growth velocity, head circumference and postnatal growth. Early Hum Dev 91：755–760, 2015

35) Takeuchi A, et al：Catch-up growth and behavioral development among preterm, small-for-gestational-age children：A nationwide Japanese population-based study. Brain Dev, 2019 doi：10.1016/j.braindev.2018.12.004

Chapter 5.

AYA 世代の予後

Developmental Origins of Health and Disease(DOHaD)と エピジェネティクス

中尾 光善

Point　David Barker 博士らによる疫学研究などを契機として，低出生体重児は成人期に心疾患，高血圧，2 型糖尿病や肥満などに罹りやすいという報告がなされてきた。胎児期の低栄養がその後の病態形成に影響することから，生活習慣病の胎児期起源説（代謝メモリー説），最近では DOHaD(Developmental Origins of Health and Disease)説として注目されている。しかも近年，腎臓病やアレルギーなどの慢性疾患，ある種のがん，精神疾患などを含めた生活習慣病との関連性に拡大してきた。また一卵性双生児などのスタディによって，成育環境がエピゲノムに変化をもたらすことが実証されてきた。

本稿では，エピジェネティクスの観点から DOHaD について考察する。発生期の栄養環境とエピゲノム記憶が，これからの予防医学・健康科学の展開につながる可能性がある。

成人病の胎児期起源説から DOHaD 説

人類が経験した出来事のひとつとして，第二次世界大戦の終わりにオランダ飢饉とよばれる悲惨な状況がおこった[1]。1944 年 9 月～ 1945 年 5 月の期間に，オランダは後退するナチスドイツ軍の最後の砦にあたる場所になったため，交通路はほとんど遮断され，食糧の輸送は閉ざされた。戦争による破壊に加えて，その年の記録的な寒さが重なり，オランダの一部ではひどい食糧難に陥った。

食糧不足はきわめて深刻になり，その住民の 1 日の摂取カロリーは 600 ～ 1,000 kcal くらいまで落ち込んだという。普通に成人が必要とする目安を 2,000 kcal とすると，1/2 ～ 1/3 である。このような極度の飢えと寒さが数か月に及んだのち，終戦とともに食糧は供給されるようになった。そうしたなかで，ハーバード大学小児科の Clement Smith 医師などによる調査がなされた。1947 年，妊娠中にこのオランダ飢饉を経験した母親から生まれた子どもは，出生時の体重が少ないこと，つまり，胎児期に低栄養であっ

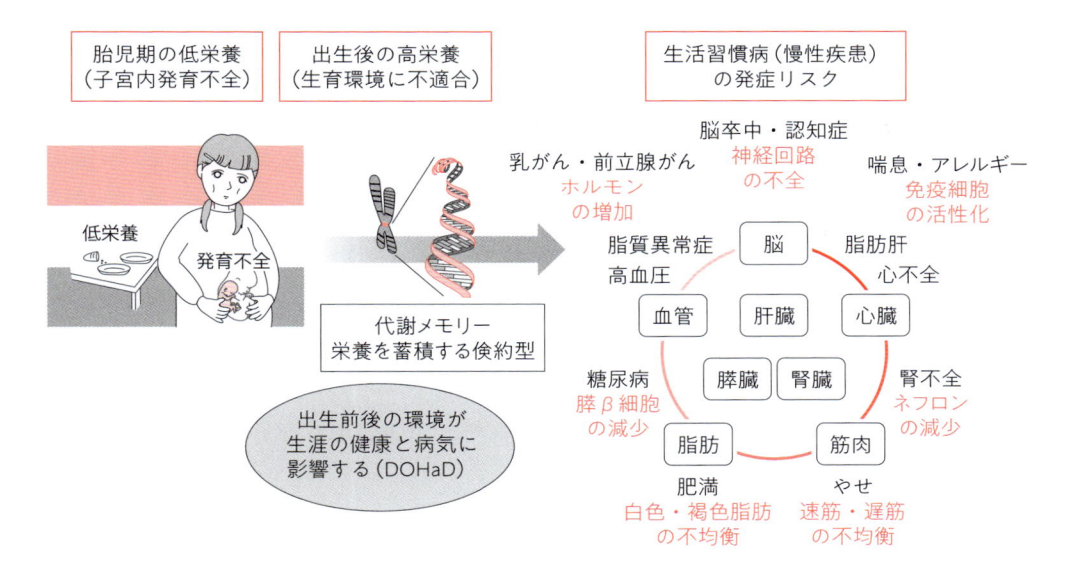

図1　成人病の胎児期起源説から DOHaD 説

たことが報告された。また，この当時の子どもが 1960 年代に 18 歳になり，徴兵制度に伴う男子の身体検査を受けたところ，肥満の割合が著しく高いことがわかったため，その後も追跡調査が行われた。

こうした経緯をもとに，胎児期の栄養環境が，その後の生涯における健康状態に影響するのではないかという考え方が出てきた。これを検証するために，サウサンプトン大学(イギリス)の David Barker 博士(1938 〜 2013 年)らが，低出生体重児について疫学調査を行った。ほぼ同時代に生まれた 5,654 人の男子を対象にして調査を行い，出生時および 1 歳時の低体重児は成人したのちに虚血性心疾患(心筋梗塞など)で死亡しやすいという結果をまとめた [2, 3]。さらに，37,615 人の男女を対象にして行った調査では，低体重で生まれた場合には，高血圧，2 型糖尿病や肥満などの生活習慣病を有意に発症しやすいことを報告した [4]。

Barker らは，低出生体重児がその後に生活習慣病発症のリスクが高いという結論について，成人病の胎児期起源説(Barker 仮説)を提唱した [2, 5]。この仮説では，低出生体重児は生存のために少ない栄養を効率よく利用できるように適応してきた。つまり，身体の代謝のプログラムを"倹約型"に変えてきた。ところが，出生後に栄養が十分に摂れるようになると余分な栄養を蓄積しやすく，生活習慣病に陥りやすいのではないかと推測している(図1)。

胎児期は個体発生のプログラムがもっとも活発に働いており，しかも可塑性が高いため，特別な環境因子が作用すると病態につながる"種"が生じやすい。胎児期の飢餓を経験する間に，身体のなかに飢餓への適応が記憶されるのではないか。さらには，胎児期

の栄養環境が，後述するエピゲノムの形成を変化させるという考え方に結びついて，代謝メモリー説とよばれている。今のところ，ヒトの長期調査や動物実験での実証が容易ではないので，この説を証明するには至っていない。数多くの研究が進行中であるが，胎児期の環境因子が成人期や生涯を通した健康に影響するという考え方は広く支持されるようになった。現在では，「発生早期の環境因子がその後の生活習慣病（慢性疾患が多い）の発症リスクに影響する」ことについて，DOHaD 説（健康と病気の発生起源説；Developmental Origins of Health and Disease 説）とよんでいる [5]。この説では，胎児だけでなく新生児（生後 28 日まで）・乳児（生後 1 年未満）を含めた出生前後における環境因子の影響について論じられることが多い。そしてさらに広義に捉えるならば，それに続く成長・発育期（AYA 世代頃まで）も含めて，ヒトは環境因子に高い感受性をもつと考えられる。

わが国の低出生体重児の動向，生殖補助医療

　厚生労働省の統計によると，近年の日本では，1 年間の出生数は 100 万人程度で横ばい〜やや減少で推移している。特に注目すべき点として，低出生体重児（出生時の体重が 2,500 g 未満）の割合が増加傾向にある。1975 年では全出生数が約 190 万人，そのうち 5.5%（女），4.7%（男）が低出生体重児であったが，2016 年では約 98 万人の全出生数のうち，10.6%（女），8.3%（男）が低出生体重児である。母体側および子ども側の個別の原因もあげられるが，低出生体重児が増えてきた要因として，高齢出産（父母の平均年齢の上昇），妊娠中の栄養摂取の制限（医学的な理由，美容上の理由），経済的理由（家庭の貧困），妊婦や周辺者の喫煙などがある。わが国において，受胎前や周産期の母親がやせ・低栄養になりやすい現状は，DOHaD の観点から子どもが生活習慣病に罹りやすくなる可能性を示唆している。

　生殖・発生期における栄養環境の重要性については，必ずしも母児に限ったことではない。受精前には母親・父親の体内で配偶子（卵と精子）が形成されて，自然生殖を迎える。受胎前の両親に不適切な栄養（やせ・低栄養，肥満・過栄養）があると，正常な配偶子の形成が低下し，その後の受精・着床や胚発生に支障をきたす可能性が指摘されている。すなわち，父親の栄養環境も同じく重要である。さらには，不妊に悩むカップルが生殖補助医療（assisted reproductive technology：ART）を希望する場合も増えてきた。これは体外受精または顕微受精，卵・精子・受精卵の凍結保存などを用いて，優良な胚を子宮に戻す生殖技術である。わが国で ART による出生児は，2016 年度で 54,110 人となり，その年の出生児全体の約 18 人に 1 人を占めた。こうして ART によって生まれた子どもは累計 50 万人を超えている。しかしながら，最新の不妊治療を用いても，約 1/3 は妊娠に至りにくいのが現状という。このため，ART 技術開発に加えて，受胎前のカッ

プルの食事・栄養を含めた生活習慣の指導が見直されている [6〜8]。生殖細胞の形成，受精，着床，胎児の発育に至る全過程において，適切な栄養環境が欠かせないからである。また，ART と DOHaD の関連性についても注目されており，ART で生まれた子どもは青年期に高血圧の発症リスクが高いと報告されるなど，今後のフォローアップと評価が望まれている。

■ ヒトの発生学と DOHaD 説

ヒト(Homo sapiens)の個体発生は，初期胚，胎芽期(胚子期)，胎児期の３つに分けられる(**図 2**)[9]。卵と精子が融合した受精卵は，１週間くらいで母親の子宮の内壁に着床する。最初の１〜２週は初期胚とよばれ，受精卵が分裂しながら細胞塊を形成する。この時期に異常がおこると，胚は着床できなかったり，その後に生育できずに自然流産になることが多い。また，単胎妊娠が基本であることもヒトの特徴である。

これに続く３〜８週は胎芽期といわれ，身体を構成する器官の原型がつくられる。この器官形成においては，おのおのの器官に特有の形成時期がある。たとえば，心臓，上肢，下肢，上唇などは３〜４週から８週に形成される。脳(中枢神経)は３週から出生近くまで時間をかけて形成される。このため，多くの器官形成が行われる時期(３〜８週)は，環境因子(化学物質，ウイルスなど)の影響をもっとも受けやすいことから臨界期とよばれている。つまり，心臓病，手足の形成異常，口唇・口蓋裂，耳や眼の形成異常，歯の異常など，各器官の先天異常(形態の変化)を生じる可能性がある。

その後の９〜40週(出生)は胎児期とよばれ，身体が大きく発育する。すなわち，胎芽期で形成された各器官が大きくなって，身体全体のサイズが大きくなる。多くの器官が特有の機能を果たせるように成熟する。このため，低栄養になれば身体のサイズや各器官の機能に変化を生じる可能性が高い。

ヒトの低出生体重児の成因は，哺乳類の個体発生に求めることができる。たとえば，ヒトとチョウの個体発生について比べてみる。アゲハチョウは春から秋にかけて外環境に曝されながら発生し，卵，幼虫，サナギ，成虫の４段階の変態をおこす。変態による段階的な発生であるため，環境因子(温度，日長など)に応じて，変態の途中で休止することができる。サナギで休止したとしても，環境が元に戻れば発生を再開していく。

これに比べて，ヒトの胎児は母体と胎盤によって保護されている。外環境に直接に曝されることはない。子宮内に着床したのち，基本的には連続した発生を行う。胎芽期に各器官を小さく形成して，胎児期にその身体全体のサイズを大きくする。このため，低栄養などの環境因子が働けば，身体全体のサイズを小さくして各器官を成熟させることで適応する。その結果，低出生体重児として生まれる。在胎週数の標準に比べて，出生体重が低いという胎児発育不全(または small for gestational age)である。早産児(在胎

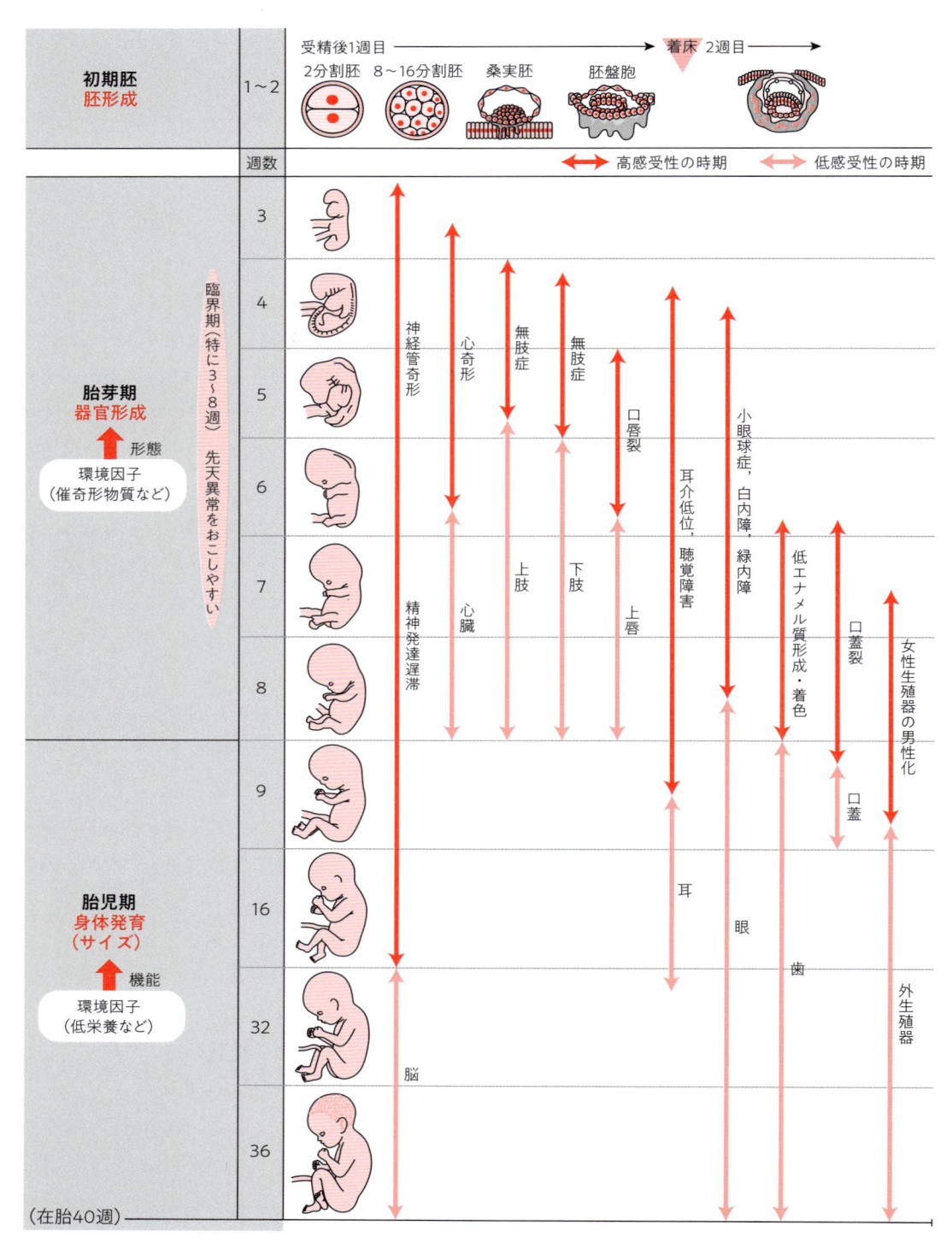

図2　ヒトの個体発生と環境因子の作用

Moore KL, et al：The developing human：clinically oriented embryology, 10th ed, Saunders, 2015[9] をもとに作成

37週未満で出生)の低出生体重とは区別されているが，国内外を問わず，低出生体重児と早産児を明確に区別した人口統計や疫学調査は乏しい。しかし，両者において出生前後に適切な栄養環境を受けにくい点は共通しているので，DOHaD の考え方が適用されている。

栄養・代謝とエピゲノム

　外来性の食事や栄養は，その人の生活環境や生活習慣がもっとも反映されやすい。やせや肥満として現れるが，身体を構成する細胞のなかでは 食事や栄養がエピゲノム[用語1]に作用している。エピゲノムとは，化学修飾されたゲノムを総称し，遺伝子発現の調節を担っている。その時々の栄養がすぐにエピゲノムに影響することはないが，同じ栄養環境が続くと，少しずつエピゲノムの変化として蓄積していく。生物は環境因子に曝されると，それに適応するように自らを変化させる性質をもっている。特定の栄養環境が長期に作用すると，エピゲノムと遺伝子の発現パターンが変わり，新たな性質がつくられる。これが積み重なって，個体差(いわゆる体質)の一部が形成されると考えられている。しかも，DOHaD に関わる出生前後は，栄養環境に対する感受性がもっとも高い時期である。

　とりわけ，栄養・代謝がエピゲノムに影響しやすい分子機序が判明している[10, 11]。エピゲノムには，DNA のメチル化，ヒストン蛋白質の化学修飾などが関わっている。DNA のメチル化では，ゲノムの塩基配列(5'-CG-3')のなかのシトシン(C)にメチル基が付加される。一般に，遺伝子のプロモータがメチル化されると，メチル化 DNA 結合蛋白質が結合して，その遺伝子の発現は抑制される。詳細は他書を参考にされたい[12, 13]。

　ヒストンには4種類の蛋白質(H2A，H2B，H3，H4)が知られており，それぞれ2個ずつの計8個でヌクレオソームを形成し，これに DNA が約1.6周巻きつく。ヒストンの化学修飾には，メチル化，アセチル化，リン酸化などがあり，それぞれのヒストンのなかの特定のアミノ酸に修飾基がつけられる。注目すべきことに，DNA と蛋白質のメチル化に使われるメチル基は,S-アデノシルメチオニンというアミノ酸に由来している。アセチル化に使われるアセチル基は，糖や脂肪酸の代謝産物であるアセチル CoA に由

用語解説 1

エピゲノム 【えぴげのむ】

DNA の塩基配列の変化なしに，遺伝子発現のパターンを調節する分子機構。細胞内のゲノムは，DNA のメチル化，ヒストンの化学修飾，DNA と蛋白質の複合体であるクロマチンの形成を受けており，この修飾されたゲノムをエピゲノムという。特定の環境因子が長期作用すると，それに適応するエピゲノム記憶を生じる。

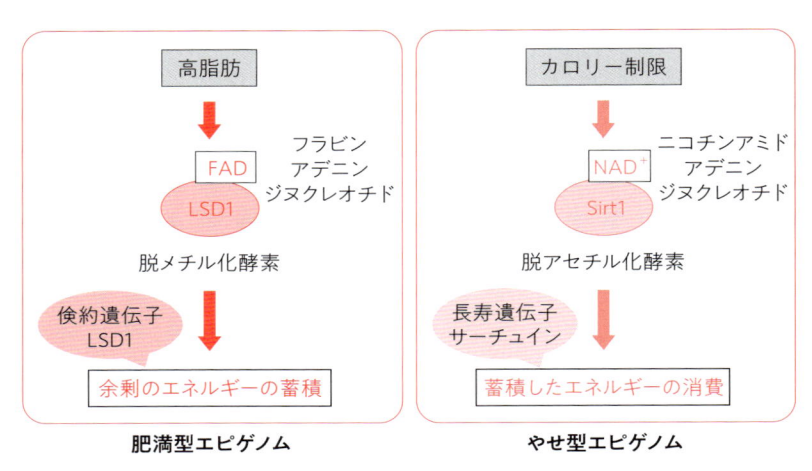

図3　エピゲノム酵素の Sirt1 と LSD1 の働き

来し，リン酸化に使われるリン酸基は，エネルギー分子の ATP に由来する。つまり，これらの修飾基の源は，栄養分を用いて細胞内で合成された代謝物である。このように，食事や栄養，細胞内の代謝経路は，エピゲノムの化学修飾に直接に影響を与える。

　エピゲノムに修飾基をつける修飾酵素があれば，その修飾基をとり除く脱修飾酵素がある。これらの酵素の働きのバランスによって修飾状態が決まっている。たとえば，メチル化酵素は S-アデノシルメチオニンを基質にして，メチル基を DNA やヒストンに付加する。また，アセチル化酵素はアセチル CoA を基質にして，アセチル基を蛋白質につける。他方，エピゲノムの修飾をとり除くために脱アセチル化酵素や脱メチル化酵素が働いており，これらの補酵素として代謝物やビタミンなどが必要である[14]。こうして，エピゲノムに作用する酵素は栄養素と代謝物によって調節されている。低栄養や過栄養，栄養素のバランスが偏っていると，エピゲノムの化学修飾が書き換えられる。エピゲノムの修飾が変わると遺伝子発現のパターンが変わり，その結果，生活習慣病の発症につながりやすいと考えられる。とりわけ，DOHaD に関わる出生前後の時期は栄養環境に対する感受性が高く，エピゲノムを変化させることで長期の低栄養に対して適応性と可塑性を生じると考えられる。さらに一卵性双生児などのスタディによって，出生後も長期の成育環境がエピゲノムに変化をもたらすことが実証されている[15]。

■ 飢餓に働くサーチュイン，肥満を促す LSD1

　栄養と代謝の働きは，連動しなくてはならない。しかし，栄養環境が代謝に関わる遺伝子群の働き方にどう影響するのか，まだ不明の点が多い。毎回の食事の内容や量が変動しても，身体はほぼ一定の状態に保とうとする恒常性を備えている（**図3**）。

飢餓やカロリー制限の場合，ナイアシンに由来するNAD$^+$(nicotinamide adenine dinucleotide)依存性の脱アセチル化酵素Sirt1が活性化され，代謝活性化に関わる転写調節因子PGC-1αを脱アセチル化して，酸化的リン酸化(ミトコンドリア呼吸)を担う遺伝子の発現を促進することが知られている[16, 17]。つまり，細胞内に蓄えていた糖や脂肪を材料にして，ミトコンドリアでエネルギー分子ATPを合成する。飢餓の条件下では，Sirt1が貯蔵したエネルギーを消費するやせ型エピゲノムをつくり，これが続くと"やせればやせる"という状態になる。

他方，われわれの研究グループは，高脂肪摂取の場合，ビタミンB$_2$に由来するFAD(flavin adenine dinucleotide)依存性のリジン脱メチル化酵素LSD1が，余剰のエネルギーを体内に蓄積する肥満型エピゲノムを形成することを明らかにした[18〜20]。マウスで高脂肪食を続けると，LSD1がエネルギー消費遺伝子の発現を抑えて余分な脂肪をため込む結果，肥満を促進する。つまり，"太れば太る"という状態になる。しかも，飢餓時に働くグルココルチコイド，摂食時に働くインスリンによって，LSD1は量的な調節を受けていた。余剰の栄養分があれば，その後の飢餓に備えて蓄えるという機序に関わると考えて，LSD1を肥満(倹約)遺伝子として報告した。このように，発生期にSirt1やLSD1の活性化が長期に続く場合には，代謝遺伝子のエピゲノムと発現パターンが固定化していくことが予想される。詳細は他書を参考にされたい[12〜14]。

腸内細菌叢とエピゲノム

食事・栄養とともに，ヒトの腸内細菌叢(マイクロバイオーム)はDOHaDに関わる要因のひとつに位置づけられてきた。どういう状態が健康と病態に関わるのかなど，その実体はまだ定義されていない。近年のメタゲノムワイド相関解析(metagenome-wide association study：MGWAS)によって，2型糖尿病などの疾患が腸内細菌叢と関連しているという報告が増加している。その他に，肥満，炎症性腸疾患，自己免疫疾患，喘息，精神疾患，がんなど，枚挙に暇がない。しかしながら，MGWASは原因自体を示すものではなく，その多くは間接的な相関であると考えられる。さらには，腸内細菌叢が多種多様な細菌群から構成されるとともに数多くの代謝物を産生しており，それらが体内の各種細胞のエピゲノムに影響する可能性が想定されている。たとえば，酪酸やβ-ヒドロキシ酪酸(ケトン体)などの代謝物は，脱アセチル化酵素を阻害する活性をもっている。

出生後の変化については，①経腟分娩時に母親から腸内細菌叢を獲得する(帝王切開の場合はその伝達がない)，②母乳によってその細菌叢がブーストされる，③生後1歳頃までに細菌叢の変動があり，3〜4年で安定したのちはその状態が持続していく，といわれている[21, 22]。また，母親と子の間に腸内細菌叢の類似性を認めることから，遺伝に近い特徴をもっている。その後，家族のなかで父親が細菌叢のドナーとして加わる

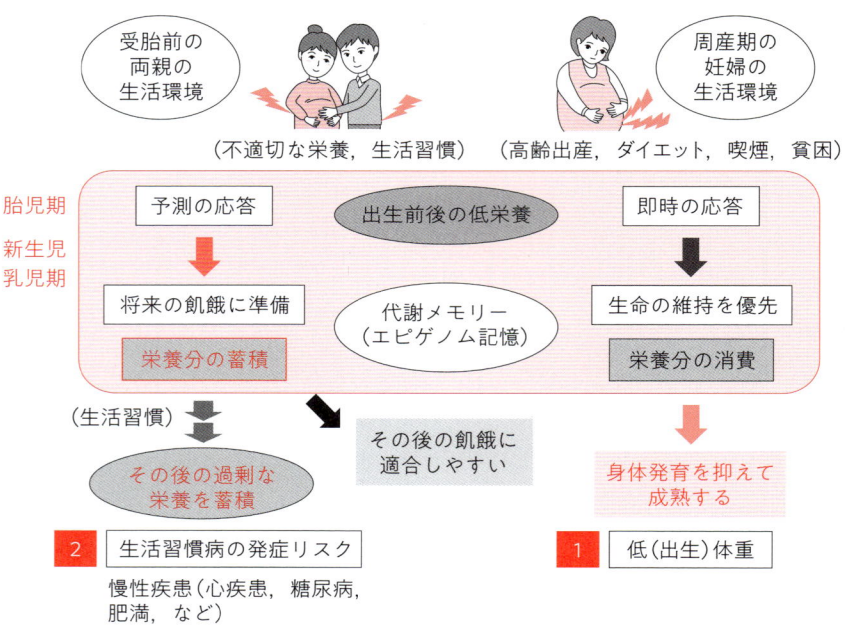

図4　DOHaD とその発生機序のモデル

ことが多い。新生児〜乳幼児期の抗菌薬の投与によって細菌叢に長期の影響が生じるとの報告を鑑みると，とりわけ，感染症のリスクが高い早産児や低出生体重児には臨床上の留意が必要である。腸内細菌叢が DOHaD にどのように関わるのかを解明することは今後の課題である。

DOHaD 説のメカニズムを考察する

最近，エピゲノムや細胞代謝の変化が，多くの慢性疾患や生活習慣病に関わることが判明してきた[10〜12]。本稿の最後に，DOHaD 説（代謝メモリー説）の機序モデルについて考察したい（**図4**）[5, 13, 14]。

胎児や新生児・乳児という周生期[用語2]に低栄養に曝された場合，少なくとも2つの応

用語解説 2

周産期と周生期　【しゅうさんきとしゅうせいき】

出生前後の時期は，母親の観点から周産期，児の観点から周生期とよばれる。内因性の遺伝要因とともに，栄養，化学物質・薬剤，細菌・ウイルス，温度・酸素・メカニカル刺激などの外因性の環境要因が作用する。器官形成や成長・発育の途上では，環境因子に対する感受性が特に高い。

答が時間差をおいて働くと考えられる。①即時の応答として，低栄養においては，生命の維持を優先するために蓄えた栄養分を消費しながらエネルギー分子 ATP を合成する必要がある。身体の成長を抑えて，体内の器官を成熟させる。その結果，小柄で低体重になりやすい。②予測の応答としては，生育環境に食糧が乏しいので，将来の飢餓に備えるために栄養分を蓄える代謝酵素が働きやすいエピゲノムを形成する。将来にわたって飢餓に強い代謝経路をつくるよう細胞が適応する。この 2 つの応答はエネルギーの消費と蓄積という逆向きであるが，即時の応答で生命を維持して，その後の飢餓に対して予測の応答で備えるという順序で作動すると，発生期の飢餓に対する合理的な生存戦略になると考えられる。

　低出生体重児が生後も低栄養の環境におかれれば，飢餓に強い予測の応答は有利に働く。ところが，生後に高栄養の環境におかれると予測は外れて，エネルギー源を蓄えやすい代謝機能が生後の環境に対して不適合になる。豊かな食事に含まれる栄養分は，中性脂肪として皮下や内臓の脂肪組織に蓄積される。必要以上に栄養やカロリーを摂り続けると，それが蓄積して肥満，糖尿病などの生活習慣病に進行しやすいと考えられる。つまり，エピゲノムの記憶は将来の環境に適合すれば有益であるが，一方，不適合になると不利益を生じる。

　さらには，発生期の栄養環境によって，細胞の分化のプログラムが一部修正される可能性が考えられる（**図 1**）。たとえば，骨格筋（速筋と遅筋），脂肪組織（白色脂肪と褐色脂肪）のそれぞれの割合は分化中の栄養状態やホルモンの影響を受けている。速筋が優位になったり白色脂肪が優位になったりすると，エネルギーの消費が減って，蓄積しやすくなる。また，膵臓でインスリンを産生する β 細胞への分化が少なくなると，糖尿病に罹りやすくなる。腎臓のネフロンの形成が減少すれば，腎臓病のリスクは高まる。このように，エピゲノムの記憶が遺伝子の働き方を変えて細胞の分化として固定されると，発生期の栄養環境が生涯にわたって影響する可能性が高い。

　DOHaD 説は，出生前後の環境因子がその後のライフコースの健康と病気のリスクに影響するという，長期の視点からのコンセプトであり，これからの予防医学・健康科学の基礎になることを期待したい。エピゲノムと栄養・代謝物は DOHaD を評価するバイオマーカーとして有力な候補であり，エピゲノムを改善する生活習慣や食事・薬剤は新しい制御法につながる可能性が高いと考えられる。

文献

1)　Roseboom TJ, et al：Effects of prenatal exposure to the Dutch famine on adult disease in later life：an overview. Mol Cell Endocrinol 185：93–98, 2001
2)　Hales CN, et al：The thrifty phenotype hypothesis. Br Med Bull 60：5–20, 2001
3)　Barker DJ, et al：Weight in infancy and death from ischemic heart disease. Lancet 2：577–580, 1989
4)　Syddall HE, et al：Birth weight, infant weight gain, and cause-specific mortality－the Hertfordshire cohort

study. Am J Epidemiol 161：1074–1080, 2005

5) Hanson MA, et al：Early developmental conditioning of later health and disease：physiology or pathophysiology? Physiol Rev 94：1027–1076, 2014

6) Stephenson J, et al：Before the beginning：nutrition and lifestyle in the preconception period and its importance for future health. Lancet 391：1830–1841, 2018

7) Fleming TP, et al：Origins of lifetime health around the time of conception：causes and consequences. Lancet 391：1842–1852, 2018

8) Barker M, et al：Intervention strategies to improve nutrition and health behaviours before conception. Lancet 391：1853–1864, 2018

9) Moore KL, et al：The developing human：clinically oriented embryology, 10th ed, Saunders, 2015

10) Etchegaray JP, et al：Interplay between metabolism and epigenetics：a nuclear adaptation to environmental changes. Mol Cell 62：695–711, 2016

11) van der Knaap JA, et al：Undercover：gene control by metabolites and metabolic enzymes. Genes Dev 30：2345–2369, 2016

12) 中尾光善：驚異のエピジェネティクス～遺伝子がすべてではない !? 生命のプログラムの秘密，羊土社, 2014

13) 中尾光善：環境とエピゲノム―からだは環境によって変わるのか？―，丸善出版, 2018

14) Nakao M, et al：Distinct roles of the NAD$^+$-sirt 1 and FAD-LSD1 pathways in metabolic response and tissue development. Trends Endocrinol Metab（in press）

15) Poulsen P, et al：The epigenetic basis of twin discordance in age-related diseases. Pediatr Res 61：38R–42R, 2007

16) Rodgers JT, et al：Nutrient control of glucose homeostasis through a complex of PGC-1alpha and SIRT1. Nature 434：113–118, 2005

17) Guarente L, et al：Genetic pathways that regulate ageing in model organisms. Nature 408：255–262, 2000

18) Shi Y, et al：Histone demethylation mediated by the nuclear amine oxidase homolog LSD1. Cell 119：941–953, 2004

19) Hino S, et al：FAD-dependent lysine demethylase LSD1 regulates cellular energy expenditure. Nat Commun 3：758, 2012

20) Anan K, et al：LSD1 mediates metabolic reprogramming by glucocorticoids during myogenic differentiation. Nucleic Acids Res 46：5441–5454, 2018

21) Schmidt TS, et al：The Human Gut Microbiome：From Association to Modulation. Cell 172：1198–1215, 2018

22) Ferretti P, et al：Mother-to-Infant Microbial Transmission from Different Body Sites Shapes the Developing Infant Gut Microbiome. Cell Host Microbe 24：133–145, 2018

メタボリック症候群のリスク

中野 有也

Point　低出生体重児では，成人期にインスリン抵抗性をきたしやすく，高血圧や脂質代謝異常症を生じやすいなど，メタボリック症候群発症リスクが高いことが知られている。そのリスクの少なくとも一部は，「子宮内や生後早期の成育環境が将来の疾病リスクを決定する」という，いわゆる Developmental Origins of Health and Disease（DOHaD）説により説明され得るが，その詳細なメカニズムはいまだ不明である。低出生体重児では，成長のポテンシャルの低下（低身長）や体組成の変化（筋肉量の減少）が生じやすく，このような「倹約表現型」が将来のメタボリック症候群発症リスクと関係している可能性がある。体格が小柄で必ずしも肥満を伴わず，見た目はやせ型でも内臓脂肪蓄積が生じやすい低出生体重児では，現行の腹囲を基準としたメタボリック症候群診断基準に当てはめた場合に，ハイリスク症例を見逃してしまう可能性があることに留意しなければならない。

メタボリック症候群と DOHaD 説

　メタボリック症候群の診断基準は小児と成人で異なるが（**表1**）[1, 2]，その病態の中心は内臓脂肪蓄積および，それと関連したインスリン抵抗性を背景として，高血糖，高血圧，脂質異常症などの生活習慣病に複数罹患した状態である。1980 年代後半〜 1990 年代初頭に，「低出生体重児は将来メタボリック症候群を発症するリスクが高い」ことが相次いで報告された。たとえば Barker らは，1920 〜 1930 年に Hertfordshire で生まれた 407 名の男性と，1935 〜 1943 年に Preston で生まれた男女 266 名を対象にメタボリック症候群の罹患率を調査し，低出生体重児の成人期メタボリック症候群の罹患率は 30% 程度と明らかに高いことを報告した[3]。このような疫学的事実は，第二次世界大戦末期である 1944 年 11 月から約半年間続いた "Dutch famine" に曝露された妊婦から出生した児における追跡調査からも確認された[4]。近年，このような疫学的事実を基盤として発展し

表1　わが国におけるメタボリック症候群の診断基準

1. 日本人小児メタボリック症候群の診断基準(6 ～ 15 歳に適応)

●必須項目：腹囲 80 cm 以上
　・腹囲／身長比>0.5 の場合には本基準に該当するものと判断する
　・小学生では腹囲 75 cm 以上の場合に本基準に該当するものと判断する
●上記必須項目に加えて，以下の 3 項目のうち 2 項目以上を満たす場合にメタボリック症候群と診断する
　①血清脂質 中性脂肪 130 mg/dL 以上，かつ／または HDL コレステロール 40 mg/dL 未満
　②血圧 収縮期血圧 125 mmHg 以上，かつ／または 拡張期血圧 70 mmHg 以上
　③空腹時血糖 100 mg/dL 以上
　・上記基準は空腹時採血の基準であるが，食後採血の場合には，食後 2 時間以降に中性脂肪 150 mg/dL 以上，血糖 100 mg/dL 以上を有所見とする

2. 日本におけるメタボリック症候群の診断基準

●必須項目：ウエスト周囲長 男性 85 cm 以上，女性 90 cm 以上(内臓脂肪面積として男女とも 100 cm^2 以上に相当)
　・CT スキャンなどで内臓脂肪量測定を行うことが望ましい
　・ウエスト径は立位，軽呼気時，臍レベルで測定する
●上記必須項目に加えて，以下の 3 項目のうち 2 項目以上を満たす場合にメタボリック症候群と診断する
　①脂質異常 中性脂肪 150 mg/dL 以上，かつ／または HDL コレステロール 40 mg/dL 未満(男女とも)
　②血圧 収縮期血圧 130 mmHg 以上，かつ／または 拡張期血圧 85 mmHg 以上
　③空腹時血糖 110 mg/dL 以上
　・糖尿病や高脂血症に対して薬物治療を受けている場合は，それぞれの項目に含める

日本肥満学会(編)：第 5 章 メタボリックシンドローム. 肥満症診療ガイドライン 2016, ライフサイエンス出版, 71–77, 2016[1]／大関武彦：小児のメタボリックシンドローム概念と日本人小児の診断基準. 循環器疾患など生活習慣病対策総合研究事業「小児期メタボリック症候群の概念・病態・診断基準の確立及び効果的介入に関するコホート研究」平成 19 年度総合研究報告書, 1–4, 2008[2]より引用，一部改変

た Developmental Origins of Health and Disease(DOHaD)説により，「子宮内や生後早期の成育環境は，児の成人期の体質や疾病リスクを変化させる」ことが明らかとなってきた[5]。これまで生活習慣病の発症リスクは遺伝的要因と生活習慣により規定されると考えられてきたが，第 3 の因子として子宮内や生後早期の環境も重要であることが認識されるようになったのである。

　低出生体重児において，メタボリック症候群の発症リスクが増加する詳細なメカニズムはいまだ不明である。低出生体重児の主な原因である胎児発育不全は，子宮内の低栄養環境や胎盤からの血流不足などによって引きおこされる。このような環境に曝露された胎児は，出生後の低栄養環境を予測し，そのような環境で成育するのに適した体質を獲得するため，遺伝子の発現部位を変化させる(predictive adaptive response)。このような「エネルギー倹約型」の体質を獲得した低出生体重児の多くは，現在の飽食の時代にあっては，生後の成長過程で相対的に過栄養状態となるため，肥満やメタボリック症候群を罹患しやすくなると考えられている。実際に疫学的調査の結果から，低出生体重児のなかでも出生後の成長が急進である場合に将来のメタボリック症候群発症のリスクが高いことが示唆されており，子宮内と生後の栄養環境のミスマッチがその将来の疾病リスク形成にとって重要であることが DOHaD 説では強調されている(適合・不適合パラダイム，**図**)。

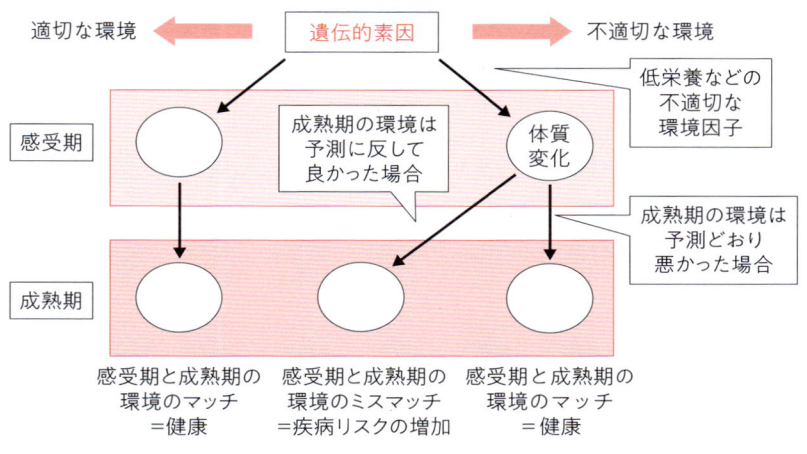

図　適合・不適合パラダイム

低出生体重児の成長の特徴と倹約表現型

1. 成長のポテンシャル低下

在胎期間に対して出生時の体格が小さい，いわゆる small for gestational age（SGA）児では，生後の成長のポテンシャルの低下により低身長となるリスクが高いことがよく知られている（SGA 性低身長症）。また，超早産児の身長は成人期になっても正期産正常体重児のレベルに到達せず低いままであることもわかっている[6]。さらに，わが国においても，低出生体重児の割合の増加は成人期の身長の低下と強く相関していることが報告されており[7]，板橋らが実施した研究では，極低出生体重児の成人期の体格は小柄であることが確認されている（**表 2**）[8]。

2. 体組成の変化

早産低出生体重児では，分娩予定日に除脂肪体重の減少および体脂肪率の上昇が生じやすい[9]。また SGA 児の catch-up growth では，筋肉量の増加よりも体脂肪蓄積が優先しやすい傾向があることも知られている[10]。極低出生体重児の成人期の体組成を評価した別の報告では，極低出生体重児は若年成人期に正期産児と比較して除脂肪体重が少ないことが示されており[11]，低出生体重児の成長の質の変化の少なくとも一部は，成人期まで継承されていく可能性があると考えられる。

3. 倹約表現型とメタボリック症候群

前述のように，低出生体重児におけるメタボリック症候群のリスク上昇は，エネルギー倹約型の体質（倹約表現型）と大きく関係していることが推測されている。筋肉量を減少させ小柄でいることは基礎代謝の減少につながるため，それは倹約表現型として理にかなった体質であるといえる。そして余剰となるエネルギーがあれば，筋肉を増やすことなく，体脂肪を蓄積することで栄養不足に備えることができる。実際に，極低出生

表2　極低出生体重児の青年期の体格—正期産正常体重児との比較—

		極低出生体重児(n = 29)	正期産正常体重児(n = 21)	p 値	p 値*
性別(男／女)		14/15	4/17	0.042	
出生時	在胎期間(週)	28.7(25.4, 31.2)	39.4(38.9, 40.0)	< 0.001	< 0.001
	出生体重(g)	994(673, 1,295)	3,120(2,973, 3,280)	< 0.001	< 0.001
青年期	年齢(歳)	21.0(20.3, 22.0)	20.4(20.2, 20.6)	0.010	
	体重 SD スコア	− 1.3(− 1.9, − 0.3)	0.4(− 0.3, 1.4)	< 0.001	0.016
	身長 SD スコア	− 0.8(− 1.7, − 0.3)	0.3(− 0.3, 1.1)	< 0.001	0.005
	BMI(kg/m²)	19.1(17.2, 21.6)	21.0(19.1, 22.7)	0.010	0.327

それぞれの値は，中央値(25 パーセンタイル，75 パーセンタイル)
*性別および年齢を調整して検討
森 臨太郎:成育疾患克服等総合研究事業「低出生体重児の発症機序及び長期予後の解明に関する研究」
(極低出生体重児の超長期予後—フォローアップ施設を中心とした後ろ向き研究(研究開発分担者 板橋
家頭夫)，平成 26-28 年度 活動総括内容, 2016[8])より引用，一部改変

体重児では成人期に筋肉量減少を反映して基礎代謝量が減少しており，成人期の筋肉量は生後数週間の栄養摂取量と相関することも示されている[11]。

　低出生体重児のメタボリック症候群の発症メカニズムは，肥満を介してインスリン抵抗性が惹起され，そこから糖尿病や高脂血症，高血圧を発症していくという通常の形とはやや異なる様相を呈していることも特記すべき事項である。もちろん，将来，肥満となる低出生体重児もいるが，その一方で，小柄で見た目は肥満ではないにも関わらず，メタボリック症候群のコンポーネントを複数もつような症例も多いからである。実際に，出生体重と将来の過体重リスクを調査した報告では，低出生体重児は将来，過体重となるリスクはむしろ低く，過去の報告をみると出生体重と将来の体重との間には正の相関を示すことを報告する論文が大半となっている[12]。また低出生体重児では，生後早期から内臓脂肪蓄積や異所性脂肪沈着が生じやすいことも知られている[13, 14]。

■ 低出生体重児とメタボリック症候群リスク

1. インスリン抵抗性およびインスリン分泌能

　極低出生体重児を対象とした大規模なコホート研究によると，さまざまな交絡因子を調整しても，極低出生体重児で生まれた青年はインスリン感受性の低下が生じやすいことが示唆されている[15]。また最近のメタ解析によれば，早産低出生体重児は SGA の有無に関わらずインスリン抵抗性のリスクを有するが，年齢とともに早産の影響は減弱し，思春期や青年期では児の体脂肪量とより強く相関する傾向にあるという[16]。一方で，最近は早産低出生体重児の膵臓でのインスリン分泌能の低下に着目した報告も散見される。ヒツジを用いた早産と膵組織の発達についての基礎研究では，早産が成人期の膵 β 細胞量の減少と関係していることが示されている[17]。

2. 高血圧

　早産児や極低出生体重児では，青年期の収縮期血圧が高いことも示されている[18]。双胎を対象とした研究によると，高血圧のリスクは遺伝的な背景や家庭環境，成人期のbody mass index（BMI）とは関係なく，より出生体重が小さかった場合に高いという[19]。このような報告は，遺伝的な影響よりは感受期（胎児期や生後早期などの発達期）の環境が，高血圧発症に関与している可能性を推測させる。たとえば，低出生体重児における慢性腎臓病や高血圧発症リスク増加と関係して，低出生体重児におけるネフロン数減少に着目した以下のようなメカニズムが考えられている。すなわち，「低出生体重児では少ないネフロン数を背景として，糸球体濾過量を維持するため，1個あたりのネフロンでは過濾過の状態となっており，それが原因で加齢とともに蛋白尿や高血圧が出現する」というhyperfiltration理論である[20]。また，出生体重が1,850 g未満で出生した早産低出生体重児の若年成人期の心臓MRI検査で，心筋の容積が大きく，左右の心室径が短く，心機能が劣っていることが示されている[21]。このような知見から総合的に考えれば，低出生体重児における血圧上昇のリスクはインスリン抵抗性との関係のみならず，慢性腎臓病や心機能，血管弾性などさまざまな要因の影響を受けて規定されているものと推測される。

3. 脂質代謝異常症

　早産児は正期産児と比較して，成人期のLDL（low density lipoprotein）コレステロールが高値であることが報告されている[22]。別の報告では，極低出生体重児では青年期のカイロミクロン中の中性脂肪が高いことが示されており，これはその後の心血管系疾患のリスク因子となり得ると推測されている[23]。わが国においても，板橋らの研究において，極低出生体重児では成人期に超悪玉コレステロールとよばれるsd-LDL（small-dense LDL）コレステロールが有意に高値となることが示された（**表3**）[8]。

低出生体重児のメタボリック症候群への対応で注意すべき点

　低出生体重児では，見た目は肥満でない場合にも，①筋肉量が少なく体脂肪率が高い，②内臓脂肪や異所性脂肪が多い，などの傾向があり，そのことを加味してリスク評価を行う必要があるといえるだろう。すなわち，現在の腹囲を基準としたメタボリック症候群の診断基準に当てはめた場合，ハイリスク症例を見逃してしまう可能性を考慮しなくてはならない。ハイリスク症例と考えられる場合には，腹囲身長比やCT検査を用いた内臓脂肪量評価，体組成評価（筋肉量および体脂肪量の評価）などを積極的に行い，仮に見た目の体型がやせ型であったとしても，糖尿病や脂質代謝異常症，高血圧のハイリスク群として認識すべきであろう。現在のところ，低出生体重児におけるメタボリック症候群リスクを考慮したフォローアップ指針は定まっていないが，特にリスクが高いと考

表 3　極低出生体重児の青年期の血清脂質

	極低出生体重児(n = 29)	正期産正常体重児(n = 21)	p 値	p 値*
総コレステロール(mg/dL)	167(148, 196)	183(145, 196)	0.774	0.527
LDL コレステロール(mg/dL)	94(86, 122)	99(76, 118)	0.774	0.306
HDL コレステロール(mg/dL)	63(49, 67)	67(54, 77)	0.310	0.227
中性脂肪(mg/dL)	78(54, 111)	61(43, 77)	0.390	0.014
sd-LDL コレステロール(mg/dL)	24.2(18.2, 34.4)	20.2(16.4, 26.1)	0.045	0.030
adiponectin(μg/mL)	7.0(6.1, 9.8)	7.2(5.3, 9.5)	0.774	0.604
HMW-ad(μg/mL)	3.3(2.6, 5.4)	3.0(1.5, 4.5)	0.774	0.255
leptin(ng/mL)	7.1(3.8, 12.0)	11.6(8.9, 16.3)	0.045	0.938

それぞれの値は, 中央値(25 パーセンタイル, 75 パーセンタイル)
*性別および年齢を調整して検討
LDL：low density lipoprotein, HDL：high density lipoprotein, HMW-ad：high-molecular-weight adiponectin
森 臨太郎：成育疾患克服等総合研究事業「低出生体重児の発症機序及び長期予後の解明に関する研究」(極低出生体重児の超長期予後ーフォローアップ施設を中心とした後ろ向き研究(研究開発分担者 板橋家頭夫), 平成 26-28 年度 活動総括内容, 2016[8])

えられる極低出生体重児などの未熟性の強い児に関しては, 早期にそのような指針が策定されることが強く望まれる。

文献

1) 日本肥満学会(編)：第 5 章 メタボリックシンドローム. 肥満症診療ガイドライン 2016, ライフサイエンス出版, 71–77, 2016
2) 大関武彦：小児のメタボリックシンドローム概念と日本人小児の診断基準. 循環器疾患など生活習慣病対策総合研究事業「小児期メタボリック症候群の概念・病態・診断基準の確立及び効果的介入に関するコホート研究」平成 19 年度総合研究報告書, 1–4, 2008
3) Barker DJ, et al：Type 2 (non-insulin-dependent) diabetes mellitus, hypertension and hyperlipidaemia (syndrome X)：relation to reduced fetal growth. Diabetologia 36：62–67, 1993
4) Roseboom T, et al：The Dutch famine and its long-term consequences for adult health. Early Hum Dev 82：485–491, 2006
5) Gluckman PD, et al：Early life events and their consequences for later disease：a life history and evolutionary perspective. Am J Hum Biol 19：1–19, 2007
6) Roberts G, et al：Long-term growth and general health for the tiniest of most immature infants. Semin Fetal Neonatal Med 19：118–124, 2014
7) Morisaki N, et al：Ecological analysis of secular trends in low birth weight births and adult height in Japan. J Epidemiol Community Health 71：1014–1018, 2017
8) 森 臨太郎：成育疾患克服等総合研究事業「低出生体重児の発症機序及び長期予後の解明に関する研究」(極低出生体重児の超長期予後ーフォローアップ施設を中心とした後ろ向き研究(研究開発分担者 板橋家頭夫), 平成 26-28 年度 活動総括内容, 2016
9) Johnson MJ, et al：Preterm birth and body composition at term equivalent age：a systematic review and meta-analysis. Pediatrics 130：e640–e649, 2012
10) Modi N, et al：Determinants of adiposity during preweaning postnatal growth in appropriately grown and growth-restricted term infants. Pediatr Res 60：345–348, 2006
11) Matinolli HM, et al：Early protein intake is associated with body composition and resting energy expenditure in young adults born with very low birth weight. J Nutr 145：2084–2091, 2015
12) Harder T, et al：Where is the evidence that low birth weight leads to obesity? Lancet 369：1859, 2007

13) Thomas EL, et al：Aberrant adiposity and ectopic lipid deposition characterize the adult phenotype of the preterm infant. Pediatr Res 70：507–512, 2011

14) Rolfe Ede L, et al：Association between birth weight and visceral fat in adults. Am J Clin Nutr 92：347–352, 2010

15) Hovi P, et al：Glucose regulation in young adults with very low birth weight. N Engl J Med 356：2053–2063, 2007

16) Tinnion R, et al：Preterm birth and subsequent insulin sensitivity：a systematic review. Arch Dis Child 99：362–368, 2014

17) Bansal A, et al：Glucocorticoid-induced preterm birth and neonatal hyperglycemia alter ovine β -cell development. Endocrinology 156：3763–3776, 2015

18) de Jong F, et al：Systematic review and meta-analysis of preterm birth and later systolic blood pressure. Hypertension 59：226–234, 2012

19) Bergvall N, et al：Genetic and shared environmental factors do not confound the association between birth weight and hypertension：a study among Swedish twins. Circulation 115：2931–2938, 2007

20) Carmody JB, et al：Short-term gestation, long-term risk：prematurity and chronic kidney disease. Pediatrics 131：1168–1179, 2013

21) Lewandowski AJ, et al：Preterm heart in adult life：cardiovascular magnetic resonance reveals distinct differences in left ventricular mass, geometry, and function. Circulation 127：197–206, 2013

22) Parkinson JR, et al：Preterm birth and the metabolic syndrome in adult life：a systematic review and meta-analysis. Pediatrics 131：e1240–e1263, 2013

23) Hovi P, et al：Lipoprotein subclass profiles in young adults born preterm at very low birth weight. Lipids Health Dis 12：57, 2013

慢性腎臓病のリスク

阿部 祥英

Point　Developmental Origins of Health and Disease(DOHaD)と腎疾患に関して，Brenner らはネフロン数が高血圧や慢性腎疾患の進行を決定づけると提唱した。低出生体重たらしめる胎生期の変化は成人期のネフロン数の減少，高血圧，腎疾患を惹起すると考えられ，早産児や低出生体重児は将来の慢性腎臓病(CKD)発症の危険因子である。

　CKD の有無は，血圧，血清クレアチニン(Cr)値，シスタチン C 値，蛋白尿の有無，腎サイズにより総合的に評価する。血清 Cr 値や腎サイズの基準値は年齢，性別，身長により異なり，成人の基準値よりも低値であることに注意が必要である。

　早産児や低出生体重児の AYA 世代に達するまでの腎合併症を予測し，CKD の重症化を防げれば，彼らの quality of life(QOL)を高められるほか，preemptive medicine(先制医療)が実現され，社会貢献につながる可能性がある。

はじめに

　新生児医療の進歩に伴い，その主眼は早産児，低出生体重児の救命から，患児の合併症の軽減や，AYA(adolescent and young adult)世代における QOL の向上へと移行している[1]。

　ヒト胎児において栄養供給制限に対する適応の結果，永久的な身体構造，代謝の変化が惹起され，これが将来の高血圧，冠動脈疾患，糖尿病の起源になり得るという，いわゆる Barker 仮説を契機に，胎生期から乳幼児期に至る発達期の環境が成人期あるいは老年期における多種多様な非感染性疾患(non-communicable diseases：NCDs)の発症リスクに影響する可能性が報告され，Developmental Origins of Health and Disease(DOHaD)という概念が提唱された[2, 3]。

　DOHaD の腎疾患との関連については，Brenner らがネフロン数は高血圧や慢性腎疾

患の進行を決定づけると提唱し，生後の健康や疾病が胎児期の環境で規定されるというプログラミングや DNA の塩基配列によらない遺伝情報の発現制御，いわゆるエピジェネティクスも生後の腎疾患に関わることが指摘されている[4, 5]。つまり，低出生体重たらしめる胎生期の変化が成人期のネフロン数の減少，高血圧，腎疾患を惹起すると考えられる[6]。よって，早産児，低出生体重児が AYA 世代に達するまでの腎合併症を予測し，早期に介入することで慢性腎臓病(chronic kidney disease：CKD)[用語1]の重症化を防ぐことができれば，彼らの quality of life(QOL)を高められる可能性がある。わが国の人口動態統計によると，毎年出生数が減少しているにも関わらず低出生体重児の割合が約 10% で維持されており[7]，早産児，低出生体重児に対する医療の重要性は今後もますます高まるに違いないと思われる。

　本稿では，早産児，低出生体重児における CKD の診断に至るまでの過程や注意事項を中心に概説し，治療の詳細に関しては他書に譲る。

慢性腎臓病診断基準[8]

以下に示す①，②のいずれか，または両方が 3 か月以上持続することで診断する。
①尿異常，画像診断，血液，病理で腎障害の存在が明らか，特に 0.15 g/gCr 以上の蛋白尿(30 mg/gCr 以上のアルブミン尿)の存在が重要
②糸球体濾過量(glomerular filtration rate：GFR)< 60 mL/ 分 /1.73 m^2
　表 1[9]に，小児 CKD のステージ分類(2 歳以上)を示す。なお，早産，低出生体重は将来の CKD 発症と関連するため，危険因子として扱うことがガイドラインでも推奨されている[8]。

正常な腎の発生・発達の概要

　成人の腎重量は約 150 g，長径は 11.5 cm であるが，正期産児では出生時約 12.5 g，長径は約 4.5 cm である[10, 11]。成人における糸球体の直径は約 200 μm であり，髄質部の

用語解説 1

慢性腎臓病　【まんせいじんぞうびょう】

CKD の定義は，成人領域も小児領域も変わらない。しかし，CKD の原疾患は，成人では生活習慣病が主体であるのに対して，小児では先天性腎尿路異常(congenital anomalies of the kidney and urinary tract：CAKUT)が多数を占める。その表現型は多彩で，低形成腎，腎盂尿管移行部狭窄，膀胱尿管逆流現象などからなり，検尿のみでは検出が困難であることを知らなくてはならない。

表1　小児慢性腎臓病（CKD）のステージ分類（2歳以上）

病期ステージ	重症度の説明	GFR（mL/min/1.73 m^2）	治療
1	腎障害は存在するが GFR は正常または亢進	≧ 90	
2	腎障害が存在し，GFR 軽度低下	60 〜 89	移植治療が行われている場合は 1-5T
3	GFR 中等度低下	30 〜 59	
4	GFR 高度低下	15 〜 29	
5	末期腎不全	<15（または透析）	透析治療が行われている場合は 5D

GFR：糸球体濾過量　腎障害：蛋白尿，尿異常，画像検査での腎形態異常，病理の異常所見などを意味する。
日本腎臓学会（編）：エビデンスに基づく CKD 診療ガイドライン 2013, 東京医学社, 2013　https://cdn.jsn.or.jp/guideline/pdf/CKD_evidence2013/16honbun.pdf　2019.2.7 アクセス[9]より引用，一部改変

直径がもっとも大きいが，新生児における糸球体の直径は約 110 μm である。左右それぞれの腎臓には約 60 万〜 120 万個のネフロンが存在し，胎生 4 〜 5 週に発生がはじまり，胎生約 9 週までには機能しはじめる。数百の遺伝子が関与し，出生時には形態が完成するが，ネフロンの 60% は妊娠後期に形成され，最終的なネフロン数は胎生 34 〜 36 週に決定される[11, 12]。生後もネフロンは成長を続けて大きくなるが，ネフロン数は変化しない。つまり，生後から成人期にかけて，加齢，種々の疾患，外傷，外科的切除などでネフロン数が減ることはあっても増えることはないと考えられている[13]。

ネフロン数の減少に関わる因子

　早産児，低出生体重児において CKD の進展に関与する背景因子は多彩である（図1）[14〜16]。小児診療において臨床的にネフロン数減少の可能性を容易に検出できるもの，つまり，問診，周産期情報，母子健康手帳の記録で得られる情報と関連するものから先に述べる。

　女性は男性よりもネフロン数が少ないとされる。また，オーストラリア先住民では出生時からネフロン数が少ない[13, 17]。

　早産，低出生体重，胎児発育不全（fetal growth restriction：FGR）も腎発生に影響する[4]。FGR を認めた児ではネフロン数は少ない[18]。在胎 24 〜 27 週で出生した超低出生体重児の剖検例では，出生後も腎発生は続くが，糸球体数は少なく，腎不全があるとその数はさらに減少することが判明している[19]。また早産で small for gestational age（SGA）児では，在胎週数によって腎サイズが異なる。在胎 36 週より大きければ，腎サイズは appropriate for gestational age（AGA）児と同様か少し大きくなり，在胎 36 週以下では生後 6 か月まで AGA 児より腎サイズは小さく，在胎 28 〜 34 週では生後 2 年の時点でも AGA 児より腎サイズが小さい[20]。ヒトの剖検例の検討では，ネ

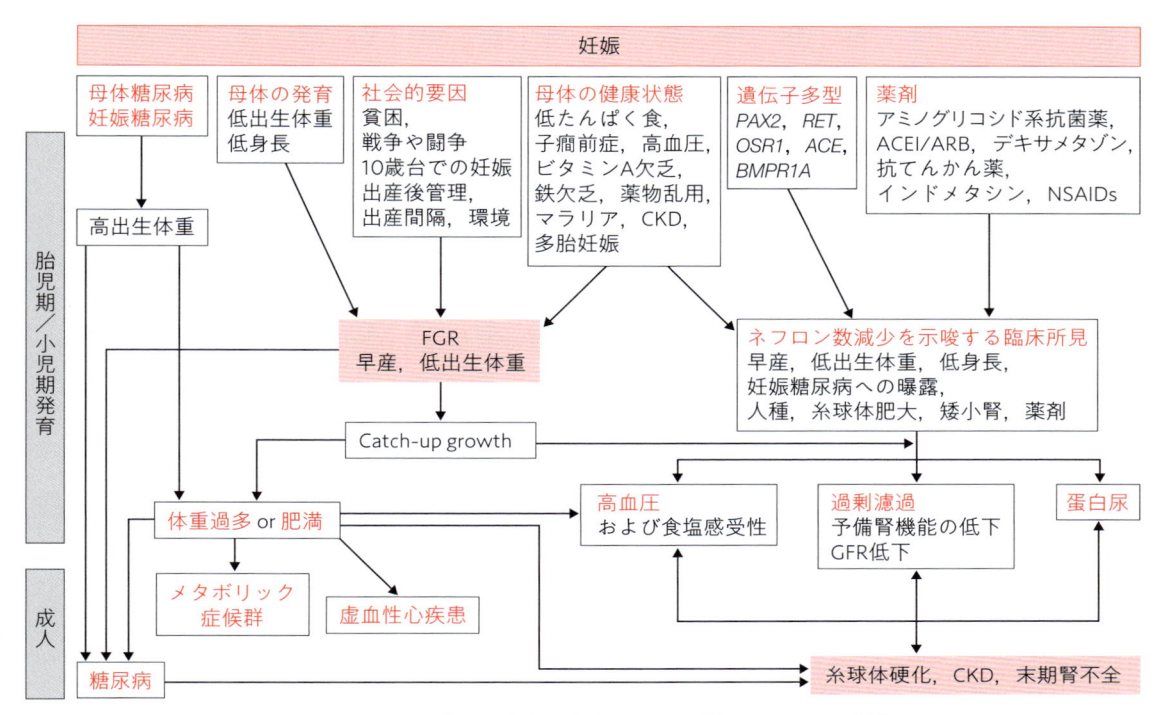

図1 ヒトの発達と腎疾患と高血圧発症に影響する因子の関連

CKD：慢性腎臓病，ACEI：アンジオテンシン変換酵素阻害薬，ARB：アンジオテンシンⅡ受容体拮抗薬，FGR：胎児発育不全，GFR：糸球体濾過量

阿部祥英：出生前および出生後における高血圧のプログラミングと腎．周産期医 42：1185–1187, 2012[14]，Luyckx VA, et al：Effect of fetal and child health on kidney development and long-term risk of hypertension and kidney disease. Lancet 382：273–283, 2013[15]，池住洋平：低出生体重児と臓器障害（DOHaD 説）．日内会誌 107：1385–1390, 2018[16]をもとに著者作成

フロン数は出生体重と比例関係にあり，出生体重が1 kg 増えるごとにネフロン数は26,000〜30,000 個増えることが示されている。また，成人におけるネフロン数と糸球体体積は反比例する。つまり，ネフロン数が少ないと糸球体体積は大きくなり，4.9〜6.7倍の差が生じる。糸球体体積の大きさに関連する因子としては，体表面積，body mass index（BMI），糸球体数，出生体重，高血圧があげられている[17, 21]。ネフロン数の減少は代償性の糸球体肥大と関わり，高血圧，糸球体硬化へと進展する。これによってCKDへと進展し，さらにネフロン数が減少するという悪循環がはじまる[22]。

　周産期の診療で投与される可能性があり，ネフロン数を減少させ得る薬剤には，細菌感染症に対するアミノグリコシド系抗菌薬，動脈管開存症に対するプロスタグランジン合成阻害薬（インドメタシン），胎児の肺成熟を促すため母体に投与されるデキサメタゾンがある。また，妊婦へのアンジオテンシン変換酵素阻害薬（angiotensin converting enzyme inhibitor：ACEI）投与は胎児の正常な腎発生を阻害し，非ステロイド性抗炎症薬（nonsteroidal anti-inflammatory drugs：NSAIDs）もネフロン数減少に影響する[23, 24]。

よって，これら薬剤の投与歴は児の CKD 危険因子として考慮されるべきである。

　次に，ネフロン数の減少に関わる上記以外の因子で，分子生物学的機序が報告されているものについて述べる。

　ビタミン A は細胞増殖，分化，免疫能，アポトーシスを調節し，腎臓はその標的臓器である。動物においては軽度のビタミン A 欠乏でもネフロン数が約 20% 減少することが知られている [25]。

　レニン・アンジオテンシン系（renin-angiotensin system：RAS）も腎発生に重要な役割を担っており，その抑制は特に尿細管の発生に障害を与える。レニンは胎盤通過性がなく，胎児側に RAS に関わる遺伝的異常があると renal tubular dysgenesis を呈することが知られている [23, 26, 27]。

　腎疾患には DNA の塩基配列によらない遺伝情報の発現制御，いわゆるエピジェネティクスの関与も指摘されている。ヒトゲノム上の遺伝子の多くは，子宮内環境などの影響で DNA が修飾を受け，DNA メチル化，ヒストン蛋白修飾，クロマチン構造変換により，発現する遺伝情報が変化して表現型に影響する [5]。出生体重と高血圧に関するエピジェネティクス変化の影響は all-or-none ではなく，比例関係にあると報告されている [28, 29]。また胎児期のみならず，正常な子宮内発育を遂げて出生しても，生後の環境もプログラミングに関わると考えられている [30]。現時点では，エピジェネティックな変化が CKD の進行に重要な役割をもつと考えられており，実際に妊娠後期の母体低栄養や胎盤機能不全がエピゲノム（DNA 塩基配列以外の遺伝情報）を変化させ，アポトーシスを抑制する Pax-2 や Bcl-2 の不活化，アポトーシスを誘導する p53，Bax，Caspase-3 の活性化のほか，RAS の抑制，胎盤酵素の 11β-hydroxysteroid dehydrogenase type 2（11β-HSD2）の低下などが介在することが報告されている [5, 31~33]（**図 2**）[14]。

　ミトコンドリア病では，Masson trichrome 染色で赤色顆粒状に濃染する granular swollen epithelial cells（GSECs）が尿細管や集合管上皮で観察されることが特異的な所見である。近年，ミトコンドリア DNA に変異を有する（3243 A ＞ G）患者と同様，巣状糸球体硬化症に至った低出生体重児の成人期の腎生検所見において GSECs が観察された [34]。低出生体重児に合併する CKD に腎のミトコンドリア障害や機能異常が関わることを示唆する興味深い報告である。

■ 早産児，低出生体重児の慢性腎臓病の検出

　前述したように，早産児，低出生体重児は CKD に罹患しやすいと考えられる。しかし，CKD の発症時期は症例によって異なり，その予測は困難で統一的見解はない。さらに，蛋白尿や高血圧の出現前に ACEI やアンジオテンシン II 受容体拮抗薬（angiotensin II

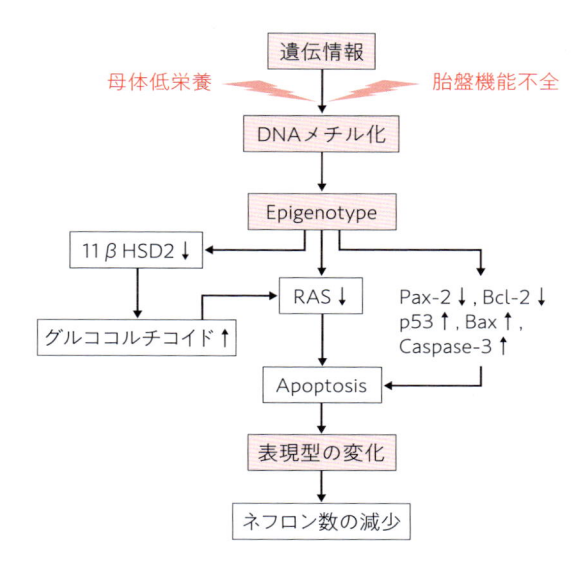

遺伝情報

母体低栄養 　　　　　胎盤機能不全

DNAメチル化

Epigenotype

11βHSD2↓

RAS↓　　Pax-2↓, Bcl-2↓
　　　　　p53↑, Bax↑,
　　　　　Caspase-3↑

グルココルチコイド↑

Apoptosis

表現型の変化

ネフロン数の減少

**図2　ネフロン数減少におけるエピジェネ
ティクスの関与**
阿部祥英：出生前および出生後における高
血圧のプログラミングと腎. 周産期医 42：
1185-1187, 2012[14] より引用，一部改変

receptor blocker：ARB）を予防的に投与することが妥当かどうかのエビデンスはない。
よって現状においては発症を予防する手立てはなく，蛋白尿や腎機能障害を早期に発見
することが重要である。

　フォローアップ外来においては，少なくとも血圧，血清 Cr 値，シスタチン C 値，蛋白
尿の有無，腎サイズの測定により CKD の有無を評価できる。なお，肉眼的血尿の既往が
なく，蛋白尿，腎機能障害，高血圧症を伴わない顕微鏡的血尿の場合，超音波検査や他
の画像検査などで尿路結石や悪性腫瘍が否定されていれば，治療的介入は要さない[35]。

　CKD の診断基準と小児 CKD のステージ分類については前述した。診断にあたっては，
血清 Cr 値の評価が重要である。**表 2**[36] に示すように，血清 Cr 値の基準値は年齢と性別
により異なり，成人の基準値よりも低値であることに注意が必要である。つまり，日常
診療において患児の検査値を成人の基準値と照合している施設では，電子カルテ上で「低
値」と表示されても，すでに CKD と診断され得る症例が紛れている可能性があることに
注意しなければならない。なお，2 歳以上 12 歳未満の正常血清 Cr 値は以下の推算式で
も算出可能である[36]。

正常血清 Cr 値中央値（mg/dL）= 0.30 × 身長（m）

　血清 Cr 値を使用した手順では，中央値の 2 倍以上の高値が 3 か月以上持続する場合
に小児 CKD と診断し，**表 3**[37]，**表 4**[37] を用いて CKD のステージを評価する。
　日本人小児の GFR は以下の 2 つの推算式が報告されている。2 歳以上 12 歳未満に限
られるが，ベッドサイドでは簡易式が使用しやすい[38]。

表2　血清クレアチニン値基準値（mg/dL）

3 か月以上 12 歳未満（男女共通）

年齢	2.5 パーセンタイル	50 パーセンタイル	97.5 パーセンタイル
3 〜 5 か月	0.14	0.20	0.25
6 〜 8 か月	0.14	0.22	0.31
9 〜 11 か月	0.14	0.22	0.34
1 歳	0.16	0.23	0.32
2 歳	0.17	0.24	0.37
3 歳	0.21	0.27	0.37
4 歳	0.20	0.30	0.40
5 歳	0.25	0.34	0.45
6 歳	0.25	0.34	0.48
7 歳	0.28	0.37	0.49
8 歳	0.29	0.40	0.53
9 歳	0.34	0.41	0.51
10 歳	0.30	0.41	0.57
11 歳	0.35	0.45	0.58

12 歳以上 17 歳未満（男女別）

年齢	2.5 パーセンタイル		50 パーセンタイル		97.5 パーセンタイル	
性別	男性	女性	男性	女性	男性	女性
12 歳	0.40	0.40	0.53	0.52	0.61	0.66
13 歳	0.42	0.41	0.59	0.53	0.80	0.69
14 歳	0.54	0.46	0.65	0.58	0.96	0.71
15 歳	0.48	0.47	0.68	0.56	0.93	0.72
16 歳	0.62	0.51	0.73	0.59	0.96	0.74

Uemura O, et al：Age, gender, and body length effects on reference serum creatinine levels determined by an enzymatic method in Japanese children：a multicenter study. Clin Exp Nephrol 15：694–699, 2011[36] より引用，一部改変

1.　5 次式（2 歳以上 19 歳未満）

　　身長を Ht（m）として血清 Cr 基準値を算出し，それをもとに推算糸球体濾過量（estimated GFR：eGFR）を算出する[39]。

$$\text{eGFR}(\text{mL/min/1.73 m}^2) = 110.2 \times \frac{\text{血清 Cr 基準値（mg/dL）}}{\text{血清 Cr 実測値（mg/dL）}} + 2.93$$

〈血清 Cr 基準値（mg/dL）〉
　　男児：$-1.259\,\text{Ht}^5 + 7.815\,\text{Ht}^4 - 18.57\,\text{Ht}^3 + 21.39\,\text{Ht}^2 - 11.71\,\text{Ht} + 2.628$
　　女児：$-4.536\,\text{Ht}^5 + 27.16\,\text{Ht}^4 - 63.47\,\text{Ht}^3 + 72.43\,\text{Ht}^2 - 40.06\,\text{Ht} + 8.778$

表3 血清クレアチニン値による慢性腎臓病（CKD）ステージ判定表（mg/dL）（3 か月以上 12 歳未満；男女共通）

年齢	ステージ 2	ステージ 3	ステージ 4	ステージ 5
3〜5 か月	0.27 〜	0.41 〜	0.81 〜	1.61 〜
6〜8 か月	0.30 〜	0.45 〜	0.89 〜	1.77 〜
9〜11 か月	0.30 〜	0.45 〜	0.89 〜	1.77 〜
1 歳	0.31 〜	0.47 〜	0.93 〜	1.85 〜
2 歳	0.33 〜	0.49 〜	0.97 〜	1.93 〜
3 歳	0.37 〜	0.55 〜	1.09 〜	2.17 〜
4 歳	0.41 〜	0.61 〜	1.21 〜	2.41 〜
5 歳	0.46 〜	0.69 〜	1.37 〜	2.73 〜
6 歳	0.46 〜	0.69 〜	1.37 〜	2.73 〜
7 歳	0.50 〜	0.75 〜	1.49 〜	2.97 〜
8 歳	0.54 〜	0.81 〜	1.61 〜	3.21 〜
9 歳	0.55 〜	0.83 〜	1.65 〜	3.29 〜
10 歳	0.55 〜	0.83 〜	1.65 〜	3.29 〜
11 歳	0.61 〜	0.91 〜	1.81 〜	3.61 〜

Ishikura K, et al；Pediatric CKD Study Group；Japan Committee of Measures for Pediatric CKD of the Japanese Society of Pediatric Nephrology：Pre-dialysis chronic kidney disease in children：results of a nationwide survey in Japan. Nephrol Dial Transplant 28：2345–2355, 2013[37] より引用，一部改変

表4 血清クレアチニン値による慢性腎臓病（CKD）ステージ判定表（mg/dL）（12 歳以上 19 歳未満；男女別）

年齢	ステージ 2		ステージ 3		ステージ 4		ステージ 5	
性別	男性	女性	男性	女性	男性	女性	男性	女性
12 歳	0.71 〜	0.70 〜	1.07 〜	1.05 〜	2.13 〜	2.09 〜	4.25 〜	4.17 〜
13 歳	0.79 〜	0.71 〜	1.19 〜	1.07 〜	2.37 〜	2.13 〜	4.73 〜	4.25 〜
14 歳	0.87 〜	0.78 〜	1.31 〜	1.17 〜	2.61 〜	2.33 〜	5.21 〜	4.65 〜
15 歳	0.91 〜	0.75 〜	1.37 〜	1.13 〜	2.73 〜	2.25 〜	5.45 〜	4.49 〜
16 歳	0.98 〜	0.79 〜	1.47 〜	1.19 〜	2.93 〜	2.37 〜	5.85 〜	4.73 〜
17 歳	0.97 〜	0.74 〜	1.45 〜	1.11 〜	2.89 〜	2.21 〜	5.77 〜	4.41 〜
18 歳	0.97 〜	0.74 〜	1.45 〜	1.11 〜	2.89 〜	2.21 〜	5.77 〜	4.41 〜

Ishikura K, et al；Pediatric CKD Study Group；Japan Committee of Measures for Pediatric CKD of the Japanese Society of Pediatric Nephrology：Pre-dialysis chronic kidney disease in children：results of a nationwide survey in Japan. Nephrol Dial Transplant 28：2345–2355, 2013[37] より引用，一部改変

2. 簡易式（2 歳以上 12 歳未満）[40]

$$eGFR(mL/min/1.73 \ m^2) = 0.35 \times \frac{身長（m）}{血清 \ Cr（mg/dL）} \times 100$$

　なお，血清 Cr 値に基づいた CKD の診断は，体格に比し筋肉量の少ない状態（重症心身障害児，神経筋疾患，低栄養など）では腎機能を過大評価するため，血清シスタチン

表5　小児慢性腎臓病(CKD)血圧管理基準値

	男児	女児
1 歳	99/52	100/54
2 歳	102/57	101/59
3 歳	105/61	103/63
4 歳	107/65	104/66
5 歳	108/68	106/68
6 歳	110/70	108/70
7 歳	111/72	109/71
8 歳	112/73	111/72
9 歳	114/75	113/73
10 歳	115/75	115/74
11 歳	117/76	117/75
12 歳	120/76	119/76
13 歳	122/77	121/77
14 歳	125/78	122/78
15 歳	127/79	123/79
16 歳	130/80	124/80
17 歳	132/82	125/80

収縮期 / 拡張期血圧(mmHg)
National High Blood Pressure Education Program Working Group on High Blood Pressure in Children and Adolescents. Pediatrics 114：555–576, 2004[41] より引用，一部改変

C や血清 β_2 ミクログロブリン（β_2-microglobulin：β_2MG）を用いて GFR の評価を行うが，詳細は他書に譲る[38]。

　小児 CKD に伴う高血圧は，Task Force 血圧基準値における各年齢の 90 パーセンタイル未満で管理することが望ましい。**表5**[41] に示すように，アメリカ小児高血圧ガイドラインにおける 50 パーセンタイル身長の，性別・年齢別の 90 パーセンタイル血圧が示されており[41]，それを超える血圧が測定された場合は他の検査項目も評価し，CKD の有無を総合的に判断する。

　腎サイズは年齢や身長により基準値が異なる。腎サイズは超音波検査で計測でき，**表6**[42] や**表7**[43] が参考になる。特に基準値よりも計測値が小さい場合は糸球体過濾過状態にあることが示唆され，高血圧の有無，蛋白尿の有無を積極的に評価する。

　適切な検尿の時期がいつであるか，現時点で明確な指針はない。蛋白尿の出現は学童期以降のことが多く，保険診療から大きく逸脱しないためには，3 歳児健診や学校検尿のシステムを活用しながら観察するのがよいと思われる。学校検尿において異常が判明した患児の専門医紹介基準は**表8**[44] のように示されており，参考になる。われわれも在胎 24 〜 25 週で出生した超低出生体重児において，14 〜 15 歳で蛋白尿に気づかれ，腎

表6　乳幼児・小児正常腎における腎長径・厚径の性別・年代別計測値

年齢		男児		女児	
		左腎	右腎	左腎	右腎
月齢1	腎長径	52 ± 7.9	50 ± 7.0	50 ± 6.7	49 ± 7.9
	厚径	26 ± 5.4	27 ± 5.6	26 ± 5.1	26 ± 4.9
			n = 17	n = 15	
月齢1～1歳	腎長径	57 ± 6.8	56 ± 8.5	61 ± 8.0	59 ± 7.4
	厚径	26 ± 5.2	28 ± 5.4	28 ± 5.5	28 ± 5.2
			n = 20	n = 28	
2～5歳	腎長径	69 ± 7.4	68 ± 5.9	70 ± 7.0	68 ± 6.7
	厚径	30 ± 3.4	31 ± 3.2	30 ± 3.7	29 ± 4.0
			n = 27	n = 22	
6～9歳	腎長径	77 ± 8.3	76 ± 8.4	75 ± 7.3	73 ± 8.5
	厚径	33 ± 4.5	32 ± 4.9	34 ± 2.0	31 ± 3.7
			n = 32	n = 11	
10～12歳	腎長径	89 ± 9.8	89 ± 11.1	92 ± 8.9	91 ± 8.2
	厚径	40 ± 4.5	38 ± 5.6	38 ± 4.0	38 ± 3.2
			n = 15	n = 13	

沢村良勝, 他:超音波計測. 渡辺 泱, 他(編):超音波腎臓病学, 金原出版, 91-95, 1992[42] より引用, 一部改変

表7　身長別腎長径平均値(cm)

身長(cm)	男性		女性	
	平均値	SD	平均値	SD
50～60	4.72	0.24	—	—
60～70	5.41	0.53	5.48	0.43
70～80	5.99	0.50	5.89	0.44
80～90	6.48	0.51	6.68	0.45
90～100	6.77	0.29	7.22	0.47
100～110	7.25	0.51	7.30	0.57
110～120	7.88	0.32	7.95	0.52
120～130	8.30	0.65	8.36	0.35
130～140	8.70	0.50	8.78	0.64
140～150	9.12	0.73	9.21	0.44
150～160	9.68	0.43	9.71	0.62
160～170	10.14	0.43	—	—

菊池絵梨子, 他:超音波断層法による棘突起間距離を用いた小児の腎長径の評価法. 日小児腎臓病会誌23：85-91, 2010[43]より引用, 一部改変

生検の結果，糸球体肥大を認めた2症例を経験しているが，1例は学校検尿が発見の契機であった[45]。興味深いことに，2症例とも蛋白尿はリシノプリル投与により消失し，糸球体内圧の上昇を軽減するうえで有効であると思われるが，エビデンスは確立してい

表 8　専門医紹介基準

1.	早朝尿蛋白および尿蛋白／クレアチニン比(g/gCr)がそれぞれ 1+ 程度：0.2 ～ 0.4 g/gCr は，6 ～ 12 か月程度で紹介 2+ 程度：0.5 ～ 0.9 g/gCr は，3 ～ 6 か月程度で紹介 3+ 程度：1.0 ～ 1.9 g/gCr は，1 ～ 3 か月程度で紹介 ただし，上記を満たさない場合も含めて，下記の 2 ～ 6 が出現・判明すれば，早期に専門医に相談または紹介する。
2.	肉眼的血尿(遠心後肉眼的血尿を含む)
3.	低蛋白血症：血清アルブミン 3.0 g/dL 未満
4.	低補体血症
5.	高血圧(白衣高血圧は除外する)
6.	腎機能障害の存在

注)尿蛋白の検査では濃縮尿で尿蛋白／クレアチニン比が正常(＜ 0.2 g/gCr)でも陽性のことがあり，先天性腎尿路疾患などでは希釈尿で＋／－程度でも異常のことがあるため，尿蛋白／クレアチニン比の検査での上記紹介基準を推奨する。

日本腎臓学会(編)：CKD 診療ガイド 2012, 東京医学社, 2012　https://cdn.jsn.or.jp/guideline/pdf/CKDguide2012.pdf　2019.2.7 アクセス [44]

ない。早産児，低出生体重児の AYA 世代の CKD と一般的な CKD の治療法に大きな差異はないが，前者においては治療開始年齢が早く，投薬期間が長くなることが予想される。また，ACEI や ARB の投与が妊娠の時期と重なり，胎児への悪影響に配慮すべき若年女性が増加することも予想される。よって，今後，AYA 世代に達する早産児，低出生体重児の CKD に対する標準的治療の確立が望まれる。

おわりに

　早産児，低出生体重児は，成人期までに CKD に罹患しやすいと考えられる。新生児科医，小児科医はそのような患児に早期に介入することによって，CKD を含む NCDs の罹患率を減少させる preemptive medicine(先制医療)が実現され，社会貢献につながることを知る必要がある。

文献

1)　楠田 聡：新生児医療の現状と医療の標準化．小児内科 43：1164–1169, 2011
2)　Barker DJ：In utero programming of chronic disease. Clin Sci(Lond) 95：115–128, 1998
3)　Gluckman PD, et al：Living with the past：evolution, development, and patterns of disease. Science 305：1733–1736, 2004
4)　Schreuder MF, et al：Prenatal programming of nephron number and blood pressure. Kidney Int 72：265–268, 2007
5)　Woroniecki R, et al：Fetal environment, epigenetics, and pediatric renal disease. Pediatr Nephrol 26：705–711, 2011
6)　Brenner BM, et al：Glomeruli and blood pressure. Less of one, more the other? Am J Hypertens 1：335–347, 1988

7) 厚生労働省制作統括官（統計・情報政策担当）：人口動態統計, 2018　https://www.mhlw.go.jp/toukei/list/dl/81-1a2.pdf　2019.2.7 アクセス

8) 日本腎臓学会（編）：エビデンスに基づく CKD 診療ガイドライン 2018，東京医学社，2018　https://cdn.jsn.or.jp/data/CKD2018.pdf　2019.2.7 アクセス

9) 日本腎臓学会（編）：エビデンスに基づく CKD 診療ガイドライン 2013，東京医学社，2013　https://cdn.jsn.or.jp/guideline/pdf/CKD_evidence2013/16honbun.pdf　2019.2.7 アクセス

10) Davis ID, et al：Glomerular disease. Kliegman RM, et al（eds）：Nelson Textbook of Pediatrics, 18th ed, Saunders Elsevier, 2163–2166, 2007

11) Ballard RA, et al：Renal and genitourinary systems. Taeusch HW, et al（eds）：Avery's Disease of the Newborn, 8th ed, Elsevier Saunders, 1257–1266, 2004

12) Hinchliffe SA, et al：Human intrauterine renal growth expressed in absolute number of glomeruli assessed by the disector method and Cavalieri principle. Lab Invest 64：777–784, 1991

13) Abitbol CL, et al：The long-term renal and cardiovascular consequences of prematurity. Nat Rev Nephrol 8：265–274, 2012

14) 阿部祥英：出生前および出生後における高血圧のプログラミングと腎．周産期医 42：1185–1187, 2012

15) Luyckx VA, et al：Effect of fetal and child health on kidney development and long-term risk of hypertension and kidney disease. Lancet 382：273–283, 2013

16) 池住洋平：低出生体重児と臓器障害（DOHaD 説）．日内会誌 107：1385–1390, 2018

17) Bertram JF, et al：Human nephron number：implications for health and disease. Pediatr Nephrol 26：1529–1533, 2011

18) Hinchliffe SA, et al：The effect of intrauterine growth retardation on the development of renal nephrons. Br J Obstet Gynaecol 99：296–301, 1992

19) Rodriguez MM, et al：Histomorphometric analysis of postnatal glomerulogenesis in extremely preterm infants. Pediatr Dev Pathol 7：17–25, 2004

20) Drougia A, et al：The effects of gestational age and growth restriction on compensatory kidney growth. Nephrol Dial Transplant 24：142–148, 2009

21) Hughson M, et al：Glomerular number and size in autopsy kidneys：the relationship to birth weight. Kidney Int 63：2113–2122, 2003

22) Luyckx VA, et al：Low birth weight, nephron number, and kidney disease. Kidney Int Suppl：S68–S77, 2005

23) Schreuder MF, et al：Effect of drugs on renal development. Clin J Am Soc Nephrol 6：212–217, 2011

24) Puddu M, et al：The kidney from prenatal to adult life：perinatal programming and reduction of number of nephrons during development. Am J Nephrol 30：162–170, 2009

25) Bhat PV, et al：Role of vitamin A in determining nephron mass and possible relationship to hypertension. J Nutr 138：1407–1410, 2008

26) Gubler MC, et al：Renin-angiotensin system in kidney development：renal tubular dysgenesis. Kidney Int 77：400–406, 2010

27) Hibino S, et al：Renal function in angiotensinogen gene-mutated renal tubular dysgenesis with glomerular cysts. Pediatr Nephrol 30：357–360, 2015

28) Barker DJ, et al：Growth and living conditions in childhood and hypertension in adult life：a longitudinal study. J Hypertens 20：1951–1956, 2002

29) Barker DJ, et al：Mechanisms of disease：in utero programming in the pathogenesis of hypertension. Nat Clin Pract Nephrol 2：700–707, 2006

30) Dötsch J, et al：Fetal programming of renal function. Pediatr Nephrol 27：513–520, 2012

31) Zandi-Nejad K, et al：Adult hypertension and kidney disease：the role of fetal programming. Hypertension 47：502–508, 2006

32) Pham TD, et al：Uteroplacental insufficiency increases apoptosis and alters p53 gene methylation in the full-term IUGR rat kidney. Am J Physiol Regul Integr Comp Physiol 285：R962–R970, 2003

33) Ho J：The regulation of apoptosis in kidney development：implications for nephron number and pattern? Front Pediatr 2：128, 2014

34) Imasawa T, et al：Pathological similarities between low birth weight-related nephropathy and

nephropathy associated with mitochondrial cytopathy. Diagn Pathol 9：181, 2014

35）血尿診断ガイドライン編集委員会（編）：血尿診断ガイドライン 2013, 2013　https://www.jslm.org/others/news/hugl20140523.pdf　2019.2.7 アクセス

36）Uemura O, et al：Age, gender, and body length effects on reference serum creatinine levels determined by an enzymatic method in Japanese children：a multicenter study. Clin Exp Nephrol 15：694–699, 2011

37）Ishikura K, et al；Pediatric CKD Study Group；Japan Committee of Measures for Pediatric CKD of the Japanese Society of Pediatric Nephrology：Pre-dialysis chronic kidney disease in children：results of a nationwide survey in Japan. Nephrol Dial Transplant 28：2345–2355, 2013

38）先天性腎尿路異常を中心とした小児慢性腎臓病の自然史の解明と早期診断・腎不全進行抑制の治療法の確立班（日本小児 CKD 研究グループ）（編）：小児慢性腎臓病（小児 CKD）診断時の腎機能評価の手引き―血清クレアチニンを測定したときに知っておきたいこと―, 診断と治療社, 2014　https://cdn.jsn.or.jp/academicinfo/report/201402.pdf　2019.2.7 アクセス

39）Uemura O, et al：Creatinine-based equation to estimate the glomerular filtration rate in Japanese children and adolescents with chronic kidney disease. Clin Exp Nephrol 18：626–633, 2014

40）Nagai T, et al：Creatinine-based equations to estimate glomerular filtration rate in Japanese children aged between 2 and 11 years old with chronic kidney disease. Clin Exp Nephrol 17：877–881, 2013

41）National High Blood Pressure Education Program Working Group on High Blood Pressure in Children and Adolescents. Pediatrics 114：555–576, 2004

42）沢村良勝, 他：超音波計測. 渡辺決, 他（編）：超音波腎臓病学, 金原出版, 91–95, 1992

43）菊池絵梨子, 他：超音波断層法による棘突起間距離を用いた小児の腎長径の評価法. 日小児腎臓病会誌 23：85–91, 2010

44）日本腎臓学会（編）：CKD 診療ガイド 2012, 東京医学社 , 2012　https://cdn.jsn.or.jp/guideline/pdf/CKDguide2012.pdf　2019.2.7 アクセス

45）Hibino S, et al：Proteinuria caused by glomerular hypertension during adolescence associated with extremely premature birth：a report of two cases. Pediatr Nephrol 30：1889–1892, 2015

呼吸器系への影響

長谷川 久弥

Point　超低出生体重児の救命率は年々向上している一方で，慢性肺疾患(CLD)の発生率は減少していない。NICU 入院中は呼吸機能検査をはじめ，さまざまなモニタリング機器で観察されていた CLD 児も，呼吸管理が終了し NICU を退院したのちは，十分な観察が行われていない場合も多い。CLD 児だけでなく超低出生体重児をはじめとする早産児は，臨床的な呼吸器症状がなくなったあとも長期にわたる潜在的肺機能異常を呈する可能性がある。それまで元気に過ごしていて呼吸の問題が解決していると考えられた児も，持久走などの負荷のかかる運動時にはついていけなくなる場合もある。肺機能検査を積極的に行い，児の肺の状態を把握することが重要である。喫煙，感染など肺機能に悪い影響を与える素因をできるだけとり除き，児の肺寿命を延ばすための長期にわたるフォローアップが必要である。

肺機能の加齢による変化

Fletcher ら[1]による検討では，健常人でも肺機能は 18 〜 25 歳をピークに低下がはじまり，1 秒量(forced expiratory volume in one second：FEV_1)は 1 年あたり 20 mL の低下がみられたとしている。一方，慢性閉塞性肺疾患(chronic obstructive pulmonary disease：COPD)では加齢とともに肺機能の低下が加速し，FEV_1 は 1 年あたり 50 〜 100 mL の低下がみられている。健常な肺であれば，肺寿命は 130 〜 140 年あるとされているが，感染，喫煙などのさまざまな素因で肺寿命は短縮する(**図 1**)[1]。肺の生理学的老化に関して Janssens ら[2]は，気道周囲の支持組織の喪失とともに，気道の拡大およびガス交換面積の減少をきたし，その結果，機能的残気量の増加をきたすとしている。Verbeken ら[3]は，エラスチン線維の年齢依存的な喪失は，年齢とともに生じる皮膚の弾力の喪失と同様であるが，加齢による肺の変化は肺気腫にみられる肺胞壁の破壊を伴わないことから，この両者は区別されるとしている。慢性肺疾患(chronic lung

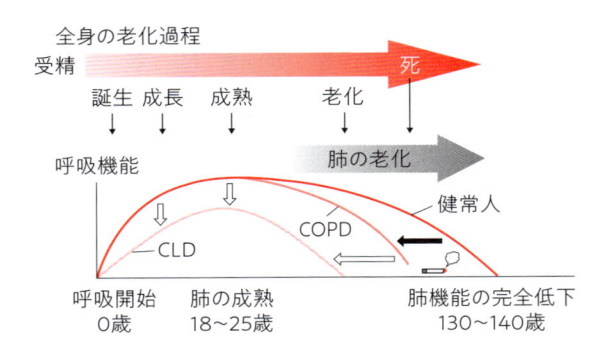

図1　肺機能の加齢による変化

CLD：慢性肺疾患，COPD：慢性閉塞性肺疾患
Fletcher C, et al：The natural history of chronic airflow obstruction. Br Med J 1：1645–1648, 1977 より引用，一部改変[1]

disease：CLD)[用語1] 児ではこの肺機能のピークが低くなることが予想され，感染，喫煙などの肺寿命を短くする要素をとり除くことが，肺寿命を延ばすうえで重要になると思われる。

学童期の肺機能

　学童期の肺機能検査[用語2] としては，スパイロメトリーが主体となる。現在は流量計で気流を測定し，その積分値から容量を算出する気流型のスパイロメータを用いたものが主流である。スパイロメトリーは，最大吸気位から残気量位まで最大努力で呼出させる最大努力呼気曲線と，横軸に気量，縦軸に気流をとって表示するフローボリューム曲線が主体となる。努力肺活量(forced vital capacity：FVC)，FEV_1，1秒率(FEV_1/FVC)，最大中間呼気流量(maximal midexpiratory flow：MMF)，ピークフロー(peak expiratory flow：PEF)，肺活量の 50% または 25% の気流位の流速($\dot{V}_{50}$，$\dot{V}_{25}$)などが指

用語解説 1

慢性肺疾患と気管支肺異形成　【まんせいはいしっかんときかんしはいいけいせい】

CLD は新生児期の呼吸障害が軽快したのち，あるいはそれに引き続いて，酸素吸入を必要とするような呼吸窮迫症状が日齢 28 を越えて続くものである。修正 36 週時点で酸素吸入を必要とするものを CLD36 としている。わが国では CLD は 7 つの型に分類されており，Ⅰ，Ⅱ型が気管支肺異形成(BPD)に相当する。

用語解説 2

肺機能検査　【はいきのうけんさ】

肺機能検査でもっとも大事なパラメータは %FVC と 1 秒率である。小児ではいずれも基準値の 80% 以上が正常とされている。この 2 つのパラメータを組み合わせることにより，拘束性換気障害，閉塞性肺疾患，混合性換気障害などの診断に用いることができる。

標として用いられる。%FVC と 1 秒率は，拘束性換気障害，閉塞性肺疾患[用語3] の鑑別に用いるきわめて重要な指標である。成人では 1 秒率 70% 未満を閉塞性肺疾患とするが，小児〜青年期では 80% 未満を閉塞性肺疾患としている[4]。

　CLD 児においては，急性期を越えたあとも長期にわたり呼吸機能に異常を認めることが報告されている。Filippone ら[5]は，学齢期に達した気管支肺異形成(bronchopulmonary dysplasia：BPD)[用語1] 児の呼吸機能検査において，FEV_1 が正常児に比して低値をとることを報告している。わが国においても，隅ら[6]が CLD 児の学齢期における呼吸機能検査を行い，FEV_1 などが低値をとることを報告している。CLD 児においては，肺気量などの機能障害は成長とともに改善が期待できるのに対し，末梢気道の閉塞性病変は長期にわたって残存することが示されている。末梢の閉塞性病変は加齢や喫煙によって増悪することが知られていることから，CLD 児においては将来的には禁煙指導などが必要になるものと思われる。また最近の研究では，早産児においては CLD の有無に関わらず肺機能に異常を残す可能性が報告されている[7]。

日本人超低出生体重児の就学期における肺機能の検討[8, 9]

　厚生労働省研究班(藤村班：分担研究者　長谷川久弥)により，わが国における超低出生体重児の就学期における呼吸器の潜在的異常の検索を目的に，超低出生体重児の就学期における肺機能の検討を行った。①日本人超低出生体重児，②肺機能測定時年齢 6 〜 12 歳，③患者背景判明例，④肺機能検査施行可能例，の 4 つの条件を満たす児を対象に，協力施設とともに肺機能検査実施要項に基づき肺機能検査を施行した。測定結果を日本人の小児におけるスパイログラムの基準値と比較検討し，年齢による変化，背景の違いによる就学期の肺機能への影響を検討した。264 例が対象となり，性別：男児 122 例，女児 142 例，在胎週数：26.2 ± 2.2 週，出生体重：751 ± 143 g，測定時年齢：8.5 ± 1.6 歳であった。肺機能検査の結果，すべての項目で異常値を示す例が多くみられた。特に% 肺活量(% vital capacity：%VC)の年齢別経過をみると，7 歳から 12 歳にかけて低下し，成長による改善は認められなかった(**図 2**)。肺機能が正常な割合は全体では 52%，年齢別にみてみると，6 歳：41%，7 歳：56%，8 歳：51%，9 歳：57%，10 歳：58%，11

用語解説 3

拘束性換気障害と閉塞性肺疾患
【こうそくせいかんきしょうがいとへいそくせいはいしっかん】

%FVC と 1 秒率の 2 つのパラメータを組み合わせることにより換気障害の鑑別を行う。%FVC が基準値の 80% 未満の場合には拘束性換気障害，1 秒率が 80% 未満の場合には閉塞性肺疾患，%FVC と 1 秒率がともに 80% 未満の場合には混合性換気障害とされる。

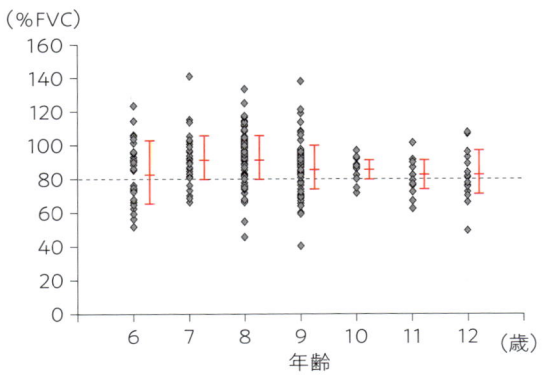

図2 年齢別 % 努力肺活量（%FVC）

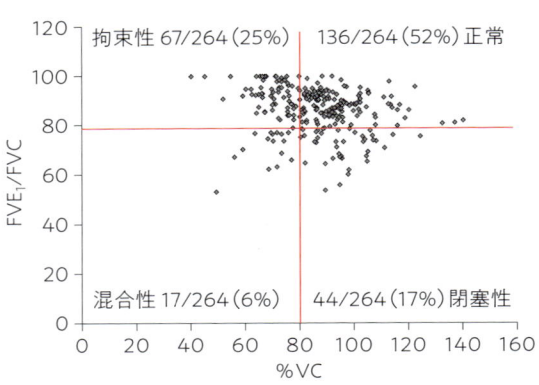

図3 肺機能障害の分類（全年齢）

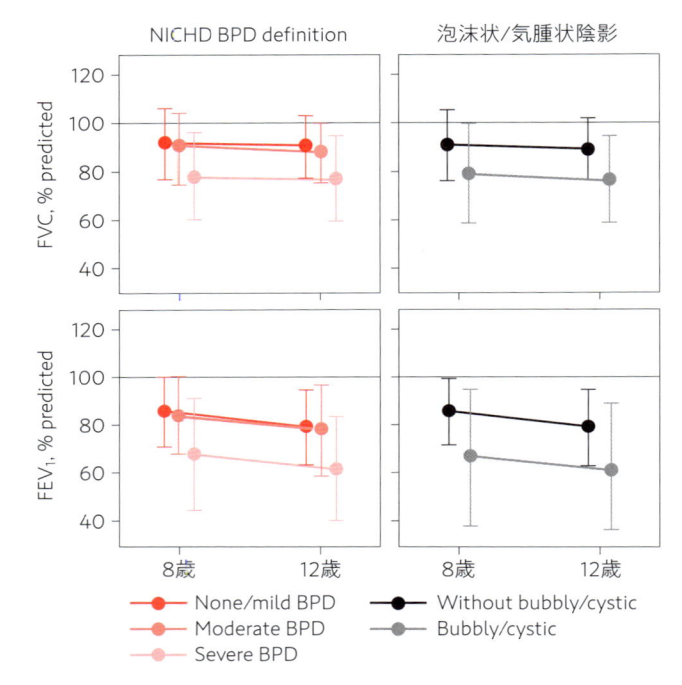

図4 8歳，12歳時点における慢性肺疾患（CLD）児の肺機能

NICHD：National Institute of Child Health and Human Development, BPD：気管支肺異形成症

Hirata K, et al：Longitudinal impairment of lung function in school-age children with extremely low birth weights. Pediatr Pulmonol 52：779–786, 2017[10] より引用，一部改変

歳：42%，12歳：42% に過ぎず，高率に肺機能障害が認められた（**図3**）。また，拘束性換気障害の比率は7歳：12%，8歳：23%，9歳：30% と年齢が進むにつれて増加した。Hirataら[10]はCLD児において，8歳時より12歳時の肺機能が悪いことを報告している（**図4**）[10]。肺機能に影響を及ぼす因子としては，拘束性換気障害に対してはパリビズマブ投与がよい影響を与え，CLD36（修正36週における酸素需要あり）が悪い影響を与えた（**表1**）。閉塞性肺疾患に対してはCLD，CLD36，在宅酸素療法施行例が悪い影響を及ぼす因子としてあげられた（**表2**）。CLD36 の有無はさまざまな肺機能に影響を及ぼしていた

表1　背景別 % 肺活量（%VC）

	無	有	P
RDS	87.4 ± 16.5	86.5 ± 15.0	0.679
CLD	88.8 ± 15.6	86.1 ± 15.5	0.226
CLD36	89.5 ± 14.9	84.1 ± 17.3	0.003
HOT	87.1 ± 15.4	84.7 ± 16.9	0.451
RSV 感染	86.9 ± 16.1	82.1 ± 14.4	0.332
パリビズマブ投与	84.3 ± 15.4	88.5 ± 15.6	0.033
反復性喘鳴	87.2 ± 16.1	86.2 ± 15.9	0.584
アレルギーの既往	85.9 ± 15.6	90.0 ± 14.8	0.061
同居者喫煙	86.4 ± 16.9	89.4 ± 14.6	0.226

RDS：呼吸窮迫症候群，CLD：慢性肺疾患，CLD36：修正 36 週における酸素需要あり，HOT：在宅酸素療法，RSV：respiratory syncytial virus

表2　背景別 1 秒率（FEV_1/FVC）

	無	有	P
RDS	84.7 ± 12.5	86.1 ± 9.0	0.351
CLD	88.4 ± 9.0	84.6 ± 10.6	0.005
CLD36	85.6 ± 15.5	77.9 ± 17.9	< 0.001
HOT	86.4 ± 9.0	79.7 ± 16.6	0.036
RSV 感染	85.4 ± 10.7	84.9 ± 8.1	0.835
パリビズマブ投与	86.8 ± 9.6	85.5 ± 8.7	0.249
反復性喘鳴	86.4 ± 10.5	83.9 ± 9.5	0.069
アレルギーの既往	85.9 ± 9.7	84.7 ± 8.8	0.410
同居者喫煙	85.6 ± 9.5	83.3 ± 13.3	0.236

表3　CLD36 の有無による肺機能

	CLD36（＋）(n=134)	CLD36（－）(n=128)	P-value between groups
%FVC, % ± SD	84.1 ± 17.3	89.5 ± 14.9	0.003
%FEV_1, % ± SD	77.9 ± 17.9	85.6 ± 15.5	< 0.001
%MMF, % ± SD	71.3 ± 21.1	84.4 ± 26.5	< 0.001
%PEF, % ± SD	87.0 ± 33.8	84.4 ± 24.9	0.261
%$\dot{V}_{50}$, % ± SD	79.1 ± 34.1	87.8 ± 25.9	0.010
%$\dot{V}_{25}$, % ± SD	75.4 ± 39.8	87.2 ± 30.1	0.003
FEV_1/FVC, % ± SD	84.0 ± 12.4	86.3 ± 10.3	0.054

FVC：努力肺活量，FEV_1：1 秒量，MMF：最大中間呼気流量，PEF：ピークフロー，$\dot{V}_{50}$, $\dot{V}_{25}$：肺活量の 50%，または 25% の気流位の流速

（**表 3**）。

1. CLD 型別肺機能

　　CLD は，主に I 型に相当する BPD，主に III 型に相当する Wilson-Mikity 症候群（Wilson-Mikity syndrome：WMS）など，同じ CLD でも違う病態が存在することが知

表 4　慢性肺疾患（CLD）型別肺機能

	N	FVC	FEV$_1$	MMF	PEF	$\dot{V}_{50}$	$\dot{V}_{25}$	FEV$_1$/FVC
CLD（−）	68	88.8 ± 15.5	86.8 ± 15.5	87.4 ± 25.2	87.2 ± 29.4	91.9 ± 32.9	91.5 ± 37.7	88.4 ± 9.0
CLD Ⅰ	32	82.4 ± 15.2	75.4 ± 13.7	71.1 ± 27.7	74.4 ± 17.9	73.5 ± 25.9	71.8 ± 33.1	83.2 ± 11.0
CLD Ⅱ	72	86.5 ± 15.2	82.5 ± 15.6	79.3 ± 22.9	78.4 ± 22.6	78.4 ± 22.6	79.4 ± 27.4	85.9 ± 8.2
CLD Ⅲ	42	86.5 ± 15.6	77.1 ± 17.9	65.2 ± 26.3	80.1 ± 24.8	80.1 ± 24.8	59.2 ± 28.8	80.7 ± 14.2

■ P < 0.05　■ P < 0.01　VS CLD（−）

FVC：努力肺活量，FEV$_1$：1 秒量，MMF：最大中間呼気流量，PEF：ピークフロー，$\dot{V}_{50}$, $\dot{V}_{25}$：肺活量の 50% または 25% の気流位の流速

表 5　パリビズマブ投与の肺機能に与える影響

	パリビズマブ投与群(n=84)	パリビズマブ非投与群(n=69)	P-value
%FVC, % ± SD	90.8 ± 15.8	84.5 ± 15.9	0.015
%FEV$_1$, % ± SD	87.6 ± 15.0	82.5 ± 14.7	0.040
%MMF, % ± SD	78.9 ± 21.8	85.2 ± 26.3	0.113
%PEF, % ± SD	104.0 ± 35.4	80.6 ± 25.2	< 0.001
%$\dot{V}_{50}$, % ± SD	97.0 ± 35.7	83.6 ± 28.9	0.011
%$\dot{V}_{25}$, % ± SD	92.8 ± 41.3	86.6 ± 34.0	0.308
FEV$_1$/FVC, % ± SD	86.8 ± 7.9	87.9 ± 9.4	0.445

FVC：努力肺活量，FEV$_1$：1 秒量，MMF：最大中間呼気流量，PEF：ピークフロー，$\dot{V}_{50}$, $\dot{V}_{25}$：肺活量の 50% または 25% の気流位の流速

られている。今回の検討のなかで症例数の多かった CLD Ⅰ，Ⅱ，Ⅲ型と CLD を認めなかった群とで比較検討を行った。CLD のない群に比し，CLD 群ではすべての型で低値を示した（**表 4**）。CLD Ⅱ型に比し，CLD Ⅰ型，Ⅲ型がより重症で，Ⅰ型では拘束性換気障害が強く，Ⅲ型では閉塞性肺疾患が強い傾向がみられた。Hirata ら[10]は泡沫状 / 気腫状陰影（bubbly/cystic appearance）を呈するⅢ型に相当する例で，より肺機能が悪いことを報告している（**図 4**）。

2. パリビズマブの肺機能に及ぼす影響[11]

　　RS ウイルスに対するモノクローナル抗体であるパリビズマブ投与が，超低出生体重児における 8 〜 9 歳時の肺機能に及ぼす影響について後方視的検討を行った。8 〜 9 歳時で肺機能検査が可能であった日本人超低出生体重児 153 例のうち，パリビズマブ投与群 84 例（出生体重 728 ± 148 g，在胎週数 25.9 ± 2.1 週，測定時年齢 8.4 ± 0.5 歳），パリビズマブ非投与群 69 例（出生体重 793 ± 136 g，在胎週数 26.8 ± 2.4 週，測定時年齢 8.8 ± 0.4 歳）を対象に検討を行った。両群間で RS ウイルス感染症の罹患率に有意な差はなかった。

　　肺機能検査結果は，%FVC，%FEV$_1$，%PEF，%$\dot{V}_{50}$ において，パリビズマブ投与群がパリビズマブ非投与群に比べ有意に高値を示した（**表 5**）。RS ウイルス感染は他の呼吸器感染症との鑑別が困難な場合もあり，正確に診断がなされていない場合もある。パ

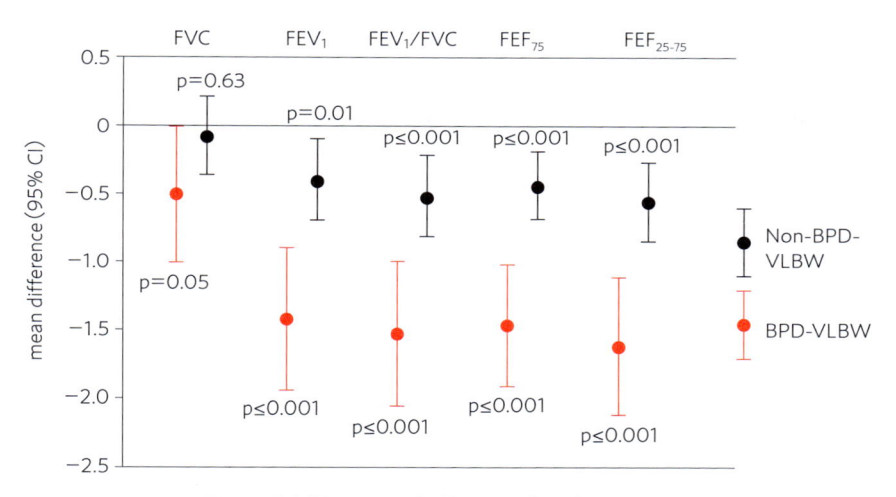

図5 成人期における慢性肺疾患（CLD）児の肺機能
BPD：気管支肺異形成，VLBW：極低出生体重児，FVC：努力肺活量，FEV_1：1秒量，FEV_1/FVC：1秒率，FEF：forced expiratory flow
Saarenpää HK, et al：Lung Function in Very Low Birth Weight Adults. Pediatrics 136：642–650, 2015[12] より引用，一部改変

リビズマブはRSウイルス感染を予防，軽症化する効果があり，診断されていない例も含め，RSウイルス感染の危険性を減らしているものと思われる。このことが，超低出生体重児の8〜9歳時の肺機能によい影響を与えたものと思われた。

成人期の肺機能

　若年成人期の肺機能は，のちの人生における閉塞性肺疾患のもっとも強い予測因子のひとつであり，これを知ることで，その後の肺寿命の予測や危険因子の回避なども可能になる。CLD児の若年成人期の肺機能に関する報告は少なく，わが国でのまとまった報告はない。Saarenpääら[12]はフィンランドにおける，極低出生体重児の若年成人期における肺機能を検討し報告している。18〜27歳の160人の極低出生体重児と162人の対照被験者との肺機能の検討を行い，極低出生体重児で有意に肺機能が悪く，特にBPD児において著明であったとしている（**図5**）[12]。肺機能の増悪因子として，妊娠中の母親の喫煙があげられた。若年成人期の肺機能の低下は将来的な閉塞性肺疾患の危険因子となるため，極低出生体重児，特にCLDを合併した児においては，このリスクが高いことが示唆された。

おわりに

　CLD児は，臨床的な呼吸器症状がなくなったあとも長期にわたる潜在的肺機能異常

を呈する可能性がある。肺機能の長期にわたるフォローアップが重要と思われる。

文献

1) Fletcher C, et al：The natural history of chronic airflow obstruction. Br Med J 1：1645–1648, 1977
2) Janssens JP, et al：Physiological changes in respiratory function associated with ageing. Eur Respir J 13：197–205, 1999
3) Verbeken EK, et al：The senile lung. Comparison with normal and emphysematous lungs：1. Structural aspects. Chest 101：793–799, 1992
4) 高瀬真人，他：日本人小児におけるスパイログラム基準値の作成（最終報告）．日小児呼吸器会誌 19：164–176, 2009
5) Filippone M, et al：Flow limitation in infants with bronchopulmonary dysplasia and respiratory function at school age. Lancet 361：753–754, 2003
6) 隅 清彰，他：慢性肺疾患を呈した超早産児の学齢期における呼吸機能と発育．日未熟児新生児会誌 14：175–182, 2002
7) Colin AA, et al：Respiratory morbidity and lung function in preterm infants of 32 to 36 weeks' gestational age. Pediatrics 126：115–128, 2010
8) 長谷川久弥：超体出生体重児の就学期における肺機能の検討．厚生労働科学研究費補助金「重症新生児のアウトカム改善に関する多施設共同研究」平成 24 年度報告書, 2012
9) 長谷川久弥：新生児期〜学童期の肺機能の検査方法と評価．周産期医 41：1298–1303, 2011
10) Hirata K, et al：Longitudinal impairment of lung function in school-age children with extremely low birth weights. Pediatr Pulmonol 52：779–786, 2017
11) 長谷川久弥：超低出生体重児の学齢期の肺機能—年齢別肺機能．周産期医 44：1103–1106, 2014
12) Saarenpää HK, et al：Lung Function in Very Low Birth Weight Adults. Pediatrics 136：642–650, 2015

生殖機能への影響

小出 馨子

Point　男女ともに，早産や低出生体重で出生しても AYA 世代における生殖腺機能そのものには明らかな影響を及ぼさないと報告されている。一方，男性の場合，在胎期間が短いと子どものいる割合やパートナー女性の妊娠を経験する割合が，また低出生体重であると子どものいる割合が，正期産で出生した男性よりも低いと報告されている。また女性の場合は，在胎期間が短い，および低出生体重であると正期産で出生した女性よりも結婚率や妊娠を経験する割合，子どものいる割合は低いとの報告が散見される。

在胎期間や出生体重が AYA 世代に及ぼす影響を把握するには長期間の追跡調査を要するため，大規模な調査は 20 年以上前から出生時情報登録システムをもつ国によるものであり，本稿で提示する内容は日本人を対象とした調査の結果ではないことをご留意いただきたい。また今回，結果を提示する調査の対象は 1970 ～ 1980 年代に出生した人である。肺成熟目的の母体へのステロイド投与の導入など，この 40 年間で周産期医療をはじめ新生児・小児医療，養育環境，社会経済的環境は変化しており，現在の早産児や低出生体重児の AYA 世代の生殖機能は本稿で提示した内容よりも良好な可能性がある。

AYA 世代男性の生殖機能への影響

1. 生殖腺機能への影響

2009 年に，18 ～ 24 歳（平均年齢 20.9 歳）の男性 207 人を対象にオランダで行われた PROGRAM/PREMS study cohort の結果が発表された。このコホート研究では，抗ミュラー管ホルモン（anti-Müllerian hormone：AMH）[用語1]，インヒビン B [用語2]，テストステロン，性ホルモン結合グロブリン（sex hormone-binding globulin：SHBG），non-SHBG-bound testosterone，黄体形成ホルモン（luteinizing hormone：LH），卵胞刺激ホルモン（follicle stimulating hormone：FSH）を測定し，在胎期間や出生時の身長・体重

がAYA世代の男性生殖腺機能に及ぼす影響について検討された。その結果，正期産児で出生した男性と比べ，早産で出生した男性のほうがインヒビンBは高値であるが，それ以外の値には有意差がなく，出生時の身長および体重は，すべての項目において有意な影響は確認されなかった。

さらに，①small for gestational age（SGA；＜－2 SD）で出生し，調査時の体型も小柄（身長＜－2 SD）である人，②SGAで出生したがその後，キャッチアップして調査時の身長は＞1 SDである人，③正期産かつappropriate for gestational age（AGA；出生時身長＞1 SD）で出生したが，調査時は小柄（身長＜－2 SD）である人，④AGA（出生時身長＞1 SD）で出生し，調査時の身長も＞1 SDである人，の4群での比較を行ったところ，インヒビンBを除くすべての項目において4群間の有意差はなかった。

以上の結果より，早産で出生しても，また出生時の身長・体重が小さくても，AYA世代での男性生殖腺機能に悪影響を及ぼさないとの結論に至っている[1]。

2. パートナー女性の妊娠を経験したことのある割合・子どものいる割合

Medical Birth Registry of Norwayを用い，1967～1988年にノルウェーで出生し2004年の時点で存命していた600,093人の男性を対象に，在胎期間とパートナー女性の妊娠（流産・死産も含む）を経験したことのある割合との関係について検討された。その報告

用語解説 1

抗ミュラー管ホルモン 【こうみゅらーかんほるもん】

AMHは男性では精巣セルトリ細胞で，女性では卵巣の前胞状卵胞，小胞状卵胞などの顆粒膜細胞で産生される。女性の場合，AMHの分泌量は発育卵胞の数を反映すると考えられており，卵巣予備脳の推定に有用するといわれている（卵子の質や妊孕性の予想には有用ではない）。加齢に伴い閉経まで低下する。

※卵胞は原始卵胞→一次卵胞→前胞状卵胞→胞状卵胞→成熟卵胞（グラーフ卵胞）と段階的に発育する。胎児期に卵母細胞は原始卵胞まで発育しいったん休眠する。原始卵胞数は胎児期に500～700万個まで増えるが，出生時にはすでに200万個まで減少し，生殖期にはその10分の1の10万～30万個となる。そのあとは1か月に約1,000個ずつ確実に減少する。出生後，性周期が確立すると休眠していた原始細胞の一部は発育を開始し，月経周期によるLH，FSHの変化とは関係なく一次卵胞→前胞状卵胞→胞状卵胞へと発育する。直径20 mmを超えた胞状卵胞は，月経周期に伴うLH，FSHの上昇により急速に増大し，排卵前卵胞となり排卵する。

用語解説 2

インヒビンB 【いんひびんびー】

インヒビンBは胞状卵胞の顆粒膜細胞で産生されるホルモンで，下垂体に対するネガティブフィードバックによりFSHの分泌を抑制し，卵胞の過剰発育抑制に寄与していると考えられている。インヒビンBの分泌量は胞状卵胞数に依存することから，卵巣予備脳の指標のひとつと考えられている。

によると，正期産で出生した男性の場合，パートナー女性の妊娠を経験したことのある人の割合は 50.4% であった。一方，妊娠 22 ～ 27 週の早産で出生した男性では 13.9%，28 ～ 32 週では 38.6% であり，在胎期間が短いほうがパートナー女性の妊娠を経験したことがある人の割合は低いことが示された [2]。

deKeyser らは Swedish population-based registries を用い，1973 ～ 1983 年にスウェーデンで出生し，2006 年の時点でそれまでの生殖に関する情報を得られた 522,216 人の男性〔うち早産児 26,638 人，低出生体重児 16,813 人，SGA（< − 2 SD）児 19,862 人〕を対象に，在胎期間が短いことや子宮内での発育不全が子どものいる割合に影響するかを検討し報告した [3]。その報告によると，出生年度や両親の社会経済的地位を補正した解析の結果，早産や低出生体重で出生した男性は正期産や 2,500 g 以上の体重で出生した男性と比べると子どものいる割合は低く，特に妊娠 32 週未満の早産や出生体重 1,000 ～ 1,499 g ではその傾向が強かった（ハザード比 0.77，0.83）。また SGA で出生した男性においても，子どものいる割合への影響が確認された（ハザード比 0.91）。

オランダで 1983 年に生まれた妊娠 32 週未満の早産もしくは 1,500 g 未満で出生した男性 108 名を対象に，28 歳時点の婚姻状況・子どもの有無などを調査した報告 [4] によると，妊娠 32 週未満の早産で出生 and/or 出生体重が 1,500 g 未満であった男性の 55% はパートナーがおり，14% が結婚していた。オランダにおける同年代の男性の結婚率は 19% であり，結婚率に有意差はなかった（p=0.1）。一方，オランダにおける同年代の男性の子どものいる割合（22%）と比較すると，妊娠 32 週未満の早産で出生 and/or 出生体重が 1,500 g 未満であった男性の子どものいる割合は 7.4% と有意に低く，妊娠 32 週未満の早産で出生 and/or 出生体重が 1,500 g 未満であることは子どもの有無に影響することが示された。

本稿に記した，パートナー女性の妊娠を経験したことのある割合や子どものいる割合に関する検討では，両親の学歴などの社会経済的地位による補正はなされているが，その男性自身の社会経済的地位は考慮されていないので，結果の解釈には注意を要する。早産児あるいは低出生体重児であった男性が，パートナーとめぐり会い，その女性が妊娠するまでの過程や，その男性が父親となるまでの過程には，生物学的因子だけでなく心理社会的因子や経済的因子も影響を与える。男性の場合，低出生体重は社会的地位・収入の低さや結婚率の低さに関連していたとの報告や，早産児では正期産児と比べ学歴の低い人の割合が高かったとの報告がある。また，早産児，低出生体重児で出生し幼年期・児童期を生き抜いた人の AYA 世代の状況はさまざまであり，なかには病気（医学的問題）もしくは認知機能低下のため，「人生のパートナーを得る」という経験をすることが難しい人がいる可能性もある。

在胎期間や出生体重は AYA 世代の生殖腺機能そのものには明らかな影響は及ぼさないとされる。しかし，「生殖機能」の目的は「子孫を残すこと」であり，この点を考慮すると，在胎期間や出生体重は AYA 世代の生殖機能に間接的な影響を及ぼす場合があると

いえる。新生児・小児医療の進歩，よりよい養育環境の確保，社会経済的環境の向上は，早産児，低出生体重児の AYA 世代での生殖機能の向上に寄与する可能性がある。

■ AYA 世代女性の生殖機能への影響

1. 生殖腺機能への影響

18 〜 24 歳（平均年齢 20.7 歳）の女性 279 人を対象にオランダで行われた PROGRAM/PREMS study cohort の結果が 2010 年に報告された。このコホート研究では AMH を測定し，在胎期間や出生時の身長・体重が AYA 世代の女性生殖腺機能に及ぼす影響について検討された。その結果，AMH 値は在胎週数，出生体重の SD 値，出生時身長の SD 値による有意差を認めず，年齢や社会経済的環境などの背景因子を補正しても早産群と正期産群とでは AMH 値に有意差を認めなかった。また，インヒビン B，テストステロン，SHBG，non-SHBG-bound testosterone，LH，FSH，アンドロステンジオンについても検討されたが，在胎週数，出生体重の SD 値，出生時身長の SD 値による有意差を認めなかった[5]。

さらに，① SGA（身長＜－ 2 SD）で出生し調査時の体型も小柄（身長＜－ 2 SD）である人，② SGA で出生したが，その後キャッチアップして調査時の身長が＞－ 1 SD である人，③正期産かつ AGA（出生時身長＞－ 1 SD）で出生し，調査時の身長も＞－ 1 SD である人，の 3 群で比較を行ったところ，AGA で出生した人に比べ SGA で出生した人はその後のキャッチアップの有無に関わらず，月経周期が不順である人が多いことがわかった。また SGA で出生し，その後キャッチアップした人のほうが，AGA で出生し調査時の身長も＞－ 1 SD である人と比較して AMH 値が高かった。

以上の結果より，早産児で出生したことや出生時 SGA 児であったことは AYA 世代での AMH 値に影響を及ぼさないと結論づけている。また，SGA 児で出生後にキャッチアップすると AMH 値はさらに上昇する可能性がある。

2. 妊娠を経験する割合・子どものいる割合

Medical Birth Registry of Norway を用い，1967 〜 1988 年にノルウェーで出生し 2004 年の時点で存命していた 567,413 人の女性を対象に，在胎期間が妊娠（流産・死産も含む）経験の有無に及ぼす影響について検討した。その報告によると，正期産で出生した女性の 68.0% が妊娠を経験したことがあったが，一方，妊娠 22 〜 27 週の早産で出生した女性では 25.0%，28 〜 32 週では 59.2% であり，在胎期間が短いことは妊娠経験の有無に影響する可能性が示された。また，妊娠 22 〜 27 週の早産で出生した女性の早産率は 14.0%，28 〜 32 週では 9.2% と，正期産で出生した女性の早産率（6.4%）と比較して高率であり，早産で出生した女性は自らも早産を経験するリスクが上昇することを示唆する結果も報告されている[2]。

表　1983 年に在胎週数 32 週未満 and/or 1,500 g 未満で出生した女性の 28 歳時点での婚姻状況と子どもの
いる割合

	在胎週数 <32 週 and/or 出生体重 <1,500 g (N=185) n (%)	在胎週数 <32 週 (N=127) n (%)	在胎週数 ≧ 32 週 and 出生体重 <1,500 g (N=58) n (%)	オランダにおける同年代の統計	p-value (participant vs population)
特定のパートナーがいる	127 (68.6)	82 (64.6)	45 (77.6)	Not available	
結婚している	42 (22.7)	26 (20.5)	16 (27.6)	32.1%	<0.01
1 人以上子どもがいる	43 (23.2)	27 (21.3)	16 (27.6)	31.9%	<0.01

van Gendt AW, et al：Reproductive outcomes of women and men born very preterm and/or with a very low birth weight in 1983：a longitudinal cohort study in the Netherlands. Eur J Pediatr 174：819–825, 2015[4]

　挙児への影響については Ekholm らが，Swedish population-based registries を用い，1973 ～ 1975 年にスウェーデンで出生し 2001 年までフォローアップできた 148,281 人の女性を対象に検討している[6]。両親の教育レベルなどの条件を補正して解析した結果，出生体重が 1,500 g 未満の女性では子どものいる割合が低下することがわかった（ハザード比 0.74）。また早産で出生した女性は子どものいる割合が低下する傾向があり，妊娠 32 週未満の早産ではさらに低下する傾向であった。一方，SGA で出生した女性では子どものいる割合は上昇するという結果であったが，ハザード比は＜－ 2 SD の SGA で 1.09，＜－ 3 SD 未満では 1.04 であり，SGA が AYA 世代での子どもの有無に与える影響は顕著なものではなかった。

　deKeyser らは Swedish population-based registries を用い，1973 ～ 1983 年にスウェーデンで出生し，2006 年の時点でそれまでの生殖に関する情報を得られた 494,692 人の女性〔うち早産児 21,833 人，低出生体重児 19,215 人，SGA（＜－ 2 SD）児 20,600 人〕を対象に，在胎期間が短いことや子宮内での発育不全が子どもの有無に影響するかを検討し報告した[3]。出生年度や両親の社会経済的地位を補正した解析の結果，早産や低出生体重で出生した女性は正期産や 2,500 g 以上の体重で出生した女性と比べて子どものいる割合が低く，特に妊娠 32 週未満の早産や出生体重 1,000 ～ 1,499 g ではその傾向が強かった（ハザード比 0.81, 0.79）。一方，SGA が子どものいる割合に与える影響は確認されなかった。

　また，オランダで 1983 年に出生した人のうち妊娠 32 週未満の早産もしくは 1,500 g 未満の低出生体重で出生した女性 185 人を対象に，28 歳時点の婚姻状況，子どもの有無などを調査した報告[4]によると，オランダにおける同年代の女性の結婚率（32.1%）と比較し，妊娠 32 週未満の早産で出生 and/or 出生体重が 1,500 g 未満であった女性は 22.7% と有意に低値であった。また子どものいる割合においても，オランダにおける同年代の女性（31.9%）と比較し，妊娠 32 週未満の早産で出生 and/or 出生体重が 1,500 g 未満であった女性では 23.2% と有意に低値であることが確認され，妊娠 32 週未満の早産での出生

ならびに出生体重が 1,500 g 未満であることは，結婚率ならびに子どものいる割合に影響することが示された（**表**）[4]。

　本稿に記した，妊娠を経験する割合や子どものいる割合に関する検討では，両親の学歴などの社会経済的地位による補正はなされているが，その女性自身の社会経済的地位は考慮されていないので，結果の解釈には注意を要する。早産児あるいは低出生体重児であった女性がパートナーとめぐり会い，妊娠・出産に至る過程には，生物学的因子だけでなく心理社会的因子や経済的因子も影響を与える。

　女性の場合，早産児では正期産児と比べ学歴の低い人の割合が高かったとの報告がある一方，低出生体重は社会的地位，収入，結婚率に有意な影響を及ぼさないという意見もある。また，早産児，低出生体重児で出生し幼年期・児童期を生き抜いた人の状況はさまざまであり，なかには病気（医学的問題）もしくは認知機能低下のため，「人生のパートナーを得る」という経験をすることが難しい人がいる可能性もある。

　在胎期間や出生体重は AYA 世代の生殖腺機能そのものには明らかな影響は及ぼさないとされる。しかし，「生殖機能」の目的は「子孫を残すこと」であり，この点を考慮すると，在胎期間や出生体重は AYA 世代の生殖機能に間接的な影響を及ぼす場合があるといえる。新生児・小児医療の進歩，よりよい養育環境の確保，社会経済的環境の向上は，早産児，低出生体重児の AYA 世代での生殖機能の向上に寄与する可能性がある。

文献

1) Kerkhof GF, et al：Influence of preterm birth and birth size on gonadal function in young men. J Clin Endocrinol Metab 94：4243–4250, 2009
2) Swamy GK, et al：Association of preterm birth with long–term survival, reproduction, and next–generation preterm birth. JAMA 299：1429–1436, 2008
3) deKeyser N, et al：Premature birth and low birthweight are associated with a lower rate of reproduction in adulthood：a Swedish population–based registry study. HumReprod 27：1170–1178, 2012
4) van Gendt AW, et al：Reproductive outcomes of women and men born very preterm and/or with a very low birth weight in 1983：a longitudinal cohort study in the Netherlands. Eur J Pediatr 174：819–825, 2015
5) Kerkhof GF, et al：Influence of preterm birth and small birth size on serum anti–Mullerian hormone levels in young adult women. Eur J Endocrinol 163：937–944, 2010
6) Ekholm K, et al：The probability of giving birth among women who were born preterm or with impaired fetal growth：a Swedish population–based registry study. Am J Epidemiol 161：725–733, 2005

早産児や低出生体重児の
メンタルヘルス

土屋 賢治

Point　早産児や低出生体重(LBW)児が思春期～成人期になると，抑うつや不安を呈するリスクが高まる可能性がある。この傾向は極低出生体重(VLBW)児・超低出生体重(ELBW)児，超早産児でより顕著であり，関連は確実である。低出生体重児は思春期以降，うつ病，不安障害，双極性障害，統合失調症などの精神疾患を有するリスクが用量反応関係的に高くなると考えられるが，疾患特異性はみられない。低出生体重が精神疾患の直接の原因となっている可能性は低く，低出生体重が中枢神経系の微細な障害をもたらし，それが他の危険因子と協働して精神疾患発症のリスクを高めているものと考えられる。低出生体重児はまた，思春期以降に神経性無食欲症(AN)を発症するリスクが高いことが断片的に指摘されている。

出生体重・在胎週数と小児期の知能指数(IQ)が関連する可能性があり，その関連は極低出生体重・超低出生体重域，極早産(VP)域で繰り返し確認されている。極低出生体重・超低出生体重，極早産や超早産が学業成績を低くすることも確認されているが，低出生体重や早産が全般に同様の効果をもたらすとは断定できない。

低出生体重や早産と子どものメンタルヘルスの関連を検討する際には，両者を因果的につないだ理解をするよりも，低出生体重の背後にある因子に注目することが重要である。

抑うつ・不安・内在化傾向・外在化傾向

抑うつとは，「気分の低下」「興味や希望の喪失」などの主観的体験および，それを反映した「食欲不振」などの徴候を指し，不安とは「状況にそぐわないほどの強い恐怖や危惧」および，それを反映した「胸部苦悶感」などの徴候を指し示す。抑うつと不安は通常，主観的で，外向きに発露されることの少ない体験様式をとるので，これらを総称して「内在化問題」とよぶ[1]。反対に，他者に観察されやすい外向きの体験様式・行動様式(たとえば攻撃性や衝動性など)を「外在化問題」とよぶ。抑うつや不安，内在化問題や外在化

問題[用語1]は評価尺度を用いて定量的に評価でき，カットオフ値を設定すれば，二値的に評価できる。

極低出生体重(very low birth weight：VLBW)児や超低出生体重(extremely low birth weight：ELBW)児の思春期〜成人期(11〜20歳)における予後を検討したメタ解析では[2]，VLBW・ELBW群では正常出生体重(normal birth weight：NBW)群よりも約2倍の頻度でカットオフ値以上(臨床的関与の必要なレベル)の不安を示した。成人期(19〜26歳)における予後を検討したメタ解析[3]でも同様に，VLBW・ELBW群の抑うつおよび不安が高く，内在化スコアも有意に高かった。この研究ではVLBW・ELBW群の外在化問題がNBW群よりも低かった一方で，VLBW群を除外してELBW群とNBW群の予後の比較に絞ったメタ解析[4]では，ELBW群で内在化スコア・外在化スコアがともに高かった。また，早産児の幼児期〜思春期(5〜14歳)における予後を検討したメタ解析[5]によれば，早産群は内在化スコア・外在化スコアがともに高い傾向を示したが，その解釈にあたっては早産群の大多数が在胎32週未満の極早産(very preterm：VP)で生まれていることに注意が必要である。

低出生体重(low birth weight：LBW)全体を対象とする大規模研究でも，類似する結果が得られている。オーストラリアのAlatiら[6]は，在胎週数に対応する出生体重のZ値に沿って新生児を5群に分け，14歳まで追跡して内在化問題との関連を検討した。その結果，もっとも出生体重の低い群(−3.66〜−0.82 SD)が，平均的な値の群(−0.29〜＋0.20 SD)と比べて有意に高い内在化問題を示し，両親の社会階層や児の性別を調整しても有意なままであった。Alatiら[7]が同じコホートを21歳までフォローしたところ，LBW群(2,500 g以下)の内在化問題(特に抑うつ)は男性で認められず，女性に限定された。これとは逆に，イギリスのGaleら[8]は，LBW群(2,500 g以下)と抑うつとの関連を男性のみで認めた。またこのリスクの上昇は思春期〜成人期早期(16〜25歳)に限定され，それ以降(26歳以降)ではみられなかった。すなわち，出生体重と抑うつや不安，内在化問題との関連は一部の研究で認められるが，全体としては一貫性に欠けている。

いまのところ，LBW児や早産児が全体として，その予後に抑うつや不安，内在化問題の程度が高い可能性はあるものの，確かとはいえない。しかし，対象者をVLBW・ELBW群やVP群に限定すれば結果も一貫していることから，思春期以降に抑うつや不

用語解説 1

内在化問題，外在化問題　【ないざいかもんだい，がいざいかもんだい】

心理学者 Thomas Achenbach によるヒトの精神病理現象の分類法のひとつ。子どもや青年，成人の主観的体験と行動様式を解析すると，大きく内在化問題(抑うつ，不安，身体化など)と外在化問題(行動化，攻撃，敵意)に分けられる。これを計測する尺度として代表的なものにAchenBach らによる Child Behavior Checklist(CBCL)が知られている。

安，内在化問題が高まるのは確実のようである。

うつ病・不安障害・双極性障害・統合失調症

　抑うつや不安は疾患ではなく特定の主観的体験や特徴を集めた症候群であり，健常人でも頻繁に生じる。一方，うつ病，不安障害，双極性障害，統合失調症は疾患であり，評価尺度だけではなく臨床医の診断によって評定され，抑うつや不安ほど日常的に生じるものではない。

　うつ病，不安障害とはそれぞれ，抑うつ，不安に関連する多様な体験様式や徴候が一定の基準に従って現れる場合に診断される精神疾患である。双極性障害も代表的な精神神経疾患であるが，うつ病と異なり，双極性障害ではうつ病の基準をある時点で満たすとともに，別時点で活動量の増大や睡眠欲求の低下など躁状態を示す。統合失調症では幻聴や妄想，経時的な社会機能の低下など，他の疾患にはみられない特異な内的体験・特徴を示す。

　前述の VLBW・ELBW 児と抑うつや不安との関連は，VLBW・ELBW 児とうつ病や不安障害のリスクとの関連にも反映されている。VLBW 児および VP 児の 26 年間にわたる追跡研究によると[9]，26 歳時における VLBW/VP 群の感情障害(うつ病および双極性障害を一括りにした疾患カテゴリー)発症リスクは正期産 NBW 群と比較して高く，そのオッズ比は 1.7 であったが，不安障害のリスクは高くなかった。一方，ELBW 児の 30 余年にわたる追跡研究によると，ELBW 群は NBW 群よりも不安障害のリスクが高いが，うつ病や双極性障害のリスクは高くなく，アルコール・薬物使用障害がむしろ少なかった[10]。

　1970 年代以降，数多くのコホート研究や症例対照研究が，LBW や早産とうつ病，不安障害，双極性障害，統合失調症との関連を検討してきた。だが結果は一貫しておらず，研究個々のサンプルサイズが小さいことが問題視されてきた[11〜13]。そこで Abel ら[14]は，スウェーデンとデンマークで 1970 〜 1980 年代に生まれた約 150 万人の子どもを 30 年にわたって追跡し，LBW 児(2,500 g 未満)がその予後においてどのような精神疾患に対するリスクをもっているかを検討した。その結果，LBW 群の長期予後において，NBW 群と比べて感情障害(うつ病と双極性障害をまとめたカテゴリー)，統合失調症，アルコール・薬物使用障害，神経症性・ストレス関連・身体表現性障害(不安障害を含む上位カテゴリー)と診断されるリスクが高く，そのオッズ比はおよそ 1.4 〜 2.0 程度であった。また，リスクは 2,500 g で切れ目はなく，出生体重と精神疾患発症リスクとの間に用量反応関係が認められた。なお，用量反応関係は早産児を除外した解析でも認められたことから，在胎週数とは独立した関連であるとみられる。精神疾患へのリスクの男女の違いに注目して 16 年間にわたり 1,400 人超の子どもを追跡した Costello ら[15]は，

LBW 群におけるうつ病リスクが女児に限定されること，さらに女児におけるリスクの上昇は 13 歳以降ではじめて高くなり，その後，一貫していることを示した。

Abel ら [14] 以前の小規模な研究の結果が一貫していないのは，サンプルの異質性，統制する共変量の選択の恣意性，効果量の小ささ(オッズ比が 2 以下)などのためと考えられる。サンプルが均質な Abel の結果を重視するならば，出生体重と精神疾患発症リスクとの間に用量反応関係を示す関連があるが，疾患特異性はないと結論づけられる。LBW はうつ病，不安障害，双極性障害，統合失調症など精神疾患全般に対する非特異的な危険因子である，といい得る。

■ 摂食障害

摂食障害のうち神経性無食欲症(anorexia nervosa：AN)と神経性大食症(bulimia nervosa：BN)は，AYA 世代の女性によくみられる疾患である。前者はるいそう，無月経を，後者は止められない過食を特徴とするが，肥満恐怖が共通して認められる。医療機関の調査を通じた AN の有病率は 1% 前後だが，たとえば無月経がみられないのに高度のるいそうや肥満恐怖が認められる診断基準の一部のみを満たす症例(閾下症例)はきわめて多く，Nagl らによれば，閾下 AN は 10 歳女性の約 7%，20 歳女性の約 19%，閾下 BN は 20 歳女性の 7% にものぼるという [16]。

イタリアの出生コホート研究において AN，BN と診断された 18 〜 25 歳の女性の特徴を検討した Favaro ら [17] によると，small for gestational age(SGA)，すなわち出生時の在胎期間別体重が 10 パーセンタイル未満であると BN と診断されるリスクが高く，オッズ比にして約 2 倍になることを報告した。同様の関連は AN にはみられなかった。またスウェーデンの大規模コホートで，出生から 12 〜 35 歳になるまでを追跡した Goodman ら [18] によると，在胎週数が短いほど思春期〜成人期における AN 発症のリスクが高く(オッズ比：1 週あたり 0.96)，在胎期間別出生体重が大きいほど BN の発症リスクが高かった(オッズ比：1SD あたり 1.15)。この関連は，出生体重や母親の社会経済階層，妊娠前 body mass index(BMI)などを調整しても観察された。女性 AN 入院患者だけを対象にその体格を検討した研究(13 〜 44 歳)によれば，出生体重は「生涯最大 BMI」(出生後から計測時点までの BMI のうちの最大値)および計測時点における「除脂肪重量 index」(脂肪重量を除いた体重÷身長の 2 乗)と強く関連したが，計測時点における「脂肪重量 index」(脂肪重量÷身長の 2 乗)とは関連しなかった [19]。一般に，出生体重が小児期の脂肪重量と逆相関するとの報告があるが [20]，AN 患者においてはこれが当てはまらない可能性がある。

これまでの知見には量的な不足があるが，LBW や胎児発育不全と児の AN との関連は，健康問題の母子間連鎖という観点からさらに研究を進める必要がある。

学業成績，社会適応，QoL

　小児期の知能指数（IQ）と出生体重[5, 21, 22]および在胎週数[5]との関連が，メタ解析を通じて指摘されている。この関連は VLBW 児や VP 児で確実であるが，先行研究の対象者が VLBW 児や VP 児に偏る傾向があり[5]，出生体重 1,500 ～ 2,500 g 域や出生時在胎週数 32 ～ 36 週域と IQ との関連については知見の蓄積に不足がある。これに関連して，VLBW 児や VP 児の学業成績が芳しくないことが多くの研究により指摘されてきたが[23]，出生体重や在胎週数と学業成績が全般に関連しているとみるのは無理があるようである。アメリカで大規模コホートを調査した Chatterji ら[24]によれば，出生体重と学業成績の関連は 2,500 g 未満の LBW 域に限られるという。香港からの報告によれば[25]，出生体重は 13 歳時の学業成績と非常に弱い有意な相関を示したが，教育年数にも大学進学歴にも関連がなかった。

　VLBW 児の社会適応を計測するため超長期追跡を行ったノルウェーのグループによれば[26]，26 歳時点における早産 VLBW 群の社会機能評価（Global Assessment of Functioning）スコア[用語2]は，全体として正期産 non-SGA 群に比べ有意に低かった。同様に，正期産 SGA 群の社会機能評価スコアも低下傾向にあったが，早産 VLBW 群の平均スコアが要介入水準であるのに対して，正期産 SGA 群・non-SGA 群の平均スコアはいずれも介入不要水準であった。ELBW 児の予後としての社会適応を就労や年収という指標で計測したオーストラリアのグループによれば[27]，29 ～ 36 歳時の年収や就業率は同年齢の NBW 群より有意に低かった。

　VLBW 児や早産児の健康関連 Quality of Life（health related QoL；身体機能，睡眠，健康感など）に関する予後研究をメタ解析した Zwicker ら[28]によると，学童期における VLBW・早産群の health related QoL は NBW 群より低いが，思春期・青年期に入ると低下傾向が消失する。思春期・青年期における health related QoL の情報収集の多くが対象者の自記式調査に基づいているため，VLBW・早産群の健康に関する主観的体験の質が低くなく，NBW 群と差がないことを示唆している。

用語解説 2

社会機能評価スコア　【しゃかいきのうひょうかすこあ】

アメリカ精神医学会による精神疾患の診断と統計マニュアル第 4 版（DSM-IV）において提唱された社会的，機能的，心理学的機能水準を 1 ～ 100 の数値で定量化する尺度。DSM-5 では WHODAS（WHO 障害評価面接基準）にとって代わられた。

■ 低出生体重とメンタルヘルスの関連において想定されるメカニズムと，今後考えるべきこと

1. 早産，低出生体重は「原因」か

Abel ら [14] は，LBW そのものが精神疾患を引きおこすのではなく，精神疾患の「下地」となる微細な神経学的異常をもたらす因子であるとした。実際，LBW は中枢神経系の解剖学的形成に影響を与え [29]，IQ を下げる効果をもたらす [22]。中枢神経系の形成不全や機能不全を反映する IQ の低下は，さまざまな精神疾患の危険因子として働くこともよく知られている（IQ の媒介効果）[30]。ただし，ELBW の中枢神経系の発達への影響は，2,500 g に近い LBW がもたらす影響よりもはるかに大きいため，精神疾患発症リスクに対する IQ の媒介効果が弱い [31]。すなわち，LBW が重篤である場合，それ自体が精神疾患の危険因子として作用している可能性も否定できない。

2. 早産，低出生体重は「媒介変数」か

LBW はメンタルヘルスと関連する説明変数である一方，母親（および父親）の属性を説明変数とする結果変数にもなり得る。たとえば，妊娠中の母親の受けるさまざまな心理的・化学的・物理的ストレスが，LBW や胎児の発育不全，早産のリスクとなる [32]。すなわち，LBW はストレスと子どものメンタルヘルスの間にある媒介変数として働き，ストレス→ LBW →子どものメンタルヘルス，という経路を想定できる。したがって，LBW と子どものメンタルヘルスとの関連を見いだしたとしても，実際にはその背後にある母親（または父親）のストレスがその関連を説明している可能性が大いにある。したがって，LBW と子どものメンタルヘルスとの関連を検討するにあたっては，その背景因子の存在を十分に考慮するべきである。

なお，近年注目されているストレスに，母親のうつ病 [33]，母親のやせ・食行動障害 [34]，父親の年齢 [35]，農薬 [36] などがある。これらはいずれも LBW の危険因子となるばかりでなく，子どものメンタルヘルスに直接影響を与える可能性が示唆されている。

文献

1) Achenbach TM, et al：Internalizing/externalizing problems：review and recommendations for clinical and research applications. J Am Acad Child Adolesc Psychiatry 55：647–656, 2016
2) Sømhovd MJ, et al：Anxiety in adolescents born preterm or with very low birthweight：a meta-analysis of case-control studies. Dev Med Child Neurol 54：988–994, 2012
3) Pyhälä R, et al：Self-reported mental health problems among adults born preterm：a meta-analysis. Pediatrics 139：e20162690, 2017
4) Mathewson KJ, et al：Mental health of extremely low birth weight survivors：A systematic review and meta-analysis. Psychol Bull 143：347–383, 2017
5) Bhutta AT, et al：Cognitive and behavioral outcomes of school-aged children who were born preterm：a meta-analysis. JAMA 288：728–737, 2002
6) Alati R, et al：Fetal growth and behaviour problems in early adolescence：findings from the Mater

University Study of Pregnancy. Int J Epidemiol 38：1390–1400, 2009

7) Alati R, et al：Is there a fetal origin of depression? Evidence from the Mater University Study of Pregnancy and its outcomes. Am J Epidemiol 165：575–582, 2007

8) Gale CR, et al：Birth weight and later risk of depression in a national birth cohort. Br J Psychiatry 184：28–33, 2004

9) Jaekel J, et al：Mood and anxiety disorders in very preterm/very low-birth weight individuals from 6 to 26 years. J Child Psychol Psychiatry 59：88–95, 2018

10) Van Lieshout RJ, et al：Mental health of extremely low birth weight survivors in their 30s. Pediatrics 135：452–459, 2015

11) Sacker A, et al：Antecedents of schizophrenia and affective illness. Obstetric complications. Br J Psychiatry 166：734–741, 1995

12) Bennedsen BE：Adverse pregnancy outcome in schizophrenic women：occurrence and risk factors. Schizophr Res 33：1–26, 1998

13) Tsuchiya KJ, et al：Risk factors in relation to an emergence of bipolar disorder：a systematic review. Bipolar Disord 5：231–242, 2003

14) Abel KM, et al：Birth weight, schizophrenia, and adult mental disorder：is risk confined to the smallest babies? Arch Gen Psychiatry 67：923–930, 2010

15) Costello EJ, et al：Prediction from low birth weight to female adolescent depression：a test of competing hypotheses. Arch Gen Psychiatry 64：338–344, 2007

16) Nagl M, et al：Prevalence, incidence, and natural course of anorexia and bulimia nervosa among adolescents and young adults. Eur Child Adolesc Psychiatry 25：903–918, 2016

17) Favaro A, et al：Perinatal factors and the risk of developing anorexia nervosa and bulimia nervosa. Arch Gen Psychiatry 63：82–88, 2006

18) Goodman A, et al：Associations between birth characteristics and eating disorders across the life course：findings from 2 million males and females born in Sweden, 1975-1998. Am J Epidemiol 179：852–863, 2014

19) Mattar L, et al：Can birth weight predict later body composition in anorexia nervosa? Eur J Clin Nutr 66：964–967, 2012

20) Loos RJ, et al：Birth weight and body composition in young women：a prospective twin study. Am J Clin Nutr 75：676–682, 2002

21) Flensborg-Madsen T, et al：Birth weight and intelligence in young adulthood and midlife. Pediatrics 139：e20163161, 2017

22) Gu H, et al：A gradient relationship between low birth weight and IQ：A meta-analysis. Sci Rep 7：18035, 2017

23) Aarnoudse-Moens CS, et al：Meta-analysis of neurobehavioral outcomes in very preterm and/or very low birth weight children. Pediatrics 124：717–728, 2009

24) Chatterji P, et al：Birth weight and academic achievement in childhood. Health Econ 23：1013–1035, 2014

25) Lin SL, et al：The Effect of Birth Weight on Academic Performance：Instrumental Variable Analysis. Am J Epidemiol 185：853–859, 2017

26) Lærum AM, et al：Psychiatric disorders and general functioning in low birth weight adults：a longitudinal study. Pediatrics 139：e20162135, 2017

27) Dobson KG, et al：Socioeconomic Attainment of Extremely Low Birth Weight Survivors：The Role of Early Cognition. Pediatrics 139：e20162545, 2017

28) Zwicker JG, et al：Quality of life of formerly preterm and very low birth weight infants from preschool age to adulthood：a systematic review. Pediatrics 121：e366–e376, 2008

29) de Kieviet JF, et al：Brain development of very preterm and very low-birthweight children in childhood and adolescence：a meta-analysis. Dev Med Child Neurol 54：313–323, 2012

30) Agnew-Blais J, et al：The interplay of childhood behavior problems and IQ in the development of later schizophrenia and affective psychoses. Schizophr Res 184：45–51, 2017

31) Dobson KG, et al：Childhood cognition and lifetime risk of major depressive disorder in extremely low birth weight and normal birth weight adults. J Dev Orig Health Dis 7：574–580, 2016

32) Glover V, et al : Prenatal maternal stress, fetal programming, and mechanisms underlying later psychopathology-A global perspective. Dev Psychopathol 30 : 843−854, 2018

33) Suri R, et al : Acute and long-term behavioral outcome of infants and children exposed in utero to either maternal depression or antidepressants : a review of the literature. J Clin Psychiatry 75 : e1142−1152, 2014

34) Han Z, et al : Maternal underweight and the risk of preterm birth and low birth weight : a systematic review and meta-analyses. Int J Epidemiol 40 : 65−101, 2011

35) Oldereid NB, et al : The effect of paternal factors on perinatal and paediatric outcomes : a systematic review and meta-analysis. Hum Reprod Update 24 : 320−389, 2018

36) Roberts JR, et al ; Council On Environmental Health : Pesticide exposure in children. Pediatrics 130 : e1765−1788, 2012

Chapter 6.
早産児, 低出生体重児に対する
日常診療 Q&A

乳幼児健診

佐藤 和夫

Q1. 病院で定期的にフォローアップ健診を受けているが，乳幼児健診を受ける必要があるか？

　　乳幼児健診（乳幼児健康診査）は，母子保健法に基づいて実施されている。「市町村は，次に掲げる者に対し，厚生労働省令の定めるところにより，健康診査を行わなければならない。」と定められ，1歳6か月児健診と3歳児健診は法定健診である[1]。法定健診以外にも，ほとんどの市町村で3〜4か月児健診や9〜10か月児健診が実施されている。最近では，就学前の評価のために5歳児健診を実施する市町村もある。

　　早産児特有の成長と発達の評価や支援についてはフォローアップ健診のほうが適している面があるが，自治体が行う乳幼児健診は，保健師・歯科医師・心理士・栄養士など多くの職種が関わり，病気の発見だけでなく，肥満やう歯の予防，子ども虐待の未然防止など，フォローアップ健診より幅広く総合的な視点で行われるものである[2]。

　　したがって，病院でフォローアップ健診を受けていても，乳幼児健診を適切に受ける必要がある。保護者には，病院で個別に行うフォローアップ健診は自治体の乳幼児健診に置き換わるものではなく，乳幼児健診の必要性を説明し，きちんと受診するように指導する。

Q2. 4か月児健診の通知がきたが，予定どおり受診したほうがよいか？

　　早産児の多くは3〜4か月の時点で頸座（4か月児健診の重要な発達評価である）を獲得しておらず，体重や身長も集団に追いついていないことが多い。歴月齢のまま受診した場合，小さい・発達が遅いと不適切に評価されてしまうことになる。

　　早産児の成長・発達は，出産予定日から換算した「修正月齢」を用いて評価することが適当である[2]。したがって，在胎週数が35〜36週で，成長・発達が正期産児にすぐ追いつく場合は，そのまま4か月児健診を受診してもよいが，週数が少ない児では1〜2か月は遅らせ，修正月齢が3か月を過ぎてから受診するほうがよい。

　　保護者には，乳幼児健診を実施する施設（保健所など）に「早く小さく出生したので，

病院の担当医師と相談のうえ，4か月児健診を延期したい」旨を連絡するように指導する。

　なお，1歳6か月児健診はほとんどの児は予定された日に受診してよい。ただし，在胎週数が非常に少なく歩行を獲得していない児などは，フォローアップ健診担当医と相談して少し遅らせる配慮をしてもよい。その場合も延期する旨の連絡は必ず行うよう指導する。

Q3. いつまで修正月齢で評価したらよいか？

　修正月齢（年齢）をいつまで使うかのコンセンサスはないが，在胎34週以降（late preterm）の早産児では1歳頃まで，34週未満の早産児では2歳頃まで，28週未満の超早産児では3歳頃までを目安として，修正月齢を用いる。ハイリスク児フォローアップ研究会の極低出生体重児の健診スケジュールでは，1歳6か月児健診では修正月齢，3歳児健診では歴年齢を用いる，となっている[3]。

　なお，精神運動発達遅滞の判断や療育の必要性は，修正月齢に加えて，神経学的所見（筋緊張や腱反射）や発達の経時的な伸びも加味して判断することが大切である。

　修正月齢に関連して，キャッチアップ（catch up）という現象がある。これは文字どおり，早産児の成長・発達はそのスピードが速いので，徐々に同月齢の集団に追いつくことである。身体発育のキャッチアップは，身長，体重，頭囲がそれぞれ歴月齢相当の発育値の−2SDあるいは3パーセンタイルを超える場合をいうことが多い。なお，在胎週数が少ないほど，また出生体重が小さいほど，キャッチアップする時期は遅くなる。さらに，small for gestational age（SGA）児はappropriate for gestational age（AGA）児よりもキャッチアップ率が低くなる。

Q4. 4か月児健診で体重曲線の3パーセンタイルより体重が少ないので，母乳だけでなくミルクを足すようにいわれた。母乳だけでは不足か？

　前述したように，早産児，低出生体重児を歴月齢で集団と比較すると体格は小さく，発達が遅いと評価されてしまう。

　体重増加が曲線に近づいているようであればキャッチアップの途中であり，母乳だけで不足しているわけではないので，すぐにミルクを足す必要はない。ただし，児の体重増加が3パーセンタイルの曲線に近づいていないのであれば体重増加は不十分で，母乳不足が疑われるため，授乳の指導やミルクの補足が必要である。

　フォローアップ健診の際，保護者に母子健康手帳の乳幼児身体発育曲線のグラフに児の体重・身長・頭囲を経時的にプロットするように指導しておく。ゆっくり3パーセンタイル曲線に近づいていくことが確認できれば順調である。一般的に，頭囲，体重，身

長の順にキャッチアップしていくことも説明しておくとよい。

Q5. 1か月延期して受診した4か月児健診で，5か月を過ぎているので離乳食をはじめるようにいわれた。すぐにはじめたほうがよいか？

離乳食についても，前述のとおり修正月齢で考えることが適切である。したがって，5か月を過ぎたからすぐはじめる必要はなく，修正5〜6か月を目安に開始すればよい。

頸がしっかりすわり，スプーンなどを口に入れても舌で押し出さなくなること(哺乳反射の消失)が離乳開始に必要な発達段階であるが，"家族が食事をしているところを見て，食べたそうに口を動かしたり手を伸ばして食べ物に興味を示す"ことも，離乳食開始のわかりやすいサインである[4](p.263「退院後の栄養ー離乳食も含めてー」も参照)。

Q6. 3歳児健診で2語文が出ておらず，言葉の発達が遅いと指摘された。療育を勧められたが必要か？

言語発達は個人差が大きいが，2歳を過ぎても言葉が増えてこなかったり，3歳で2語文を話さないのは言語発達遅滞である。知的発達の遅れや自閉スペクトラム症などが疑われる。したがって，療育施設を受診することを勧める。

フォローアップ健診でも，新版K式発達検査[用語1]の結果や保護者からの情報，診察場面の様子から軽度知的能力障害や発達障害が疑われたら，安易な経過観察ではなく，神経外来や療育センターなど専門機関へ紹介する必要がある[5]。

療育へ紹介する場合，必ずしも診断名を伝える必要はなく，児の発達上の問題を保護者と十分に共有し，療育の必要性を説明することが大切である。また療育機関受診まで

用語解説 1

新版K式発達検査 【しんばんけーしきはったつけんさ】

日本(京都)で開発された発達評価の検査である。子ども自身が遊びのような雰囲気で行える検査で，全体の発達指数のほかに，「姿勢・運動」「認知・適応」「言語・社会」の3領域の発達プロフィールを得ることができる。ハイリスク児フォローアップ研究会のプロトコールでは，修正1歳半と3歳で用いられている(6歳と9歳はWISC-Ⅳ知能検査を実施)。

用語解説 2

SGA性低身長 【えすじーえーせいていしんちょう】

出生時の体重および身長がともに在胎期間別出生時体格値10パーセンタイル未満で，かつ出生の体重または身長のどちらかが在胎週数相当の−2SD未満であるものと定義される。さらにこのうち歴年齢2歳までに−2SD以上にキャッチアップしなかった場合をSGA性低身長症(small-for-gestational age short stature)とよぶ。

の待機期間が長くなることがあるので,「子どもの反応をみながら話しかける,手遊びなど非言語的にもやりとりをする,テレビやスマートフォンを長く見させない」など,家族が日常生活のなかでできる対応についてアドバイスするとよい。

Q7. 3歳児健診で身長が低いと指摘された。どうしたらよいか？

一般的に,身体発育のなかで身長は頭囲や体重に遅れてキャッチアップしてくる。

しかし,3歳時点で3パーセンタイルに達していない場合は,その後,キャッチアップする例は少なくなる。したがって,3歳児健診で身長の低さを指摘された場合は,低身長(成長ホルモン分泌不全性低身長,SGA性低身長[用語2])の精査を考慮する必要がある。超早産児,超低出生体重児では4歳頃までにキャッチアップする例もあるので,児の身長が乳幼児身体発育曲線の3パーセンタイルに近く,前回より曲線に近づいている場合は,その後のキャッチアップを期待して経過観察としてもよい。しかし3パーセンタイルから離れている場合は,低身長の精査目的で小児内分泌科医へコンサルトする。歴年齢3歳以上で身長SDスコアが-2.5 SD未満かつ成長率SDスコアが0 SD未満の場合は,成長ホルモン治療の保険適用となる場合がある[6]。

文献

1) 国立成育医療研究センター：乳幼児健康診査事業実践ガイド,2018　https://www.ncchd.go.jp/center/activity/kokoro_jigyo/guide.pdf　2019.2.22 アクセス
2) 国立成育医療研究センター：乳幼児健康診査身体診察マニュアル,2018　https://www.ncchd.go.jp/center/activity/kokoro_jigyo/manual.pdf　2019.2.22 アクセス
3) ハイリスク児フォローアップ研究会：健診スケジュール説明　http://highrisk-followup.jp/schedule/　2019.3.3 アクセス
4) 井上美津子：乳児の食べる機能の発達.お母さんの疑問にこたえる 子どもの食の育て方,医歯薬出版,35–39, 2011
5) 佐藤和夫：健診時のアドバイス(3歳健診).ハイリスク児フォローアップ研究会(編)：ハイリスク児のフォローアップマニュアル,改訂第2版,メジカルビュー社,123–124, 2018
6) 相澤まどか：身体発育の評価.ハイリスク児フォローアップ研究会(編)：ハイリスク児のフォローアップマニュアル,改訂第2版,メジカルビュー社,11–18, 2018

予防接種と感染予防

杉浦 時雄

Q1.　早産児の予防接種はいつからはじめる？

出生日から数えて 2 か月から開始する。

早産児でも正期産児と同様，医学的に安定していれば，修正月齢ではなく歴月齢に従ってワクチン接種を行う[1]。「医学的に安定した」とは，重症の感染症，代謝性疾患，急性の腎・心血管・神経学的・呼吸器疾患に対する急性期治療を必要とせず，臨床経過が疾患からの回復過程にあり，安定した成長を示している場合と定義される。早産児，低出生体重児は医療者や親の不安からワクチン接種が遅れがちである[2]。接種スケジュールが遅れると，ワクチンで予防可能な疾患に罹患し重症化する可能性がある。特に早産児では，免疫機能の未熟性からさまざまな感染症罹患のリスクが高く，慢性肺疾患などの合併症があると，退院後の市中感染症の重症化リスクも高い。そのため，NICU，GCU を退院する前には，歴月齢に必要なワクチン接種が行われていることが望ましい。グロブリン製剤，血液製剤などの使用で不活化ワクチン，経口ロタウイルスワクチン接種の接種時期を遅らせる必要はない。日本小児科学会が推奨するスケジュールに沿って行う[3]。退院時に今後のワクチンスケジュールを渡しておくと，家族も計画が立てやすい（**図 1**）[3]。ロタウイルスワクチンは経口生ワクチンのため，便中にワクチン株のウイルスが排泄される。そのため，NICU 入院中ではなく，退院後の外来で接種を行う。

入院中の児にワクチン接種を行う場合，住民票の所在地によっては公費助成が受けられず，ワクチンに関しては全額自己負担となる場合がある[4]。トラブルの原因となることもあるため，ワクチン接種前にあらかじめ該当する自治体に連絡をとり，家族と費用負担について確認しておくことも重要である。

Q2.　低出生体重児への投与量は減量する？

減量しないで同量を投与する。

さんの予防接種プラン						診察券番号		年　月　日生まれ						接種時の持ち物 ・母子健康手帳・予診票・接種券			
ワクチン		2か月	3か月	4か月	5か月	6～ 12か月	1歳	1歳 3か月	1歳 5か月	1歳 6か月	3歳		4歳	6歳 (年長)	9歳	11～ 12歳	備考欄
不活化	B型肝炎 公費	①　年　/	②　年　/	←1回目から5か月以上空ける→		③　年　/											3回目は1回目から5か月後 年　月　日
生	ロタ 任意接種	①　年　/	②　年　/														経口投与任意接種 2回もしくは3回
不活化	ヒブ 公費	①　年　/	②　年　/	③　年　/	←7か月以上空ける→			④　年　/									3回目接種から 7か月以上空ける 年　月　日
不活化	肺炎球菌 公費	①　年　/	②　年　/	③　年　/	←60日以上空ける→			④　年　/									4回目は 1歳3か月頃 年　月　日
不活化	4種混合 公費		①　年　/	②　年　/	③　年　/	←1年以上空ける→			④　年　/								3回目接種から 1年以上空ける 年　月　日
生	BCG 公費				①　年　/												4種混合などと 同時に
生	MR 公費						①　年　/	接種券は接種時期に郵送されます*→						②　年　/			1歳になったらすぐに 入学前に追加接種
生	おたふく 任意接種						①　年　/	←2回目接種でしっかり免疫がつきます→						②　年　/			任意接種 2回目は年長さんで
生	水痘 公費						①　年　/	←6か月以上空ける→		②　年　/	接種券は接種時期に郵送されます*↓						1回目と2回目は 6か月以上空ける
不活化	日本脳炎 公費										①　年　/	②　年　/	③　年　/		④　年　/		3歳で2回 4歳で1回 9歳で1回

★「生ワクチン」を接種後，他のワクチンを接種できるのは4週間後の同じ曜日から，「不活化ワクチン」接種後は，1週間後の同じ曜日からです。

図1　予防接種のスケジュール

＊自治体による

日本小児科学会：日本小児科学会が推奨する予防接種スケジュールの変更点．http://www.jpeds.or.jp/uploads/files/vaccine_schedule.pdf[3)] より著者作成

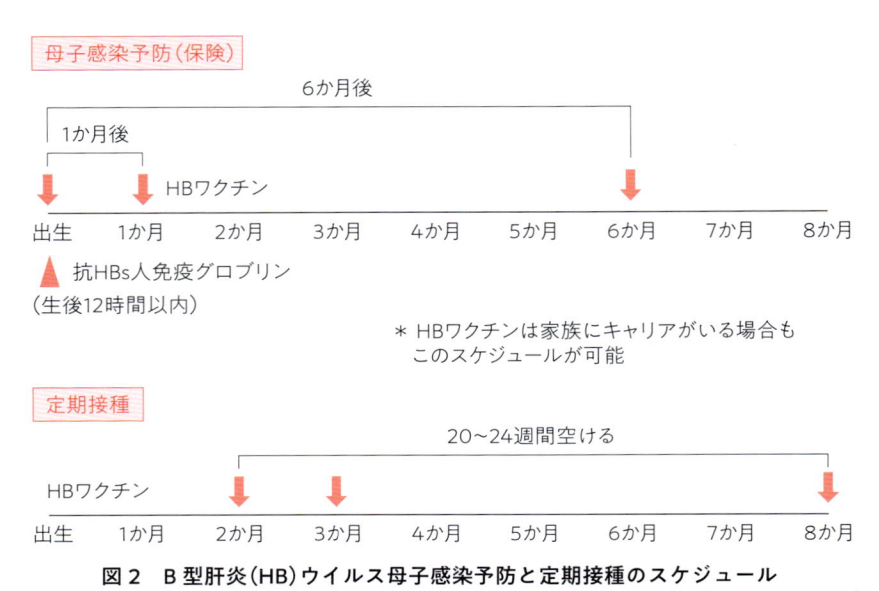

図2　B型肝炎(HB)ウイルス母子感染予防と定期接種のスケジュール
日本小児科学会：B型肝炎ウイルス母子感染予防のための新しい指針　https://www.jpeds.or.jp/uploads/files/HBV20131218.pdf　2018.12.10 アクセス [6] より引用，一部改変

早産児，低出生体重児においても減量せずに，正期産児と同じ投与量で接種する [1]。

Q3.　低出生体重児で特別対応が必要なワクチンは？

B型肝炎(hepatitis B：HB)ワクチンである。

出生体重2,000 g 未満の児では，出生時の HB ワクチンへの免疫応答が不十分である [5]。そのため，追加接種が必要となる。HBs 抗原陽性の母親から出生した児に対しては，母子感染予防として，出生直後(生後 12 時間以内)に抗 HBs 人免疫グロブリン(hepatitis B immunoglobulin：HBIG)を筋肉内注射し，HB ワクチンを出生直後，生後 1 か月，6 か月に接種する [6]。HBs 抗原陽性の母親から出生した出生体重 2,000 g 未満の児の場合は，出生時，生後 1 か月，6 か月時の接種以外に，生後 2 か月時に追加接種を行う [7]。

具体的には，生後 12 時間以内(できるだけ早く)に HBIG 1 mL(200 単位)を 0.5 mL ずつ 2 回に分けて大腿前外側中央部に筋肉内注射する。組織をつかみ，筋肉をつまみ上げ，皮膚に対して 90 度で刺入し，注射する。注射直前の吸引は不要である。新生児への筋肉内注射は長さ 16 mm の針が適切とされる。次に，HB ワクチン 0.25 mL を皮下注射(上腕外側部，三角筋中央部)する。これは出生体重によらず，超低出生体重児であっても同量を接種する。

出生直後の接種が必要となるため，産婦人科医の協力が必要である。たとえば 19 時に出生した場合，翌日 8 時の小児科回診時では生後 12 時間を越えてしまう。そのため，各施設で小児科と産婦人科が連携をとり，出生直後に HBIG と HB ワクチンを誰が接

種するかをあらかじめ決めておく必要がある[8]。筋肉内注射，皮下注射の正しい方法を徹底することも重要である。出生前に母子感染予防の重要性，スケジュールを説明し，HBIG はヒト血漿製剤であることの同意書を得ておくと，出生直後の接種がスムーズに行える。また，HB ウイルスが高ウイルス量の妊婦では，妊娠中の抗ウイルス薬投与も勧められる[9]。

父もしくは祖父母からの水平感染によるキャリア例も問題となっている。HB ワクチンは，家族に HB キャリアがいる場合も母子感染予防と同様の接種スケジュールが可能である。自治体に連絡をとり，早期の接種を勧める。

2016 年 10 月から日本でもようやく HB ワクチンが定期接種となった。母子感染予防と定期接種のスケジュールを**図 2**[6]に示す。HB ウイルスは感染者の唾液，涙，汗，尿から感染し得る十分量が排泄され，その排泄されたウイルスで感染が成立する[10]。定期接種開始以前に出生した児では，きょうだい間でワクチンギャップが生じている。定期接種の対象でない児についても，集団生活に入る前の接種を勧める。

Q4. 同時接種は可能？

何本でも接種可能である。

同時接種とは，複数のワクチンを一度の受診で同時に接種することである。同時接種できないワクチンの組み合わせはなく，同時接種できるワクチンの本数に制限はない。

日本小児科学会は「ワクチンの同時接種は，日本の子どもたちをワクチンで予防できる病気から守るために必要な医療行為であると考える」とし，同時接種をより一般的な医療行為として行っていく必要があると提言している[11]。

同時接種を行う際の注意点としては，複数のワクチンを 1 つのシリンジに混ぜないこと，皮下接種部位として上腕外側ならびに大腿外側に接種すること，同じ部位に接種する際には，少なくも 2.5 cm 以上空けること，などがあげられる。

NICU へ入院となった早産児，低出生体重児，特に極低出生体重児では，歴月齢 2 か月に達しても入院中であることもまれではない。そのため，原疾患の治療と並行してワクチン接種の計画を立てる必要がある。退院前に歴月齢に応じた接種を終わらせるためにも，同時接種は有用な方法である。

Q5. 早産児，低出生体重児特有の副反応は？

無呼吸発作や徐脈発作に注意が必要である。

極低出生体重児へのワクチン接種後，無呼吸発作や徐脈発作といった呼吸循環系の有害事象のリスクがある[12]。有害事象の多くは接種後 48 時間以内に発生するため，NICU・GCU 入院中に無呼吸リスクの高い児にワクチン接種を行う場合，接種後 48 時

表　パリビズマブ（シナジス®）の適応

RS ウイルス流行開始時において
早産児 　・在胎 28 週以下で，12 か月年齢以下 　・在胎 29 〜 35 週で，6 か月年齢以下
気管支肺異形成症の治療を受けた児で，24 か月齢以下
血行動態に異常のある先天性心疾患の児で，24 か月齢以下
Down 症候群の児で，24 か月齢以下
免疫不全の児で，24 か月齢以下

間程度のモニター監視を行う [13]。

Q6. パリビズマブ（シナジス®）の適応は？

早産児，気管支肺異形成症既往，先天性心疾患，Down 症候群，免疫不全の児が適応となる。

シナジス® は RS（respiratory syncytial）ウイルスに対するモノクローナル抗体で，RS ウイルス感染症の重症化を防ぐ薬剤である。RS ウイルス感染により，生後 1 か月未満の新生児や早産児，低出生体重児では明らかな発熱を伴うことなく無呼吸を含む重篤な呼吸障害をきたすことがあり，発見の遅れが重大な転帰につながるおそれがある [14]。発症の機序としては，感染が下気道まで進行し無呼吸を呈する。一方，新生児では呼吸中枢の未熟性に加え，咽喉頭に分泌物が貯留することにより生じる単純な閉塞性無呼吸も考えられる。一般に，母体からの移行抗体が十分あると考えられる生後 3 週までは感染しても上気道炎でとどまることが多いが，生後 3 週以降では典型的な下気道感染となる場合が多い。また早産であるほど移行抗体は不十分であるため，より重症化のリスクが高まる。新生児期では人工換気を必要とすることも多く，呼吸器症状なしで急性脳症になる症例も報告されている [15]。シナジス® の適応を**表**に示す。接種対象者への投与漏れのないよう，産科施設でも注意が必要である。

通常の予防接種では，上気道感染症などによる発熱時には接種不可となる。しかし，シナジス® の場合は上気道感染症などの軽度の発熱性疾患の場合，接種を延期する必要はない。

Q7. シナジス® の開始時期は？

地域の RS ウイルス感染の流行状況に合わせて開始する。

通常 8 月から流行するが，最近，感染流行時期が早まっている（**図 3**）[16]。そのため，

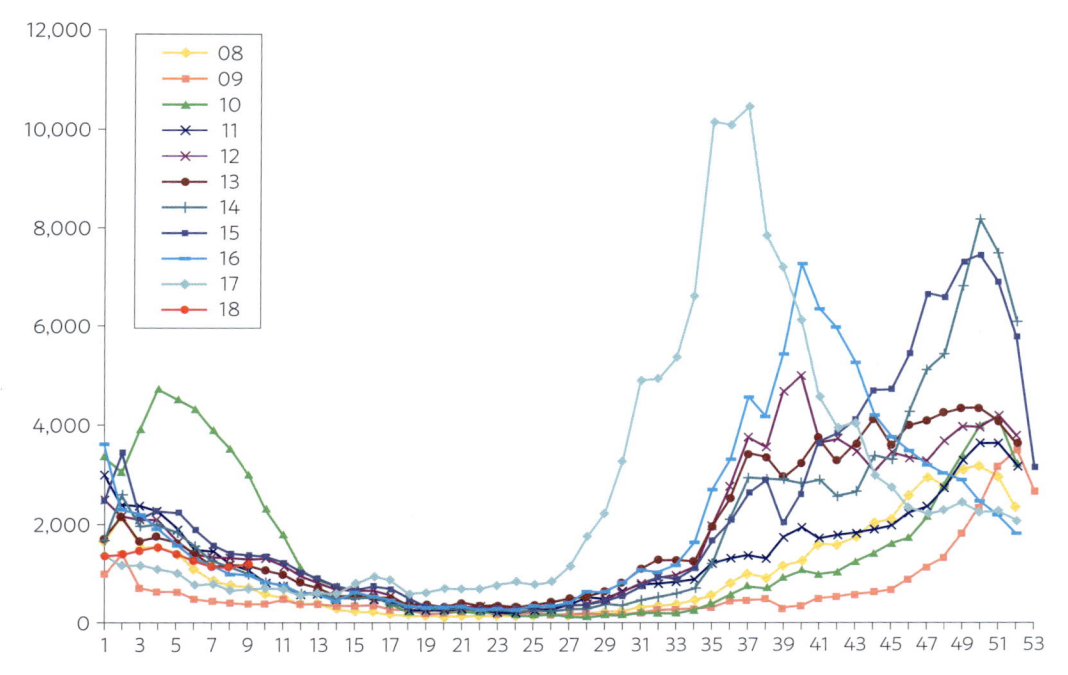

図 3　RS（respiratory syncytial）ウイルス感染症

国立感染症研究所：IDWR 過去 10 年との比較グラフ（週報）− RS ウイルス感染症. https://www.niid.go.jp/niid/ja/10/2096-weeklygraph/7904-21rsv-2.html　2018.12.10 アクセス [16)]より引用，一部改変

各地域の流行状況に合わせた投与開始が重要となる [17)]。

Q8.　インフルエンザワクチンは接種すべきか？

インフルエンザワクチン接種を家族に勧める。

歴月齢 6 か月まではインフルエンザワクチンが接種できない。しかし，早産児はインフルエンザウイルス感染や合併症のリスクが高い。そのため，家族や早産児をケアする医療従事者は毎年インフルエンザワクチンを接種することが推奨される [1)]。

文献

1) American Academy of Pediatrics Committee on Infectious Diseases：Immunization in Preterm and Low Birth Weight Infants. Kimberlin DW, et al（eds）：Red Book 2018-2021：Report of the Committee on Infectious Disease, 31th ed, American Academy of Pediatrics, 67−68, 2018
2) Gagneur A, et al：Immunization of preterm infants. Hum Vaccin Immunother 11：2556−2563, 2015
3) 日本小児科学会：日本小児科学会が推奨する予防接種スケジュールの変更点　http://www.jpeds.or.jp/uploads/files/vaccine_schedule.pdf　2018.12.10 アクセス
4) 土田普也：長期入院中の予防接種. 小児内科 45（Suppl）：160−161, 2013
5) Saari TN；American Academy of Pediatrics Committee on Infectious Diseases：Immunization of preterm and low birth weight infants. Pediatrics 112：193−198, 2003
6) 日本小児科学会：B 型肝炎ウイルス母子感染予防のための新しい指針　https://www.jpeds.or.jp/

uploads/files/HBV20131218.pdf　2018.12.10 アクセス

7)　日本小児科学会：B 型肝炎ワクチン接種時期の変更に伴う母子感染予防指針－低出生体重児等の特別な場合に対する日本小児科学会の考え方, 2014　http://www.jpeds.or.jp/uploads/files/hbboshikansen.pdf　2018.12.10 アクセス

8)　杉浦時雄：B 型肝炎, C 型肝炎. 周産期医 47：285–287, 2017

9)　Wakano Y, et al：Antiviral therapy for hepatitis B virus during second pregnancies. J Obstet Gynaecol Res 44：566–569, 2018

10)　Komatsu H, et al：Tears from children with chronic hepatitis B virus（HBV）infection are infectious vehicles of HBV transmission: experimental transmission of HBV by tears, using mice with chimeric human livers. J Infect Dis 206：478–485, 2012

11)　日本小児科学会：日本小児科学会の予防接種の同時接種に対する考え方　http://www.jpeds.or.jp/uploads/files/saisin_1101182.pdf　2018.12.10 アクセス

12)　Klein NP, et al：Risk factors for developing apnea after immunization in the neonatal intensive care unit. Pediatrics 121：463–469, 2008

13)　大串栄彦, 他：NICU 入院中の児へのワクチン接種. 周産期医 47：801–804, 2017

14)　山本和之, 他：ウイルス感染症. 周産期医 46：51–53, 2016

15)　Morichi S, et al：Classification of acute encephalopathy in respiratory syncytial virus infection. J Infect Chemother 17：776–781, 2011

16)　国立感染症研究所：IDWR 過去 10 年との比較グラフ（週報）－ RS ウイルス感染症　https://www.niid.go.jp/niid/ja/10/2096-weeklygraph/7904-21rsv-2.html　2018.12.10 アクセス

17)　真喜屋智子, 他：地域の現状に合わせたパリビズマブ投与. 日小児会誌 122：1692–1699, 2018

退院後の栄養
―離乳食も含めて―

堤 ちはる

Q1. 低出生体重児の体重を早く増やしたい場合，乳汁や食事をたくさん与えたほうがよいか？

　Barker らにより成人病胎児起源説（fetal origins of adults disease）が提唱されている[1]。これは大規模な疫学研究結果から，母親が妊娠中に十分なエネルギーや栄養素を摂取しないなどの理由で，胎児が低出生体重となるような子宮環境に曝されることで，規定された胎児プログラミング（thrifty phenotype ＝倹約型体質）が生活習慣病発症の起源となるとする学説である。さらに胎児期だけでなく乳幼児期も含め，栄養や環境と遺伝子の相互作用により生じたエピジェネティックな変化が，成人期の肥満や 2 型糖尿病，心血管疾患などを増加させることが明らかとなり，将来の生活習慣病発症に影響するという概念が developmental origins of health and disease（DOHaD）として知られるようになった[2]。

　このようなことから，低出生体重児は子宮内での飢餓状態の環境に適応して倹約型の体質を獲得しているため，出生後，体重を増加させようと乳汁や食事をむやみに増やすと，定型発達児と比べて急速に発育し，肥満や生活習慣病のリスクが高まることがある。そこで，乳汁や食事量を増やすことばかりにとらわれず，規則正しくバランスよく食べることが大切となる。

　なお，成長の様子は身長や体重の成長曲線で評価するが，ある 1 時期を「点」としてみるのではなく，出生時から今日に至るまでの変化を「線」として経時的に評価していかなければならない。

Q2. 離乳食の味付けが薄いと食べないので，濃い目にしてもよいか？

　乳幼児期に培われた味覚や食事の嗜好はその後の食習慣にも影響を与えるので，この時期の食生活は，生涯を通じた健康という長期的な視点からも考える必要がある。塩分や糖分の多い，味の濃いものを好むような習慣をつけてしまうと，高血圧症，脳血管疾患，心疾患，脂質異常症，2 型糖尿病などの生活習慣病発症リスクを高める結果にもな

りかねない。そこで，この時期の味付けは，調味料をまったく使ってはいけないということではなく，大人の味付けの1/3〜1/2程度の薄味を基本とする。素材の旨味を引き出すように，だしの風味を活かしたり，調味料を使うならば最小限の量にとどめて，大人が食べても薄味ながらおいしい離乳食をつくるようにする。

Q3. 低出生体重児は肥満になるリスクが高いそうだが，乳児用調製乳は母乳よりも肥満になりやすいか？

　近年の大規模なシステマティックレビューやメタ解析では，母乳栄養もしくは母乳栄養の期間が，小児期の過体重や肥満発症リスクを減らすと報告されている[3〜5]。国内の大規模な縦断的研究でも，生後6〜7か月間の母乳栄養が他の栄養法に比べ7歳時の肥満を減らすとの報告がある[6]。また，母乳栄養児は将来の2型糖尿病の発症率が低いとの大規模なメタ解析も存在する[7]。しかし，母乳栄養児と混合栄養児の肥満や2型糖尿病発症率に差があるという研究結果はない。そこで，乳児用調製乳を与えることによって肥満になるといった表現で誤解を与えないよう，配慮が必要である。

Q4. 早産児の離乳の開始はいつ頃がよいか？

　早産児は主に屈筋の緊張度と神経学的な成熟度が劣っているため，離乳の開始時期については多くの要因を考慮する必要があるといわれている[8, 9]。低出生体重児が神経学的に準備のできた(レディネス)状態になるには正期産児より時間がかかることから，低出生体重児は修正月齢5〜6か月頃に離乳を開始することが勧められる。修正月齢とは実際に生まれた日からの月齢ではなく，出産予定日を基準にした月齢のことである。たとえば出産予定日より2か月早く生まれた場合，生後7か月の時点で，修正月齢5か月となる。1,500 g以上で生まれた場合には，修正月齢相当で進めていけば成熟児と大差ないことが多い。

　なお，早産児は修正月齢を目安にしても，成熟児より1〜2か月以上離乳の進行が遅くなる場合がある。しかし，修正月齢が12か月近くになると差が少なくなってくる。そこで，これらの事実を認識したうえで，修正月齢に沿って離乳を進めていくことが適当である。一方，たとえば在胎週数が24週以下(出生体重1,000 g以下)の児では，修正6か月が生後10か月を過ぎてしまい，乳汁だけでは体重増加が停滞してしまう場合もある。そのような場合には，主治医と相談しながら個々の児の哺乳状況と体重を検討し，発達も含めた総合的判断で離乳を開始する。

Q5. 早産児は歯の萌出時期や咀嚼機能の発達が遅れるのか？

　早産児では6歳までは萌出遅延傾向が認められることもあるが，9歳以降はキャッチアップするという報告がある[10]。また早産児では，萌出遅延の傾向はあるが，修正月齢

に換算すれば標準と同じで，萌出時期の遅延はないとのレビュー論文もある[11]。

咀嚼機能の発達については，乳歯咬合完成期（ⅡA期）において，早産児群（極・超低出生体重児群）の咬合力および咀嚼力は定型発達児と比べて低い値であり，咬合力および咀嚼力の発達も遅れる可能性が示唆された。しかし，有意差は認められなかったという結果が得られている[12]。

これらの結果から，早産児は定型発達児に比べて歯の萌出時期や咀嚼機能の発達が遅れがちになるが，有意差はないこと，長期的には差がなくなることから，離乳食は修正月齢で進めていけばよいと考えられる。

Q6. 低出生体重児の体重の増えが気になる場合，BMI も気にしたほうがよいか？

体格の指標である body mass index〔BMI ＝体重（kg）÷｛身長（m）×身長（m）｝〕は生後9か月頃まで増加したのちに減少し，通常6歳前後に再び上昇に転じる。この再上昇ポイントは adiposity rebound（AR）[用語1] とよばれ，3歳以前に BMI が再上昇する早期 AR は，小児期以降の肥満に関する有用な予測因子とされている[13]。特に低出生体重児においては将来の肥満防止という観点からも，乳幼児期には体重だけでなく身長や BMI の推移も含めた経過観察が重要である。

Q7. 早産児だが，食事摂取量が少ないうえ，食べ物を口に入れたまま，いつまでも飲み込まない。どうしたらよいか？

修正月齢の1歳を過ぎても奥歯がまだ生えていなかったり，第一乳臼歯が生えてまもなかったりすると，うまく噛めず処理しにくい食品が多い。また，第二乳臼歯が噛み合う修正月齢の2歳半過ぎまでは，生野菜や繊維の多い野菜や肉，弾力性の高いかまぼこやこんにゃくなどは噛みにくい。**表1**[14]に子どもの歯の萌出時期と咀嚼機能を，**表2**[14]に1～2歳児の食べにくい（処理しにくい）食品例を示す[14]。乳幼児は食べ物を口中で処理できないと，口から出したり丸飲みをしたりし，さらに口から出して叱られたりすると口中にためてしまうこともある。そのため，歯の生えている状況や噛む様子などを観察して食材や食形態を選ぶようにする。

用語解説 1

adiposity rebound 【アディポシティリバウンド】

乳児期に増加した体脂肪は幼児期にいったん減少し，その後成人期に向けて再び増加する。そこで体格指数の BMI（Kaup 指数）は幼児期に低下し，5～6歳から増加に転ずるが，この現象を adiposity rebound（AR）という。AR が早期に到来すると将来メタボリック症候群になりやすいといわれている。

表1　子どもの歯の萌出時期と咀嚼機能

生後6〜8か月頃	・乳歯が生えはじめる
1歳頃	・上下の前歯4本ずつ生え，**前歯で食べ物を噛みとり，一口量の調節を覚えていく** ・奥歯はまだ生えず，歯茎のふくらみが出てくる程度 　⇒奥歯で噛む，すり潰す必要のある食材や調理形態によっては，食べ物を上手に処理 　できないと，そのまま**口から出したり，口にためて飲み込まなかったり，丸呑み**な 　どするようになる
1歳過ぎ	・第一乳臼歯（最初の奥歯）が生えはじめる
1歳6か月頃	・第一乳臼歯が上下で噛み合うようになる ・しかし，**第一乳臼歯は噛む面が小さいために，噛み潰せてもすり潰しはうまくできない** 　⇒**食べにくい食品**が多い
2歳過ぎ	・第二乳臼歯が生えはじめる
3歳頃	・奥歯での噛み合わせが安定し，こすり合わせて潰す臼磨ができるようになり，大人の食 事に近い食物の摂取が可能となる

堤ちはる：乳幼児栄養の基本と栄養指導．小児臨 62：2571–2583, 2009[14] より引用，一部改変

表2　1〜2歳児の食べにくい（処理しにくい）食品例

食品の特徴	主な食品	調理の留意点
弾力性の強いもの	かまぼこ，こんにゃく，いか，たこ	この時期には与えない
皮が口に残るもの	豆，トマト	皮をむく
口中でまとまりにくいもの	ひき肉，ブロッコリー	とろみをつける
ペラペラしたもの	わかめ，レタス	加熱して刻む
唾液を吸うもの	パン，ゆで卵，さつまいも	水分を加える
誤嚥しやすいもの	餅，こんにゃくゼリー	この時期には与えない
噛み潰せないで，口にいつまでも残るもの	**薄切り（スライス）肉*** しゃぶしゃぶ用の肉は食べやすい	叩いたり切ったりする

＊大人の食事に頻繁に登場する薄切り肉は，"薄切り"であるから大丈夫と考え離乳食が終わった児につい食
　べさせてしまいがちであるが，叩いたり切ったりして繊維を断たないと食べにくい
堤ちはる：乳幼児栄養の基本と栄養指導．小児臨 62：2571–2583, 2009[14] より引用，一部改変

　なお，奥歯が生えそろっていても食べ物を口にためて飲み込まない子どものなかには，間食や牛乳，ジュースなどの摂取量が多く，食事時間を空腹で迎えていないことが原因の場合もある。また，起床・就寝時刻や食事の時刻が不規則であったり，日中，体を動かす活動的な遊びが少なかったりすると食欲もわきにくいので，生活リズムを整えることも重要である。

　また，少食の子どもにたくさんの量の食事を盛り付けると，見ただけで「こんなに多くは食べられない」と食欲が失せ，口中にためて飲み込まない行動につながることもある。そこで，最初はその子どもが食べきれるくらいの量を盛り付け，食べられたらたくさん褒めて達成感を味わわせたり，「もう少し食べる？」とおかわりをする楽しさの体験などを通して，食べる意欲を育んでいく。また，大人が一緒に食事をしておいしさを共感することも重要である。

文献

1) Hales CN, et al：The thrifty phenotype hypothesis. Br Med Bull 60：5-20, 2001
2) Godfrey KM, et al：Developmental origins of metabolic disease：life course and intergenerational perspectives. Trends Endocrinol Metab 21：199-205, 2010
3) Victora CG, et al：Breastfeeding in the 21st century：epidemiology, mechanisms, and lifelong effect. Lancet 387：475-490, 2016
4) Horta BL, et al：Long-term consequences of breastfeeding on cholesterol, obesity, systolic blood pressure and type 2 diabetes：a systematic review and meta-analysis. Acta Paediatr 104：30-37, 2015
5) Weng SF, et al：Systematic review and meta-analyses of risk factors for childhood overweight identifiable during infancy. Arch Dis Child 97：1019-1026, 2012
6) Yamakawa M, et al：Breastfeeding and obesity among schoolchildren：a nationwide longitudinal survey in Japan. JAMA Pediatr 167：919-925, 2013
7) Owen CG, et al：Does breastfeeding influence risk of type 2 diabetes in later life? A quantitative analysis of published evidence. Am J Clin Nutr 84：1043-1054, 2006
8) Morris SE, et al：Development of Feeding Skills, Transitions to Pureed Food, Chapter 21 The Child Who is Premature. Pre-Feeding Skills：A Comprehensive Resource for Mealtime Development, 2nd ed, Therapy Skill Builders, 551-552, 2000
9) Morris SE, et al：授乳・摂食スキルの発達，ピューレ食への移行，第21章 未熟児．金子芳洋(訳)：摂食スキルの発達と障害ー子どもの全体像から考える包括的支援，原著第2版，医歯薬出版，542, 2009
10) Seow WK：A study of the development of the permanent dentition in very low birthweight children. Pediatr Dent 18：379-384, 1996
11) Paulsson L, et al：A systematic review of the consequences of premature birth on palatal morphology, dental occlusion, tooth-crown dimensions, and tooth maturity and eruption. Angle Orthod 74：269-279, 2004
12) 園部恭子：極小・超未熟児の咬合力および咀嚼能力について ー ⅡA 期および ⅢA 期における健常児との比較 ー．小児歯誌 34：110-128, 1996
13) Koyama S, et al：Association between timing of adiposity rebound and body weight gain during infancy. J Pediatr 166：309-312, 2015
14) 堤ちはる：乳幼児栄養の基本と栄養指導．小児臨 62：2571-2583, 2009

学校健診

金原 洋治

■ はじめに

　早産児や低出生体重児は，就学期には疾病や発達上の問題など，なんらかの支援や配慮が必要なことが多い。厚生労働省の統計では，全出生児のうち早産児は約 6%，低出生体重児は約 10% と報告されているので[1]，クラスのなかに 2 〜 3 人以上いるという計算になる。また早産児や低出生体重児は，極・超低出生体重児でなくても合併症や身体発育，精神運動発達や社会性の問題を有する頻度が高いため，乳幼児期から専門機関で相談や治療を受けていることが多い。診断を受けている子では，就学期になると学習面，交友関係，学校行事などに新たな配慮や支援が必要となる場合があり，診断を受けていない場合，入学後，配慮や支援の必要性に気づかれることもある。疾病や障害の具体的な内容については他稿に譲り，早産児や低出生体重児が，学校生活のなかで課題を乗り越えて思春期・青年期を迎えるために，学校健診が果たす役割について Q&A 形式で述べる。

Q1. 学校健診はどのような法律に基づいて行われているか？

　児童生徒の健康診断は学校教育法および学校保健安全法[用語1]の規定に基づいて行われており，学校教育法には「健康診断を行い，その他その保健に必要な措置を講じなければならない。」と記載されている[2]。学校保健安全法においては，学校における保健管理

用語解説 1

学校保健安全法 【がっこうほけんあんぜんほう】

学校における児童生徒や職員の健康の保持増進を図るための法律である。2009 年，学校保健法から学校保健安全法に名称が変更になり，安全管理に関する条項が付け加えられた。内容は，保健計画，環境衛生，健康相談，健康診断，感染症の予防，学校安全，地域の医療機関との連携などからなる。

の中核であること，および，教育活動のひとつと位置づけられている（**表1**）[2]。

Q2. 学校健診の最近の動向について教えてほしい

　児童生徒の健康上の問題の変化，医学技術の進歩，地域の保健医療の状況の変化などにより学校保健安全法施行規則が改正されてきたが，2014（平成26）年にも改正され，2016（平成28）年4月1日から施行されている[3]。この改正に基づいて，「児童生徒の健康診断マニュアル（改訂版）」が改訂された[2]。改訂の主な内容は，座高検査や寄生虫卵の有無の検査が廃止され，運動器健診が加わったことである。また，2016（平成28）年度からは日本小児内分泌学会が作成した成長曲線が用いられるようになり，成長や発育のスクリーニングが実施しやすくなった。また，希望者への色覚検査が，改正以前に比べ積極的に保護者へ周知されるようになった。

Q3. 学校医の職務について教えてほしい

　学校医の職務は学校保健安全法施行規則の準則に記載されており[3]，その職務のひとつが健康診断である。定期の健康診断は，校長・保健主事・担任・養護教諭などの協力により，内科・耳鼻科・眼科・歯科校医による健診が行われる。特別支援学校のなかには整形外科や精神科の学校医が配置されている学校もある。学校医のその他の職務として，学校安全計画の策定，健康相談，保健指導，疾病や感染症の予防への指導および助言な

表1　児童生徒等の健康診断の法的裏付け

学校教育法
第12条　学校においては，別に法律で定めるところにより，幼児，児童，生徒及び学生並びに職員の健康の保持増進を図るため，健康診断を行い，その他その保健に必要な措置を講じなければならない。

学校保健安全法
（目的） 第1条　この法律は，学校における児童生徒等及び職員の健康の保持増進を図るため，学校における保健管理に関し必要な事項を定めるとともに，学校における教育活動が安全な環境において実施され，児童生徒等の安全の確保が図られるよう，学校における安全管理に関し必要な事項を定め，もつて学校教育の円滑な実施とその成果の確保に資することを目的とする。 （児童生徒等の健康診断） 第13条　学校においては，毎学年定期に，児童生徒等の健康診断を行わなければならない。 　　　　2　学校においては，必要があるときは，臨時に，児童生徒等の健康診断を行うものとする。 第14条　学校においては，前条の健康診断の結果に基づき，疾病の予防措置を行い，又は治療を指示し，並びに運動及び作業を軽減する等適切な措置をとらなければならない。

文部科学省スポーツ・青少年局学校健康教育課（監）：児童生徒等の健康診断マニュアル（平成27年度改訂），2015[2]

どがある。また各区市町村の教育委員会の求めにより，就学時健康診断にも従事している。

Q4. 就学時健康診断では，出生時の状況（早産・低出生体重児）や，配慮すべき疾患や精神運動発達の問題などの把握はどのようにして行っているか？

1) 就学時健康診断マニュアルには，就学時健康診断の目的は「学校生活や日常生活に支障となるような疾病等の疑いのある者及び視覚障害者，聴覚障害者，知的障害者，肢体不自由者，病弱者，その他心身の疾病及び異常の疑いのあるものをスクリーニングし，適切な治療の勧告，保健上の助言及び就学支援に結びつけることである」と記載されている[4]。

　健康診断実施前には，「新入学児健康診断予備調査票」（保健調査票）を用いて調査が行われる。保健調査票は区市町村により内容が少し異なるが，既往歴，現在通院中の疾病，「日頃から気になる症状」などの項目がある。心臓病や腎臓病，てんかん，喘息，アレルギー疾患（食物アレルギー，エピペン®所持），体育や学校行事での運動制限，予防接種歴などの項目もある。

2) 出生時の状況（早産・低出生体重児）について記載する項目はないが，「現在治療中の病気または病院で経過観察を受けている病気やけが，その他学校に知らせておきたいことがあれば記入して下さい。」という項目がある。ただし，保護者が記入しなければ学校に情報が伝えられない。

3) 視覚障害者，聴覚障害者，知的障害者，肢体不自由者，発達障害などで就学相談を受けたものについては，区市町村の教育委員会から就学予定の学校に情報が伝達される。就学相談を受けていないものについては，幼稚園，保育所，こども園などから小学校に情報が伝わっていない場合もある。

Q5. 学校健診はどのような形で行われているか？

1) 実際の健診は短時間で多くの児童生徒の診察を行うため，ていねいなスクリーニングを行うことは困難である。医療の進歩により，多くの疾病や障害は出生前，または生後早期に発見され治療を受けているため，保護者からの情報をもとに健診時や健診終了後，養護教諭と確認が行われている。

2) 2016（平成28）年の改訂で，四肢の状態の健診が必要項目に追加された。現代の子どもたちには過剰な運動や，逆に運動が不足していることに関わる問題など，運動器に関するさまざまな課題が増加している。これらの課題について学校でもなんらかの対応をすることが求められており，その対応のひとつとして，学校健診において運動器に関する健診を行うことになった。内容は，①胸郭・下肢変形の有無の観察，②上肢の挙げ降ろし，③肘の曲げ伸ばし，④踵を接地したまましゃがみ込ませる，⑤おじぎをさせ脊柱側彎を確認する，の5つである。

3)2016（平成 28）年度より成長曲線が用いられるようになった。身長や体重の変化をみることにより，絶対的な異常値に至る前に異常を発見し，疾患の早期発見・早期治療ができることを目的として導入された。これにより，成長障害，思春期早発症，神経性食欲不振症，肥満ややせなどの早期発見と健康教育が行いやすくなった。学校では新学期に身体測定を行い，養護教諭などが身長と体重の測定結果を入力したのち，成長曲線が描かれる。2016（平成 28）年には養護教諭の判断を助ける提案「（養護教諭か）学校医へ報告するまでの具体的な流れ」が，日本学校保健会が運営するホームページ（学校保健ポータルサイト：成長曲線研修会・準備委員会による Q&A「成長曲線に基づく児童生徒等の健康管理」）に示された[5]。この内容をまとめたものを**表 2**[5]に示す。この

表2 「子どもの健康管理プログラム」により検出される「成長異常群」の定義と日本学校保健会により提案されている養護教諭の対応

分類	説明
1. 高身長	身長の最新値が 97 パーセンタイル以上 ⇒ 現段階では様子をみてよい。2・4・5・7・9 のいずれかと重複する場合には学校医に相談
2. 身長増加過多	過去の身長の最小値に比べて最新値が 1Z スコア以上大きい ⇒ 学校医に相談
3. 低身長	身長の最新値が 3 パーセンタイル以下 ⇒ 現段階では様子をみてよい。2・4・5・7・9 のいずれかと重複する場合には学校医に相談
4. 身長増加不良	過去の身長の最大値に比べて最新値が 1Z スコア以上小さい ⇒ 学校医に相談
5. 極端な低身長	身長の最新値が−2.5 Z スコア以下 ⇒ 学校医に相談
6. 肥満	肥満度の最新値が 20％以上 ⇒ 肥満度 50％以上（高度肥満）の場合には学校医に報告。4 と重複している場合には学校医に相談
7. 肥満度増加過多	過去の肥満度の最小値に比べて最新値が 20％以上大きい ⇒ 生活習慣の見直しなど，学校における保健指導の対象とする。4 と重複している場合には学校医に相談
8. やせ	肥満度の最新値が−20％以下 ⇒ 現段階では様子をみてよい。肥満度−30％以下（高度やせ）の場合には学校医に相談
9. 肥満度減少過多	過去の肥満度の最大値に比べて最新値が 20％以上小さい ⇒ 学校医に相談

Z スコア：（実測身長－平均身長）÷標準偏差

日本学校保健会成長曲線研修会・準備委員会：Q&A「成長曲線に基づく児童生徒等の健康管理」，2016[5]をもとに著者作成

対応指針に基づき，学校での保健指導，学校医に相談，要精密に区分する[5]。

Q6. 学校健診後，保護者への結果の通知・治療勧告と学校生活での活用はどのようにして行われているか？

　各学校医による健診後，受診が必要なものには所定の書式の通知を行い受診を勧める。受診後，主治医の意見を参考にして生活指導を行う。管理指導表がある疾病に関してはそれを活用する。管理指導表は，心臓・腎臓(小学生用，中学・高校生用)とアレルギー疾患用であり，学校の依頼により主治医が記載する。学校は管理指導表に基づいて，体育やクラブ活動，体育祭，球技大会，スポーツテスト，遠足，宿泊学習，修学旅行などの行事について，児童生徒や保護者と相談しながら実施可能な範囲や配慮などを決める[4]。

Q7. 発達障害やこころの問題がある子の就学相談と特別支援教育先の決定方法について教えてほしい

　就学前には区市町村の教育委員会により教育支援委員会を開催し，就学先を協議する。一般的には，年長の夏から秋にかけて，家庭や幼稚園や保育所・こども園，療育機関や医療機関などで就学後支援が必要と考えられる子の情報を保護者の同意をもとに収集し，就学相談の対象児を選定する。また秋の就学時健康診断の際には，就学時健康診断面接実施要綱に従って，知的発達，言語，行動や態度，情緒などの評価を行う。その結果，必要があると考えられる場合は，就学相談の対象に加えられ，教育支援方法を協議する。

　特別支援学級や特別支援学校の対象児と考えられる場合は，教員による校内教育支援委員会を開催したのち，区市町村教育委員会が教育支援委員会を開催し，就学先を協議して保護者に通知する。最終的な決定は保護者の意向を尊重し，保護者の同意を得て決定する[6]。

Q8. 学校健診のデータ保管や高校への伝達，生徒への還元などはどのようにして行われているか？

　わが国は，1958(昭和33)年の学校保健法(現 学校安全法)および1965(昭和40)年の母子保健法によって，継続的に悉皆による健診が行われている世界で唯一の国である。しかし，2つの法律の行政の所管が異なることや，学校健診の一部の情報は高校進学時に県立高校に送られるが中学校卒後5年で破棄されるため，その後の保健福祉施策や医療に十分な活用がなされていないのが現状である(**図1**)。

　乳幼児健診のデータを学校健診に，学校健診のデータを成人期の健康増進に活かすためには，学校健診のデータを個人情報が保護された形で，個人や保健行政にフィードバックしていくことが望まれる。川上らはライフコースデータの実現に向けて，2015(平

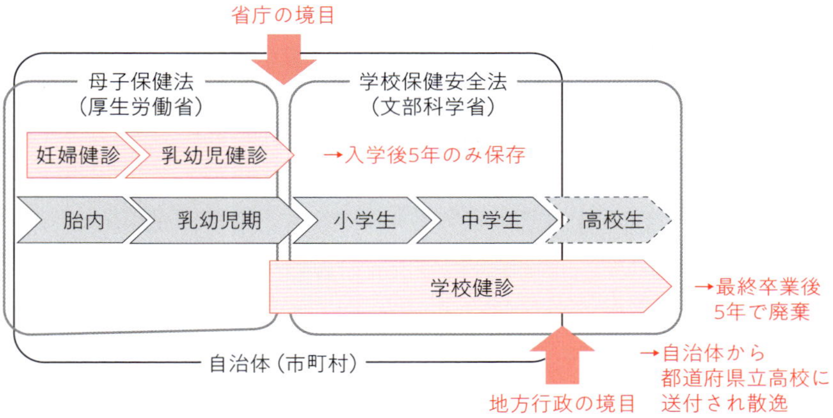

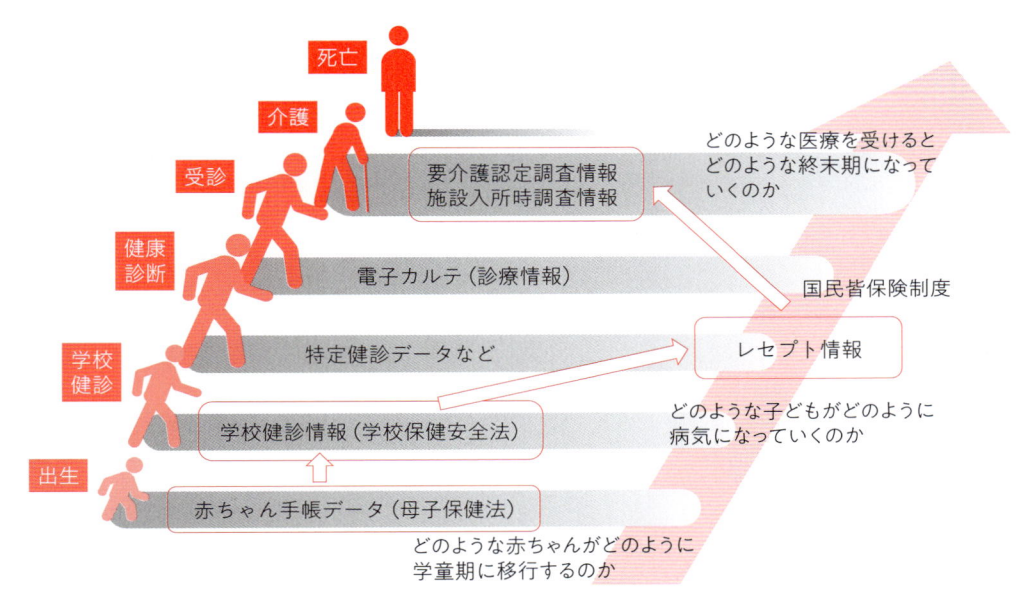

図1 母子保健，学校健診の現状

川上浩司（京都大学教授，健康・医療・教育情報評価推進機構（HCEI）常務理事）私信：ライフコースデータの実現に向けて―地域における切れ目ない健康増進のために―

図2 ライフコースデータ

学校や介護のデータは医療の前後データとなるため，レセプト情報などの既存の医療系データとリンクして解析することで，それぞれ予防医療や医療全体で行われたことの評価に役立つ。
川上浩司（京都大学教授，健康・医療・教育情報評価推進機構（HCEI）常務理事）私信：ライフコースデータの実現に向けて―地域における切れ目ない健康増進のために―／川上浩司：『健康ライフコースデータ』の整備による医学研究の未来．自治体通信 16　https://www.jt-tsushin.jp/interview/jt16_shrcenter/2/　2018.12.13 アクセス[7]より引用，改変

成27）年から自治体の協力のもと，学校健診情報のデータベース化にとり組んでいる。2018（平成30）年度には全国110自治体，約500校と連携したとり組みが行われている。さらに多くの自治体が参加することが望まれる（**図2**）[7]。

文献

1) 厚生労働省：平成 29 年（2017）人口動態統計　https://www.mhlw.go.jp/toukei/saikin/hw/jinkou/kakutei17/index.html　2018.12.13 アクセス
2) 文部科学省スポーツ・青少年局学校健康教育課（監）：児童生徒等の健康診断マニュアル（平成 27 年度改訂），2015　https://www.gakkohoken.jp/book/ebook/ebook_H270030/data/128/src/H270030.pdf?d=1499216433399　2018.12.14 アクセス
3) 文部科学省スポーツ・青少年局長通知：学校保健安全法施行規則の一部改正等について，2014
4) 日本学校保健協会：就学児時の健康診断マニュアル（平成 29 年度改訂），2018　https://www.gakkohoken.jp/book/ebook/ebook_H290040/index_h5.html#8　2018.12.14 アクセス
5) 日本学校保健会成長曲線研修会・準備委員会：Q&A「成長曲線に基づく児童生徒等の健康管理」，2016　http://www.gakkohoken.jp/themes/archives/140　2018.12.13 アクセス
6) 文部科学省：学校教育施行令の一部改正について（通知），2013
7) 川上浩司：『健康ライフコースデータ』の整備による医学研究の未来．自治体通信 16，株式会社学校健診情報センター　https://www.jt-tsushin.jp/interview/jt16_shrcenter/2/　2018.12.13 アクセス

外来でみる小児外科疾患

渡井　有

■ 鼠径ヘルニア

　小児鼠径ヘルニアにおいては 99% 以上が内鼠径輪をヘルニア門とする外鼠径ヘルニアであるため，本稿では外鼠径ヘルニアについて述べる。

Q1. 小児鼠径ヘルニアの発生頻度はどのくらいか？

　わが国における小児鼠径ヘルニアの発生頻度は 2.7 〜 3.5% とされ，正期産児で 1 〜 5%，早産児では 16 〜 25% とされる。男児が女児の 1.5 倍の発生頻度で，部位では右側 51%，左側 36%，両側 13% とされている[1]。

Q2. 鼠径ヘルニアの鑑別診断にはどのような疾患を考慮すべきか？

　鼠径ヘルニアでは腹膜鞘状突起の開存部に腹腔内臓器が脱出する。腹膜鞘状突起は男児では精巣下降路，女児では子宮円索の下降路である。この腹膜鞘状突起の頭側が閉鎖し，足側が孤立して開存し腹水が貯留したものが精索水腫（水瘤），あるいは陰嚢水腫（水瘤）であり，腹膜鞘状突起の不完全な閉鎖で腹腔と水腫がつながったものが交通性陰嚢水腫（水瘤）で，主にこれらが鼠径ヘルニアとの鑑別を要する。

　交通性陰嚢水腫は，立位では腹水が重力によって腹膜鞘状突起に貯留するため，起床後である朝がもっとも小さく，夜になるにつれて大きくなることで鑑別が可能であるが，腹膜鞘状突起が一方向弁になり，大きさに変化のない症例も存在するので注意を要する。

　上記のほかに，精巣上体炎，特発性陰嚢浮腫，陰嚢内血腫，精索静脈瘤，鼠径部リンパ節炎，大腿ヘルニア，内鼠径ヘルニア，停留精巣などがあげられるが，いずれの疾患も超音波検査で鑑別可能である。

Q3. 鼠径ヘルニアと陰嚢水腫の鑑別のために穿刺は行うべきか？

　腸管の損傷をきたす可能性があるため禁忌である。鼠径ヘルニアの場合にはヘルニア

内容は腸管や大網が多く，女児の場合には卵巣や卵管の脱出がみられるため臓器損傷，出血の合併症を考慮し穿刺は行わない。

Q4. 鼠径ヘルニア発症に関連する因子としてあげられるものは？

停留精巣，膀胱外反症，腹水貯留を呈する病態〔乳び腹水，脳室－腹腔シャント（ventriculo-peritoneal shunt：VP シャント），腹膜透析〕，腹腔内圧の高くなる病態（胎便性腹膜炎，腹壁破裂・臍帯ヘルニア術後），呼吸器疾患，代謝性疾患（Ehlers-Danlos 症候群，ムコ多糖症，Marfan 症候群）などがあげられる。

Q5. 鼠径ヘルニアの自然治癒率はどのくらいか？

およそ 10 ～ 30% に自然治癒がみられる。女児の卵巣滑脱症例では捻転・血流障害を考慮し早期手術が勧められるが，滑脱症例でも自然治癒症例は存在する。極低出生体重児ではさらに自然治癒率が高く，59.5% という報告もみられる[1]。

Q6. 嵌頓はどのくらいの頻度で発生するか？

6 ～ 18% と報告されており，80% 以上は 1 歳未満の乳児期に発生する。

Q7. 対側発症はどのくらいの頻度で発生するか？

従来の鼠径法で手術を行った場合の対側発症率は 6 ～ 12% とされている。対側発症が高率でおこるのは，早産児，左側ヘルニア，生後 6 か月～ 1 歳で発症したヘルニア，初発がヘルニア嵌頓で発症した症例である。

Q8. 手術は診断がついたらすぐに行うのか？

嵌頓症例では，徒手整復されても早期に手術を行う。手術時期は施設により異なるが，嵌頓のリスクが低い症例では出生週数，全身状態と全身麻酔のリスク，自然治癒率，再発率を，家族の緊急受診の可否を考慮して決定する。①乳児期早期には全身麻酔後の無呼吸発作の頻度が高くなること，②低出生体重児ほど自然治癒率が高く，極低出生体重児では自然治癒が 6 か月までに 60% 近くあり，嵌頓率が 8% であったこと，③鼠径ヘルニア手術の再発はほとんどが 1 歳以下であること，を考慮し，われわれの施設では嵌頓が疑わしいときには 24 時間の外来対応にて待機し，生後 6 か月過ぎにヘルニア根治術を行っている。年長児で嵌頓のリスクが低い症例では，児や保護者の休暇などに合わせて手術を行う。

Q9. 予防接種と手術の間隔はどのくらい空ければよいか？

手術までの期間は，生ワクチン接種後は 3 週間，不活化ワクチン接種後は 2 日間を空

けることが提唱[2]されている。また手術からワクチン接種までの期間は，全身麻酔後1週間を経過すればよいとされている[2]。

Q10. 鼠径法と比較した場合の腹腔鏡下鼠径ヘルニア修復術の優位点は何か？

対側開存を確認し一期的に手術できること，内鼠径ヘルニア，大腿ヘルニアなど外鼠径ヘルニア以外のヘルニアの診断・対応が可能であることである。従来の鼠径法で手術を行った場合の対側発症率は6〜12%とされているが，腹腔鏡でみた腹膜鞘状突起の開存は30〜50%と高率である。腹膜鞘状突起の開存率は新生児期で60〜80%，鼠径部膨隆などの症状のない正常成人剖検例で15〜30%とされており，このことは腹膜鞘状突起の開存がすべて鼠径ヘルニア発症につながるわけではないことを示している。現段階では，腹膜鞘状突起の開存があれば腹腔鏡手術ではすべて閉鎖しているが，過剰な手術となっている可能性もある。

再発率は一般に，鼠径法，腹腔鏡下経皮的腹膜外ヘルニア閉鎖術(laparoscopic percutaneous extraperitoneal closure：LPEC)ともに1%未満で，差は認められない。

Q11. 手術の合併症は？

精巣の萎縮や挙上，卵管閉塞，同側再発，対側再発，創感染，皮下血腫，術後疼痛のほか，腹腔鏡手術に伴う合併症である臍変形，ポートサイトヘルニアも考慮する必要がある。

Q12. 陰嚢水腫，精索水腫，Nuck 管水腫への治療は鼠径ヘルニアと同様か？

腹腔との交通がない非交通性であれば，1歳までに自然治癒するため手術の必要はない。2歳以降も水腫が残存する症例は交通性であるため手術が必要となる。鼠径ヘルニアと同様の手術が行われる。

臍ヘルニア

Q13. 臍ヘルニアの自然経過は？

臍ヘルニアは臍帯脱落後に臍部が膨隆することで気づかれる。通常，生後2〜3か月までに最大となり，その後は収縮する。呑気が多く腹部膨満が強い症例ではヘルニア門閉鎖が遅延することがあり，排気や綿棒による肛門刺激にて減圧を図る。

Q14. 臍ヘルニアの自然治癒率は？

臍ヘルニアは新生児の4〜10%に認められるが，自然治癒傾向が強く，1歳までに80%が，2歳までに90%が自然治癒する。ヘルニア門の最終的な閉鎖率は，圧迫療法の

施行例と無治療例では同等である。

Q15. 臍ヘルニアは嵌頓・破裂することがあるか？

鼠径ヘルニアと異なり，嵌頓，破裂は非常にまれである。嵌頓率は 0.6% 程度[3]とされている。破裂例は極低出生体重児例やネフローゼ症候群の児で稀少例として報告されている。

Q16. 圧迫療法はいつ開始すべきか？

臍ヘルニア圧迫療法の治療目的はヘルニア門の閉鎖と，余剰な皮膚の伸展を予防し整容性を保つことである。生後 4 か月以前に治療を開始するとヘルニア門の閉鎖率は高いが，生後 11 か月を越えると閉鎖率が低下する[4]ため，生後 4 か月以前に圧迫療法を開始するのが望ましい。

Q17. 圧迫療法の適応と限界は？

在胎週数が少ないほどヘルニア門の圧迫療法による閉鎖率は高く，出生体重が小さい場合も同様にヘルニア門の圧迫療法による閉鎖率は高いと報告されているが，圧迫療法を行っても，1 歳を越えた時点でヘルニア門が閉鎖していない症例や，圧迫期間が 5 か月を越えても閉鎖していない症例は，将来的に手術の適応となる可能性が高い[4]。

Q18. 圧迫療法の合併症は？

圧迫療法の合併症として，皮膚炎，腸管嵌頓があげられる。呑気が多く腹部膨満が強い症例では，排気や綿棒による肛門刺激を行い腹部膨満を軽減させることも肝要である。綿球やスポンジの挿入法によっては，ヘルニア門の自然閉鎖を妨げる可能性があることも考慮する。また，挿入物がずれてヘルニア門が狭小化しておこった腸管嵌頓症例も報告されているため，圧迫療法を選択する場合には保護者に合併症について説明する必要がある。

停留精巣

Q19. 停留精巣の至適手術時期はいつ？

停留精巣治療の目的は，妊孕性の向上と悪性化の予防である。わが国のガイドライン[5]では，1 歳前後から 2 歳頃までに精巣固定術を行うことが推奨されているが，この指針は精巣固定術が行われた各年齢における組織所見と精巣から分泌されるホルモン（インヒビン B）の値を根拠としたものである。一方，欧米では精巣自然下降は生後 6 か月まではおこり得るがそれ以降はおこらないこと，生後 6 か月までは多数の症例で生殖細胞（germ cell）の総数が正常範囲を呈するが，25% の症例では出生時には生殖細胞の総数が

すでに少ないこと，および生後 15 〜 18 か月以降に生殖細胞が減少していくことを根拠として，1 歳未満での手術を推奨している。

Q20. 無治療の場合の停留精巣の妊孕性は？

無治療の片側性停留精巣で無精子症や乏精子症をきたす割合は 43.0 〜 83.5%，無治療の両側性停留精巣では全例ないし 90% 近くと報告されており [6]，両側性では片側性よりも妊孕性の障害が強い。

Q21. 停留精巣術後の妊孕性は？

精巣固定術後の精液所見は約 80% の症例が正常とされ，手術による妊孕性の改善がみられる。片側停留精巣固定術後症例での父性獲得率は 89.7% とされ，対照群 93.2% と比較し有意差なしと報告されている。一方，両側停留精巣術後症例では父性獲得率が 65.3% と片側停留精巣術後症例に比べ低下するものの，未治療の両側停留精巣の症例と比べると改善していることが報告されている。

Q22. 停留精巣からの悪性腫瘍の発生率は？

停留精巣に発生する精巣腫瘍は，精巣腫瘍全体の約 2.9% [5] とされる。これは一般人口に比し 4 倍高い値である。精巣腫瘍患者と精巣腫瘍でない患者を比較した症例対照研究では，停留精巣の既往歴のある場合の精巣腫瘍発生の相対的リスクは 3.8 〜 5.2 であり，両側では 5.9 倍，片側では 2.7 倍 [5] で，明らかに停留精巣患者と精巣腫瘍には相関がある。

Q23. 年長児の精巣固定手術症例の精巣腫瘍リスクは？

10 歳以降に精巣固定術を受けた症例では，10 歳未満で精巣固定術を受けた症例に比較して有意に精巣腫瘍発生のリスクが高いとされる。また，10 歳未満で精巣固定術を受けた症例における精巣腫瘍のリスクは，停留精巣の既往歴のない男性と同等であると報告されている。

Q24. 停留精巣に対する手術療法以外の治療の選択肢は？

手術以外の治療として，精巣下降がテストステロンによって促進されることに基づいたホルモン療法が存在するが，日本で保険診療が可能なのはヒト絨毛性ゴナドトロピン（human chorionic gonadotropin：hCG）のみである。スタディでも精巣下降が認められたのは hCG 単独で 35% であり，手術治療に比べ治療成績が劣るが，全身状態などの問題で手術ができない特殊な症例に限ってはホルモン治療も選択肢となり得る。年長児ほど，また，精巣の位置が低いほど，そして片側性より両側性のほうがホルモン療法で良好な

結果が得られている [6]。

Q25. 停留精巣と移動性精巣・遊走精巣の違いは？　そのとり扱いは？

移動性精巣・遊走精巣は精巣下降を完了しているが精巣挙筋の反射と精巣導帯の陰嚢底部への固定不良により精巣が頭側へ挙上するもので，立位では用手的に陰嚢底部まで引き下ろすことが可能である。診察の要点は，リラックスした状態で患児を立位にして診察を行うことである。わが国のガイドライン [5] では，「停留精巣との鑑別が容易な移動性精巣については，原則として経過観察を行うことが望ましい」とされている。

短腸症候群

Q26. 短腸症候群の栄養管理上の問題点と対策は？

短腸症候群[用語1]では，腸管不全，胃酸分泌過多，ビタミン吸収障害，脱塩性障害，微量元素欠乏，肝機能障害，アルギニンの必須アミノ酸化，尿酸結石の発生などが問題となるため，腸管リハビリテーション，ヒスタミン H_2 受容体拮抗薬・電解質・ビタミン・微量元素などの投与・補充が必要であり（表）[7]，厳重にモニタリングしながら早期に経腸栄養へ移行していくことが管理上の基本となる。

Q27. 短腸症候群に対する腸管リハビリテーションとして，現在どのようなものが選択肢として考えられるか？

外科的には，保険収載されている STEP（serial transverse entero plasty）が行われる。自動縫合器を腸間膜側と腸間膜反対側の交互に使用し，腸管延長を図る。STEP 施行のためには最低でも約 3 cm 程度の腸管の拡張が必要である。腸間膜血管の処置がないため，複数回施行可能である。内科的にはグルカゴン様ペプチド -2（glucagon-like peptide-2：GLP-2），グルタミン，成長ホルモン，プロバイオティクスとプレバイオティクスを併用したシンバイオティクス療法が考慮される。GLP-2 に関しては，わが国にお

用語解説 1

短腸症候群 【たんちょうしょうこうぐん】

"小腸大量切除のため吸収面積が減少し，水分，電解質，主要栄養素，微量元素，およびビタミンなどの吸収が障害されるために生じた吸収不良症候群"と定義される。一般的に小腸の 70 ～ 80％を失うと厳重な長期栄養管理を要する。小児では，中腸軸捻転，壊死性腸炎，多発小腸閉鎖などが原因となり小腸大量切除を要し短腸症候群となることが多い。吸収障害の程度は残存小腸の長さと，回盲弁・大腸の残存に影響される。

問題点	原因	対策・治療法
腸管不全	消化吸収面積減少による粘膜障害 腸管粘膜の萎縮	静脈栄養＋経腸栄養 腸管リハビリテーション
胃酸分泌過多	グルカゴン分泌減少による胃酸分泌亢進 消化性潰瘍	ヒスタミン H_2 受容体拮抗薬の投与
ビタミン吸収障害	回腸大量切除でビタミン B_{12} 吸収障害 脂溶性ビタミン障害＋脂肪吸収障害	ビタミン B_{12}，A，D，E の補給
脱塩性障害	下痢による Na・重炭酸の喪失	NaCl，$NaHCO_3$ の補給
微量元素欠乏	消化分泌液再吸収抑制	亜鉛の補給
肝機能障害	胆汁うっ滞性肝機能障害 脂肪肝の発生 bacterial translocation	早期からの経口栄養の併用 cyclic TPN カテーテル関連感染症の予防（エタノールロック） ω -3 系脂肪酸含有脂肪乳剤（抗炎症作用）
アルギニンの必須アミノ酸化	アルギニン合成の抑制 アンモニア処理能の低下	血漿アミノ酸分画測定，アルギニン補充
尿路結石の発生	重症脂肪性下痢→シュウ酸塩腎結石形成	ほうれん草，コーヒー，お茶を避ける 乳酸カルシウムの経口投与

TPN：完全静脈栄養
吉田英生，他：小児短腸症候群の栄養管理．小児外科 43：344–350, 2011[7]より引用，一部改変

いても臨床試験が行われている。

Q28.　代謝性の合併症にはどのようなものがあるか？

　代謝性の合併症としては，シュウ酸結石の生成，d- 乳酸アシドーシス，ビタミン B_{12} などのビタミン欠乏，亜鉛，セレンなどの微量元素の欠乏をおこすため，定期的モニターが必要となる。

Q29.　残存小腸の機能評価の指標としてどのようなものがあるか？

　小児短小腸においても血漿中シトルリン値が残存小腸の機能的容量を反映していることが報告されている。血漿中シトルリン値が 10 μmol/L 以下では静脈栄養からの離脱は困難で，15 μmol/L 以上で離脱の可能性が高くなる[8]。腸管延長術や GLP-2 の使用でシトルリン値の増加が得られる。

Q30.　わが国の小腸移植の現状と成績は？

　2018 年より，腸管不全の治療の最終手段といえる小腸移植が保険適用となった。2017 年までに 24 名に対して 27 例の小腸移植が実施されている。ドナー別では，脳死小腸移植が 14 例，生体小腸移植が 13 例であった。性別は男性 16 名，女性 8 名で，年齢は 0 〜 2 歳 11%，3 〜 6 歳 11%，7 〜 18 歳 41%，18 歳以上が 37% と，7 歳以降が約 80% を占め

ていた [9]。

　全例において静脈栄養の減量が可能で，約80%が経静脈栄養から完全に離脱した。ストーマからの離脱は約60%と報告されている。患者の1年生存率は88%，5年生存率は70%，10年生存率は51%，グラフト生着率は1年で81%，5年で58%，10年で39%と，生存率，グラフト生着率ともに短期成績は良好だが，長期成績はいまだに不良である。

便秘症

　2013年に「小児慢性機能性便秘症診療ガイドライン」[10]が日本小児栄養消化器肝臓学会，日本小児消化管機能研究会から発刊されている。

Q31. 便秘症とはどのような状態か？ [10]

　一般に小児の排便回数は，乳児期早期に4回/日以上で，2歳までに2回/日以下となり，3歳までに約90%が排便コントロールが可能になるといわれている。排便回数が少ないために便が硬くなり，腹痛，排便時痛，便失禁を伴う場合を便秘といい，便が滞った，または便が出にくい状態によって症状が現れ，診療・治療を要する状態を便秘症という。

Q32. 慢性機能性便秘症の診断基準はどのようなものか？ [10]

　小児慢性機能性便秘症診療ガイドライン [10] Rome III分類を参照されたい。4歳未満と4歳以上で基準が異なる。

Q33. 便秘症に対する一般的な薬物療法はどのように行うか？ [10]

　便秘の薬物療法は便塊の除去ののちに行う。最初に浸透性下剤(乳児期はマルツエキス，ラクツロース，乳児期以降は酸化マグネシウム，ラクツロース)を使用する。無効な場合には刺激性下剤(ピコスルファートナトリウム水和物，センノシド，ビサコジル坐薬)，漢方薬(大建中湯，小建中湯)などを併用する。半数は内服開始から6か月以内に規則正しい排便習慣が得られ，維持には半年から2年を要する。ここ数年，成人領域では新しい作用機序によるルビプロストン，リナクロチド，エロビキシバットなどの新規薬剤が使用されている。

Q34. 便秘をきたす基礎疾患を示唆する徴候にはどのようなものがあるか？ [10]

　①胎便排泄遅延の既往，②成長障害・体重減少，③繰り返す嘔吐，④血便，⑤下痢(paradoxical diarrhea)，⑥腹部膨満，⑦腹部腫瘤，⑧肛門の形態異常・位置異常，⑨直

腸肛門指診の異常，⑩脊椎疾患を示唆する神経所見と仙骨部皮膚所見。

Q35. 慢性機能性便秘症の増悪因子としてあげられるものは？[10]

①不適切なトイレトレーニング，②トイレ嫌い，③学校トイレ忌避，④保護者の過干渉，⑤性的虐待，⑥家庭環境の変化，⑦いじめ，⑧低食物残渣食，⑨慢性的脱水，⑩低栄養・栄養失調。

Q36. 慢性機能性便秘症で最初から薬物治療を併用する，または治療経験豊富な医師への紹介を考慮すべき徴候は？[10]

①排便自立後であるのに便失禁や漏便を伴う，②便意があるときに足を交差させるなど我慢姿勢をとる，③排便時に肛門を痛がる，④軟便でも排便回数が少ない(週に2回以下)，⑤排便時に出血する，⑥直腸脱などの肛門部所見を併発している，⑦画像検査で結腸・直腸の拡張を認める，⑧病脳期間または経過が長い，⑨他院での通常の便秘治療で速やかに改善しなかった。

血管腫・リンパ管腫

乳児血管腫は，わが国では新生児の 1.7% にみられる頻度が高い疾患である。

Q37. 乳児血管腫の治療法は？

乳児血管腫の多くは自然退縮するが，潰瘍のある症例や視覚遮蔽や気道閉塞などの機能障害が懸念される症例では診断後早期に治療介入を必要とするものもあり，早期治療を行うことで合併症を防ぐことができる。従来から，乳児血管腫の治療としては外科的切除，薬物療法(ステロイド，ビンクリスチンなど)，放射線療法，塞栓療法などがあるが，侵襲性が高いことや副作用のため敬遠されてきた。近年それに比して，副作用が軽微であるプロプラノロールが第一選択となっている。プロプラノロールは非選択性の β 遮断薬であり，循環器疾患では小児でも頻用され，使用の安全性が確立されているといえる。

Q38. プロプラノロールの作用機序と副作用は？

作用機序は増殖期の血管腫に対して，①血管内皮細胞の β_2 作用性の受容体を直接阻害して血管収縮をおこす，②増殖期に発現の増加する血管形成の前駆因子である塩基性線維芽細胞増殖因子(basic fibroblast growth factor：bFGF)や血管内皮増殖因子(vascular endothelial growth factor：VEGF)を抑制する，③血管内皮細胞のアポトーシスを誘導する，と考えられている。

一般的な副作用として，低血糖，低血圧，徐脈，房室ブロック，呼吸障害，気管支け

いれんなどがあげられており，投与開始時には入院のうえモニター管理して投与を開始し，数日かけて増量する。低出生体重児や新生児期の投与の安全性は確立されているとはいえず，われわれは生後4か月以降の児をプロプラノロール内服の対象としている。効果があれば維持量は 3.0 mg/kg/day までは増量する必要はなく，1.5 ～ 2.0 mg/kg/day で増量・維持する。

Q39. プロプラノロールの効果発現までの期間は？

早いものでは数日で効果発現し縮小するが，早期に中止すると再発例もあるため，増殖期には一定期間，内服を継続する必要がある。

Q40. リンパ管腫に対する内科的療法としての治療法は？

難治性のリンパ管腫に対しては硬化療法・外科的切除に続き内科的療法も試みられてきたが，コンセンサスが得られているものはなかった。ごく最近，血管腫同様，プロプラノロールがリンパ管腫に有効であったとの報告がされている。また，越婢加朮湯を中心とした漢方薬で病変の縮小を得ている報告がなされ，使用されている。そのほか，国外にて臨床研究が進められたシロリムスが有効であるという報告があり，国内でも検討が行われる予定である。

■ 漏斗胸

Q41. 漏斗胸の重症度・手術適応の評価法は？

漏斗胸の重症度の判定には，CT を用いた Haller index が用いられる（図1）。Index の正常は 3.2 以下とされており，3.25 以上の症例に対して手術が考慮される。5 以上は高度陥没，3.5 ～ 5.0 は中等度陥没，3.5 以下は軽度陥没とされる。

Q42. 漏斗胸に対する外科的手術以外の治療法とその効果は？

胸部陰圧吸引療法（vacuum bell）が行われる（図2）。吸引圧によって胸骨が引き上げられることによるものであるが，左右非対称症例では効果が低いことや，長時間・長期間の装着が必要で皮膚炎や水泡形成などの皮膚トラブルが問題となる。持続使用できた症例では整容性・Haller index の改善が報告されているが，胸骨の挙上効果に加えて施行部位の皮下組織が肥厚することが整容性の改善にもつながっていると考えられている。

Q43. Nuss 手術の至適時期は？

Nuss 手術導入初期には 3 ～ 6 歳頃に手術を行ってきたが，このような患者を長期にみていくと，術後改善した胸の形が再度陥没してくる患者がみられることが明らかにな

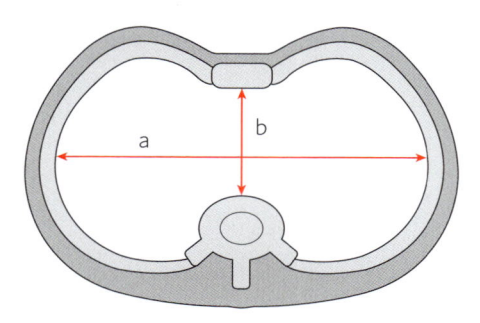

図1　CT による Haller index
Haller index ＝ a（縦隔横径）/b（胸骨椎体間距離）

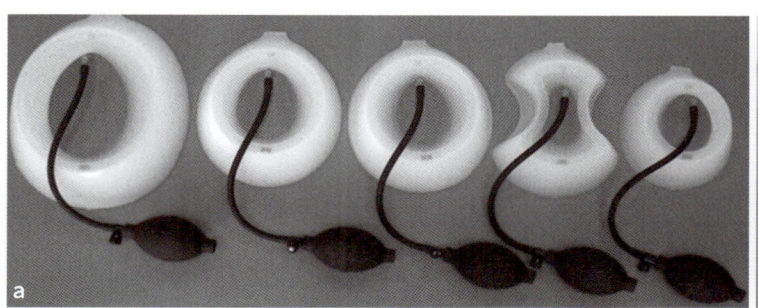

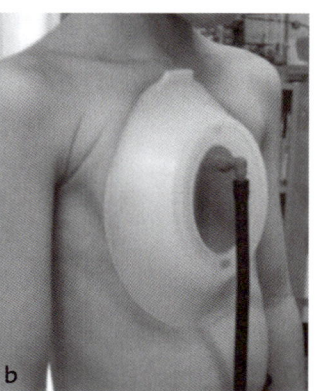

図2　vacuum bell（ソルブ）
a：体格・性別によって縦径が 16 ～ 26 cm まで対応する。
b：vacuum bell 装着時外観

り [11]，現在では Nuss 手術の年齢適応は 8 歳以上となっている。

文献

1) 樋口章浩，他：極低出生体重児の鼠径ヘルニア：頻度，自然治癒，治療方針について．日小外会誌 32：24–28, 1996
2) 檜垣博嗣：全身麻酔前後のワクチン接種はどうすればよいですか？　小児内科 45：154–155, 2013
3) 矢田清吾，他：小児臍ヘルニア嵌頓の 2 例および当院における臍ヘルニアの治療について．小児外科 16：221–225, 1984
4) 中神智和，他：臍ヘルニアに対するスポンジ圧迫療法の検討．日小外会誌 54：242–247, 2018
5) 日本小児泌尿器科学会学術委員会（編）：停留精巣診療ガイドライン．日小泌尿会誌 14：117–152, 2006
6) 柳原 剛，他：停留精巣．遠藤文夫（編）：最新ガイドライン準拠 小児科診断・治療指針，改訂第 2 版，中山書店，772–775, 2017
7) 吉田英生，他：小児短腸症候群の栄養管理．小児外科 43：344–350, 2011
8) 金森 豊：短腸症候群．日本小児栄養消化器肝臓学会（編）：小児栄養消化器肝臓病学，診断と治療社，314–317, 2014
9) 日本小腸移植研究会：本邦小腸移植症例登録報告．移植 53：157–162, 2018
10) 日本小児栄養消化器肝臓学会，日本小児消化管機能研究会（編）：小児慢性機能性便秘症診療ガイドライン，診断と治療社, 2013
11) 山本眞弓，他：8 歳未満漏斗胸患者に対する Nuss 法術後再発の評価ー Vertebral index を用いたバー抜去後 5 年の経過観察の検討．日小外会誌 54：1076–1080, 2018

初産男児在胎期間別出生体重標準値

週	日数	L	M	S	パーセンタイル 3	10	50	90	97
22	0	1.594	446.995	0.122	336	373	447	514	544
	1	1.591	457.208	0.122	343	382	457	526	556
	2	1.585	477.633	0.122	359	399	478	549	581
	3	1.582	487.847	0.122	366	407	488	561	594
	4	1.575	508.279	0.123	382	424	508	585	619
	5	1.572	518.499	0.123	389	433	518	597	631
	6	1.566	538.951	0.123	405	450	539	620	656
23	0	1.563	549.186	0.123	412	458	549	632	669
	1	1.559	559.427	0.123	420	467	559	644	681
	2	1.553	579.937	0.123	435	484	580	668	707
	3	1.550	590.211	0.123	443	493	590	680	719
	4	1.544	610.811	0.123	458	510	611	704	745
	5	1.540	621.144	0.123	466	518	621	716	757
	6	1.534	641.890	0.123	482	535	642	740	783
24	0	1.531	652.311	0.124	489	544	652	752	796
	1	1.528	662.770	0.124	497	553	663	764	809
	2	1.521	683.813	0.124	513	570	684	788	835
	3	1.518	694.405	0.124	521	579	694	801	848
	4	1.512	715.744	0.124	537	597	716	825	874
	5	1.509	726.499	0.124	545	606	726	838	887
	6	1.502	748.195	0.124	561	624	748	863	914
25	0	1.499	759.141	0.124	569	633	759	876	928
	1	1.496	770.156	0.124	578	642	770	888	941
	2	1.489	792.401	0.125	594	660	792	914	969
	3	1.486	803.634	0.125	603	670	804	927	983
	4	1.479	826.328	0.125	619	689	826	954	1011
	5	1.476	837.793	0.125	628	698	838	967	1025
	6	1.469	860.962	0.125	645	717	861	994	1054
26	0	1.466	872.669	0.125	654	727	873	1008	1068
	1	1.462	884.461	0.125	663	737	884	1022	1083
	2	1.456	908.303	0.125	681	757	908	1049	1112
	3	1.452	920.354	0.125	690	766	920	1063	1127
	4	1.446	944.725	0.126	708	787	945	1092	1157
	5	1.442	957.047	0.126	717	797	957	1106	1173
	6	1.436	981.965	0.126	736	818	982	1135	1204
27	0	1.432	994.562	0.126	745	828	995	1150	1219
	1	1.429	1007.252	0.126	754	838	1007	1165	1235
	2	1.422	1032.908	0.126	773	860	1033	1195	1267
	3	1.419	1045.874	0.126	783	870	1046	1210	1283
	4	1.413	1072.086	0.126	803	892	1072	1240	1316
	5	1.410	1085.330	0.126	812	903	1085	1256	1332
	6	1.403	1112.095	0.127	832	925	1112	1287	1366
28	0	1.400	1125.617	0.127	842	936	1126	1303	1382
	1	1.397	1139.232	0.127	853	948	1139	1319	1399
	2	1.391	1166.743	0.127	873	970	1167	1351	1434
	3	1.388	1180.639	0.127	883	982	1181	1367	1451
	4	1.383	1208.717	0.127	904	1005	1209	1400	1486
	5	1.380	1222.897	0.127	915	1017	1223	1417	1504
	6	1.374	1251.540	0.127	936	1040	1252	1450	1539
29	0	1.372	1266.002	0.127	947	1052	1266	1467	1557
	1	1.369	1280.557	0.127	958	1064	1281	1484	1576
	2	1.364	1309.946	0.128	979	1089	1310	1518	1612
	3	1.361	1324.778	0.128	990	1101	1325	1536	1631
	4	1.357	1354.717	0.128	1013	1126	1355	1571	1668
	5	1.354	1369.822	0.128	1024	1138	1370	1588	1687
	6	1.350	1400.305	0.128	1046	1163	1400	1624	1725
30	0	1.348	1415.682	0.128	1058	1176	1416	1642	1744
	1	1.346	1431.147	0.128	1069	1189	1431	1660	1764
	2	1.341	1462.344	0.128	1092	1214	1462	1697	1802
	3	1.339	1478.075	0.128	1104	1227	1478	1715	1822
	4	1.336	1509.797	0.129	1128	1254	1510	1752	1862
	5	1.334	1525.789	0.129	1140	1267	1526	1771	1882
	6	1.330	1558.035	0.129	1163	1293	1558	1809	1922
31	0	1.329	1574.289	0.129	1176	1307	1574	1828	1942
	1	1.327	1590.629	0.129	1188	1320	1591	1847	1962
	2	1.324	1623.566	0.129	1212	1348	1624	1885	2003
	3	1.322	1640.159	0.129	1225	1361	1640	1904	2024
	4	1.319	1673.589	0.129	1249	1389	1674	1943	2066
	5	1.318	1690.422	0.129	1262	1403	1690	1963	2086
	6	1.315	1724.316	0.129	1287	1431	1724	2003	2129
32	0	1.314	1741.375	0.129	1300	1445	1741	2022	2150
	1	1.312	1758.505	0.129	1313	1459	1759	2042	2171
	2	1.310	1792.972	0.129	1339	1488	1793	2083	2214
	3	1.308	1810.304	0.129	1352	1502	1810	2103	2235
	4	1.306	1845.150	0.129	1378	1532	1845	2143	2278
	5	1.305	1862.659	0.129	1391	1546	1863	2163	2300
	6	1.302	1897.833	0.129	1418	1576	1898	2204	2343
33	0	1.301	1915.489	0.129	1431	1590	1915	2225	2365
	1	1.300	1933.185	0.129	1445	1605	1933	2245	2387
	2	1.298	1968.684	0.129	1472	1635	1969	2286	2430
	3	1.296	1986.480	0.129	1485	1650	1986	2307	2452
	4	1.294	2022.156	0.129	1513	1680	2022	2348	2496
	5	1.292	2040.031	0.129	1527	1695	2040	2369	2518
	6	1.289	2075.847	0.128	1554	1725	2076	2410	2561
34	0	1.288	2093.785	0.128	1568	1741	2094	2430	2583
	1	1.286	2111.741	0.128	1582	1756	2112	2451	2605
	2	1.282	2147.702	0.128	1611	1787	2148	2492	2649
	3	1.281	2165.700	0.128	1625	1802	2166	2513	2671
	4	1.276	2201.723	0.128	1654	1833	2202	2554	2714
	5	1.274	2219.742	0.127	1668	1849	2220	2575	2736
	6	1.268	2255.786	0.127	1697	1880	2256	2616	2779
35	0	1.266	2273.807	0.127	1712	1896	2274	2636	2801
	1	1.262	2291.827	0.127	1726	1911	2292	2656	2822
	2	1.255	2327.866	0.126	1756	1943	2328	2697	2865
	3	1.251	2345.888	0.126	1771	1959	2346	2718	2887
	4	1.243	2381.941	0.126	1801	1991	2382	2758	2930
	5	1.238	2399.972	0.125	1816	2007	2400	2778	2951
	6	1.227	2436.032	0.125	1847	2039	2436	2819	2994
36	0	1.221	2454.057	0.124	1863	2055	2454	2839	3015
	1	1.214	2472.073	0.124	1878	2071	2472	2859	3036
	2	1.200	2508.055	0.124	1910	2104	2508	2899	3079
	3	1.192	2526.011	0.123	1926	2121	2526	2919	3100
	4	1.175	2561.823	0.123	1958	2154	2562	2959	3141
	5	1.166	2579.664	0.122	1974	2170	2580	2979	3162
	6	1.146	2615.180	0.121	2007	2203	2615	3018	3203
37	0	1.135	2632.837	0.121	2023	2220	2633	3037	3224
	1	1.125	2650.414	0.121	2040	2236	2650	3056	3244
	2	1.101	2685.289	0.120	2072	2269	2685	3095	3284
	3	1.089	2702.568	0.119	2089	2286	2703	3114	3304
	4	1.064	2736.775	0.119	2122	2319	2737	3151	3343
	5	1.051	2753.688	0.118	2138	2335	2754	3169	3362
	6	1.024	2787.095	0.117	2171	2367	2787	3205	3400
38	0	1.010	2803.575	0.117	2187	2383	2804	3223	3419
	1	0.996	2819.897	0.116	2203	2399	2820	3241	3437
	2	0.968	2852.036	0.115	2235	2431	2852	3275	3474
	3	0.954	2867.842	0.115	2251	2446	2868	3292	3491
	4	0.925	2898.892	0.114	2282	2477	2899	3325	3526
	5	0.910	2914.129	0.114	2297	2492	2914	3342	3543
	6	0.881	2944.012	0.113	2327	2522	2944	3374	3577
39	0	0.866	2958.655	0.112	2342	2536	2959	3389	3593
	1	0.851	2973.096	0.112	2357	2551	2973	3404	3609
	2	0.823	3001.369	0.111	2386	2579	3001	3435	3641
	3	0.808	3015.204	0.111	2400	2593	3015	3449	3656
	4	0.780	3042.285	0.110	2427	2620	3042	3478	3686
	5	0.766	3055.536	0.110	2441	2633	3056	3492	3701
	6	0.738	3081.480	0.109	2467	2659	3081	3520	3730
40	0	0.725	3094.186	0.109	2480	2672	3094	3533	3744
	1	0.711	3106.724	0.108	2493	2684	3107	3546	3758
	2	0.685	3131.347	0.108	2518	2709	3131	3573	3785
	3	0.672	3143.457	0.107	2531	2721	3143	3585	3798
	4	0.646	3167.344	0.107	2555	2745	3167	3611	3825
	5	0.633	3179.148	0.106	2567	2757	3179	3623	3838
	6	0.607	3202.542	0.106	2591	2780	3203	3648	3864
41	0	0.595	3214.154	0.105	2603	2792	3214	3660	3876
	1	0.582	3225.724	0.105	2615	2804	3226	3672	3889
	2	0.557	3248.767	0.104	2639	2827	3249	3696	3915
	3	0.544	3260.254	0.104	2650	2838	3260	3709	3927
	4	0.519	3283.183	0.104	2674	2862	3283	3733	3952
	5	0.506	3294.632	0.103	2686	2873	3295	3745	3965
	6	0.481	3317.514	0.103	2709	2896	3318	3769	3990

経産男児在胎期間別出生体重標準値

週	日数	L	M	S	パーセンタイル 3	10	50	90	97
22	0	0.682	449.386	0.150	329	366	449	538	581
	1	0.683	459.642	0.150	336	374	460	550	595
	2	0.686	480.156	0.150	351	391	480	575	621
	3	0.687	490.415	0.150	359	399	490	587	634
	4	0.690	510.946	0.149	374	416	511	612	661
	5	0.691	521.222	0.149	381	424	521	624	674
	6	0.694	541.809	0.149	396	441	542	648	700
23	0	0.696	552.127	0.149	404	450	552	661	713
	1	0.697	562.465	0.149	412	458	562	673	727
	2	0.700	583.214	0.149	427	475	583	698	753
	3	0.701	593.630	0.149	435	484	594	710	767
	4	0.704	614.559	0.149	450	501	615	735	794
	5	0.706	625.079	0.149	458	509	625	748	807
	6	0.708	646.244	0.149	473	527	646	773	834
24	0	0.710	656.895	0.149	481	535	657	785	848
	1	0.711	667.594	0.149	489	544	668	798	861
	2	0.714	689.150	0.148	505	562	689	824	889
	3	0.716	700.011	0.148	513	571	700	837	903
	4	0.719	721.915	0.148	529	589	722	863	931
	5	0.720	732.961	0.148	537	598	733	876	945
	6	0.723	755.250	0.148	553	616	755	902	973
25	0	0.724	766.497	0.148	562	625	766	916	988
	1	0.726	777.813	0.148	570	634	778	929	1002
	2	0.729	800.663	0.148	587	653	801	956	1031
	3	0.730	812.199	0.148	595	662	812	970	1046
	4	0.733	835.504	0.148	612	682	836	997	1076
	5	0.735	847.274	0.148	621	691	847	1011	1091
	6	0.738	871.053	0.147	639	711	871	1040	1121

経産男児在胎期間別出生体重標準値　つづき

週	日数	L	M	S	パーセンタイル 3	10	50	90	97
26	0	0.739	883.061	0.147	648	721	883	1054	1136
	1	0.741	895.149	0.147	656	730	895	1068	1152
	2	0.744	919.569	0.147	675	750	920	1097	1183
	3	0.746	931.903	0.147	684	761	932	1112	1198
	4	0.749	956.828	0.147	702	781	957	1141	1230
	5	0.751	969.421	0.147	711	791	969	1156	1246
	6	0.754	994.873	0.147	730	812	995	1186	1278
27	0	0.756	1007.736	0.147	740	823	1008	1201	1295
	1	0.757	1020.690	0.147	749	834	1021	1217	1311
	2	0.761	1046.878	0.146	769	855	1047	1248	1344
	3	0.762	1060.112	0.146	778	866	1060	1263	1361
	4	0.766	1086.866	0.146	798	888	1087	1295	1395
	5	0.767	1100.387	0.146	808	899	1100	1311	1412
	6	0.771	1127.714	0.146	829	922	1128	1343	1446
28	0	0.773	1141.520	0.146	839	933	1142	1359	1464
	1	0.775	1155.419	0.146	849	944	1155	1376	1481
	2	0.778	1183.499	0.146	870	967	1183	1409	1517
	3	0.780	1197.681	0.145	880	979	1198	1425	1535
	4	0.784	1226.334	0.145	902	1003	1226	1459	1571
	5	0.786	1240.807	0.145	913	1015	1241	1476	1589
	6	0.790	1270.052	0.145	934	1039	1270	1510	1626
29	0	0.793	1284.827	0.145	945	1051	1285	1528	1644
	1	0.795	1299.706	0.145	956	1063	1300	1545	1663
	2	0.799	1329.779	0.145	979	1088	1330	1581	1701
	3	0.802	1344.975	0.144	990	1101	1345	1598	1720
	4	0.806	1375.688	0.144	1013	1126	1376	1634	1758
	5	0.809	1391.206	0.144	1025	1139	1391	1652	1777
	6	0.814	1422.562	0.144	1048	1165	1423	1689	1817
30	0	0.816	1438.400	0.144	1060	1178	1438	1708	1836
	1	0.819	1454.343	0.144	1072	1191	1454	1726	1856
	2	0.824	1486.537	0.143	1096	1218	1487	1764	1896
	3	0.827	1502.783	0.143	1108	1231	1503	1783	1917
	4	0.833	1535.558	0.143	1133	1259	1536	1821	1957
	5	0.836	1552.081	0.143	1145	1272	1552	1840	1978
	6	0.842	1585.385	0.143	1170	1300	1585	1879	2019
31	0	0.845	1602.161	0.142	1183	1314	1602	1899	2040
	1	0.849	1619.016	0.142	1195	1328	1619	1918	2060
	2	0.855	1652.957	0.142	1221	1356	1653	1957	2102
	3	0.859	1670.039	0.142	1234	1371	1670	1977	2123
	4	0.866	1704.417	0.141	1260	1399	1704	2017	2166
	5	0.870	1721.712	0.141	1273	1414	1722	2037	2187
	6	0.877	1756.510	0.141	1299	1443	1757	2077	2229
32	0	0.881	1774.012	0.141	1312	1457	1774	2097	2251
	1	0.885	1791.581	0.141	1325	1472	1792	2118	2272
	2	0.893	1826.911	0.140	1352	1502	1827	2158	2315
	3	0.897	1844.667	0.140	1366	1517	1845	2179	2337
	4	0.905	1880.350	0.140	1393	1547	1880	2220	2380
	5	0.909	1898.274	0.139	1407	1562	1898	2240	2402
	6	0.917	1934.284	0.139	1434	1592	1934	2281	2445
33	0	0.922	1952.369	0.139	1448	1608	1952	2302	2467
	1	0.926	1970.510	0.139	1462	1623	1971	2323	2489
	2	0.934	2006.964	0.138	1490	1654	2007	2364	2532
	3	0.938	2025.282	0.138	1505	1670	2025	2385	2554
	4	0.946	2062.107	0.137	1533	1701	2062	2427	2598
	5	0.950	2080.618	0.137	1548	1717	2081	2448	2620
	6	0.957	2117.848	0.137	1577	1749	2118	2490	2665
34	0	0.960	2136.572	0.136	1592	1765	2137	2511	2687
	1	0.964	2155.370	0.136	1607	1781	2155	2532	2709
	2	0.970	2193.204	0.135	1637	1814	2193	2575	2754
	3	0.972	2212.244	0.135	1652	1830	2212	2596	2776
	4	0.977	2250.584	0.134	1683	1864	2251	2639	2821
	5	0.978	2269.889	0.134	1699	1880	2270	2661	2844
	6	0.981	2308.773	0.133	1731	1915	2309	2704	2890
35	0	0.982	2328.351	0.133	1747	1932	2328	2726	2912
	1	0.982	2348.017	0.133	1763	1949	2348	2748	2935
	2	0.981	2387.597	0.132	1796	1984	2388	2792	2981
	3	0.980	2407.503	0.132	1813	2002	2408	2814	3005
	4	0.977	2447.514	0.131	1847	2038	2448	2858	3051
	5	0.975	2467.607	0.130	1865	2056	2468	2881	3074
	6	0.968	2507.931	0.129	1900	2093	2508	2925	3121
36	0	0.964	2528.145	0.129	1918	2111	2528	2947	3144
	1	0.960	2548.381	0.129	1935	2130	2548	2970	3167
	2	0.949	2588.876	0.128	1972	2167	2589	3014	3214
	3	0.943	2609.115	0.127	1990	2186	2609	3036	3237
	4	0.930	2649.520	0.126	2027	2224	2650	3080	3283
	5	0.922	2669.657	0.126	2045	2243	2670	3102	3306
	6	0.906	2709.721	0.125	2083	2281	2710	3145	3351
37	0	0.897	2729.612	0.124	2101	2300	2730	3167	3373
	1	0.887	2749.383	0.123	2120	2318	2749	3188	3396
	2	0.867	2788.491	0.122	2157	2356	2788	3230	3439
	3	0.857	2807.790	0.122	2176	2375	2808	3251	3461
	4	0.836	2845.809	0.121	2213	2412	2846	3291	3503
	5	0.825	2864.505	0.120	2231	2430	2865	3311	3524
	6	0.803	2901.218	0.119	2267	2466	2901	3350	3564
38	0	0.792	2919.219	0.118	2285	2483	2919	3369	3584
	1	0.780	2936.973	0.118	2303	2501	2937	3388	3603
	2	0.758	2971.713	0.117	2337	2535	2972	3424	3641
	3	0.747	2988.690	0.116	2354	2552	2989	3442	3659
	4	0.726	3021.826	0.115	2388	2585	3022	3477	3695
	5	0.716	3037.982	0.115	2404	2601	3038	3493	3712
	6	0.695	3069.470	0.114	2436	2633	3069	3526	3746
39	0	0.686	3084.809	0.113	2451	2648	3085	3542	3762
	1	0.676	3099.885	0.113	2467	2663	3100	3557	3778
	2	0.658	3129.283	0.112	2496	2693	3129	3588	3809
	3	0.649	3143.631	0.111	2511	2707	3144	3603	3825
	4	0.633	3171.690	0.110	2539	2735	3172	3631	3854
	5	0.625	3185.427	0.110	2553	2749	3185	3646	3869
	6	0.609	3212.352	0.109	2581	2776	3212	3673	3897
40	0	0.602	3225.556	0.109	2594	2789	3226	3687	3911
	1	0.595	3238.597	0.108	2607	2802	3239	3700	3924
	2	0.581	3264.219	0.107	2633	2828	3264	3726	3951
	3	0.574	3276.822	0.107	2646	2841	3277	3739	3964
	4	0.561	3301.680	0.106	2671	2866	3302	3764	3990
	5	0.555	3313.961	0.106	2684	2878	3314	3777	4003
	6	0.543	3338.291	0.105	2709	2903	3338	3802	4028
41	0	0.537	3350.361	0.105	2721	2915	3350	3814	4040
	1	0.531	3362.379	0.104	2733	2927	3362	3826	4052
	2	0.519	3386.290	0.104	2757	2951	3386	3850	4077
	3	0.514	3398.198	0.103	2770	2963	3398	3862	4089
	4	0.502	3421.954	0.102	2794	2987	3422	3886	4113
	5	0.496	3433.811	0.102	2806	2999	3434	3898	4125
	6	0.485	3457.502	0.101	2830	3023	3458	3922	4149

初産女児在胎期間別出生体重標準値

週	日数	L	M	S	パーセンタイル 3	10	50	90	97
22	0	0.603	400.942	0.146	297	329	401	479	517
	1	0.604	411.093	0.146	305	337	411	491	530
	2	0.606	431.401	0.146	320	354	431	515	556
	3	0.607	441.561	0.146	327	362	442	527	569
	4	0.610	461.903	0.146	342	379	462	551	595
	5	0.611	472.090	0.146	350	387	472	564	608
	6	0.613	492.505	0.146	365	404	493	588	635
23	0	0.614	502.738	0.146	372	412	503	600	648
	1	0.616	512.991	0.146	380	421	513	612	661
	2	0.618	533.567	0.146	395	437	534	637	688
	3	0.619	543.893	0.146	403	446	544	649	701
	4	0.622	564.634	0.146	418	463	565	674	728
	5	0.623	575.052	0.146	425	471	575	686	741
	6	0.625	595.989	0.146	441	488	596	711	768
24	0	0.627	606.510	0.146	449	497	607	724	782
	1	0.628	617.069	0.146	456	506	617	737	795
	2	0.630	638.306	0.146	472	523	638	762	823
	3	0.632	648.989	0.146	480	532	649	775	836
	4	0.634	670.493	0.146	496	549	670	800	864
	5	0.636	681.319	0.146	503	558	681	813	878
	6	0.638	703.133	0.146	519	576	703	839	906
25	0	0.640	714.124	0.146	528	585	714	853	920
	1	0.641	725.176	0.146	536	594	725	866	934
	2	0.644	747.466	0.146	552	612	747	892	963
	3	0.645	758.710	0.146	560	621	759	906	978
	4	0.648	781.404	0.146	577	640	781	933	1007
	5	0.649	792.859	0.147	585	649	793	947	1022
	6	0.652	815.994	0.147	602	668	816	974	1051
26	0	0.654	827.677	0.147	611	677	828	988	1066
	1	0.655	839.440	0.147	619	687	839	1002	1082
	2	0.658	863.209	0.147	637	706	863	1031	1112
	3	0.660	875.219	0.147	646	716	875	1045	1128
	4	0.663	899.489	0.147	663	736	899	1074	1159
	5	0.665	911.752	0.147	672	746	912	1088	1175
	6	0.668	936.536	0.147	690	766	937	1118	1206
27	0	0.669	949.058	0.147	699	776	949	1133	1223
	1	0.671	961.667	0.147	709	787	962	1148	1239
	2	0.675	987.144	0.147	727	807	987	1178	1272
	3	0.677	1000.013	0.147	737	818	1000	1194	1288
	4	0.680	1026.008	0.147	756	839	1026	1225	1321
	5	0.682	1039.132	0.147	765	850	1039	1240	1338
	6	0.686	1065.622	0.147	785	871	1066	1272	1372
28	0	0.688	1078.994	0.147	794	882	1079	1288	1389
	1	0.690	1092.439	0.147	804	893	1092	1304	1407
	2	0.695	1119.555	0.147	824	915	1120	1336	1441
	3	0.697	1133.222	0.147	834	926	1133	1352	1459
	4	0.702	1160.770	0.147	854	949	1161	1385	1494
	5	0.704	1174.647	0.147	864	960	1175	1402	1512
	6	0.709	1202.605	0.147	885	983	1203	1435	1547
29	0	0.712	1216.684	0.147	895	994	1217	1452	1565
	1	0.714	1230.828	0.147	905	1006	1231	1468	1583
	2	0.720	1259.306	0.147	926	1029	1259	1502	1620
	3	0.723	1273.641	0.147	936	1041	1274	1519	1638
	4	0.729	1302.498	0.147	957	1064	1302	1553	1675
	5	0.732	1317.020	0.147	968	1076	1317	1570	1693
	6	0.738	1346.249	0.146	989	1100	1346	1605	1730

初産女児在胎期間別出生体重標準値　つづき

週	日数	L	M	S	3	10	50	90	97
30	0	0.742	1360.956	0.146	1000	1112	1361	1622	1749
	1	0.745	1375.724	0.146	1011	1124	1376	1640	1767
	2	0.752	1405.443	0.146	1033	1148	1405	1675	1805
	3	0.756	1420.394	0.146	1043	1160	1420	1693	1824
	4	0.763	1450.481	0.146	1065	1185	1450	1728	1862
	5	0.767	1465.619	0.146	1077	1197	1466	1746	1881
	6	0.775	1496.084	0.146	1099	1222	1496	1782	1919
31	0	0.779	1511.412	0.146	1110	1235	1511	1800	1938
	1	0.783	1526.806	0.146	1121	1248	1527	1818	1957
	2	0.792	1557.787	0.146	1144	1273	1558	1854	1996
	3	0.796	1573.375	0.145	1156	1286	1573	1872	2015
	4	0.805	1604.746	0.145	1179	1312	1605	1909	2054
	5	0.809	1620.533	0.145	1190	1325	1621	1927	2074
	6	0.818	1652.314	0.145	1214	1351	1652	1964	2113
32	0	0.822	1668.311	0.145	1226	1364	1668	1983	2133
	1	0.826	1684.380	0.145	1238	1377	1684	2001	2153
	2	0.835	1716.737	0.144	1262	1404	1717	2039	2193
	3	0.839	1733.027	0.144	1274	1418	1733	2058	2213
	4	0.848	1765.830	0.144	1299	1445	1766	2096	2253
	5	0.852	1782.344	0.144	1311	1459	1782	2115	2273
	6	0.860	1815.602	0.143	1336	1487	1816	2153	2313
33	0	0.864	1832.346	0.143	1349	1501	1832	2172	2334
	1	0.867	1849.165	0.143	1362	1515	1849	2192	2354
	2	0.874	1883.029	0.142	1388	1544	1883	2230	2395
	3	0.878	1900.072	0.142	1401	1558	1900	2250	2416
	4	0.884	1934.376	0.142	1428	1587	1934	2289	2457
	5	0.887	1951.634	0.141	1441	1602	1952	2309	2478
	6	0.892	1986.354	0.141	1468	1631	1986	2348	2520
34	0	0.895	2003.812	0.141	1482	1646	2004	2368	2540
	1	0.897	2021.330	0.140	1496	1662	2021	2388	2561
	2	0.901	2056.536	0.140	1524	1692	2057	2428	2603
	3	0.903	2074.217	0.139	1537	1707	2074	2448	2624
	4	0.905	2109.722	0.139	1567	1738	2110	2488	2666
	5	0.906	2127.539	0.138	1582	1754	2128	2507	2687
	6	0.908	2163.282	0.137	1611	1785	2163	2547	2729
35	0	0.908	2181.195	0.137	1626	1801	2181	2567	2750
	1	0.908	2199.129	0.137	1641	1817	2199	2587	2771
	2	0.907	2235.037	0.136	1671	1849	2235	2627	2812
	3	0.907	2253.003	0.135	1687	1865	2253	2647	2833
	4	0.905	2288.939	0.134	1718	1898	2289	2686	2874
	5	0.904	2306.904	0.134	1733	1914	2307	2706	2895
	6	0.900	2342.807	0.133	1765	1947	2343	2745	2936
36	0	0.898	2360.740	0.132	1781	1964	2361	2765	2956
	1	0.895	2378.655	0.132	1797	1980	2379	2784	2976
	2	0.889	2414.416	0.131	1829	2013	2414	2823	3016
	3	0.885	2432.256	0.130	1845	2030	2432	2842	3036
	4	0.877	2467.833	0.129	1878	2064	2468	2880	3076
	5	0.873	2485.560	0.129	1894	2080	2486	2899	3095
	6	0.863	2520.862	0.127	1927	2114	2521	2937	3134
37	0	0.857	2538.419	0.127	1944	2131	2538	2956	3154
	1	0.852	2555.903	0.126	1961	2148	2556	2974	3173
	2	0.840	2590.626	0.125	1994	2181	2591	3011	3210
	3	0.833	2607.854	0.124	2011	2198	2608	3029	3229
	4	0.820	2642.004	0.123	2044	2232	2642	3064	3266
	5	0.813	2658.908	0.122	2061	2248	2659	3082	3284
	6	0.798	2692.326	0.121	2094	2281	2692	3117	3319
38	0	0.791	2708.820	0.120	2110	2298	2709	3134	3337
	1	0.783	2725.156	0.120	2127	2314	2725	3150	3354
	2	0.768	2757.313	0.119	2159	2346	2757	3183	3388
	3	0.760	2773.124	0.118	2175	2362	2773	3200	3404
	4	0.745	2804.191	0.117	2206	2393	2804	3231	3436
	5	0.737	2819.438	0.116	2222	2408	2819	3247	3452
	6	0.722	2849.331	0.115	2252	2438	2849	3278	3483
39	0	0.714	2863.961	0.114	2267	2453	2864	3292	3498
	1	0.707	2878.374	0.114	2282	2468	2878	3307	3513
	2	0.692	2906.536	0.113	2311	2496	2907	3336	3542
	3	0.685	2920.286	0.112	2325	2510	2920	3350	3557
	4	0.671	2947.132	0.111	2352	2537	2947	3377	3584
	5	0.664	2960.242	0.111	2366	2550	2960	3390	3598
	6	0.650	2985.861	0.110	2392	2576	2986	3416	3624
40	0	0.644	2998.377	0.109	2405	2589	2998	3429	3637
	1	0.637	3010.707	0.109	2418	2601	3011	3441	3650
	2	0.625	3034.841	0.108	2442	2626	3035	3466	3674
	3	0.619	3046.669	0.108	2454	2638	3047	3478	3687
	4	0.608	3069.911	0.107	2478	2661	3070	3501	3710
	5	0.602	3081.355	0.106	2490	2673	3081	3513	3722
	6	0.592	3103.976	0.106	2513	2696	3104	3535	3745
41	0	0.586	3115.188	0.105	2524	2707	3115	3547	3756
	1	0.581	3126.352	0.105	2536	2718	3126	3558	3768
	2	0.571	3148.525	0.104	2559	2741	3149	3580	3790
	3	0.566	3159.651	0.104	2570	2752	3160	3591	3801
	4	0.556	3181.759	0.103	2593	2775	3182	3614	3824
	5	0.552	3192.798	0.103	2604	2786	3193	3625	3835
	6	0.542	3214.858	0.102	2615	2808	3215	3647	3857

経産女児在胎期間別出生体重標準値

週	日数	L	M	S	3	10	50	90	97
22	0	1.281	426.889	0.139	310	349	427	501	535
	1	1.276	435.934	0.139	317	356	436	512	546
	2	1.266	454.033	0.139	330	371	454	533	569
	3	1.261	463.088	0.139	337	378	463	544	581
	4	1.251	481.218	0.139	350	393	481	565	604
	5	1.245	490.294	0.139	357	401	490	576	615
	6	1.235	508.482	0.140	370	415	508	598	638
23	0	1.230	517.598	0.140	377	423	518	608	650
	1	1.225	526.735	0.140	384	430	527	619	662
	2	1.215	545.081	0.140	397	445	545	641	685
	3	1.210	554.299	0.140	404	453	554	652	697
	4	1.199	572.842	0.140	417	468	573	674	720
	5	1.194	582.175	0.140	424	476	582	685	732
	6	1.184	600.983	0.140	438	491	601	707	756
24	0	1.179	610.466	0.140	445	499	610	719	768
	1	1.173	620.006	0.140	452	507	620	730	780
	2	1.162	639.273	0.141	466	522	639	753	805
	3	1.157	649.009	0.141	473	530	649	764	817
	4	1.146	668.705	0.141	488	546	669	788	843
	5	1.140	678.674	0.141	495	555	679	800	855
	6	1.129	698.874	0.141	510	571	699	824	881
25	0	1.123	709.112	0.141	518	579	709	836	894
	1	1.118	719.447	0.141	525	588	719	848	908
	2	1.106	740.419	0.141	541	605	740	873	935
	3	1.100	751.062	0.141	548	614	751	886	948
	4	1.088	772.674	0.141	564	631	773	912	976
	5	1.081	783.647	0.142	573	640	784	925	990
	6	1.069	805.938	0.142	589	659	806	951	1019
26	0	1.062	817.259	0.142	597	668	817	965	1033
	1	1.056	828.700	0.142	606	677	829	979	1048
	2	1.043	851.948	0.142	623	696	852	1006	1078
	3	1.036	863.758	0.142	632	706	864	1021	1093
	4	1.022	887.756	0.142	650	726	888	1049	1125
	5	1.015	899.945	0.142	659	736	900	1064	1140
	6	1.001	924.707	0.142	677	756	925	1093	1172
27	0	0.994	937.281	0.142	686	766	937	1109	1189
	1	0.987	949.983	0.143	696	777	950	1124	1205
	2	0.972	975.773	0.143	715	798	976	1155	1239
	3	0.965	988.859	0.143	725	809	989	1171	1256
	4	0.950	1015.412	0.143	744	830	1015	1202	1290
	5	0.942	1028.876	0.143	754	841	1029	1218	1308
	6	0.927	1056.181	0.143	775	864	1056	1251	1343
28	0	0.920	1070.020	0.143	785	875	1070	1268	1361
	1	0.912	1083.984	0.143	796	887	1084	1285	1379
	2	0.896	1112.286	0.143	817	910	1112	1319	1416
	3	0.889	1126.623	0.144	827	922	1127	1336	1435
	4	0.873	1155.661	0.144	849	945	1156	1371	1473
	5	0.865	1170.359	0.144	860	958	1170	1389	1492
	6	0.850	1200.105	0.144	882	982	1200	1424	1531
29	0	0.842	1215.148	0.144	894	994	1215	1442	1551
	1	0.834	1230.302	0.144	905	1007	1230	1461	1571
	2	0.818	1260.932	0.144	928	1032	1261	1498	1611
	3	0.811	1276.406	0.144	940	1045	1276	1516	1631
	4	0.795	1307.660	0.144	963	1071	1308	1554	1672
	5	0.788	1323.439	0.144	975	1084	1323	1573	1693
	6	0.773	1355.290	0.144	999	1110	1355	1611	1734
30	0	0.765	1371.355	0.145	1011	1123	1371	1631	1755
	1	0.758	1387.512	0.145	1023	1136	1388	1650	1777
	2	0.743	1420.085	0.145	1048	1163	1420	1689	1819
	3	0.736	1436.497	0.145	1060	1177	1436	1709	1841
	4	0.722	1469.559	0.145	1085	1204	1470	1749	1884
	5	0.715	1486.203	0.145	1098	1218	1486	1769	1906
	6	0.702	1519.701	0.145	1123	1246	1520	1809	1950
31	0	0.695	1536.548	0.145	1136	1260	1537	1829	1972
	1	0.689	1553.456	0.145	1149	1274	1553	1850	1994
	2	0.677	1587.440	0.145	1175	1302	1587	1891	2038
	3	0.671	1604.510	0.145	1188	1316	1605	1911	2060
	4	0.660	1638.791	0.145	1214	1345	1639	1952	2105
	5	0.654	1655.999	0.145	1227	1359	1656	1973	2127
	6	0.644	1690.544	0.145	1254	1388	1691	2014	2172
32	0	0.639	1707.879	0.145	1267	1402	1708	2035	2194
	1	0.635	1725.255	0.144	1280	1417	1725	2055	2217
	2	0.626	1760.129	0.144	1307	1446	1760	2097	2262
	3	0.622	1777.624	0.144	1321	1461	1778	2118	2284
	4	0.615	1812.721	0.144	1348	1490	1813	2159	2329
	5	0.612	1830.323	0.144	1361	1505	1830	2180	2352
	6	0.605	1865.626	0.144	1389	1535	1866	2222	2396
33	0	0.603	1883.328	0.144	1402	1550	1883	2242	2419
	1	0.600	1901.062	0.143	1416	1565	1901	2263	2441
	2	0.595	1936.628	0.143	1444	1595	1937	2305	2486
	3	0.593	1954.461	0.143	1458	1610	1954	2326	2508
	4	0.589	1990.234	0.143	1486	1640	1990	2368	2553
	5	0.588	2008.179	0.142	1500	1656	2008	2388	2575
	6	0.584	2044.197	0.142	1529	1686	2044	2430	2620

経産女児在胎期間別出生体重標準値　つづき

週	日数	L	M	S	パーセンタイル				
					3	10	50	90	97
34	0	0.583	2062.279	0.142	1544	1702	2062	2451	2642
	1	0.581	2080.413	0.141	1558	1718	2080	2472	2664
	2	0.579	2116.842	0.141	1587	1749	2117	2514	2709
	3	0.578	2135.138	0.141	1602	1765	2135	2535	2731
	4	0.575	2171.900	0.140	1632	1797	2172	2576	2776
	5	0.574	2190.372	0.140	1647	1813	2190	2597	2798
	6	0.572	2227.500	0.139	1678	1846	2228	2639	2842
35	0	0.571	2246.157	0.139	1694	1862	2246	2660	2864
	1	0.570	2264.874	0.138	1709	1879	2265	2681	2887
	2	0.568	2302.479	0.137	1741	1912	2302	2724	2931
	3	0.566	2321.361	0.137	1757	1929	2321	2745	2953
	4	0.564	2359.265	0.136	1789	1963	2359	2787	2997
	5	0.562	2378.274	0.136	1805	1980	2378	2808	3019
	6	0.559	2416.361	0.135	1839	2015	2416	2849	3063
36	0	0.558	2435.417	0.134	1855	2032	2435	2870	3084
	1	0.556	2454.467	0.134	1872	2050	2454	2891	3106
	2	0.554	2492.515	0.133	1906	2085	2493	2932	3149
	3	0.552	2511.493	0.132	1923	2103	2511	2953	3170
	4	0.549	2549.310	0.131	1957	2138	2549	2993	3212
	5	0.548	2568.129	0.130	1974	2155	2568	3013	3232
	6	0.546	2605.528	0.129	2008	2191	2606	3053	3273
37	0	0.545	2624.082	0.129	2025	2208	2624	3073	3293
	1	0.543	2642.520	0.128	2042	2226	2643	3092	3313
	2	0.541	2678.998	0.127	2076	2260	2679	3130	3352
	3	0.541	2697.017	0.126	2093	2278	2697	3149	3371
	4	0.539	2732.567	0.125	2126	2312	2733	3186	3408
	5	0.538	2750.080	0.124	2143	2329	2750	3204	3427
	6	0.536	2784.560	0.123	2176	2362	2785	3239	3462
38	0	0.535	2801.525	0.122	2192	2379	2802	3256	3480
	1	0.534	2818.304	0.122	2208	2395	2818	3273	3497
	2	0.532	2851.310	0.120	2240	2427	2851	3307	3531
	3	0.531	2867.542	0.120	2256	2443	2868	3323	3547
	4	0.529	2899.479	0.119	2287	2475	2899	3356	3580
	5	0.528	2915.194	0.118	2303	2490	2915	3372	3596
	6	0.525	2946.153	0.117	2333	2521	2946	3403	3627
39	0	0.524	2961.413	0.116	2348	2536	2961	3418	3642
	1	0.523	2976.534	0.116	2363	2551	2977	3433	3657
	2	0.520	3006.372	0.115	2392	2581	3006	3463	3687
	3	0.519	3021.102	0.114	2407	2595	3021	3478	3702
	4	0.517	3050.210	0.113	2436	2624	3050	3507	3731
	5	0.516	3064.594	0.112	2450	2638	3065	3522	3746
	6	0.515	3093.031	0.111	2478	2667	3093	3550	3774
40	0	0.514	3107.083	0.111	2492	2681	3107	3564	3788
	1	0.514	3121.024	0.110	2505	2694	3121	3578	3802
	2	0.514	3148.585	0.110	2532	2722	3149	3606	3830
	3	0.514	3162.218	0.109	2546	2735	3162	3619	3843
	4	0.514	3189.226	0.108	2572	2762	3189	3646	3870
	5	0.514	3202.614	0.108	2585	2775	3203	3660	3884
	6	0.515	3229.207	0.107	2612	2801	3229	3686	3910
41	0	0.515	3242.431	0.106	2625	2815	3242	3700	3923
	1	0.516	3255.617	0.106	2638	2828	3256	3713	3936
	2	0.517	3281.897	0.105	2663	2854	3282	3739	3962
	3	0.517	3294.999	0.105	2676	2867	3295	3752	3975
	4	0.519	3321.147	0.104	2702	2893	3321	3778	4001
	5	0.519	3334.198	0.104	2715	2906	3334	3791	4014
	6	0.521	3360.271	0.103	2741	2932	3360	3817	4040

在胎期間別出生時身長標準値

週	日数	L	M	S	パーセンタイル				
					3	10	50	90	97
22	0	1.874	27.203	0.060	23.9	25.0	27.2	29.2	30.1
	1	1.910	27.345	0.060	24.1	25.2	27.3	29.4	30.3
	2	1.981	27.630	0.060	24.3	25.4	27.6	29.7	30.6
	3	2.016	27.772	0.060	24.4	25.5	27.8	29.8	30.7
	4	2.089	28.056	0.060	24.7	25.8	28.1	30.1	31.0
	5	2.125	28.198	0.060	24.8	25.9	28.2	30.3	31.2
	6	2.199	28.484	0.060	25.0	26.2	28.5	30.6	31.5
23	0	2.237	28.627	0.060	25.1	26.3	28.6	30.7	31.7
	1	2.274	28.770	0.060	25.3	26.4	28.8	30.9	31.8
	2	2.348	29.059	0.060	25.5	26.7	29.1	31.2	32.1
	3	2.385	29.204	0.060	25.6	26.8	29.2	31.3	32.3
	4	2.457	29.496	0.060	25.9	27.1	29.5	31.6	32.6
	5	2.494	29.643	0.060	26.0	27.2	29.6	31.8	32.7
	6	2.565	29.938	0.059	26.2	27.5	29.9	32.1	33.0
24	0	2.600	30.087	0.059	26.4	27.6	30.1	32.3	33.2
	1	2.635	30.237	0.059	26.5	27.8	30.2	32.4	33.3
	2	2.702	30.538	0.059	26.7	28.0	30.5	32.7	33.7
	3	2.734	30.690	0.059	26.9	28.2	30.7	32.9	33.8
	4	2.797	30.995	0.059	27.1	28.5	31.0	33.2	34.1
	5	2.826	31.148	0.059	27.3	28.6	31.1	33.4	34.3
	6	2.880	31.456	0.059	27.5	28.9	31.5	33.7	34.6
25	0	2.903	31.611	0.059	27.7	29.0	31.6	33.8	34.8
	1	2.925	31.766	0.059	27.8	29.2	31.8	34.0	34.9
	2	2.961	32.078	0.058	28.1	29.5	32.1	34.3	35.3
	3	2.976	32.235	0.058	28.2	29.6	32.2	34.5	35.4
	4	3.001	32.551	0.058	28.5	29.9	32.6	34.8	35.8
	5	3.012	32.709	0.058	28.7	30.1	32.7	35.0	35.9
	6	3.028	33.025	0.057	29.0	30.4	33.0	35.3	36.3
26	0	3.034	33.184	0.057	29.1	30.5	33.2	35.5	36.4
	1	3.039	33.343	0.057	29.3	30.7	33.3	35.6	36.6
	2	3.046	33.660	0.057	29.6	31.0	33.7	35.9	36.9
	3	3.048	33.818	0.056	29.8	31.2	33.8	36.1	37.1
	4	3.049	34.133	0.056	30.1	31.5	34.1	36.4	37.4
	5	3.048	34.291	0.056	30.2	31.6	34.3	36.6	37.5
	6	3.043	34.604	0.055	30.6	32.0	34.6	36.9	37.9
27	0	3.038	34.759	0.055	30.7	32.1	34.8	37.0	38.0
	1	3.032	34.914	0.055	30.9	32.3	34.9	37.2	38.2
	2	3.016	35.222	0.054	31.2	32.6	35.2	37.5	38.5
	3	3.005	35.376	0.054	31.3	32.7	35.4	37.7	38.6
	4	2.981	35.680	0.053	31.7	33.0	35.7	38.0	39.0
	5	2.967	35.831	0.053	31.8	33.2	35.8	38.1	39.1
	6	2.936	36.132	0.053	32.1	33.5	36.1	38.4	39.4
28	0	2.919	36.282	0.053	32.3	33.7	36.3	38.6	39.6
	1	2.900	36.431	0.053	32.4	33.8	36.4	38.7	39.7
	2	2.860	36.728	0.052	32.7	34.1	36.7	39.0	40.0
	3	2.838	36.876	0.052	32.9	34.2	36.9	39.2	40.2
	4	2.789	37.172	0.052	33.2	34.5	37.2	39.5	40.5
	5	2.763	37.319	0.052	33.3	34.7	37.3	39.7	40.7
	6	2.704	37.614	0.052	33.6	35.0	37.6	40.0	41.0
29	0	2.673	37.761	0.051	33.8	35.1	37.8	40.1	41.2
	1	2.640	37.908	0.051	33.9	35.3	37.9	40.3	41.3
	2	2.572	38.202	0.051	34.2	35.5	38.2	40.6	41.6
	3	2.536	38.348	0.051	34.3	35.7	38.3	40.8	41.8
	4	2.465	38.640	0.051	34.6	36.0	38.6	41.1	42.1
	5	2.430	38.785	0.051	34.7	36.1	38.8	41.2	42.3
	6	2.360	39.075	0.051	35.0	36.4	39.1	41.5	42.6
30	0	2.326	39.218	0.051	35.2	36.5	39.2	41.7	42.8
	1	2.294	39.361	0.051	35.3	36.6	39.4	41.9	43.0
	2	2.232	39.645	0.052	35.5	36.9	39.6	42.2	43.3
	3	2.204	39.786	0.052	35.7	37.0	39.8	42.3	43.4
	4	2.152	40.063	0.052	35.9	37.3	40.1	42.6	43.8
	5	2.129	40.200	0.052	36.0	37.4	40.2	42.8	43.9
	6	2.090	40.470	0.052	36.3	37.7	40.5	43.1	44.2
31	0	2.074	40.602	0.052	36.4	37.8	40.6	43.2	44.4
	1	2.061	40.733	0.052	36.5	37.9	40.7	43.4	44.5
	2	2.043	40.991	0.052	36.7	38.1	41.0	43.7	44.8
	3	2.039	41.117	0.052	36.8	38.2	41.1	43.8	45.0
	4	2.039	41.365	0.053	37.0	38.5	41.4	44.1	45.3
	5	2.045	41.487	0.053	37.1	38.6	41.5	44.2	45.4
	6	2.067	41.726	0.053	37.3	38.8	41.7	44.5	45.7
32	0	2.084	41.843	0.053	37.4	38.9	41.8	44.6	45.8
	1	2.103	41.960	0.053	37.5	39.0	42.0	44.7	45.9
	2	2.149	42.189	0.053	37.7	39.2	42.2	44.9	46.2
	3	2.176	42.302	0.053	37.8	39.3	42.3	45.1	46.3
	4	2.234	42.527	0.053	38.0	39.5	42.5	45.3	46.5
	5	2.265	42.638	0.053	38.1	39.6	42.6	45.4	46.6
	6	2.331	42.859	0.053	38.3	39.8	42.9	45.6	46.9
33	0	2.366	42.969	0.053	38.4	39.9	43.0	45.7	47.0
	1	2.402	43.079	0.053	38.5	40.0	43.1	45.9	47.1
	2	2.476	43.298	0.052	38.7	40.2	43.3	46.1	47.3
	3	2.513	43.407	0.052	38.8	40.3	43.4	46.2	47.4
	4	2.590	43.624	0.052	38.9	40.5	43.6	46.4	47.6
	5	2.628	43.733	0.052	39.0	40.6	43.7	46.5	47.7
	6	2.706	43.950	0.052	39.2	40.8	44.0	46.7	47.9
34	0	2.745	44.059	0.052	39.3	40.9	44.1	46.8	48.0
	1	2.785	44.167	0.052	39.4	41.0	44.2	46.9	48.1
	2	2.865	44.383	0.051	39.6	41.3	44.4	47.1	48.3
	3	2.906	44.491	0.051	39.7	41.4	44.5	47.3	48.4
	4	2.987	44.705	0.051	39.9	41.6	44.7	47.5	48.6
	5	3.028	44.813	0.051	40.0	41.7	44.8	47.6	48.7
	6	3.108	45.027	0.051	40.2	41.9	45.0	47.8	48.9
35	0	3.147	45.134	0.050	40.3	42.0	45.1	47.9	49.0
	1	3.186	45.241	0.050	40.4	42.1	45.2	48.0	49.1
	2	3.259	45.456	0.050	40.7	42.3	45.5	48.2	49.3
	3	3.293	45.563	0.050	40.8	42.4	45.6	48.3	49.4
	4	3.355	45.778	0.049	41.0	42.7	45.8	48.5	49.6
	5	3.382	45.885	0.049	41.1	42.8	45.9	48.6	49.7
	6	3.427	46.101	0.048	41.4	43.0	46.1	48.8	49.9
36	0	3.445	46.209	0.048	41.5	43.1	46.2	48.9	50.0
	1	3.459	46.316	0.048	41.6	43.3	46.3	48.9	50.1
	2	3.476	46.530	0.047	41.9	43.5	46.5	49.1	50.3
	3	3.480	46.637	0.047	42.0	43.6	46.6	49.2	50.3
	4	3.474	46.846	0.046	42.3	43.9	46.8	49.4	50.5
	5	3.465	46.949	0.045	42.4	44.0	46.9	49.5	50.6
	6	3.436	47.151	0.045	42.7	44.2	47.2	49.7	50.8
37	0	3.415	47.249	0.044	42.8	44.4	47.2	49.8	50.8
	1	3.391	47.345	0.044	43.0	44.5	47.3	49.9	50.9
	2	3.333	47.530	0.043	43.2	44.7	47.5	50.0	51.1
	3	3.300	47.618	0.043	43.4	44.8	47.6	50.1	51.1
	4	3.226	47.788	0.042	43.6	45.0	47.8	50.2	51.3
	5	3.186	47.869	0.042	43.7	45.1	47.9	50.3	51.3
	6	3.100	48.026	0.041	44.0	45.3	48.0	50.4	51.5

在胎期間別出生時身長標準値　つづき

週	日数	L	M	S	パーセンタイル				
					3	10	50	90	97
38	0	3.055	48.101	0.041	44.1	45.4	48.1	50.5	51.5
	1	3.009	48.176	0.040	44.2	45.5	48.2	50.5	51.6
	2	2.913	48.322	0.040	44.4	45.7	48.3	50.7	51.7
	3	2.863	48.393	0.039	44.5	45.8	48.4	50.7	51.8
	4	2.761	48.534	0.039	44.7	46.0	48.5	50.9	51.9
	5	2.709	48.603	0.039	44.8	46.1	48.6	50.9	51.9
	6	2.604	48.739	0.038	45.0	46.3	48.7	51.0	52.0
39	0	2.551	48.805	0.038	45.1	46.3	48.8	51.1	52.1
	1	2.497	48.871	0.038	45.2	46.4	48.9	51.1	52.2
	2	2.390	48.999	0.037	45.4	46.6	49.0	51.3	52.3
	3	2.337	49.062	0.037	45.5	46.7	49.1	51.3	52.3
	4	2.229	49.185	0.037	45.6	46.8	49.2	51.4	52.5
	5	2.176	49.246	0.037	45.7	46.9	49.2	51.5	52.5
	6	2.070	49.365	0.036	45.9	47.0	49.4	51.6	52.6
40	0	2.019	49.424	0.036	45.9	47.1	49.4	51.7	52.7
	1	1.970	49.481	0.036	46.0	47.1	49.5	51.7	52.7
	2	1.878	49.590	0.036	46.1	47.3	49.6	51.8	52.8
	3	1.835	49.641	0.036	46.2	47.3	49.6	51.9	52.9
	4	1.756	49.740	0.036	46.3	47.4	49.7	52.0	53.0
	5	1.719	49.787	0.036	46.4	47.5	49.8	52.0	53.0
	6	1.650	49.877	0.035	46.5	47.6	49.9	52.1	53.1
41	0	1.617	49.920	0.035	46.5	47.6	49.9	52.2	53.2
	1	1.585	49.963	0.035	46.6	47.7	50.0	52.2	53.2
	2	1.524	50.046	0.035	46.7	47.8	50.0	52.3	53.3
	3	1.494	50.087	0.035	46.7	47.8	50.1	52.3	53.3
	4	1.435	50.167	0.035	46.8	47.9	50.2	52.4	53.4
	5	1.406	50.207	0.035	46.9	47.9	50.2	52.4	53.5
	6	1.349	50.285	0.035	46.9	48.0	50.3	52.5	53.5

在胎期間別出生時頭囲標準値

週	日数	L	M	S	パーセンタイル				
					3	10	50	90	97
22	0	2.100	19.468	0.055	17.3	18.0	19.5	20.8	21.4
	1	2.103	19.565	0.056	17.4	18.1	19.6	20.9	21.5
	2	2.110	19.757	0.056	17.5	18.3	19.8	21.1	21.7
	3	2.113	19.854	0.056	17.6	18.4	19.9	21.2	21.8
	4	2.120	20.046	0.056	17.8	18.5	20.0	21.4	22.1
	5	2.124	20.142	0.056	17.9	18.6	20.1	21.5	22.2
	6	2.131	20.334	0.057	18.0	18.8	20.3	21.8	22.4
23	0	2.135	20.430	0.057	18.1	18.9	20.4	21.9	22.5
	1	2.138	20.526	0.057	18.2	19.0	20.5	22.0	22.6
	2	2.146	20.717	0.057	18.3	19.1	20.7	22.2	22.8
	3	2.150	20.812	0.057	18.4	19.2	20.8	22.3	22.9
	4	2.158	21.002	0.058	18.6	19.4	21.0	22.5	23.2
	5	2.162	21.097	0.058	18.6	19.5	21.1	22.6	23.3
	6	2.170	21.286	0.058	18.8	19.6	21.3	22.8	23.5
24	0	2.174	21.381	0.058	18.9	19.7	21.4	22.9	23.6
	1	2.178	21.475	0.058	18.9	19.8	21.5	23.0	23.7
	2	2.187	21.665	0.059	19.1	20.0	21.7	23.2	23.9
	3	2.191	21.759	0.059	19.2	20.0	21.8	23.3	24.0
	4	2.200	21.950	0.059	19.3	20.2	21.9	23.5	24.2
	5	2.205	22.046	0.059	19.4	20.3	22.0	23.7	24.4
	6	2.213	22.238	0.060	19.5	20.5	22.2	23.9	24.6
25	0	2.218	22.335	0.060	19.6	20.5	22.3	24.0	24.7
	1	2.222	22.432	0.060	19.7	20.6	22.4	24.1	24.8
	2	2.230	22.628	0.060	19.9	20.8	22.6	24.3	25.0
	3	2.235	22.727	0.060	19.9	20.9	22.7	24.4	25.2
	4	2.243	22.925	0.061	20.1	21.0	22.9	24.6	25.4
	5	2.247	23.025	0.061	20.2	21.1	23.0	24.7	25.5
	6	2.254	23.225	0.061	20.3	21.3	23.2	25.0	25.7
26	0	2.258	23.326	0.061	20.4	21.4	23.3	25.1	25.8
	1	2.262	23.427	0.062	20.5	21.5	23.4	25.2	26.0
	2	2.268	23.629	0.062	20.6	21.7	23.6	25.4	26.2
	3	2.271	23.730	0.062	20.7	21.7	23.7	25.5	26.3
	4	2.277	23.933	0.062	20.9	21.9	23.9	25.8	26.5
	5	2.280	24.035	0.062	21.0	22.0	24.0	25.9	26.7
	6	2.286	24.239	0.063	21.1	22.2	24.2	26.1	26.9
27	0	2.288	24.341	0.063	21.2	22.3	24.3	26.2	27.0
	1	2.291	24.444	0.063	21.3	22.4	24.4	26.3	27.1
	2	2.295	24.649	0.063	21.5	22.5	24.6	26.5	27.4
	3	2.297	24.752	0.063	21.5	22.6	24.8	26.7	27.5
	4	2.301	24.959	0.063	21.7	22.8	25.0	26.9	27.7
	5	2.303	25.062	0.063	21.8	22.9	25.1	27.0	27.8
	6	2.307	25.268	0.064	22.0	23.1	25.3	27.2	28.1
28	0	2.308	25.372	0.064	22.1	23.2	25.4	27.3	28.2
	1	2.310	25.475	0.064	22.1	23.3	25.5	27.5	28.3
	2	2.312	25.680	0.064	22.3	23.5	25.7	27.7	28.5
	3	2.314	25.782	0.064	22.4	23.5	25.8	27.8	28.7
	4	2.316	25.985	0.064	22.6	23.7	26.0	28.0	28.9
	5	2.318	26.086	0.064	22.7	23.8	26.1	28.1	29.0
	6	2.321	26.286	0.064	22.8	24.0	26.3	28.3	29.2
29	0	2.322	26.386	0.064	22.9	24.1	26.4	28.4	29.3
	1	2.324	26.484	0.064	23.0	24.2	26.5	28.5	29.4
	2	2.327	26.680	0.064	23.2	24.4	26.7	28.8	29.7
	3	2.328	26.777	0.064	23.3	24.5	26.8	28.9	29.8
	4	2.331	26.969	0.064	23.4	24.6	27.0	29.1	30.0
	5	2.332	27.064	0.064	23.5	24.7	27.1	29.2	30.1
	6	2.334	27.253	0.063	23.7	24.9	27.3	29.4	30.3
30	0	2.335	27.347	0.063	23.8	25.0	27.3	29.5	30.4
	1	2.335	27.440	0.063	23.9	25.1	27.4	29.6	30.5
	2	2.336	27.626	0.063	24.0	25.3	27.6	29.7	30.7
	3	2.336	27.718	0.063	24.1	25.4	27.7	29.8	30.8
	4	2.335	27.901	0.063	24.3	25.5	27.9	30.0	31.0
	5	2.334	27.993	0.062	24.4	25.6	28.0	30.1	31.1
	6	2.332	28.175	0.062	24.6	25.8	28.2	30.3	31.2
31	0	2.331	28.265	0.062	24.7	25.9	28.3	30.4	31.3
	1	2.329	28.356	0.062	24.8	26.0	28.4	30.5	31.4
	2	2.326	28.536	0.061	24.9	26.2	28.5	30.7	31.6
	3	2.324	28.626	0.061	25.0	26.3	28.6	30.8	31.7
	4	2.319	28.804	0.061	25.2	26.4	28.8	30.9	31.9
	5	2.317	28.892	0.060	25.3	26.5	28.9	31.0	32.0
	6	2.312	29.068	0.060	25.5	26.7	29.1	31.2	32.1
32	0	2.309	29.155	0.060	25.6	26.8	29.2	31.3	32.2
	1	2.306	29.242	0.059	25.7	26.9	29.2	31.4	32.3
	2	2.299	29.414	0.059	25.9	27.1	29.4	31.5	32.5
	3	2.295	29.500	0.059	26.0	27.2	29.5	31.6	32.5
	4	2.287	29.669	0.058	26.2	27.3	29.7	31.8	32.7
	5	2.283	29.753	0.058	26.3	27.4	29.8	31.9	32.8
	6	2.273	29.918	0.057	26.4	27.6	29.9	32.0	32.9
33	0	2.268	30.000	0.057	26.5	27.7	30.0	32.1	33.0
	1	2.263	30.081	0.057	26.6	27.8	30.1	32.2	33.1
	2	2.252	30.240	0.056	26.8	28.0	30.2	32.3	33.2
	3	2.245	30.319	0.056	26.9	28.1	30.3	32.4	33.3
	4	2.232	30.474	0.055	27.1	28.2	30.5	32.5	33.4
	5	2.225	30.550	0.055	27.2	28.3	30.5	32.6	33.5
	6	2.209	30.699	0.054	27.4	28.5	30.7	32.7	33.6
34	0	2.201	30.773	0.054	27.5	28.6	30.8	32.8	33.7
	1	2.193	30.845	0.053	27.6	28.6	30.8	32.9	33.8
	2	2.175	30.988	0.052	27.7	28.8	31.0	33.0	33.9
	3	2.165	31.058	0.052	27.8	28.9	31.1	33.1	33.9
	4	2.145	31.196	0.051	28.0	29.1	31.2	33.2	34.1
	5	2.134	31.264	0.051	28.1	29.1	31.3	33.2	34.1
	6	2.111	31.397	0.050	28.3	29.3	31.4	33.4	34.2
35	0	2.100	31.463	0.050	28.3	29.4	31.5	33.4	34.3
	1	2.087	31.528	0.050	28.4	29.5	31.5	33.5	34.3
	2	2.062	31.657	0.049	28.6	29.6	31.7	33.6	34.4
	3	2.048	31.720	0.049	28.7	29.7	31.7	33.6	34.5
	4	2.020	31.844	0.048	28.8	29.8	31.8	33.7	34.6
	5	2.006	31.906	0.047	28.9	29.9	31.9	33.8	34.6
	6	1.976	32.027	0.047	29.1	30.0	32.0	33.9	34.7
36	0	1.960	32.086	0.046	29.2	30.1	32.1	33.9	34.8
	1	1.944	32.144	0.046	29.2	30.2	32.1	34.0	34.8
	2	1.912	32.259	0.045	29.4	30.3	32.3	34.1	34.9
	3	1.895	32.316	0.045	29.5	30.4	32.3	34.1	35.0
	4	1.861	32.425	0.044	29.6	30.5	32.4	34.2	35.0
	5	1.844	32.478	0.044	29.7	30.6	32.5	34.3	35.1
	6	1.810	32.581	0.043	29.8	30.7	32.6	34.4	35.2
37	0	1.794	32.630	0.043	29.9	30.8	32.6	34.4	35.2
	1	1.777	32.677	0.043	30.0	30.8	32.7	34.4	35.2
	2	1.745	32.766	0.042	30.1	30.9	32.8	34.5	35.3
	3	1.729	32.808	0.042	30.1	31.0	32.8	34.5	35.3
	4	1.700	32.885	0.042	30.2	31.1	32.9	34.6	35.4
	5	1.686	32.920	0.041	30.3	31.1	32.9	34.6	35.4
	6	1.661	32.983	0.041	30.4	31.2	33.0	34.7	35.5
38	0	1.649	33.011	0.041	30.4	31.2	33.0	34.7	35.5
	1	1.638	33.037	0.041	30.4	31.3	33.0	34.7	35.5
	2	1.619	33.083	0.041	30.5	31.3	33.1	34.8	35.5
	3	1.611	33.103	0.040	30.5	31.4	33.1	34.8	35.6
	4	1.595	33.140	0.040	30.6	31.4	33.1	34.8	35.6
	5	1.587	33.157	0.040	30.6	31.4	33.2	34.8	35.6
	6	1.573	33.189	0.040	30.6	31.5	33.2	34.9	35.6
39	0	1.566	33.206	0.040	30.7	31.5	33.2	34.9	35.6
	1	1.559	33.222	0.040	30.7	31.5	33.2	34.9	35.7
	2	1.544	33.256	0.040	30.7	31.5	33.3	34.9	35.7
	3	1.537	33.273	0.039	30.7	31.6	33.3	34.9	35.7
	4	1.520	33.311	0.039	30.8	31.6	33.3	35.0	35.7
	5	1.511	33.331	0.039	30.8	31.6	33.3	35.0	35.7
	6	1.492	33.374	0.039	30.9	31.7	33.4	35.0	35.8
40	0	1.482	33.397	0.039	30.9	31.7	33.4	35.0	35.8
	1	1.472	33.420	0.039	30.9	31.7	33.4	35.1	35.8
	2	1.450	33.470	0.039	31.0	31.8	33.5	35.1	35.9
	3	1.439	33.496	0.038	31.0	31.8	33.5	35.1	35.9
	4	1.415	33.550	0.038	31.1	31.9	33.5	35.2	35.9
	5	1.403	33.577	0.038	31.1	31.9	33.6	35.2	35.9
	6	1.378	33.633	0.038	31.2	32.0	33.6	35.2	36.0
41	0	1.365	33.662	0.038	31.2	32.0	33.7	35.3	36.0
	1	1.353	33.691	0.038	31.3	32.1	33.7	35.3	36.0
	2	1.327	33.749	0.037	31.4	32.1	33.7	35.3	36.1
	3	1.314	33.779	0.037	31.4	32.2	33.8	35.4	36.1
	4	1.288	33.838	0.037	31.5	32.2	33.8	35.4	36.2
	5	1.275	33.867	0.037	31.5	32.3	33.9	35.5	36.2
	6	1.249	33.927	0.036	31.6	32.3	33.9	35.5	36.2

初産男児在胎期間別出生体重標準偏差

週	日数	L	M	S	標準偏差 -2SD	-1.5SD	0SD	1.5SD	2SD
22	0	1.594	446.995	0.122	328	360	447	525	549
	1	1.591	457.208	0.122	336	368	457	537	562
	2	1.585	477.633	0.122	350	385	478	561	587
	3	1.582	487.847	0.122	358	393	488	573	600
	4	1.575	508.279	0.123	373	409	508	597	625
	5	1.572	518.499	0.123	380	417	518	609	638
	6	1.566	538.951	0.123	395	434	539	634	663
23	0	1.563	549.186	0.123	403	442	549	646	676
	1	1.559	559.427	0.123	410	450	559	658	689
	2	1.553	579.937	0.123	425	467	580	682	714
	3	1.550	590.211	0.123	433	475	590	694	727
	4	1.544	610.811	0.123	448	491	611	719	753
	5	1.540	621.144	0.123	455	500	621	731	766
	6	1.534	641.890	0.123	471	516	642	756	791
24	0	1.531	652.311	0.124	478	525	652	768	804
	1	1.528	662.770	0.124	486	533	663	780	817
	2	1.521	683.813	0.124	501	550	684	805	844
	3	1.518	694.405	0.124	509	558	694	818	857
	4	1.512	715.744	0.124	525	575	716	843	884
	5	1.509	726.499	0.124	532	584	726	856	897
	6	1.502	748.195	0.124	548	601	748	882	924
25	0	1.499	759.141	0.124	556	610	759	895	938
	1	1.496	770.156	0.124	564	619	770	908	952
	2	1.489	792.401	0.125	581	637	792	934	979
	3	1.486	803.634	0.125	589	646	804	948	993
	4	1.479	826.328	0.125	605	664	826	975	1022
	5	1.476	837.793	0.125	614	673	838	988	1036
	6	1.469	860.962	0.125	631	691	861	1016	1065
26	0	1.466	872.669	0.125	639	701	873	1030	1080
	1	1.462	884.461	0.125	648	710	884	1044	1095
	2	1.456	908.303	0.125	665	729	908	1072	1125
	3	1.452	920.354	0.125	674	739	920	1087	1140
	4	1.446	944.725	0.126	692	758	945	1116	1170
	5	1.442	957.047	0.126	701	768	957	1131	1186
	6	1.436	981.965	0.126	719	788	982	1160	1217
27	0	1.432	994.562	0.126	728	798	995	1175	1233
	1	1.429	1007.252	0.126	737	808	1007	1191	1249
	2	1.422	1032.908	0.126	756	829	1033	1221	1281
	3	1.419	1045.874	0.126	765	839	1046	1237	1298
	4	1.413	1072.086	0.126	784	860	1072	1268	1331
	5	1.410	1085.330	0.126	794	870	1085	1284	1347
	6	1.403	1112.095	0.127	813	892	1112	1316	1381
28	0	1.400	1125.617	0.127	823	903	1126	1332	1398
	1	1.397	1139.232	0.127	833	913	1139	1348	1415
	2	1.391	1166.743	0.127	853	935	1167	1381	1450
	3	1.388	1180.639	0.127	863	946	1181	1398	1467
	4	1.383	1208.717	0.127	884	969	1209	1432	1503
	5	1.380	1222.897	0.127	894	980	1223	1449	1521
	6	1.374	1251.540	0.127	915	1003	1252	1483	1557
29	0	1.372	1266.002	0.127	925	1014	1266	1500	1575
	1	1.369	1280.557	0.127	936	1026	1281	1518	1594
	2	1.364	1309.946	0.128	957	1049	1310	1553	1631
	3	1.361	1324.778	0.128	968	1061	1325	1571	1649
	4	1.357	1354.717	0.128	990	1085	1355	1607	1687
	5	1.354	1369.822	0.128	1001	1097	1370	1625	1706
	6	1.350	1400.305	0.128	1023	1121	1400	1661	1745
30	0	1.348	1415.682	0.128	1034	1133	1416	1680	1764
	1	1.346	1431.147	0.128	1045	1144	1431	1698	1784
	2	1.341	1462.344	0.128	1068	1170	1462	1735	1823
	3	1.339	1478.075	0.128	1079	1183	1478	1754	1843
	4	1.336	1509.797	0.129	1102	1208	1510	1792	1883
	5	1.334	1525.789	0.129	1114	1221	1526	1811	1903
	6	1.330	1558.035	0.129	1137	1247	1558	1850	1944
31	0	1.329	1574.289	0.129	1149	1259	1574	1869	1964
	1	1.327	1590.629	0.129	1161	1273	1591	1889	1985
	2	1.324	1623.566	0.129	1185	1299	1624	1928	2027
	3	1.322	1640.159	0.129	1197	1312	1640	1948	2047
	4	1.319	1673.589	0.129	1221	1339	1674	1988	2090
	5	1.318	1690.422	0.129	1233	1352	1690	2008	2111
	6	1.316	1724.316	0.129	1257	1379	1724	2049	2153
32	0	1.314	1741.375	0.129	1271	1393	1741	2069	2175
	1	1.312	1758.505	0.129	1283	1407	1759	2090	2196
	2	1.310	1792.972	0.129	1308	1434	1793	2131	2239
	3	1.308	1810.304	0.129	1321	1448	1810	2151	2261
	4	1.306	1845.150	0.129	1347	1476	1845	2193	2305
	5	1.305	1862.659	0.129	1360	1490	1863	2213	2327
	6	1.302	1897.833	0.129	1386	1519	1898	2255	2371
33	0	1.301	1915.489	0.129	1399	1533	1915	2276	2393
	1	1.300	1933.185	0.129	1412	1547	1933	2297	2415
	2	1.298	1968.684	0.129	1439	1576	1969	2339	2459
	3	1.296	1986.480	0.129	1452	1591	1986	2360	2481
	4	1.294	2022.156	0.129	1479	1620	2022	2402	2525
	5	1.292	2040.031	0.129	1493	1634	2040	2423	2547
	6	1.289	2075.847	0.129	1520	1664	2076	2465	2591
34	0	1.288	2093.785	0.128	1534	1678	2094	2486	2613
	1	1.286	2111.741	0.128	1547	1693	2112	2508	2635
	2	1.282	2147.702	0.128	1575	1723	2148	2550	2680
	3	1.281	2165.700	0.128	1589	1738	2166	2571	2702
	4	1.276	2201.723	0.128	1617	1768	2202	2613	2746
	5	1.274	2219.742	0.127	1632	1783	2220	2634	2768
	6	1.268	2255.786	0.127	1660	1814	2256	2675	2811
35	0	1.266	2273.807	0.127	1675	1829	2274	2696	2833
	1	1.262	2291.827	0.127	1689	1844	2292	2717	2855
	2	1.255	2327.866	0.126	1718	1875	2328	2759	2899
	3	1.251	2345.888	0.126	1733	1891	2346	2780	2920
	4	1.243	2381.941	0.126	1763	1922	2382	2821	2964
	5	1.238	2399.972	0.125	1778	1938	2400	2842	2985
	6	1.227	2436.032	0.125	1809	1970	2436	2883	3028
36	0	1.221	2454.057	0.124	1824	1986	2454	2903	3050
	1	1.214	2472.073	0.124	1840	2002	2472	2924	3071
	2	1.200	2508.055	0.124	1871	2034	2508	2965	3114
	3	1.192	2526.011	0.123	1887	2050	2526	2985	3135
	4	1.175	2561.823	0.123	1919	2083	2562	3026	3177
	5	1.166	2579.664	0.122	1935	2099	2580	3046	3198
	6	1.146	2615.180	0.121	1967	2132	2615	3086	3240
37	0	1.135	2632.837	0.121	1984	2148	2633	3105	3261
	1	1.125	2650.414	0.121	2000	2165	2650	3125	3281
	2	1.101	2685.289	0.120	2033	2198	2685	3164	3322
	3	1.089	2702.568	0.119	2049	2214	2703	3183	3342
	4	1.064	2736.775	0.119	2082	2247	2737	3221	3381
	5	1.051	2753.688	0.118	2099	2263	2754	3240	3401
	6	1.024	2787.095	0.117	2131	2296	2787	3276	3439
38	0	1.010	2803.575	0.117	2148	2312	2804	3294	3458
	1	0.996	2819.897	0.116	2164	2328	2820	3312	3477
	2	0.968	2852.036	0.115	2196	2359	2852	3347	3513
	3	0.954	2867.842	0.115	2212	2375	2868	3365	3531
	4	0.925	2898.892	0.114	2243	2406	2899	3398	3566
	5	0.910	2914.129	0.114	2258	2421	2914	3415	3583
	6	0.881	2944.012	0.113	2289	2451	2944	3447	3617
39	0	0.866	2958.655	0.112	2304	2465	2959	3463	3634
	1	0.851	2973.096	0.112	2318	2480	2973	3479	3650
	2	0.823	3001.369	0.111	2347	2508	3001	3509	3682
	3	0.808	3015.204	0.111	2362	2522	3015	3524	3697
	4	0.780	3042.285	0.110	2389	2549	3042	3554	3728
	5	0.766	3055.536	0.110	2403	2563	3056	3568	3743
	6	0.738	3081.480	0.109	2430	2589	3081	3596	3772
40	0	0.725	3094.186	0.109	2443	2601	3094	3610	3786
	1	0.711	3106.724	0.108	2455	2614	3107	3623	3800
	2	0.685	3131.347	0.108	2481	2639	3131	3650	3828
	3	0.672	3143.457	0.107	2493	2651	3143	3663	3841
	4	0.646	3167.344	0.107	2518	2675	3167	3688	3868
	5	0.633	3179.148	0.106	2530	2687	3179	3701	3881
	6	0.607	3202.542	0.106	2554	2711	3203	3726	3907
41	0	0.595	3214.154	0.105	2566	2723	3214	3738	3920
	1	0.582	3225.724	0.105	2578	2734	3226	3751	3933
	2	0.557	3248.767	0.104	2602	2758	3249	3775	3959
	3	0.544	3260.254	0.104	2614	2769	3260	3788	3971
	4	0.519	3283.183	0.104	2637	2792	3283	3812	3997
	5	0.506	3294.632	0.103	2649	2804	3295	3824	4009
	6	0.481	3317.514	0.103	2673	2827	3318	3848	4035

経産男児在胎期間別出生体重標準偏差

週	日数	L	M	S	標準偏差 -2SD	-1.5SD	0SD	1.5SD	2SD
22	0	0.682	449.386	0.150	321	352	449	554	590
	1	0.683	459.642	0.150	329	360	460	566	604
	2	0.686	480.156	0.150	344	376	480	592	630
	3	0.687	490.415	0.150	351	384	490	604	644
	4	0.690	510.946	0.149	366	401	511	629	670
	5	0.691	521.222	0.149	373	409	521	642	684
	6	0.694	541.809	0.149	388	425	542	667	711
23	0	0.696	552.127	0.149	395	433	552	680	724
	1	0.697	562.465	0.149	403	441	562	692	738
	2	0.700	583.214	0.149	417	457	583	718	765
	3	0.701	593.630	0.149	425	466	594	731	778
	4	0.704	614.559	0.149	440	482	615	756	805
	5	0.706	625.079	0.149	448	490	625	769	819
	6	0.708	646.244	0.149	463	507	646	795	846
24	0	0.710	656.895	0.149	470	515	657	808	860
	1	0.711	667.594	0.149	478	524	668	821	874
	2	0.714	689.150	0.148	494	541	689	847	902
	3	0.716	700.011	0.148	501	549	700	861	916
	4	0.719	721.915	0.148	517	567	722	887	945
	5	0.720	732.961	0.148	525	575	733	901	959
	6	0.723	755.250	0.148	541	593	755	928	988
25	0	0.724	766.497	0.148	549	602	766	942	1002
	1	0.726	777.813	0.148	557	611	778	956	1017
	2	0.729	800.663	0.148	574	629	801	983	1046
	3	0.730	812.199	0.148	582	638	812	997	1061
	4	0.733	835.504	0.148	599	656	836	1026	1092
	5	0.735	847.274	0.148	607	665	847	1040	1107
	6	0.738	871.053	0.147	625	684	871	1069	1137

経産男児在胎期間別出生体重標準偏差　つづき

週	日数	L	M	S	標準偏差				
					-2SD	-1.5SD	0SD	1.5SD	2SD
26	0	0.739	883.061	0.147	633	694	883	1084	1153
	1	0.741	895.149	0.147	642	703	895	1098	1168
	2	0.744	919.569	0.147	660	723	920	1128	1200
	3	0.746	931.903	0.147	669	732	932	1143	1216
	4	0.749	956.828	0.147	687	752	957	1173	1248
	5	0.751	969.421	0.147	696	762	969	1189	1264
	6	0.754	994.873	0.147	714	782	995	1220	1297
27	0	0.756	1007.736	0.147	723	792	1008	1235	1313
	1	0.757	1020.690	0.147	733	803	1021	1251	1330
	2	0.761	1046.878	0.146	752	823	1047	1283	1364
	3	0.762	1060.112	0.146	761	834	1060	1299	1381
	4	0.766	1086.866	0.146	781	855	1087	1331	1415
	5	0.767	1100.387	0.146	790	866	1100	1347	1432
	6	0.771	1127.714	0.146	810	887	1128	1380	1467
28	0	0.773	1141.520	0.146	820	898	1142	1397	1485
	1	0.775	1155.419	0.146	830	909	1155	1414	1503
	2	0.778	1183.499	0.146	851	932	1183	1448	1539
	3	0.780	1197.681	0.145	861	943	1198	1465	1557
	4	0.784	1226.334	0.145	882	966	1226	1500	1593
	5	0.786	1240.807	0.145	892	977	1241	1517	1612
	6	0.790	1270.052	0.145	914	1000	1270	1552	1649
29	0	0.793	1284.827	0.145	925	1012	1285	1570	1668
	1	0.795	1299.706	0.145	935	1024	1300	1588	1687
	2	0.799	1329.779	0.145	957	1048	1330	1624	1725
	3	0.802	1344.975	0.144	968	1060	1345	1642	1744
	4	0.806	1375.688	0.144	991	1085	1376	1679	1783
	5	0.809	1391.206	0.144	1002	1097	1391	1698	1803
	6	0.814	1422.562	0.144	1025	1122	1423	1735	1842
30	0	0.816	1438.400	0.144	1037	1135	1438	1754	1862
	1	0.819	1454.343	0.144	1048	1147	1454	1773	1882
	2	0.824	1486.537	0.143	1072	1173	1487	1812	1923
	3	0.827	1502.783	0.143	1084	1186	1503	1831	1943
	4	0.833	1535.558	0.143	1108	1212	1536	1870	1985
	5	0.836	1552.081	0.143	1120	1226	1552	1890	2005
	6	0.842	1585.385	0.143	1144	1252	1585	1930	2047
31	0	0.845	1602.161	0.142	1157	1266	1602	1950	2068
	1	0.849	1619.016	0.142	1169	1279	1619	1970	2089
	2	0.855	1652.957	0.142	1194	1307	1653	2010	2131
	3	0.859	1670.039	0.142	1207	1320	1670	2030	2153
	4	0.866	1704.417	0.141	1232	1348	1704	2071	2195
	5	0.870	1721.712	0.141	1245	1362	1722	2091	2217
	6	0.877	1756.510	0.141	1271	1390	1757	2133	2260
32	0	0.881	1774.012	0.141	1283	1404	1774	2153	2281
	1	0.885	1791.581	0.141	1297	1419	1792	2174	2303
	2	0.893	1826.911	0.140	1323	1447	1827	2215	2347
	3	0.897	1844.667	0.140	1336	1462	1845	2236	2368
	4	0.905	1880.350	0.140	1363	1491	1880	2278	2412
	5	0.909	1898.274	0.139	1376	1505	1898	2299	2434
	6	0.917	1934.284	0.139	1403	1535	1934	2341	2478
33	0	0.922	1952.369	0.139	1417	1549	1952	2362	2500
	1	0.926	1970.510	0.139	1430	1564	1971	2383	2522
	2	0.934	2006.964	0.138	1458	1594	2007	2425	2566
	3	0.938	2025.282	0.138	1472	1609	2025	2447	2588
	4	0.946	2062.107	0.137	1500	1640	2062	2489	2633
	5	0.950	2080.618	0.137	1514	1655	2081	2511	2655
	6	0.957	2117.848	0.137	1543	1686	2118	2554	2699

週	日数	L	M	S	標準偏差				
					-2SD	-1.5SD	0SD	1.5SD	2SD
34	0	0.960	2136.572	0.136	1558	1702	2137	2575	2722
	1	0.964	2155.370	0.136	1572	1717	2155	2597	2744
	2	0.970	2193.204	0.135	1602	1749	2193	2640	2789
	3	0.972	2212.244	0.135	1617	1765	2212	2662	2812
	4	0.977	2250.584	0.134	1647	1798	2251	2706	2858
	5	0.978	2269.889	0.134	1663	1814	2270	2728	2880
	6	0.981	2308.773	0.133	1694	1848	2309	2772	2926
35	0	0.982	2328.351	0.133	1710	1864	2328	2794	2950
	1	0.982	2348.017	0.133	1726	1881	2348	2816	2973
	2	0.981	2387.597	0.132	1759	1916	2388	2861	3019
	3	0.980	2407.503	0.132	1776	1933	2408	2884	3043
	4	0.977	2447.514	0.131	1810	1969	2448	2929	3089
	5	0.975	2467.607	0.130	1827	1986	2468	2951	3113
	6	0.968	2507.931	0.129	1862	2023	2508	2996	3160
36	0	0.964	2528.145	0.129	1879	2041	2528	3019	3183
	1	0.960	2548.381	0.129	1897	2059	2548	3042	3207
	2	0.949	2588.876	0.128	1933	2096	2589	3087	3253
	3	0.943	2609.115	0.127	1951	2115	2609	3109	3277
	4	0.930	2649.520	0.126	1988	2152	2650	3154	3323
	5	0.922	2669.657	0.126	2006	2171	2670	3176	3346
	6	0.906	2709.721	0.125	2043	2208	2710	3220	3392
37	0	0.897	2729.612	0.124	2062	2227	2730	3242	3415
	1	0.887	2749.383	0.123	2081	2246	2749	3264	3437
	2	0.867	2788.491	0.122	2118	2283	2788	3306	3481
	3	0.857	2807.790	0.122	2137	2302	2808	3327	3503
	4	0.836	2845.809	0.121	2173	2339	2846	3368	3546
	5	0.825	2864.505	0.120	2192	2357	2865	3388	3566
	6	0.803	2901.218	0.119	2228	2393	2901	3428	3607
38	0	0.792	2919.219	0.118	2246	2411	2919	3447	3627
	1	0.780	2936.973	0.118	2263	2428	2937	3466	3646
	2	0.758	2971.713	0.117	2298	2463	2972	3503	3684
	3	0.747	2988.690	0.116	2315	2480	2989	3521	3703
	4	0.726	3021.826	0.115	2349	2513	3022	3556	3739
	5	0.716	3037.982	0.115	2365	2529	3038	3573	3756
	6	0.695	3069.470	0.114	2397	2560	3069	3606	3790
39	0	0.686	3084.809	0.113	2413	2576	3085	3622	3807
	1	0.676	3099.885	0.113	2428	2591	3100	3637	3823
	2	0.658	3129.283	0.112	2458	2621	3129	3668	3854
	3	0.649	3143.631	0.111	2473	2635	3144	3683	3869
	4	0.633	3171.690	0.110	2501	2663	3172	3712	3899
	5	0.625	3185.427	0.110	2515	2677	3185	3726	3914
	6	0.609	3212.352	0.109	2542	2704	3212	3754	3942
40	0	0.602	3225.556	0.109	2556	2717	3226	3768	3956
	1	0.595	3238.597	0.108	2569	2731	3239	3781	3970
	2	0.581	3264.219	0.107	2595	2756	3264	3808	3996
	3	0.574	3276.822	0.107	2608	2769	3277	3820	4010
	4	0.561	3301.680	0.106	2633	2794	3302	3846	4035
	5	0.555	3313.961	0.106	2646	2807	3314	3858	4048
	6	0.543	3338.291	0.105	2671	2831	3338	3883	4073
41	0	0.537	3350.361	0.105	2683	2843	3350	3896	4086
	1	0.531	3362.379	0.104	2695	2856	3362	3908	4098
	2	0.519	3386.290	0.104	2720	2880	3386	3932	4123
	3	0.514	3398.198	0.103	2732	2892	3398	3944	4135
	4	0.502	3421.954	0.102	2756	2916	3422	3968	4159
	5	0.496	3433.811	0.102	2769	2928	3434	3980	4171
	6	0.485	3457.502	0.101	2793	2952	3458	4004	4195

初産女児在胎期間別出生体重標準偏差

週	日数	L	M	S	標準偏差				
					-2SD	-1.5SD	0SD	1.5SD	2SD
22	0	0.603	400.942	0.146	291	317	401	492	524
	1	0.604	411.093	0.146	298	325	411	505	538
	2	0.606	431.401	0.146	313	341	431	530	564
	3	0.607	441.561	0.146	320	349	442	542	578
	4	0.610	461.903	0.146	335	365	462	567	604
	5	0.611	472.090	0.146	342	373	472	580	617
	6	0.613	492.505	0.146	357	389	493	605	644
23	0	0.614	502.738	0.146	364	397	503	617	658
	1	0.616	512.991	0.146	372	405	513	630	671
	2	0.618	533.567	0.146	387	422	534	655	698
	3	0.619	543.893	0.146	394	430	544	668	711
	4	0.622	564.634	0.146	409	446	565	693	738
	5	0.623	575.052	0.146	417	454	575	706	752
	6	0.625	595.989	0.146	432	471	596	732	779
24	0	0.627	606.510	0.146	439	479	607	745	793
	1	0.628	617.069	0.146	447	487	617	758	807
	2	0.630	638.306	0.146	462	504	638	784	835
	3	0.632	648.989	0.146	470	512	649	797	849
	4	0.634	670.493	0.146	485	529	670	823	877
	5	0.636	681.319	0.146	493	538	681	837	891
	6	0.638	703.133	0.146	509	555	703	863	920
25	0	0.640	714.124	0.146	516	564	714	877	934
	1	0.641	725.176	0.146	524	572	725	891	948
	2	0.644	747.466	0.146	540	590	747	918	977
	3	0.645	758.710	0.146	548	599	759	932	992
	4	0.648	781.404	0.146	565	616	781	960	1022
	5	0.649	792.859	0.147	573	625	793	974	1037
	6	0.652	815.994	0.147	589	644	816	1002	1067

週	日数	L	M	S	標準偏差				
					-2SD	-1.5SD	0SD	1.5SD	2SD
26	0	0.654	827.677	0.147	598	653	828	1016	1082
	1	0.655	839.440	0.147	606	662	839	1031	1098
	2	0.658	863.209	0.147	623	681	863	1060	1129
	3	0.660	875.219	0.147	632	690	875	1075	1144
	4	0.663	899.489	0.147	649	709	899	1105	1176
	5	0.665	911.752	0.147	658	719	912	1120	1192
	6	0.668	936.536	0.147	676	738	937	1150	1224
27	0	0.669	949.058	0.147	685	748	949	1165	1241
	1	0.671	961.667	0.147	694	758	962	1181	1257
	2	0.675	987.144	0.147	712	778	987	1212	1290
	3	0.677	1000.013	0.147	721	788	1000	1228	1307
	4	0.680	1026.008	0.147	739	808	1026	1260	1341
	5	0.682	1039.132	0.147	749	819	1039	1276	1358
	6	0.686	1065.627	0.147	768	839	1066	1308	1392
28	0	0.688	1078.994	0.147	777	850	1079	1325	1410
	1	0.690	1092.439	0.147	787	860	1092	1341	1427
	2	0.695	1119.555	0.147	806	882	1120	1374	1463
	3	0.697	1133.222	0.147	816	892	1133	1391	1480
	4	0.702	1160.770	0.147	836	914	1161	1425	1516
	5	0.704	1174.647	0.147	845	925	1175	1441	1534
	6	0.709	1202.605	0.147	865	947	1203	1476	1570
29	0	0.712	1216.684	0.147	875	958	1217	1493	1588
	1	0.714	1230.828	0.147	885	969	1231	1510	1607
	2	0.720	1259.306	0.147	906	991	1259	1545	1643
	3	0.723	1273.641	0.147	916	1002	1274	1562	1662
	4	0.729	1302.498	0.147	937	1025	1302	1597	1699
	5	0.732	1317.020	0.147	947	1036	1317	1615	1718
	6	0.738	1346.249	0.146	968	1059	1346	1650	1755

初産女児在胎期間別出生体重標準偏差　つづき

週	日数	L	M	S	-2SD	-1.5SD	0SD	1.5SD	2SD	週	日数	L	M	S	-2SD	-1.5SD	0SD	1.5SD	2SD
30	0	0.742	1360.956	0.146	978	1071	1361	1668	1774	36	0	0.898	2360.740	0.132	1744	1897	2361	2834	2994
	1	0.745	1375.724	0.146	989	1082	1376	1686	1793		1	0.895	2378.655	0.132	1760	1913	2379	2854	3015
	2	0.752	1405.443	0.146	1010	1106	1405	1722	1831		2	0.889	2414.416	0.131	1792	1946	2414	2893	3055
	3	0.756	1420.394	0.146	1021	1117	1420	1740	1850		3	0.885	2432.256	0.130	1809	1962	2432	2913	3075
	4	0.763	1450.481	0.146	1042	1141	1450	1776	1888		4	0.877	2467.833	0.129	1841	1996	2468	2951	3115
	5	0.767	1465.619	0.146	1053	1153	1466	1795	1908		5	0.873	2485.560	0.129	1858	2012	2486	2971	3135
	6	0.775	1496.084	0.146	1075	1177	1496	1831	1946		6	0.863	2520.862	0.127	1891	2046	2521	3009	3174
31	0	0.779	1511.412	0.146	1086	1189	1511	1850	1966	37	0	0.857	2538.419	0.127	1907	2062	2538	3027	3193
	1	0.783	1526.806	0.146	1097	1201	1527	1868	1985		1	0.852	2555.903	0.126	1924	2079	2556	3046	3212
	2	0.792	1557.787	0.146	1119	1226	1558	1905	2024		2	0.840	2590.626	0.125	1957	2113	2591	3083	3250
	3	0.796	1573.375	0.145	1130	1238	1573	1924	2044		3	0.833	2607.854	0.124	1974	2130	2608	3101	3269
	4	0.805	1604.746	0.145	1153	1263	1605	1961	2083		4	0.820	2642.004	0.123	2007	2163	2642	3137	3306
	5	0.809	1620.533	0.145	1164	1275	1621	1980	2103		5	0.813	2658.908	0.122	2024	2180	2659	3155	3324
	6	0.818	1652.314	0.145	1187	1301	1652	2019	2143		6	0.798	2692.326	0.121	2057	2213	2692	3190	3360
32	0	0.822	1668.311	0.145	1199	1313	1668	2037	2163	38	0	0.791	2708.820	0.120	2073	2229	2709	3207	3377
	1	0.826	1684.380	0.145	1210	1326	1684	2056	2183		1	0.783	2725.156	0.120	2090	2245	2725	3224	3395
	2	0.835	1716.737	0.144	1234	1352	1717	2095	2223		2	0.768	2757.313	0.119	2122	2277	2757	3258	3428
	3	0.839	1733.027	0.144	1246	1365	1733	2114	2244		3	0.760	2773.124	0.118	2138	2293	2773	3274	3445
	4	0.848	1765.830	0.144	1270	1392	1766	2153	2284		4	0.745	2804.191	0.117	2170	2325	2804	3306	3478
	5	0.852	1782.344	0.144	1282	1405	1782	2172	2305		5	0.737	2819.438	0.116	2185	2340	2819	3322	3494
	6	0.860	1815.602	0.143	1307	1432	1816	2211	2346		6	0.722	2849.331	0.115	2216	2370	2849	3352	3525
33	0	0.864	1832.346	0.143	1319	1445	1832	2231	2366	39	0	0.714	2863.961	0.114	2231	2385	2864	3367	3540
	1	0.867	1849.165	0.143	1332	1459	1849	2251	2387		1	0.707	2878.374	0.114	2246	2400	2878	3382	3555
	2	0.874	1883.029	0.142	1357	1487	1883	2290	2428		2	0.692	2906.536	0.113	2275	2428	2907	3411	3584
	3	0.878	1900.072	0.142	1370	1501	1900	2310	2449		3	0.685	2920.286	0.112	2289	2442	2920	3425	3598
	4	0.884	1934.376	0.142	1396	1529	1934	2350	2491		4	0.671	2947.132	0.111	2316	2469	2947	3452	3626
	5	0.887	1951.634	0.141	1409	1543	1952	2370	2512		5	0.664	2960.242	0.111	2330	2483	2960	3465	3640
	6	0.892	1986.354	0.141	1436	1572	1986	2411	2554		6	0.650	2985.861	0.110	2356	2509	2986	3491	3666
34	0	0.895	2003.812	0.141	1450	1586	2004	2431	2575	40	0	0.644	2998.377	0.109	2369	2521	2998	3504	3679
	1	0.897	2021.330	0.140	1463	1601	2021	2451	2596		1	0.637	3010.707	0.109	2382	2534	3011	3517	3692
	2	0.901	2056.536	0.140	1491	1631	2057	2492	2638		2	0.625	3034.841	0.108	2406	2558	3035	3541	3716
	3	0.903	2074.217	0.139	1505	1645	2074	2512	2659		3	0.619	3046.669	0.108	2418	2570	3047	3553	3729
	4	0.905	2109.722	0.139	1533	1676	2110	2552	2702		4	0.608	3069.911	0.107	2442	2594	3070	3577	3752
	5	0.906	2127.539	0.138	1548	1691	2128	2573	2723		5	0.602	3081.355	0.106	2454	2606	3081	3588	3764
	6	0.908	2163.282	0.137	1577	1722	2163	2614	2765		6	0.592	3103.976	0.106	2477	2628	3104	3611	3787
35	0	0.908	2181.195	0.137	1591	1737	2181	2634	2786	41	0	0.586	3115.188	0.105	2489	2640	3115	3623	3799
	1	0.908	2199.129	0.137	1606	1753	2199	2654	2807		1	0.581	3126.352	0.105	2500	2651	3126	3634	3810
	2	0.908	2235.037	0.136	1636	1784	2235	2694	2849		2	0.571	3148.575	0.104	2523	2674	3149	3656	3833
	3	0.907	2253.003	0.135	1651	1800	2253	2715	2870		3	0.566	3159.651	0.104	2534	2685	3160	3667	3844
	4	0.905	2288.939	0.134	1682	1832	2289	2755	2912		4	0.556	3181.759	0.103	2557	2708	3182	3690	3866
	5	0.904	2306.904	0.134	1697	1848	2307	2775	2933		5	0.552	3192.798	0.103	2569	2719	3193	3701	3877
	6	0.900	2342.807	0.133	1729	1880	2343	2815	2974		6	0.542	3214.858	0.102	2591	2741	3215	3723	3899

経産女児在胎期間別出生体重標準偏差

週	日数	L	M	S	-2SD	-1.5SD	0SD	1.5SD	2SD	週	日数	L	M	S	-2SD	-1.5SD	0SD	1.5SD	2SD
22	0	1.281	426.889	0.139	303	335	427	514	542	28	0	0.920	1070.020	0.143	767	842	1070	1302	1380
	1	1.276	435.934	0.139	309	342	436	525	553		1	0.912	1083.984	0.143	778	853	1084	1319	1398
	2	1.266	454.033	0.139	322	356	454	546	576		2	0.896	1112.286	0.143	798	876	1112	1354	1436
	3	1.261	463.088	0.139	329	363	463	557	588		3	0.889	1126.623	0.144	809	887	1127	1372	1455
	4	1.251	481.218	0.139	342	378	481	579	611		4	0.873	1155.661	0.144	830	910	1156	1408	1493
	5	1.245	490.294	0.139	348	385	490	590	623		5	0.865	1170.359	0.144	841	922	1170	1426	1513
	6	1.235	508.482	0.140	361	399	508	613	646		6	0.850	1200.105	0.144	863	946	1200	1463	1552
23	0	1.230	517.598	0.140	368	406	518	624	658	29	0	0.842	1215.148	0.144	874	957	1215	1482	1573
	1	1.225	526.735	0.140	374	413	527	635	670		1	0.834	1230.302	0.144	885	970	1230	1501	1593
	2	1.215	545.081	0.140	387	428	545	657	694		2	0.818	1260.932	0.144	908	994	1261	1539	1633
	3	1.210	554.299	0.140	394	435	554	668	705		3	0.811	1276.406	0.144	919	1006	1276	1558	1654
	4	1.199	572.842	0.140	407	450	573	691	729		4	0.795	1307.660	0.144	942	1031	1308	1597	1696
	5	1.194	582.175	0.140	414	457	582	702	741		5	0.788	1323.439	0.144	954	1044	1323	1616	1717
	6	1.184	600.983	0.140	427	472	601	725	766		6	0.773	1355.290	0.144	977	1069	1355	1656	1759
24	0	1.179	610.466	0.140	434	479	610	737	778	30	0	0.765	1371.355	0.145	989	1082	1371	1676	1781
	1	1.173	620.006	0.140	441	487	620	748	790		1	0.758	1387.512	0.145	1001	1095	1388	1696	1802
	2	1.162	639.273	0.141	455	502	639	772	815		2	0.743	1420.085	0.145	1025	1121	1420	1736	1845
	3	1.157	649.009	0.141	462	510	649	784	828		3	0.736	1436.497	0.145	1038	1134	1436	1757	1867
	4	1.146	668.705	0.141	476	525	669	808	853		4	0.722	1469.559	0.145	1062	1161	1470	1798	1911
	5	1.140	678.674	0.141	483	533	679	820	866		5	0.715	1486.203	0.145	1075	1174	1486	1819	1933
	6	1.129	698.874	0.141	498	549	699	845	893		6	0.702	1519.701	0.145	1100	1201	1520	1860	1978
25	0	1.123	709.112	0.141	505	557	709	857	906	31	0	0.695	1536.548	0.145	1112	1214	1537	1881	2000
	1	1.118	719.447	0.141	513	565	719	870	919		1	0.689	1553.456	0.145	1125	1228	1553	1902	2023
	2	1.106	740.419	0.141	528	582	740	896	947		2	0.677	1587.440	0.145	1150	1255	1587	1944	2068
	3	1.100	751.062	0.141	535	590	751	909	961		3	0.671	1604.510	0.145	1163	1269	1605	1965	2090
	4	1.088	772.674	0.141	551	607	773	935	989		4	0.660	1638.791	0.145	1189	1297	1639	2007	2136
	5	1.081	783.647	0.142	559	616	784	949	1003		5	0.654	1655.999	0.145	1202	1310	1656	2029	2158
	6	1.069	805.938	0.142	575	633	806	976	1032		6	0.644	1690.544	0.145	1228	1338	1691	2071	2204
26	0	1.062	817.259	0.142	583	642	817	990	1047	32	0	0.639	1707.895	0.145	1241	1352	1708	2092	2227
	1	1.056	828.700	0.142	592	651	829	1004	1062		1	0.635	1725.255	0.144	1254	1366	1725	2114	2249
	2	1.043	851.948	0.142	608	670	852	1033	1093		2	0.626	1760.129	0.144	1280	1395	1760	2156	2295
	3	1.036	863.758	0.142	617	679	864	1047	1108		3	0.622	1777.624	0.144	1293	1409	1778	2178	2318
	4	1.022	887.756	0.142	634	698	888	1077	1139		4	0.615	1812.721	0.144	1320	1438	1813	2221	2363
	5	1.015	899.945	0.142	643	708	900	1092	1156		5	0.612	1830.323	0.144	1333	1452	1830	2242	2386
	6	1.001	924.707	0.142	661	727	925	1122	1188		6	0.605	1865.626	0.144	1360	1481	1866	2285	2432
27	0	0.994	937.281	0.142	670	737	937	1138	1205	33	0	0.603	1883.328	0.144	1374	1495	1883	2306	2455
	1	0.987	949.983	0.143	680	747	950	1153	1221		1	0.600	1901.062	0.143	1387	1510	1901	2328	2477
	2	0.972	975.773	0.143	698	768	976	1185	1255		2	0.595	1936.628	0.143	1415	1539	1937	2370	2523
	3	0.965	988.859	0.143	708	778	989	1201	1273		3	0.593	1954.461	0.143	1429	1554	1954	2392	2545
	4	0.950	1015.412	0.143	727	799	1015	1234	1308		4	0.589	1990.234	0.143	1456	1583	1990	2434	2591
	5	0.942	1028.876	0.143	737	810	1029	1251	1325		5	0.588	2008.179	0.142	1470	1598	2008	2456	2613
	6	0.927	1056.181	0.143	757	831	1056	1285	1362		6	0.584	2044.197	0.142	1499	1628	2044	2499	2658

経産女児在胎期間別出生体重標準偏差　つづき

週	日数	L	M	S	-2SD	-1.5SD	0SD	1.5SD	2SD	週	日数	L	M	S	-2SD	-1.5SD	0SD	1.5SD	2SD
34	0	0.583	2062.279	0.142	1513	1644	2062	2520	2681	38	0	0.535	2801.525	0.122	2156	2310	2802	3337	3525
	1	0.581	2080.413	0.141	1527	1659	2080	2541	2703		1	0.534	2818.304	0.122	2172	2326	2818	3354	3542
	2	0.579	2116.842	0.141	1556	1689	2117	2584	2749		2	0.532	2851.310	0.120	2204	2358	2851	3388	3576
	3	0.578	2135.138	0.141	1571	1705	2135	2606	2771		3	0.531	2867.542	0.120	2220	2374	2868	3404	3593
	4	0.575	2171.900	0.140	1600	1736	2172	2648	2816		4	0.529	2899.479	0.119	2251	2406	2899	3437	3625
	5	0.574	2190.372	0.140	1615	1752	2190	2670	2838		5	0.528	2915.194	0.118	2266	2421	2915	3452	3641
	6	0.572	2227.500	0.139	1645	1784	2228	2713	2883		6	0.525	2946.153	0.117	2296	2452	2946	3484	3672
35	0	0.571	2246.157	0.139	1661	1800	2246	2734	2906	39	0	0.524	2961.413	0.116	2311	2467	2961	3499	3688
	1	0.570	2264.874	0.138	1676	1816	2265	2755	2928		1	0.523	2976.534	0.116	2326	2482	2977	3514	3703
	2	0.568	2302.479	0.137	1707	1849	2302	2798	2973		2	0.520	3006.372	0.115	2356	2511	3006	3544	3733
	3	0.566	2321.361	0.137	1723	1866	2321	2820	2995		3	0.519	3021.102	0.114	2370	2526	3021	3559	3748
	4	0.564	2359.265	0.136	1755	1899	2359	2863	3040		4	0.517	3050.210	0.113	2399	2555	3050	3588	3777
	5	0.562	2378.274	0.136	1772	1916	2378	2884	3062		5	0.516	3064.594	0.112	2413	2569	3065	3602	3791
	6	0.559	2416.361	0.135	1804	1950	2416	2926	3106		6	0.515	3093.031	0.111	2441	2597	3093	3631	3820
36	0	0.558	2435.417	0.134	1821	1967	2435	2948	3128	40	0	0.514	3107.083	0.111	2455	2611	3107	3645	3834
	1	0.556	2454.467	0.134	1837	1984	2454	2969	3150		1	0.514	3121.024	0.110	2468	2625	3121	3659	3848
	2	0.554	2492.515	0.133	1871	2019	2493	3010	3193		2	0.514	3148.585	0.110	2496	2652	3149	3687	3875
	3	0.552	2511.493	0.132	1888	2036	2511	3031	3214		3	0.514	3162.218	0.109	2509	2665	3162	3700	3889
	4	0.549	2549.310	0.131	1921	2071	2549	3072	3256		4	0.514	3189.226	0.108	2535	2692	3189	3727	3916
	5	0.548	2568.129	0.130	1938	2088	2568	3092	3277		5	0.514	3202.614	0.108	2549	2705	3203	3741	3929
	6	0.546	2605.528	0.129	1972	2123	2606	3132	3318		6	0.515	3229.207	0.107	2575	2732	3229	3767	3955
37	0	0.545	2624.082	0.129	1989	2140	2624	3152	3338	41	0	0.515	3242.431	0.106	2588	2745	3242	3780	3969
	1	0.543	2642.520	0.128	2006	2158	2643	3158	3358		1	0.516	3255.617	0.106	2601	2758	3256	3794	3982
	2	0.541	2678.998	0.127	2040	2192	2679	3210	3397		2	0.517	3281.897	0.105	2626	2784	3282	3820	4008
	3	0.541	2697.017	0.126	2057	2209	2697	3229	3416		3	0.517	3294.999	0.105	2639	2797	3295	3833	4021
	4	0.539	2732.567	0.125	2090	2243	2733	3266	3454		4	0.519	3321.147	0.104	2665	2823	3321	3859	4046
	5	0.538	2750.080	0.124	2107	2260	2750	3284	3472		5	0.519	3334.198	0.104	2678	2836	3334	3871	4059
	6	0.536	2784.560	0.123	2139	2293	2785	3320	3508		6	0.521	3360.271	0.103	2704	2862	3360	3897	4085

在胎期間別出生時身長標準偏差

週	日数	L	M	S	-2SD	-1.5SD	0SD	1.5SD	2SD	週	日数	L	M	S	-2SD	-1.5SD	0SD	1.5SD	2SD
22	0	1.874	27.203	0.060	23.7	24.6	27.2	29.6	30.3	30	0	2.326	39.218	0.051	34.9	36.0	39.2	42.1	43.0
	1	1.910	27.345	0.060	23.8	24.8	27.3	29.7	30.5		1	2.294	39.361	0.051	35.0	36.2	39.4	42.3	43.2
	2	1.981	27.630	0.060	24.1	25.0	27.6	30.0	30.8		2	2.232	39.645	0.052	35.3	36.4	39.6	42.6	43.5
	3	2.016	27.772	0.060	24.2	25.1	27.8	30.2	30.9		3	2.204	39.786	0.052	35.4	36.5	39.8	42.7	43.7
	4	2.089	28.056	0.060	24.4	25.4	28.1	30.5	31.2		4	2.152	40.063	0.052	35.6	36.8	40.1	43.0	44.0
	5	2.125	28.198	0.060	24.6	25.5	28.2	30.6	31.4		5	2.129	40.200	0.052	35.8	36.9	40.2	43.2	44.2
	6	2.199	28.484	0.060	24.8	25.8	28.5	30.9	31.7		6	2.090	40.470	0.052	36.0	37.2	40.5	43.5	44.5
23	0	2.237	28.627	0.060	24.9	25.9	28.6	31.1	31.8	31	0	2.074	40.602	0.052	36.1	37.3	40.6	43.7	44.6
	1	2.274	28.770	0.060	25.0	26.0	28.8	31.2	32.0		1	2.061	40.733	0.052	36.2	37.4	40.7	43.8	44.8
	2	2.348	29.059	0.060	25.3	26.3	29.1	31.5	32.3		2	2.043	40.991	0.052	36.4	37.6	41.0	44.1	45.1
	3	2.385	29.204	0.060	25.4	26.4	29.2	31.7	32.4		3	2.039	41.117	0.052	36.5	37.7	41.1	44.2	45.2
	4	2.457	29.496	0.060	25.6	26.7	29.5	32.0	32.7		4	2.039	41.365	0.053	36.7	38.0	41.4	44.5	45.5
	5	2.494	29.643	0.060	25.7	26.8	29.6	32.1	32.9		5	2.045	41.487	0.053	36.8	38.1	41.5	44.6	45.6
	6	2.565	29.938	0.059	26.0	27.1	29.9	32.4	33.2		6	2.067	41.726	0.053	37.0	38.3	41.7	44.9	45.9
24	0	2.600	30.087	0.059	26.1	27.2	30.1	32.6	33.4	32	0	2.084	41.843	0.053	37.1	38.4	41.8	45.0	46.0
	1	2.635	30.237	0.059	26.2	27.3	30.2	32.8	33.5		1	2.103	41.960	0.053	37.2	38.5	42.0	45.2	46.2
	2	2.702	30.538	0.059	26.5	27.6	30.5	33.1	33.8		2	2.149	42.189	0.053	37.4	38.7	42.2	45.4	46.4
	3	2.734	30.690	0.059	26.6	27.7	30.7	33.2	34.0		3	2.176	42.302	0.053	37.5	38.8	42.3	45.5	46.5
	4	2.797	30.995	0.059	26.9	28.0	31.0	33.5	34.3		4	2.234	42.527	0.053	37.7	39.0	42.5	45.7	46.8
	5	2.826	31.148	0.059	27.0	28.1	31.1	33.7	34.5		5	2.265	42.638	0.053	37.8	39.1	42.6	45.9	46.9
	6	2.880	31.456	0.059	27.2	28.4	31.5	34.0	34.8		6	2.331	42.859	0.053	38.0	39.3	42.9	46.1	47.1
25	0	2.903	31.611	0.059	27.4	28.6	31.6	34.2	35.0	33	0	2.366	42.969	0.053	38.1	39.4	43.0	46.2	47.2
	1	2.925	31.766	0.059	27.5	28.7	31.8	34.4	35.1		1	2.402	43.079	0.053	38.2	39.5	43.1	46.3	47.3
	2	2.961	32.078	0.058	27.8	29.0	32.1	34.7	35.5		2	2.476	43.298	0.053	38.3	39.7	43.3	46.5	47.5
	3	2.976	32.235	0.058	27.9	29.1	32.2	34.8	35.6		3	2.513	43.407	0.052	38.4	39.8	43.4	46.6	47.6
	4	3.001	32.551	0.058	28.2	29.4	32.6	35.2	36.0		4	2.590	43.624	0.052	38.6	40.0	43.6	46.9	47.9
	5	3.012	32.709	0.058	28.4	29.6	32.7	35.3	36.1		5	2.628	43.733	0.052	38.7	40.1	43.7	47.0	48.0
	6	3.028	33.025	0.057	28.7	29.9	33.0	35.6	36.4		6	2.706	43.950	0.052	38.9	40.3	44.0	47.2	48.2
26	0	3.034	33.184	0.057	28.8	30.0	33.2	35.8	36.6	34	0	2.745	44.059	0.052	39.0	40.4	44.1	47.3	48.3
	1	3.039	33.343	0.057	29.0	30.2	33.3	36.0	36.8		1	2.785	44.167	0.052	39.1	40.5	44.2	47.4	48.4
	2	3.046	33.660	0.057	29.3	30.5	33.6	36.3	37.1		2	2.865	44.383	0.051	39.3	40.7	44.4	47.6	48.6
	3	3.048	33.818	0.056	29.5	30.7	33.8	36.5	37.3		3	2.906	44.491	0.051	39.4	40.8	44.5	47.7	48.7
	4	3.049	34.133	0.056	29.8	31.0	34.1	36.8	37.6		4	2.987	44.705	0.051	39.6	41.0	44.7	47.9	48.9
	5	3.048	34.291	0.056	29.9	31.1	34.3	36.9	37.7		5	3.028	44.813	0.051	39.7	41.1	44.8	48.0	49.0
	6	3.043	34.604	0.055	30.3	31.5	34.6	37.3	38.1		6	3.108	45.027	0.051	39.9	41.3	45.0	48.2	49.2
27	0	3.038	34.759	0.055	30.4	31.6	34.8	37.4	38.2	35	0	3.147	45.134	0.050	40.0	41.4	45.1	48.3	49.3
	1	3.032	34.914	0.055	30.6	31.8	34.9	37.6	38.4		1	3.186	45.241	0.050	40.1	41.5	45.2	48.4	49.4
	2	3.016	35.222	0.054	30.9	32.1	35.2	37.9	38.7		2	3.259	45.456	0.050	40.3	41.7	45.5	48.6	49.5
	3	3.005	35.376	0.054	31.1	32.2	35.4	38.0	38.8		3	3.293	45.563	0.050	40.4	41.8	45.6	48.7	49.6
	4	2.981	35.680	0.053	31.4	32.6	35.7	38.3	39.1		4	3.355	45.778	0.049	40.6	41.9	45.8	48.9	49.8
	5	2.967	35.831	0.053	31.5	32.7	35.8	38.5	39.3		5	3.382	45.885	0.049	40.8	42.2	45.9	49.0	49.9
	6	2.936	36.132	0.053	31.8	33.0	36.1	38.8	39.6		6	3.427	46.101	0.048	41.0	42.4	46.1	49.2	50.1
28	0	2.919	36.282	0.053	32.0	33.2	36.2	39.0	39.7	36	0	3.445	46.209	0.048	41.1	42.6	46.2	49.3	50.2
	1	2.900	36.431	0.053	32.1	33.3	36.4	39.1	39.9		1	3.459	46.316	0.048	41.3	42.7	46.3	49.4	50.3
	2	2.860	36.728	0.052	32.4	33.6	36.7	39.4	40.2		2	3.476	46.530	0.047	41.5	42.9	46.5	49.6	50.5
	3	2.838	36.876	0.052	32.6	33.8	36.9	39.6	40.4		3	3.480	46.637	0.047	41.7	43.1	46.6	49.6	50.6
	4	2.789	37.172	0.052	32.9	34.1	37.2	39.9	40.7		4	3.474	46.846	0.046	41.9	43.3	46.8	49.8	50.7
	5	2.763	37.319	0.052	33.0	34.2	37.3	40.0	40.9		5	3.465	46.949	0.045	42.1	43.4	46.9	49.9	50.8
	6	2.704	37.614	0.052	33.3	34.5	37.6	40.3	41.0		6	3.436	47.151	0.045	42.4	43.7	47.2	50.1	51.0
29	0	2.673	37.761	0.051	33.5	34.6	37.8	40.5	41.4	37	0	3.415	47.249	0.044	42.5	43.8	47.2	50.2	51.1
	1	2.640	37.908	0.051	33.6	34.8	37.9	40.7	41.5		1	3.391	47.345	0.044	42.6	43.9	47.3	50.3	51.1
	2	2.572	38.202	0.051	33.9	35.1	38.2	41.0	41.8		2	3.333	47.530	0.043	42.9	44.1	47.5	50.4	51.3
	3	2.536	38.348	0.051	34.1	35.2	38.3	41.1	42.0		3	3.300	47.618	0.043	43.1	44.3	47.6	50.5	51.4
	4	2.465	38.640	0.051	34.3	35.5	38.6	41.5	42.3		4	3.226	47.788	0.042	43.3	44.5	47.8	50.6	51.5
	5	2.430	38.785	0.051	34.5	35.6	38.8	41.6	42.5		5	3.186	47.869	0.042	43.4	44.6	47.9	50.7	51.5
	6	2.360	39.075	0.051	34.7	35.9	39.1	41.9	42.8		6	3.100	48.026	0.041	43.7	44.9	48.0	50.8	51.7

在胎期間別出生時身長標準偏差　つづき

週	日数	L	M	S	-2SD	-1.5SD	0SD	1.5SD	2SD
38	0	3.055	48.101	0.041	43.8	45.0	48.1	50.9	51.7
	1	3.009	48.176	0.040	43.9	45.1	48.2	50.9	51.8
	2	2.913	48.322	0.040	44.1	45.3	48.3	51.1	51.9
	3	2.863	48.393	0.039	44.3	45.4	48.4	51.1	52.0
	4	2.761	48.534	0.039	44.5	45.6	48.5	51.2	52.1
	5	2.709	48.603	0.039	44.6	45.6	48.6	51.3	52.1
	6	2.604	48.739	0.038	44.8	45.8	48.7	51.4	52.2
39	0	2.551	48.805	0.038	44.9	45.9	48.8	51.5	52.3
	1	2.497	48.871	0.038	45.0	46.0	48.9	51.5	52.4
	2	2.390	48.999	0.037	45.1	46.1	49.0	51.6	52.5
	3	2.337	49.062	0.037	45.2	46.2	49.1	51.7	52.5
	4	2.229	49.185	0.037	45.4	46.4	49.2	51.8	52.6
	5	2.176	49.246	0.037	45.5	46.4	49.2	51.9	52.7
	6	2.070	49.365	0.036	45.6	46.6	49.4	52.0	52.8
40	0	2.019	49.424	0.036	45.7	46.7	49.4	52.0	52.9
	1	1.970	49.481	0.036	45.8	46.7	49.5	52.1	52.9
	2	1.878	49.590	0.036	45.9	46.9	49.5	52.1	53.0
	3	1.835	49.641	0.036	46.0	46.9	49.6	52.2	53.1
	4	1.756	49.740	0.036	46.1	47.0	49.7	52.3	53.2
	5	1.719	49.787	0.036	46.2	47.1	49.8	52.4	53.2
	6	1.650	49.877	0.035	46.3	47.2	49.9	52.5	53.3
41	0	1.617	49.920	0.035	46.4	47.2	49.9	52.5	53.4
	1	1.585	49.963	0.035	46.4	47.3	50.0	52.6	53.4
	2	1.524	50.046	0.035	46.5	47.4	50.0	52.7	53.5
	3	1.494	50.087	0.035	46.5	47.4	50.1	52.7	53.5
	4	1.435	50.167	0.035	46.6	47.5	50.2	52.8	53.6
	5	1.406	50.207	0.035	46.6	47.5	50.2	52.8	53.7
	6	1.349	50.285	0.035	46.7	47.6	50.3	52.9	53.7

在胎期間別出生時頭囲標準偏差

週	日数	L	M	S	-2SD	-1.5SD	0SD	1.5SD	2SD
22	0	2.100	19.468	0.055	17.2	17.8	19.5	21.0	21.5
	1	2.103	19.565	0.055	17.2	17.9	19.6	21.1	21.6
	2	2.110	19.757	0.056	17.4	18.0	19.8	21.3	21.8
	3	2.113	19.854	0.056	17.5	18.1	19.9	21.4	22.0
	4	2.120	20.046	0.056	17.6	18.3	20.0	21.7	22.2
	5	2.124	20.142	0.056	17.7	18.3	20.1	21.8	22.3
	6	2.131	20.334	0.057	17.9	18.5	20.3	22.0	22.4
23	0	2.135	20.430	0.057	17.9	18.6	20.4	22.1	22.6
	1	2.138	20.526	0.057	18.0	18.7	20.5	22.2	22.7
	2	2.146	20.717	0.057	18.2	18.8	20.7	22.4	23.0
	3	2.150	20.812	0.057	18.2	18.9	20.8	22.5	23.1
	4	2.158	21.002	0.058	18.4	19.1	21.0	22.7	23.3
	5	2.162	21.097	0.058	18.5	19.2	21.1	22.8	23.4
	6	2.170	21.286	0.058	18.6	19.3	21.3	23.1	23.6
24	0	2.174	21.381	0.058	18.7	19.4	21.4	23.2	23.7
	1	2.178	21.475	0.058	18.8	19.5	21.5	23.3	23.9
	2	2.187	21.665	0.059	18.9	19.6	21.7	23.5	24.1
	3	2.191	21.759	0.059	19.0	19.7	21.8	23.6	24.2
	4	2.200	21.950	0.059	19.1	19.9	21.9	23.8	24.4
	5	2.205	22.046	0.059	19.2	20.0	22.0	23.9	24.5
	6	2.213	22.238	0.060	19.4	20.1	22.2	24.1	24.7
25	0	2.218	22.335	0.060	19.4	20.2	22.3	24.2	24.8
	1	2.222	22.432	0.060	19.5	20.3	22.4	24.4	25.0
	2	2.230	22.628	0.060	19.7	20.5	22.6	24.6	25.2
	3	2.235	22.727	0.060	19.7	20.5	22.7	24.7	25.3
	4	2.243	22.925	0.061	19.9	20.7	22.9	24.9	25.5
	5	2.247	23.025	0.061	20.0	20.8	23.0	25.0	25.6
	6	2.254	23.225	0.061	20.1	21.0	23.2	25.2	25.9
26	0	2.258	23.326	0.061	20.2	21.0	23.3	25.4	26.0
	1	2.262	23.427	0.062	20.3	21.1	23.4	25.5	26.1
	2	2.268	23.629	0.062	20.4	21.3	23.6	25.7	26.3
	3	2.271	23.730	0.062	20.5	21.4	23.7	25.8	26.5
	4	2.277	23.933	0.062	20.7	21.5	23.9	26.0	26.7
	5	2.280	24.035	0.062	20.8	21.6	24.0	26.2	26.8
	6	2.286	24.239	0.063	20.9	21.8	24.2	26.4	27.1
27	0	2.288	24.341	0.063	21.0	21.8	24.3	26.5	27.2
	1	2.291	24.444	0.063	21.1	22.0	24.4	26.6	27.3
	2	2.295	24.649	0.063	21.2	22.2	24.6	26.9	27.5
	3	2.297	24.752	0.063	21.3	22.2	24.8	27.0	27.7
	4	2.301	24.959	0.063	21.5	22.4	25.0	27.2	27.9
	5	2.303	25.062	0.063	21.6	22.5	25.1	27.3	28.0
	6	2.307	25.268	0.064	21.7	22.7	25.3	27.5	28.2
28	0	2.308	25.372	0.064	21.8	22.8	25.4	27.7	28.4
	1	2.310	25.475	0.064	21.9	22.9	25.5	27.8	28.5
	2	2.312	25.680	0.064	22.1	23.0	25.7	28.0	28.7
	3	2.314	25.782	0.064	22.2	23.1	25.8	28.1	28.8
	4	2.316	25.985	0.064	22.3	23.3	26.0	28.3	29.1
	5	2.318	26.086	0.064	22.4	23.4	26.1	28.4	29.2
	6	2.321	26.286	0.064	22.6	23.6	26.3	28.7	29.4
29	0	2.322	26.386	0.064	22.7	23.7	26.4	28.8	29.5
	1	2.324	26.484	0.064	22.8	23.8	26.5	29.0	29.6
	2	2.327	26.680	0.064	22.9	23.9	26.7	29.1	29.8
	3	2.328	26.777	0.064	23.0	24.0	26.8	29.2	29.9
	4	2.331	26.969	0.064	23.2	24.2	27.0	29.4	30.2
	5	2.332	27.064	0.064	23.3	24.3	27.1	29.5	30.3
	6	2.334	27.253	0.063	23.4	24.5	27.3	29.7	30.5
30	0	2.335	27.347	0.063	23.5	24.6	27.3	29.8	30.6
	1	2.335	27.440	0.063	23.6	24.7	27.4	29.9	30.7
	2	2.336	27.626	0.063	23.8	24.8	27.6	30.1	30.9
	3	2.336	27.718	0.063	23.9	24.9	27.7	30.2	31.0
	4	2.335	27.901	0.063	24.1	25.1	27.9	30.4	31.1
	5	2.334	27.993	0.062	24.2	25.2	28.0	30.5	31.2
	6	2.332	28.175	0.062	24.3	25.4	28.1	30.7	31.4
31	0	2.331	28.265	0.062	24.4	25.5	28.3	30.7	31.5
	1	2.329	28.356	0.062	24.5	25.5	28.4	30.8	31.6
	2	2.326	28.536	0.061	24.7	25.7	28.5	31.0	31.8
	3	2.324	28.626	0.061	24.8	25.8	28.6	31.1	31.9
	4	2.319	28.804	0.061	25.0	26.0	28.8	31.3	32.1
	5	2.317	28.892	0.060	25.1	26.1	28.9	31.4	32.1
	6	2.312	29.068	0.060	25.3	26.3	29.1	31.5	32.3
32	0	2.309	29.155	0.060	25.4	26.4	29.2	31.6	32.4
	1	2.306	29.242	0.059	25.4	26.5	29.2	31.7	32.5
	2	2.299	29.414	0.059	25.6	26.6	29.4	31.9	32.6
	3	2.295	29.500	0.059	25.7	26.7	29.5	32.0	32.7
	4	2.287	29.669	0.058	25.9	26.9	29.7	32.1	32.9
	5	2.283	29.753	0.058	26.0	27.0	29.8	32.2	33.0
	6	2.273	29.918	0.057	26.2	27.2	29.9	32.4	33.1
33	0	2.268	30.000	0.057	26.3	27.3	30.0	32.4	33.2
	1	2.263	30.081	0.057	26.4	27.4	30.1	32.5	33.3
	2	2.252	30.240	0.056	26.6	27.6	30.2	32.7	33.4
	3	2.245	30.319	0.056	26.7	27.6	30.3	32.7	33.5
	4	2.232	30.474	0.055	26.9	27.8	30.5	32.9	33.6
	5	2.225	30.550	0.055	27.0	27.9	30.6	32.9	33.7
	6	2.209	30.699	0.054	27.1	28.1	30.7	33.1	33.8
34	0	2.201	30.773	0.054	27.2	28.2	30.8	33.1	33.9
	1	2.193	30.845	0.053	27.3	28.3	30.8	33.2	33.9
	2	2.175	30.988	0.052	27.5	28.4	31.0	33.3	34.1
	3	2.165	31.058	0.052	27.6	28.5	31.1	33.4	34.1
	4	2.145	31.196	0.051	27.8	28.7	31.2	33.5	34.2
	5	2.134	31.264	0.051	27.9	28.8	31.3	33.6	34.3
	6	2.111	31.397	0.050	28.0	28.9	31.4	33.7	34.4
35	0	2.100	31.463	0.050	28.1	29.0	31.5	33.7	34.5
	1	2.087	31.528	0.050	28.2	29.1	31.5	33.8	34.5
	2	2.062	31.657	0.049	28.4	29.2	31.7	33.9	34.6
	3	2.048	31.720	0.049	28.5	29.3	31.7	33.9	34.7
	4	2.020	31.844	0.048	28.6	29.5	31.8	34.0	34.8
	5	2.006	31.906	0.047	28.7	29.5	31.9	34.1	34.8
	6	1.976	32.027	0.047	28.9	29.7	32.0	34.2	34.9
36	0	1.960	32.086	0.046	29.0	29.8	32.1	34.2	34.9
	1	1.944	32.144	0.046	29.0	29.8	32.1	34.3	35.0
	2	1.912	32.259	0.045	29.2	30.0	32.3	34.4	35.1
	3	1.895	32.316	0.045	29.3	30.1	32.3	34.4	35.1
	4	1.861	32.425	0.044	29.4	30.2	32.4	34.5	35.2
	5	1.844	32.478	0.044	29.5	30.3	32.5	34.6	35.2
	6	1.810	32.581	0.043	29.6	30.4	32.6	34.7	35.3
37	0	1.794	32.630	0.043	29.7	30.5	32.6	34.7	35.4
	1	1.777	32.677	0.043	29.8	30.5	32.7	34.7	35.4
	2	1.745	32.766	0.042	29.9	30.6	32.8	34.8	35.5
	3	1.729	32.808	0.042	30.0	30.7	32.8	34.8	35.5
	4	1.700	32.885	0.042	30.1	30.8	32.9	34.9	35.6
	5	1.686	32.920	0.041	30.1	30.8	32.9	34.9	35.6
	6	1.661	32.983	0.041	30.2	30.9	33.0	35.0	35.6
38	0	1.649	33.011	0.041	30.2	31.0	33.0	35.0	35.6
	1	1.638	33.037	0.041	30.3	31.0	33.0	35.0	35.7
	2	1.619	33.083	0.041	30.3	31.0	33.1	35.1	35.7
	3	1.611	33.103	0.040	30.4	31.1	33.1	35.1	35.7
	4	1.595	33.140	0.040	30.4	31.1	33.1	35.1	35.7
	5	1.587	33.157	0.040	30.4	31.1	33.2	35.1	35.8
	6	1.573	33.189	0.040	30.5	31.2	33.2	35.1	35.8
39	0	1.566	33.206	0.040	30.5	31.2	33.2	35.2	35.8
	1	1.559	33.222	0.040	30.5	31.2	33.2	35.2	35.8
	2	1.544	33.256	0.040	30.6	31.2	33.3	35.2	35.8
	3	1.537	33.273	0.039	30.6	31.3	33.3	35.2	35.8
	4	1.520	33.311	0.039	30.6	31.3	33.3	35.2	35.9
	5	1.511	33.331	0.039	30.7	31.3	33.3	35.3	35.9
	6	1.492	33.374	0.039	30.7	31.4	33.4	35.3	35.9
40	0	1.482	33.397	0.039	30.7	31.4	33.4	35.3	36.0
	1	1.472	33.420	0.039	30.8	31.4	33.4	35.3	36.0
	2	1.450	33.470	0.039	30.8	31.5	33.5	35.4	36.0
	3	1.439	33.496	0.038	30.9	31.5	33.5	35.4	36.0
	4	1.415	33.550	0.038	30.9	31.6	33.5	35.4	36.1
	5	1.403	33.577	0.038	31.0	31.6	33.6	35.5	36.1
	6	1.378	33.633	0.038	31.1	31.7	33.6	35.5	36.1
41	0	1.365	33.662	0.038	31.1	31.7	33.7	35.5	36.2
	1	1.353	33.691	0.038	31.1	31.8	33.7	35.6	36.2
	2	1.327	33.749	0.037	31.2	31.8	33.7	35.6	36.2
	3	1.314	33.779	0.037	31.2	31.9	33.8	35.6	36.3
	4	1.288	33.838	0.037	31.3	32.0	33.8	35.7	36.3
	5	1.275	33.867	0.037	31.4	32.0	33.9	35.7	36.3
	6	1.249	33.927	0.036	31.4	32.1	33.9	35.8	36.4

一般調査及び病院調査による体重の身体発育値（3，10，25，50，75，90及び97パーセンタイル値）年・月・日齢別，性別 (kg)

年・月・日齢	男子 3	10	25	50 中央値	75	90	97	年・月・日齢	女子 3	10	25	50 中央値	75	90	97
出生時	2.10	2.45	2.72	3.00	3.27	3.50	3.76	出生時	2.13	2.41	2.66	2.94	3.18	3.41	3.67
1日	2.06	2.39	2.62	2.89	3.14	3.38	3.63	1日	2.07	2.34	2.56	2.81	3.06	3.28	3.53
2日	2.01	2.33	2.57	2.84	3.09	3.33	3.56	2日	2.04	2.29	2.51	2.76	2.99	3.22	3.46
3日	2.00	2.33	2.58	2.84	3.10	3.35	3.59	3日	2.03	2.28	2.51	2.76	3.00	3.23	3.47
4日	2.03	2.36	2.60	2.88	3.14	3.38	3.62	4日	2.05	2.31	2.54	2.79	3.04	3.26	3.50
5日	2.04	2.35	2.62	2.90	3.17	3.42	3.65	5日	2.03	2.31	2.54	2.81	3.06	3.28	3.54
30日	3.00	3.37	3.74	4.13	4.51	4.85	5.17	30日	2.90	3.22	3.54	3.89	4.23	4.54	4.84
0年1～2月未満	3.53	3.94	4.35	4.79	5.22	5.59	5.96	0年1～2月未満	3.39	3.73	4.08	4.47	4.86	5.20	5.54
2～3	4.41	4.88	5.34	5.84	6.33	6.76	7.18	2～3	4.19	4.58	4.97	5.42	5.86	6.27	6.67
3～4	5.12	5.61	6.10	6.63	7.16	7.62	8.07	3～4	4.84	5.25	5.67	6.15	6.64	7.08	7.53
4～5	5.67	6.17	6.67	7.22	7.76	8.25	8.72	4～5	5.35	5.77	6.21	6.71	7.23	7.70	8.18
5～6	6.10	6.60	7.10	7.66	8.21	8.71	9.20	5～6	5.74	6.17	6.62	7.14	7.67	8.17	8.67
6～7	6.44	6.94	7.44	8.00	8.55	9.07	9.57	6～7	6.06	6.49	6.95	7.47	8.02	8.53	9.05
7～8	6.73	7.21	7.71	8.27	8.84	9.36	9.87	7～8	6.32	6.75	7.21	7.75	8.31	8.83	9.37
8～9	6.96	7.44	7.94	8.50	9.08	9.61	10.14	8～9	6.53	6.97	7.43	7.97	8.54	9.08	9.63
9～10	7.16	7.64	8.13	8.70	9.29	9.83	10.37	9～10	6.71	7.15	7.62	8.17	8.74	9.29	9.85
10～11	7.34	7.81	8.31	8.88	9.48	10.03	10.59	10～11	6.86	7.31	7.78	8.34	8.93	9.49	10.06
11～12	7.51	7.98	8.48	9.06	9.67	10.23	10.82	11～12	7.02	7.46	7.95	8.51	9.11	9.68	10.27
1年0～1月未満	7.68	8.15	8.65	9.24	9.86	10.44	11.04	1年0～1月未満	7.16	7.62	8.11	8.68	9.29	9.87	10.48
1～2	7.85	8.32	8.83	9.42	10.05	10.65	11.28	1～2	7.31	7.77	8.27	8.85	9.47	10.07	10.69
2～3	8.02	8.49	9.00	9.60	10.25	10.86	11.51	2～3	7.46	7.93	8.43	9.03	9.66	10.27	10.90
3～4	8.19	8.67	9.18	9.79	10.44	11.08	11.75	3～4	7.61	8.08	8.60	9.20	9.85	10.47	11.12
4～5	8.36	8.84	9.35	9.97	10.64	11.29	11.98	4～5	7.75	8.24	8.76	9.38	10.04	10.67	11.33
5～6	8.53	9.01	9.53	10.16	10.84	11.51	12.23	5～6	7.90	8.39	8.93	9.55	10.23	10.87	11.55
6～7	8.70	9.18	9.71	10.35	11.04	11.73	12.47	6～7	8.05	8.55	9.09	9.73	10.42	11.08	11.77
7～8	8.86	9.35	9.89	10.53	11.25	11.95	12.71	7～8	8.20	8.71	9.26	9.91	10.61	11.28	11.99
8～9	9.03	9.52	10.06	10.72	11.45	12.17	12.96	8～9	8.34	8.86	9.43	10.09	10.81	11.49	12.21
9～10	9.19	9.69	10.24	10.91	11.65	12.39	13.20	9～10	8.49	9.02	9.59	10.27	11.00	11.70	12.44
10～11	9.36	9.86	10.41	11.09	11.85	12.61	13.45	10～11	8.64	9.18	9.76	10.46	11.20	11.92	12.67
11～12	9.52	10.03	10.59	11.28	12.06	12.83	13.69	11～12	8.78	9.34	9.93	10.64	11.40	12.13	12.90
2年0～6月未満	10.06	10.60	11.19	11.93	12.76	13.61	14.55	2年0～6月未満	9.30	9.89	10.53	11.29	12.11	12.90	13.73
6～12	10.94	11.51	12.17	12.99	13.93	14.90	16.01	6～12	10.18	10.85	11.56	12.43	13.36	14.27	15.23
3年0～6月未満	11.72	12.35	13.07	13.99	15.04	16.15	17.43	3年0～6月未満	11.04	11.76	12.56	13.53	14.59	15.64	16.76
6～12	12.42	13.10	13.89	14.90	16.08	17.34	18.82	6～12	11.83	12.61	13.49	14.56	15.75	16.95	18.27
4年0～6月未満	13.07	13.80	14.65	15.76	17.08	18.51	20.24	4年0～6月未満	12.56	13.39	14.33	15.51	16.84	18.21	19.73
6～12	13.71	14.50	15.42	16.62	18.09	19.71	21.20	6～12	13.27	14.15	15.15	16.41	17.89	19.43	21.20
5年0～6月未満	14.37	15.23	16.24	17.56	19.17	20.95	23.15	5年0～6月未満	14.01	14.92	15.97	17.32	18.93	20.65	22.69
6～12	15.03	16.02	17.17	18.63	20.36	22.19	24.33	6～12	14.81	15.75	16.84	18.27	20.00	21.91	24.22
6年0～6月未満	15.55	16.84	18.24	19.91	21.70	23.43	25.25	6年0～6月未満	15.71	16.68	17.81	19.21	21.15	23.21	25.77

一般調査及び病院調査による身長の身体発育値（3，10，25，50，75，90及び97パーセンタイル値）年・月・日齢別，性別 (cm)

年・月・日齢	男子 3	10	25	50 中央値	75	90	97	年・月・日齢	女子 3	10	25	50 中央値	75	90	97
出生時	44.0	46.0	47.4	49.0	50.2	51.5	52.6	出生時	44.0	45.5	47.0	48.5	50.0	51.0	52.0
30日	48.7	50.4	51.9	53.5	55.0	56.3	57.4	30日	48.1	49.7	51.1	52.7	54.1	55.3	56.4
0年1～2月未満	50.9	52.5	54.0	55.6	57.1	58.4	59.6	0年1～2月未満	50.0	51.6	53.1	54.6	56.1	57.3	58.4
2～3	54.5	56.1	57.5	59.1	60.6	62.0	63.2	2～3	53.3	54.9	56.4	57.9	59.4	60.6	61.7
3～4	57.5	59.0	60.4	62.0	63.5	64.8	66.1	3～4	56.0	57.6	59.1	60.7	62.1	63.4	64.5
4～5	59.9	61.3	62.8	64.3	65.8	67.2	68.5	4～5	58.2	59.9	61.4	63.0	64.4	65.7	66.8
5～6	61.9	63.3	64.7	66.2	67.7	69.1	70.4	5～6	60.1	61.8	63.3	64.9	66.3	67.6	68.7
6～7	63.6	64.9	66.3	67.9	69.4	70.8	72.1	6～7	61.7	63.4	64.9	66.5	68.0	69.2	70.4
7～8	65.0	66.4	67.8	69.3	70.9	72.2	73.6	7～8	63.1	64.6	66.3	67.9	69.4	70.7	71.9
8～9	66.3	67.7	69.0	70.6	72.2	73.6	75.0	8～9	64.4	66.0	67.6	69.2	70.7	72.0	73.2
9～10	67.4	68.8	70.2	71.8	73.3	74.8	76.2	9～10	65.5	67.1	68.7	70.4	71.9	73.2	74.5
10～11	68.4	69.8	71.2	72.8	74.4	75.9	77.4	10～11	66.5	68.1	69.7	71.4	73.0	74.3	75.6
11～12	69.4	70.8	72.2	73.8	75.5	77.0	78.5	11～12	67.4	69.1	70.7	72.4	74.0	75.4	76.7
1年0～1月未満	70.3	71.7	73.2	74.8	76.5	78.0	79.6	1年0～1月未満	68.3	70.0	71.7	73.4	75.0	76.4	77.8
1～2	71.2	72.7	74.1	75.8	77.5	79.1	80.6	1～2	69.3	71.0	72.6	74.4	76.0	77.5	78.9
2～3	72.1	73.6	75.1	76.8	78.5	80.1	81.7	2～3	70.2	71.9	73.6	75.3	77.0	78.5	79.9
3～4	73.0	74.5	76.0	77.7	79.5	81.1	82.8	3～4	71.1	72.9	74.5	76.3	78.0	79.6	81.0
4～5	73.9	75.4	77.0	78.7	80.5	82.2	83.8	4～5	72.1	73.8	75.5	77.3	79.0	80.6	82.1
5～6	74.8	76.3	77.9	79.7	81.5	83.2	84.8	5～6	73.0	74.7	76.4	78.2	80.0	81.6	83.2
6～7	75.6	77.2	78.8	80.6	82.5	84.2	85.9	6～7	73.9	75.6	77.3	79.2	81.0	82.7	84.2
7～8	76.5	78.1	79.7	81.5	83.4	85.1	86.9	7～8	74.8	76.5	78.2	80.1	82.0	83.7	85.3
8～9	77.3	78.9	80.6	82.4	84.4	86.1	87.9	8～9	75.7	77.4	79.2	81.1	83.0	84.7	86.3
9～10	78.1	79.7	81.4	83.3	85.3	87.1	88.8	9～10	76.6	78.3	80.0	82.0	83.9	85.6	87.4
10～11	78.9	80.6	82.3	84.2	86.2	88.0	89.8	10～11	77.5	79.2	80.9	82.9	84.8	86.6	88.4
11～12	79.7	81.4	83.1	85.1	87.1	89.0	90.7	11～12	78.3	80.0	81.8	83.7	85.7	87.6	89.4
2年0～6月未満	81.1	82.9	84.6	86.7	88.7	90.6	92.5	2年0～6月未満	79.8	81.5	83.3	85.3	87.4	89.3	91.2
6～12	85.2	87.0	89.0	91.1	93.3	95.4	97.4	6～12	84.1	85.8	87.7	89.8	92.0	94.1	96.3
3年0～6月未満	88.8	90.7	92.8	95.1	97.4	99.6	101.8	3年0～6月未満	87.7	89.6	91.5	93.8	96.2	98.4	100.6
6～12	92.0	94.1	96.2	98.6	101.1	103.4	105.8	6～12	90.9	92.9	95.0	97.4	99.9	102.2	104.5
4年0～6月未満	95.0	97.1	99.3	101.8	104.5	107.0	109.5	4年0～6月未満	93.8	96.0	98.3	100.8	103.4	105.7	108.1
6～12	97.8	100.0	102.3	104.9	107.7	110.3	113.1	6～12	96.5	99.0	101.4	104.1	106.7	109.1	111.4
5年0～6月未満	100.5	102.8	105.2	108.0	111.0	113.7	116.5	5年0～6月未満	99.1	101.8	104.5	107.3	110.1	112.5	114.8
6～12	103.3	105.8	108.4	111.3	114.3	117.1	119.9	6～12	101.6	104.7	107.6	110.6	113.4	115.9	118.2
6年0～6月未満	106.2	109.0	111.8	114.9	118.0	120.8	123.6	6年0～6月未満	104.2	107.6	110.8	114.0	116.7	119.4	121.7

厚生労働省：各種統計調査

◀·····日本小児内分泌学会では，SDスコアが計算できるソフト（成長評価計算用ファイル）を公表しています。在胎期間別出生時体格および18歳までの成長評価ができます。

索引

そうざんじ　　　ていしゅっしょうたいじゅうじ　　　せいちょう　はったつ　　　　　　　　　しゅっしょう　　　あ　や　せだい
早産児, 低出生体重児の成長と発達のみかた －出生から AYA 世代まで－

定　価	本体 4,500 円＋税
発　行	2019 年 11 月 30 日　第 1 刷発行
監　修	いたばし か ず お 板橋家頭夫
編　集	こう の ゆ み　　みず の かつ み 河野由美, 水野克己
発行者	株式会社 東京医学社 代表取締役 蒲原 一夫 〒 101-0051　東京都千代田区神田神保町 2-40-5 　　　　　編集部　TEL 03-3237-9114　販売部　TEL 03-3265-3551 　　　　　URL：https://www.tokyo-igakusha.co.jp　E-mail：info@tokyo-igakusha.co.jp

印刷・製本　三報社印刷株式会社

本書に掲載する著作物の複製権・翻訳権・上映権・譲渡権・公衆送信権（送信可能化権を含む）は (株) 東京医学社が保有します。

ISBN 978-4-88563-714-8

乱丁, 落丁などがございましたら, お取り替えいたします。

正誤表を作成した場合はホームページに掲載します。